# 中國衛生健康
# 制度變遷

徐程 等人 著

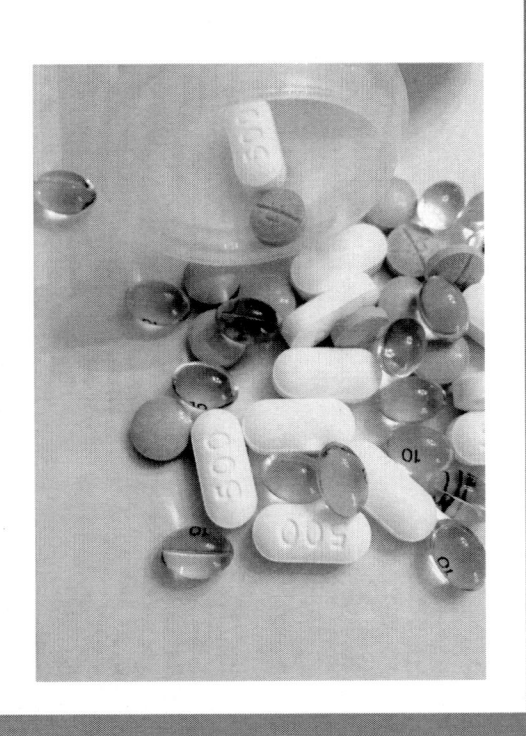

財經錢線

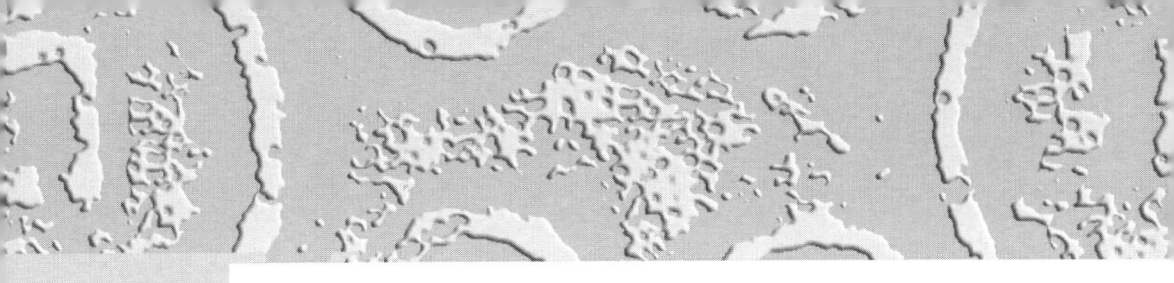

# 目錄

緒論 ……………………………………………………………… 1

 第一節　背景和意義 ………………………………………… 2

 第二節　相關研究概述 ……………………………………… 3

 第三節　思路與方法 ………………………………………… 5

 第四節　研究內容 …………………………………………… 6

 第五節　創新與不足 ………………………………………… 8

第一章　衛生健康制度變遷總論 ………………………………… 9

 第一節　衛生健康制度及其變遷的內涵 …………………… 10

 第二節　衛生健康制度的歷史變遷及特點分析 …………… 17

 第三節　衛生健康制度變遷的動因 ………………………… 55

 第四節　新中國衛生健康狀況變化 ………………………… 59

 第五節　衛生健康制度變遷規律及未來發展 ……………… 81

第二章　公共衛生服務制度變遷 ………………………………… 89

 第一節　公共衛生服務制度 ………………………………… 90

 第二節　公共衛生服務制度變遷具體情況 ………………… 98

第三節　公共衛生服務制度變遷的動因 …………………………… 125

第四節　公共衛生服務制度發生的變化與取得的成就 …………… 130

第五節　公共衛生制度的未來發展趨勢 …………………………… 151

## 第三章　醫療服務制度變遷 ……………………………………… 155

第一節　醫療服務制度 ……………………………………………… 156

第二節　醫療服務制度變遷具體情況 ……………………………… 163

第三節　醫療服務制度變遷的動因 ………………………………… 212

第四節　醫療服務發生的變化和基本情況 ………………………… 215

第五節　醫療衛生服務制度未來發展趨勢 ………………………… 224

## 第四章　醫療保障制度變遷 ……………………………………… 229

第一節　醫療保障制度 ……………………………………………… 230

第二節　中國醫療保障制度的變遷 ………………………………… 231

第三節　醫療保障制度變遷的動因 ………………………………… 266

第四節　當前中國醫療保障制度的基本情況 ……………………… 269

第五節　中國醫療保障制度的未來發展趨勢 ……………………… 277

## 第五章　藥物制度變遷 …………………………………………… 281

第一節　藥物制度 …………………………………………………… 282

第二節　藥物制度的變遷 …………………………………………… 288

第三節　藥物制度變遷的動因 ……………………………………… 328

第四節　藥物制度發生的變化 ·················· 335

　　第五節　藥物管理制度的未來趨勢 ················ 350

第六章　衛生人力資源管理制度變遷 ·················· 353

　　第一節　衛生人力資源管理制度 ················· 354

　　第二節　衛生人力資源管理制度變遷及其發展特徵 ········ 360

　　第三節　衛生人力資源管理制度變遷的影響因素 ········· 386

　　第四節　衛生人力資源管理制度變遷的效應 ··········· 393

　　第五節　衛生人力資源管理制度的變遷趨勢 ··········· 414

**參考文獻** ································ 419

**附錄** ·································· 442

　　附錄1　新中國與衛生健康相關的政府職能部門變遷圖示 ···· 442

　　附錄2　新中國成立七十年來中共中央國務院出台的衛生健康發展政策
　　　　 ······································ 443

　　附錄3　新中國成立七十年來公共衛生服務主要相關政策 ···· 443

　　附錄4　新中國成立七十年來醫療衛生服務主要相關政策 ···· 443

　　附錄5　新中國成立七十年來醫療保障主要相關政策 ······ 444

　　附錄6　新中國成立七十年來藥物制度主要相關政策 ······ 444

　　附錄7　新中國成立七十年來衛生健康人力資源主要相關政策 ···· 444

**後記** ·································· 445

中國衛生健康制度變遷

緒論

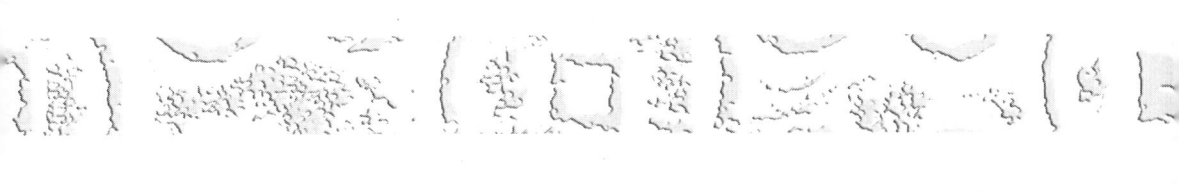

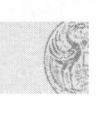

## 第一節 背景和意義

健康是人類的基本需要，也是人類實現發展的重要目標之一。人類能夠通過增加人力資本來促進國民經濟增長。新中國成立70年來，中國衛生健康制度發生了巨大的變化。從新中國成立初期面臨生存問題，到現代追求幸福生活，人民對衛生和健康的需要不斷增加，醫藥衛生技術日益更新，公共衛生服務越來越豐富。但是，各種傳染病、慢性病以及心理疾病等仍在威脅著人們的健康和幸福。目前，中國衛生健康系統的功能尚不健全，仍然面臨醫療資源浪費、衛生服務供給失衡和健康不平等等問題。

近年來，中國已經將建設「健康中國」提升至國家戰略高度，並從國家層面制定整體性的解決方案。2016年，國家領導人在先後召開的全國衛生與健康大會和全球健康促進大會上，都強調了全民健康對經濟發展的重要意義。《「健康中國2030」規劃綱要》中也明確提出「推進健康中國建設，不僅是全面建成小康社會、基本實現社會主義現代化的重要基礎，是全面提升中華民族健康素質、實現人民健康與經濟社會協調發展的國家戰略，也是積極參與全球健康治理、履行2030年可持續發展議程國際承諾的重大舉措」[1]，要求將促進健康的理念融入公共政策制定實施的全過程，實現健康與經濟社會良性協調發展。黨的十九大報告提出，「人民健康是民族昌盛和國家富強的重要標誌，要完善國民健康政策，為人民群眾提供全方位全週期的健康服務」[2]。然而，如何完善衛生健康制度，處理好政府、市場和社會在衛生健康制度建

---

[1] 中共中央 國務院印發《「健康中國2030」規劃綱要》[EB/OL]. (2016-10-25) [2019-07-08]. http://www.gov.cn/zhengce/2016-10/25/content_5124174.htm.

[2] 習近平. 決勝全面建成小康社會 奪取新時代中國特色社會主義偉大勝利：在中國共產黨第十九次全國代表大會上的報告[EB/OL]. (2017-10-27) [2019-07-08]. http://www.xinhuanet.com/2017-10/27/c_1121867529.htm.

設中的作用，尚需要更多的理論和實踐，探索有效維護和促進國民健康以提高國民福祉的有效路徑。

本書將全面總結和反思中國醫藥衛生體制改革（簡稱醫改）的經驗和教訓，分析中國衛生健康制度中政府、市場與社會的角色定位，找出衛生健康制度建設面臨的核心問題和未來發展的機遇，為後續進一步深化醫藥衛生體制改革，以及全面實施健康中國戰略提供借鑑和參考。本書也將探索如何開展與其他制度相配套的衛生健康制度改革與發展，實現國家和社會發展的整體協調與統一。

## 第二節　相關研究概述

迄今為止，國內外學者開展了大量研究，介紹和分析中國衛生健康體制及相關改革工作。有些研究重點介紹中國的醫藥衛生體系的功能和相關制度，在總結醫藥衛生體制改革的經驗與問題的基礎上，提出政策建議及探討未來發展的方向[1]。也有一些研究側重分析醫藥衛生制度系統中子系統存在的問題，如全面分析醫療保障制度、醫療衛生服務體系以及藥物制度的

---

[1] LAWTON ROBERT BURNS, LU-GG, et al. China's Healthcare System and Reform [M]. Cambridge: Cambridge University, 2016; 孟慶躍. 轉型中的中國衛生體系 [J]. 上海預防醫學, 2015, 27 (12): 64; 陳文玲. 2011年中國醫藥衛生體制改革報告 [M]. 北京: 中國協和醫科大學出版社, 2011; 葛延風, 貢森. 中國醫改: 問題·根源·出路 [M]. 北京: 中國發展出版社, 2007; 孟慶躍, 王健. 深化醫藥衛生體制改革研究 [M]. 北京: 經濟科學出版社, 2016; BLUMENTHAL D, HSIAO W. Lessons from the East—China's rapidly evolving health care system [J]. New England Journal of Medicine, 2015, 372 (14): 1281-1285; YIP W C M, HSIAO W C, CHEN W, et al. Early appraisal of China's huge and complex healthcare reforms [J]. The Lancet, 2012, 379 (9818): 833-842.

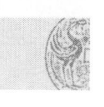

研究等①。

　　但是，深入分析衛生健康制度變遷的研究相對較少。有一些學者對中國衛生健康制度進行了歷史變遷梳理，尤其是改革開放以來的重大變革②。也有一些研究從制度經濟學和演化制度分析等視角，分析中國醫藥衛生制度中利益集團和制度變遷的互動關係以及變遷路徑，如農村合作醫療制度變遷、公立醫院制度變遷、基本藥物集中採購制度變遷以及政府職能的變遷③。也有一些研究從政治經濟學等視角分析衛生健康制度中不同利益集團為獲取經濟利益而影響政策的制定與實施，並最終影響制度變遷的情況④。

　　除此以外，系統思維和系統科學方法越來越多地被用來研究衛生健康複雜系統的動態規律，分析和揭示系統內部各單元之間的複雜關係，仿真分析

---

① 顧昕. 中國醫療保障體系的碎片化及其治理之道 [J]. 學海, 2017 (1)：126-133；孫淑雲, 郎杰燕. 中國城鄉醫保「碎片化」建制的路徑依賴及其突破之道 [J]. 中國行政管理, 2018 (10)：73-77；WORLD BANK GROUP, WORLD HEALTH ORGANIZATION, MINISTRY OF FINANCE, PRC, NATIONAL HEALTH AND FAMILY PLANNING COMMISSION, PRC AND MINISTRY OF HUMAN RESOURCES AND SOCIAL SECURITY, PRC. Deepening Health Reform in China：building high-quality and value-based service delivery [R]. World Bank Group, 2016；孔令大, 劉國恩, 劉明, 等. 公立醫院管理體制改革研究 [J]. 中國衛生事業管理, 2014, 31 (3)：164-16；王嘉雯, 黃海, 張曼婕, 等. 中國民營醫院人力資源管理的問題及對策研究 [J]. 現代醫院管理, 2016, 14 (2)：45-48；MOSSIALOS E, GE Y, HU J, et al. Pharmaceutical policy in China：challenges and opportunities for reform [M]. World Health Organization Regional Office for Europe, 2016；FANG Y. Pharmaceutical Policy in China [M] // Pharmaceutical Policy in Countries with Developing Healthcare Systems. New York：Springer International Publishing, 2017.

② 吳章. 中國醫療衛生事業在二十世紀的變遷 [M]. 北京：商務印書館, 2016；朱恒鵬. 醫療服務體系和醫療保障制度發展四十年 [EB/OL]. (2008-04-01). http://bijiao.caixin.com/2018/cs_95/；閭陸軍, 孔帥, 陳楠. 中國醫療衛生體制改革40年回顧與展望 [M] //鄒東濤. 中國改革開放40週年 (1978—2018). 北京：社會科學文獻出版社, 2018；姚力. 當代中國醫療保障制度史論 [M]. 北京：中國社會科學出版社, 2012.

③ 伍鳳蘭. 農村合作醫療的制度變遷研究 [M]. 杭州：浙江大學出版社, 2009：240；彭翔, 徐愛軍. 新制度經濟學視角下的中國農村衛生服務體系變遷分析 [J]. 農村經濟, 2012 (3)：89-93；陳麗, 馬曉靜, 黃元韜. 制度變遷視角下的公立醫院編制制度改革的歷史演進 [J]. 中國醫院管理, 2016, 36 (12)：1-3；左根永. 中國基本藥物供應保障體系的交易費用及制度變遷 [J]. 中國衛生政策研究, 2013 (3)：16-21；文峰. 中國醫藥衛生體制改革中的政府職能轉變研究 [D]. 北京：中央財經大學, 2017.

④ HSIAO WILLIAM-C. The political economy of Chinese health reform [J]. Health Economics, Policy and Law, 2007, 2 (3)：241-249；YIP W, HSIAO W C. What Drove the Cycles of Chinese Health System Reforms? [J]. Health Systems & Reform, 2015, 1 (1)：52-61.

衛生籌資的優化路徑，以及衛生機構社會網絡屬性特徵及服務提供能力的研究等①。也有少數學者從健康治理的視角出發，探討醫藥衛生體制改革中如何平衡政府、社會和市場的關係，以及平衡決策者、使用者、提供者和保險公司之間的多種關係，以實現衛生健康系統的目標②。但是上述研究都沒有進一步探討這些內在複雜關係對衛生健康制度整體系統變遷的作用。

總之，目前的研究從不同的視角著重分析和探討了中國醫藥衛生體制改革中的問題和發展趨勢，但是尚缺乏系統梳理新中國成立以來中國衛生健康制度系統變遷及其規律的相關研究。希望本書的研究能為深化中國醫藥衛生體制改革以及全面推進實施健康中國戰略提供借鑑和參考。

## 第三節 思路與方法

本書以衛生健康制度系統及其子系統為研究對象，結合制度經濟學和演化制度分析的理論和方法，從系統科學和健康治理的視角，運用定性和定量等多種研究方法，系統梳理衛生健康制度的歷史變遷及其特徵，探討制度變遷的動力及其未來發展。具體研究方法如下：

其一，以網絡檢索和手工檢索兩種形式查閱和收集國內外公開發表的有關衛生健康制度及制度變遷的論文和專著為基礎，開展文獻分析。梳理衛生健康制度變遷的核心概念和基礎理論，瞭解衛生健康制度變遷的相關研究現

---

① 謝長勇，張鶯鶯，楊鴻洋，等. 中國宏觀衛生籌資系統邏輯模型構建與分析 [J]. 中國衛生經濟，2010（2）：13-15；陳彤，張琳，鄭建中，等. 基於SNA的山西省基層醫療衛生機構服務提供能力研究 [J]. 中國衛生事業管理，2017（6）：428-431.
② 顧昕. 中國公共衛生的治理變革：國家—市場—社會的再平衡 [J]. 廣東社會科學，2014，170（6）：181-193；RAMESH M, WU X, HE A J. Health governance and healthcare reforms in China [J]. Health Policy and Planning, 2014, 29（6）：663-672.

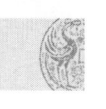

狀、變化的特點等，構建本研究的基本思路和理論框架，並為分析和探討衛生健康制度變遷的主要階段和特徵提供借鑑。

其二，對1949年10月至2019年5月間，以政府網站政務公開發布的政策文件作為研究樣本進行政策文本分析。通過對政策文獻的量化分析，找出能夠反應政策意圖、政策過程、政策演變的一定本質而且又易於計數的特徵，從而對政府政策行為的認識更加深刻和準確。通過對衛生健康人力資源管理相關政策進行量化分析，總結衛生健康人力資源管理制度的變遷特徵以及產生變遷的動因。

其三，利用已有的統計資料和調查數據，分析衛生健康系統及其子系統中健康投入與產出以及健康產業發展等狀況。數據主要包括政府公開數據以及商業機構公開的年報數據等，如國家統計局公布的《中國統計年鑑》《中國衛生健康統計年鑑》《中國醫藥統計年報》《中國食品藥品監督管理統計年報》等。

## 第四節　研究內容

本書基於系統科學和治理模式的視角，結合制度變遷和演化理論，參照世界衛生組織關於衛生健康體系中的核心要素和2009年《中共中央 國務院關於深化醫藥衛生體制改革的意見》中提到的醫藥衛生的四大體系，總結衛生制度整體系統和各子系統的制度特點及其演變。本書包括緒論和六個核心章節。

緒論部分概括了本書的研究意義、思路、框架和主要內容。

第一章以衛生健康制度總體系統為研究對象，介紹和分析衛生健康制度的變遷。首先介紹衛生健康制度的內涵和外延，界定衛生健康制度的整體系統和各子系統的邊界和功能。接著，重點分析新中國衛生健康制度四個歷史階段中不同的系統外在環境、制度系統的目標和政策法規以及制度系統的治

理結構。最後，探討衛生健康制度的形成和演變的動因及發展規律和趨勢。

第二章從整體公共衛生服務發展脈絡出發，對公共衛生服務制度發展變遷進行階段劃分，在總結每個階段特徵的基礎上，梳理和分析中國公共衛生服務制度變遷的原因，進一步歸納公共衛生服務及相關指標的變化，並預測中國公共衛生服務制度未來發展趨勢。

第三章首先在闡明醫療服務變遷的內涵和外延的基礎上，重點分析了醫療衛生服務制度總體及其主要子系統的制度變遷。其次，對醫療衛生服務制度的變遷以及變遷的動因做了具體的分析。最後，對中國醫療衛生服務取得的成就和基本情況以及中國醫療衛生服務制度未來發展趨勢進行探討。

第四章在對中國基本醫療保險、大病補充保險、社會救助以及商業健康保險的建立和發展進行分析的基礎上，探討醫療保障制度變遷的路徑和未來需要深化改革的方向。

第五章結合國家藥物政策的目標與藥品供應保障體系建設中對藥品和醫療器械的劃分，將相關管理制度分為研發和生產、採購定價、藥品流通、合理用藥四個方面，從而對中國藥物制度的核心部分進行深入研究，並進一步探索中國藥品和醫療器械制度的變遷及其動因。

第六章通過對衛生人力資源管理制度相關文件的梳理，將其變遷過程劃分為四個階段。首先分析衛生人力資源的培養與開發制度、准入制度、配置與使用制度、績效考核與激勵制度等各子系統變遷的特點，然後進一步分析制度變遷的動因，以及中國衛生人力資源的總量與結構、地區分佈、培養和使用、配置等方面發生的變化，探討中國衛生人力資源管理制度的變遷趨勢。

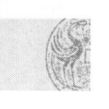

## 第五節　創新與不足

　　本書結合了健康中國 2030 戰略以及 2018 年機構改革和職能轉變的最新內容，不同於前人以醫藥衛生體制改革為重點的制度變遷研究；跳出僅僅以如何預防和治療疾病為出發點的醫藥衛生領域研究的局限，探索圍繞大衛生和大健康的理念，分析衛生健康制度形成和演變的規律。同時，本書針對制度變遷，結合不同學科的理論與方法，從開放的複雜系統和健康治理研究的視角，分析新中國衛生健康制度系統外在環境和內在制度規則等的變化，探討制度變遷的動因和未來發展面臨的機遇與挑戰，強調健康協同治理的理念及其必要性。

　　本書重點探討了狹義的衛生健康制度，如醫療服務、公共衛生、醫藥產品和醫療保障制度等。雖然本書也涵蓋其他維護和促進健康的廣義衛生健康制度，如食品安全和健康用品等健康產業制度等，但對自然環境、旅遊和體育等健康產業的內容涉及較少。尤其是社會保障及人口制度等其他與健康相關的制度內容，因為在其他系列叢書中已有詳細討論，本書只是點到為止。另外，本書在分析衛生健康制度中的正式規則時，側重從宏觀的國家層面的政策法規出發，少有涉及地方政府層面和組織層面的規章制度。這是本書的不足之處。

# 第一章
## 衛生健康制度變遷總論

本章以衛生健康制度總體系統為研究對象，首先界定和闡明了衛生健康制度及其變遷的內涵，接下來在描述新中國衛生健康狀況及發展的基礎上，結合制度變遷和健康治理等理論，劃分並分析衛生健康制度系統的歷史階段以及變遷的特點，最後深入探討了衛生健康制度變遷的動因、規律及其未來發展趨勢。

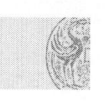

## 第一節　衛生健康制度及其變遷的內涵

### 一、相關概念及理論

(一)「制度」和「制度變遷」

對於制度（Institution），學者們從經濟學、政治學、社會學和管理學等角度給出了不同的定義。傳統的制度研究主要從靜態的角度描述政治、規則及法律等。新制度主義不僅關注制度在政治和經濟中的作用，而且結合行為學等學科的理論和方法，從動態的角度開展研究。

新制度經濟學家道格拉斯·諾思（Douglass North）將制度定義為博弈規則，由正式的規則（憲法、產權制度和合同）、非正式的約束（行為規範、慣例和自我限定的行事準則）以及它們的實施規則構成，包括制度安排與制度環境兩個層次[1]。諾思運用產權理論和國家理論分析制度的變遷，認為有效率的產權制度是國家設計的結果[2]。埃莉諾·奧斯特羅姆則從自組織治理的視角將制度界定為工作規則的組合，決定誰是決策者，應該允許或限制活動，遵循合作程序，必須提供或不提供合作信息，以及如何根據個人的行動給予回報等[3]。林毅夫則將制度變遷區分為由政府頒布法令所引起的強制性制度變遷和以人在回應由制度不均衡引致的獲利機會時所進行的自發性變遷即誘致性制度變遷。他用制度創新的預期收益和費用來解釋誘致性制度變遷的動因，並從制度創新中普遍存在的「搭便車」現象出發，指出國家干預可以彌補制

---

[1] 道格拉斯·C.諾思.制度、制度變遷與經濟績效[M].杭行，譯.上海：格致出版社，上海人民出版社，2014.
[2] C NORTH DOUGLASS. Structure and Change in Economic History [J]. The Journal of Economic History，1982，42（4）：986-989.
[3] OSTROM E. An Agenda for the Study of Institutions [J]. Public Choice，1986，48（1）：3-25.

度供給的不足，即強制性制度變遷①。

也有經濟學家從演化博弈論的視角研究制度的變遷。哈耶克認為制度變遷是人們在試錯過程中形成的自然演進的結果。青木昌彥等學者則認為制度是關於博弈的共有信念的自我維護系統，而制度變遷是在一個演進穩定的博弈中進行的②。也有學者運用行為與演化分析，提出個人偏好和制度是共同演化的③。這些研究不僅彌補了早期新制度經濟學研究中對博弈規則的外生假設的不足，而且將微觀個人的行為與中觀的集體行為和宏觀的制度分析有機地結合在一起。

馬克思的理論體系主要基於歷史唯物主義，認為社會制度的本質或基礎是人們在生產過程中結成的關係，即社會的經濟結構。人類社會制度與意識形態的變遷，主要以生產力和生產方式的變遷來解釋④。

除此之外，大量的研究也從其他學科的視角探討了制度的變遷。管理學視角的制度理論將制度研究與組織密切結合，不僅研究制度的特徵、決定因素以及制度變遷的動因，還研究制度環境對組織的結構和運行的影響等問題⑤。社會學視角的制度變遷基於嵌入性的理論，強調特定社會中制度的結構性要素，包括社會成員的行為規範、社會關係、社會結構等⑥。也有學者從政治學的視角提出利益集團對制度變遷具有決定性作用⑦。隨著複雜系統科學的出現與發展，也開始有學者運用相關的理論與方法分析制度系統的演化⑧。

---

① 林毅夫. 關於制度變遷的經濟學理論：誘致性變遷與強制性變遷 [M] // 羅納德·H. 科斯, 等. 財產權利與制度變遷：產權學派與新制度學派譯文集. 劉守英, 等譯. 上海：格致出版社, 上海人民出版社, 2014：260-287.
② 青木昌彥, 黎安. 比較制度分析 [M]. 上海：上海遠東出版社, 2001.
③ BOWLES SAMUEL. Microeconomics: Behavior, Institutions, and Evolution [M]. New Jercy: Princeton University Press, 2004.
④ 馬曙光. 博弈均衡與中國政府審計制度變遷 [M]. 北京：中國時代經濟出版社, 2009：1.
⑤ W. 理查德·斯科特, 等. 制度與組織 [M]. 姚偉, 等譯. 北京：中國人民大學出版社, 2010.
⑥ 張友琴. 社會學概論 [M]. 北京：科學出版社, 2000.
⑦ OLSON MANCUR. The Logic of collective Action: Public Goods and the Theory of Groups [J]. American Political Science Review, 1980, 60 (1)：129-130.
⑧ 範如國. 制度演化及其複雜性 [M]. 北京：科學出版社, 2011.

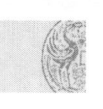

(二) 系統科學及治理理論

與傳統的機械論和還原論不同，系統科學是探索整體、演化及其複雜性的科學[1]。系統科學從早期研究系統整體性的系統論、信息論和控制論開始，逐漸形成以耗散結構理論和協同學等為代表的自組織理論。近年來，隨著信息技術的蓬勃發展，以分形理論和混沌理論為代表的非線性科學也越來越多地被應用在自然科學和社會科學的方方面面，以探索宇宙萬物生成和演化的普遍規律。前沿的新制度經濟學和演化博弈論等都融合了系統科學多層次動態演化的理論與分析方法。

隨著系統科學的發展，以及政治、經濟和社會生活的根本性變化，治理理論在西方逐漸興起，許多學者運用治理模式分析制度的結構關係和功能的變化。治理是各種公共的或私人的機構和個人管理其共同事務的諸多方式的總和，它是使相互衝突的或不同的利益得以調和並且採取聯合行動的持續的過程。這既包括有權迫使人們服從的正式制度和規則，也包括人們同意或認為符合其利益的各種非正式的制度安排[2]。它在強調政府分權和社會自治的同時，主要是打破基於還原論和二分法的政府官僚機制和市場機制的分析範式，從社會多元參與和複雜網絡的視角，分析探討如何綜合運用公共政策、政府管制、市場規律以及社會組織自治等模式，共同建立有效的社會和經濟制度，實現治理的目標。

健康治理是「各級政府和政府的各個部門以及其他所有成員通過政府治理和社會治理共同引導社區、國家或者多國共同追求健康和幸福人生的努力。各級政府和政府的各個部門包括醫藥衛生領域和非醫藥衛生領域、公立和私立以及全民追求共同利益的聯合行動」[3]。從系統科學和健康治理的視角來分析新中國衛生健康制度變遷，包括分析衛生健康制度系統環境以及制度規則

---

[1] 李曙華. 從系統論到混沌學：信息時代的科學精神與科學教育 [M]. 桂林：廣西師範大學出版社，2002.
[2] THE COMMISSION ON GLOBAL GOVERNANCE. Our Global Neighborhood: The Report of the Commission in Governance [M]. London: Oxford University Press, 1995: 2-3.
[3] KICKBUSCH I, GLEICHER D E. Governance for health in the 21st century [R]. WHO Regional Office for Europe, 2012.

和制度主體的關係變化，如政府組織結構和職能的轉變、市場機制以及市場化程度，以及社會組織和個體參與的程度與協調性的變化等。

(三) 衛生健康制度及制度系統

目前國際上有關健康（health）的界定眾多，學者們從醫學、社會學、經濟學和哲學等學科的視角界定和研究健康問題[1]。其中最具代表性的是1946年世界衛生組織（WHO）對健康的界定：「一種在身體上、心理上和社會上的完滿狀態，而不僅僅是沒有疾病和虛弱的狀態。」[2] 阿瑪蒂亞·森提出的可行能力理論中，也將健康作為人類基本可行能力的重要組成部分[3][4]。美國社會學家帕森斯（T. Parsons）從個人參與複雜的社會體系的角度出發，將健康定義為「已經社會化的個人完成角色和任務的能力正處於最佳狀態」[5]。美國護理理論家貝蒂·紐曼（B. Neuman）從現代護理理論的角度將健康定義為一種生命能量的平衡，是從疾病到強健的連續體，是任何時間點個體的生理、心理、社會文化、精神信仰、發展等各個組成部分的穩定與和諧狀態[6]。這些概念不僅打破了以疾病為中心的健康觀，而且強調健康的生理、心理、社會、精神等不同維度的整體性、複雜性和系統性，有助於我們從更宏觀的視角分析衛生健康制度及其變遷。

除了健康，health 有時也被翻譯成「衛生」。目前中華人民共和國國家衛生健康委員會（簡稱國家衛健委）的官方英文譯名是 National Health Commission of the People's Republic of China，該政府部門名稱中的「衛生健康」所對應的英

---

[1] PAUL KRABBE. The measurement of health and health status [M]. Academic Press, 2017；杜治政. 健康定義的面面觀（上）[J]. 醫學與哲學（人文社會醫學版），1990（6）：11-13；杜治政. 健康定義的面面觀（下）[J]. 醫學與哲學（人文社會醫學版），1990（7）：9，21-23；沃林斯基. 健康社會學 [M]. 孫牧虹，譯. 北京：社會科學文獻出版社，1992.
[2] GENEVA. Constitution of the World Health Organization [J]. Canadian Public Health Association, 1948, 37（10）：425-433.
[3] SEN A. Capability and well-being [J]. The quality of life, 1993（30）.
[4] SEN. Development as Freedom [J]. International Journal, 1999, 55（1）：160.
[5] PARSONS T. Definitions of health and illness in light of American values and social structure [J]. Patients, physicians and illness, 1979：120-144.
[6] BETTY M NEUMAN, JACQUELINE FAWCETT. The Neuman systems model [M]. Pearson, 2011：194-215.

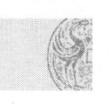

文單詞正是 health。

雖然制度經濟學中的「制度」一詞通常使用 Institution，強調規則、習俗和組織等，但在衛生健康領域，health institution 通常僅指與衛生健康相關的組織機構。而與之相對應的 health system 或 healthcare system，通常譯為「醫藥衛生體制」「醫藥衛生體系」或者「醫藥衛生系統」等，因為 System 不僅有「體制」和「系統」的含義，也含有「社會規則」和「秩序」等含義[①]。因此，本書從系統科學視角探討的衛生健康制度在狹義上與醫藥衛生體制基本相同。

而廣義上的衛生健康制度是指為促進和保障人民健康而建立的約束參與者（利益集團，包括個體和組織）的行為規範系統，包括實現制度整體功能的各種手段和安排以及實施運行中的組織和保障機制（包括法律法規、政策文件、契約等一系列的規範、程序和文化認知等）。其研究對象不僅包括與衛生健康相關的政策法規，還包括健康治理過程中參與者的行為和規則之間的關係。在強調其制度規則和結構關係的同時，也強調其體制和機制等制度運行模式的系統性。衛生健康制度不只是某些規則的集合，而且是一個開放的複雜的制度系統，具有層次性、動態性和不確定性等特點。

## 二、衛生健康制度的要素和結構關係

要素是組成系統的基本單元。系統的結構是構成系統的要素及其關聯方式的總和。制度系統中的要素相互作用、相互關聯構成了衛生健康制度系統的結構關係。制度之間是相互依賴和相互矛盾的，同時具有正反饋和負反饋的耦合和協同效應。

諾思（1990）提出制度系統的三個核心要素，即正式的規則、非正式的約束和實施運行的機制[②]。三者之間相互作用構成了制度結構。其中制度規則

---

[①] 辛鳴. 制度論：關於制度哲學的理論建構 [M]. 北京：人民出版社，2005.
[②] NORTH D C. Institutions, Institutional Change and Economic Performance [J]. Journal of Economic Behavior & Organization, 1990, 18 (1)：142-144.

第一章　衛生健康制度變遷總論

包括中央和地方政府制定的政策、法律和法規以及相應的執行程序和機制，也包括企業、行業協會等社會組織內部的政策以及組織間的契約等，而非正式的約束包括合約、聯盟以及認知、信念、倫理和道德等。也有學者將制度系統分為規則系統，以及規則系統下圍繞一定系統功能和目標的組織系統和保障系統[①]。組織系統與規則系統的協調和認同程度以及健全的保障系統，決定了系統功能和目標的實現程度。

衛生健康制度作為一個複雜的系統，由醫療服務、公共衛生、藥品供應和醫療保障等子系統構成。每個子系統又由更基礎的子系統或要素構成。例如，醫療保障制度系統又由城鎮職工、城鄉居民以及新農合等保障制度構成。制度系統及其子系統具有層次性。例如，制度規則系統按照其效力高低，可分為高、中、低三個層次的規則。現代社會，最高層次的規則是憲法，其次是非憲法之外的成文法，如《中華人民共和國藥品管理法》。除此以外，中央政府頒布的政策法規在中國也具有很強的適用性和強制力。再其次是中央政府組成部門制定的部門規章和各層級地方政府頒布實施的地方性法規、專業組織制定的具體集體行動的制度和操作性的制度，如醫師法和分級診療制度等。

衛生健康制度涉及各種利益集團、組織和個人，包括政府、事業單位、醫療機構、企業、行業協會（學會）、科研院所（高校）以及其他社會組織、家庭和個人等。衛生健康制度主體間的關係包括隸屬關係，行政命令關係，朋友關係、業務往來、業務指導關係；信息流動、資金流動、人才流動等關係；醫患關係，醫保和醫療服務的關係，政府和企業的關係，健康人群圍繞家庭成員之間的關係等。這些關係可以根據種類、位置以及關係的強弱等，劃分為競爭、契約、合作、互補、矛盾、博弈等關係。

### 三、衛生健康制度的目標和功能

系統的整體功能是由系統的結構決定的，並通過系統外在環境相互作用

---

[①] 賀培育. 制度學：走向文明與理性的必然審視［M］. 長沙：湖南人民出版社，2004.

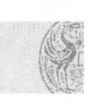

來實現。雖然不同國家或地區或同一國家或地區不同歷史時期的政治和經濟制度的特徵不同（公民是否有自由選擇和參與的權利），但總體來講，世界各國各地區建立的衛生健康制度的目標和功能基本相同。傳統意義或狹義的醫藥衛生系統的功能通常包括為個體和群體提供公平、效率、正義的健康服務，包括疾病的預防、診療和康復；確保相關醫務人員和管理人員的數量、質量以及合理的分配；確保相關資金的數量和分配，包括合理的籌資和支付以及可持續等。

新時代健康中國戰略下衛生健康制度的廣義功能也包括：為全體人民提供全方位、全週期的健康服務；加強人口發展，倡導健康文明生活方式；建設健康環境；保障食品安全，推進醫養結合，發展旅遊、體育等健康產業；以健康促進經濟社會發展，以經濟社會發展反哺健康，從而實現健康與經濟社會共同促進的可持續發展；滿足人們日益增長的對幸福生活的追求；建立合理的健康觀，提高對健康的認識等。由於不同歷史時期衛生健康制度結構和制度環境的基礎有所不同，因此，所要實現和所能實現的衛生健康制度系統的整體目標和功能也不同。

## 四、衛生健康制度變遷的內涵

基於系統科學的理論，系統及其子系統中的制度規則和制度主體之間相互依賴、相互矛盾、相互支持、相互協同，具有正反饋和負反饋的影響等[1]。在不斷地與系統外環境交換以實現系統功能的同時，制度系統要素及其子系統之間的這些聯繫也在不斷地變化，以維持動態的穩定結構。但是，當系統演化到一定程度，可以自發地從一種穩定結構演化到一個新的穩定結構，同時系統的功能也發生了根本的變化。本書將衛生健康整體制度系統穩定結構和功能的變化，界定為衛生健康制度的變遷。

衛生健康制度系統的變遷通常不是一個規則能夠決定的，而是不同層次、

---

[1] 範如國. 制度演化及其複雜性 [M]. 北京：科學出版社，2011：250.

不同子系統的制度之間相互關聯、相互作用，實現整體的結構與功能的變化。因此，衛生健康制度變遷的本質不是單一規則的邊際變遷，也不是這些規則的加總，而是制度系統中的要素之間互為條件和補充關係以及物質信息傳遞等發生了變化。制度變遷可以是突變式的，也可以是漸進式的。可以以某些具體的規則制度的出台為代表，也可以是非正式的認知和偏好共識的演變。分析衛生健康制度變遷，本質上就是分析衛生健康制度系統要素及其子系統之間、和制度系統外環境之間的關聯和制約關係的變化，以及導致系統從一種穩定結構到新的穩定結構並實現新的系統功能的變化的機制。這不僅需要分析衛生健康相關政策和規則在數量、內容、形式上的變化，而且需要分析衛生健康制度系統的結構關係和功能的變化，包括衛生健康系統的運行和管理機制等。

## 第二節　衛生健康制度的歷史變遷及特點分析

本章在系統梳理中國衛生健康制度變遷歷史的基礎上（詳見附錄），結合衛生制度系統及主要子系統的結構和功能，從衛生健康制度的外在環境，戰略方針和目標，政府、市場與社會參與的治理模式三個方面，概括總結不同歷史時期的主要內容和特點，並將衛生健康制度分為初步建立、市場化探索、構建和反思、綜合協調發展 4 個階段。

### 一、衛生保健制度初步建立階段（1949—1978 年）

（一）制度系統的外環境：計劃經濟體制下的社會主義建設

1949 年 10 月新中國成立之初，百廢待興。舊中國遺留下來的醫療基礎十分薄弱，醫療衛生資源缺乏，醫療技術和設備落後。鼠疫、霍亂、血吸蟲病、

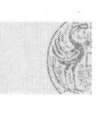

瘧疾、傷寒等傳染病肆虐。新中國成立初期，人均預期壽命不到35週歲，嬰兒死亡率高達25%，亟須在國家層面建立完善的衛生保健體系。1952年，在朝鮮戰爭背景下，為了防範美國開展細菌戰，成立了中央愛國衛生運動委員會①。

1953年中國開始第一個五年發展計劃，基本建立了計劃經濟體制的組織體系。同時，對農業、手工業和資本主義工商業進行了社會主義改造，在此過程中對醫藥工業和私立診所等也進行了社會主義改造。1958年全國範圍的「大躍進」以及20世紀60年代中到70年代中發生的史無前例的「文化大革命」，使國民經濟遭到巨大的損失，但是人民公社的成立和合作化運動，卻為形成此時期的農村合作醫療制度奠定了社會基礎。

新中國成立初期，具有臨時憲法性質的《中國人民政治協商會議共同綱領》第四十八條規定：「提倡國民體育，推廣衛生醫藥事業，並注意保護母親、嬰兒和兒童的健康。」1954年《中華人民共和國憲法》頒布實施，其中第九十三條規定：「中華人民共和國勞動者在年老、疾病或喪失勞動能力的時候，有獲得物質幫助的權利。國家舉辦社會保險、社會救濟和群眾衛生事業，並且擴大這些設施，以保證勞動者享受這種權利。」這些規定，為中國衛生領域的法律制度建設提供了憲法依據。1963年出台的《國務院關於編制管理的暫行辦法》，將公立醫院劃為事業單位，醫務人員具有幹部和編制的雙重身分。從這一時期開始的人事管理制度導致醫院缺乏用人自主權，對未來醫療衛生體系的發展影響深遠。

（二）制度系統的戰略目標與功能

1950年6月召開的中國人民政治協商會議第一屆全國委員會第二次會議，針對新中國成立初期的各種地方病、無衛生組織機構、鄉村患病率增加等問題提出了一系列解決方針。同年8月，第一屆全國衛生工作會議一致同意新中國衛生工作的三大方針為「面向工農兵」「預防為主」「團結中西醫」。1952年，中央政府又提出衛生工作與群眾運動相結合，並形成新中國衛生工作的四大方針。1957年9月，全國興起群眾性的「除四害，講衛生，消滅疾病，

---

① 錢信忠. 中國衛生事業發展與決策 [M]. 北京：中國醫藥科技出版社，1992：1242.

振奮精神，移風易俗，改造國家」的大規模愛國衛生運動。

新中國成立初期百廢待興，經濟建設處於起步階段，人民群眾收入不高，此時醫療服務政策的重點是通過「控制醫療成本、降低醫療費用，向全體人民提供低費用的服務」[①]。在醫療保障制度方面，1951年發布《中華人民共和國勞動保險條例》，在城市建立公費醫療和勞保醫療制度。1956年，全國人大一屆三次會議通過的《高級農業生產合作社示範章程》規定，合作社對於因公負傷或因公致病的社員要負責醫療，並且要酌量給以勞動日作為補助，從而首次賦予集體介入農村社會成員疾病醫療的職責。

1965年9月，中共中央批轉衛生部黨委《關於把衛生工作重點放到農村的報告》，強調加強農村基層衛生保健工作，提出衛生工作重點放到農村，極大地推動了農村合作醫療制度和未來赤腳醫生制度的發展。農村合作醫療不僅提供衛生教育、家庭生育計劃、預防注射、傳染病監測及報告和其他預防性的服務，同時也提供基本的醫療設備和藥物[②]。

除了醫藥衛生，中央政府把食品安全和人口問題也提到日程上來。早在1965年國務院就頒發了以預防食源性疾病為主要任務的《食品衛生管理試行條例》，規定由衛生部負責「食品衛生的監督工作和技術指導」，並承擔宣傳教育、制定標準、抽查檢驗等職責。另外，新中國成立初期，中國迎來了人口過快增長時期。在1971年，國務院批覆了「關於做好計劃生育工作的報告」，首次把控制人口的目標納入國民經濟發展計劃。

(三) 制度系統的治理結構與關係：高度中心化行政管理

新中國成立初期，中國借鑑了蘇聯計劃經濟下的衛生制度模式，政府權力高度集中，主要依靠政府行政力量統一計劃、指導和調控衛生事業的發展，承擔了組織、監督、管理、籌資、定價定量等功能（見圖1.1）。

---

[①] 石光，劉秀穎，李靜，等.中國公立醫院社會功能相關政策的演變 [J]. 中國衛生資源，2003，6 (1)：3-5.
[②] 朱敖榮，吳雁鳴，胡志.中國現階段衛生工作方針和政策的研究 [J]. 中國農村衛生事業管理，1989 (3)：15-19.

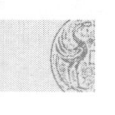

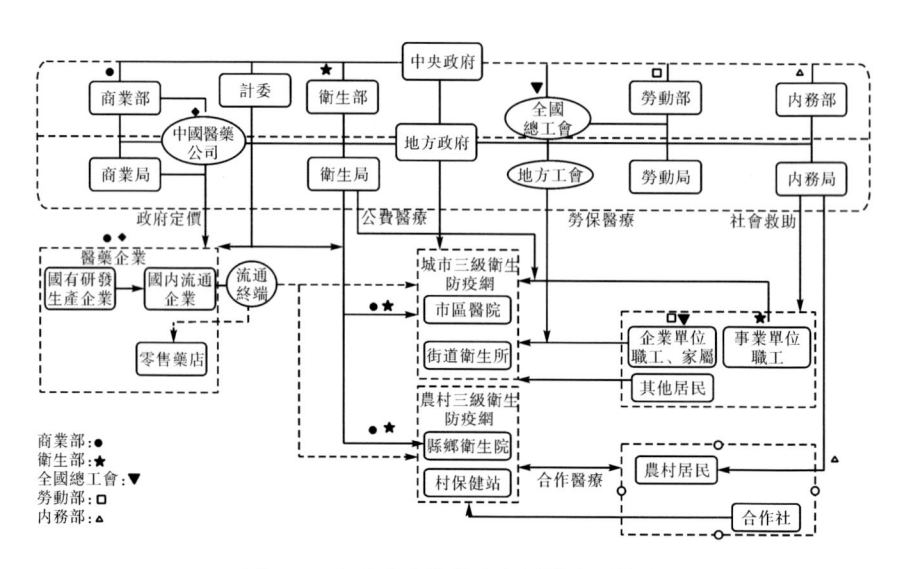

圖1.1 高度中心化的政府科層治理模式

1. 政府的組織框架和部門職能

1949年9月，成立了中央人民政府衛生部（簡稱衛生部），並按照國家行政區劃和產業系統，設置省、市、縣三級衛生行政部門。衛生部下設醫政局和婦幼衛生局等，負責城鄉三級醫療衛生服務網和預防保健網，包括婦幼保健院和專科防治所等。醫療服務收費方面由衛生部和國家計委共同制定。公費醫療也由衛生部管理，財政部撥款。另外，衛生部還成立了公共衛生局統管全國的衛生防疫和衛生監管工作，下設中醫司負責管理全國範圍內的中醫事務。1952年成立的中央愛國衛生運動委員會（簡稱愛衛會），其辦公室也設在衛生部。

1949—1952年，衛生部下設負責藥品行政事務管理的藥政處、負責藥品生產和經營的全國性醫藥經營機構——中國醫藥公司、負責全國藥典統一編纂的藥典委員會以及負責藥品檢驗工作的衛生部藥品檢驗所等。1953—1976年，省、市、縣三級衛生行政部門陸續設立藥政機構或專職藥政人員[①]。製藥工業

---

① 劉鵬. 混合型監管：當代中國藥品安全監管機制分析 [J]. 公共管理研究，2007, 5 (0)：114-151.

的管理權在 1952 年被劃歸中央人民政府輕工業部（簡稱輕工部），1956 年又割歸化學工業部（簡稱化工部），1964 年化工部成立中國醫藥工業公司，對全國醫藥工業企業實行集中統一領導和專業化管理。藥品流通以三級批發站為主，實行統購統銷、按級調撥等計劃經濟的規定。此後，負責藥品定價的政府部門經歷了數次調整。先由商業部的物價局制定，1957—1962 年改由地方物價委員會制定，1962—1970 年由全國物價委員會制定，各部門負責物價管理工作。1970—1977 年改由國家計劃委員會（簡稱國家計委）制定，1977 年將藥品定價權限改由國家物價總局和地方物價局履行。

這一時期，中國也逐步建立起由公費醫療、勞保醫療、合作醫療組成的福利性醫療保障制度，其中公費醫療由衛生部管理、財政部撥款。中央人民政府勞動部（簡稱勞動部）為全國勞動保險業務的最高監督機關，而社會救助方面的管理工作則由國家內務部負責。另外，體育運動工作以及環境保護在這一時期也受到中央的高度重視。1952 年，成立中央人民政府體育運動委員會（簡稱中央體委），在政務院文化教育委員會的指導下展開工作，1954 年改稱為「中華人民共和國體育運動委員會」（簡稱國家體委）。1972 年水污染問題引起國務院重視，國務院隨即將環境保護列入工作日程。1974 年 10 月，國務院環境保護領導小組正式成立，負責制定環境保護的方針、政策和規定，審定全國環境保護規劃等，這便是 2018 年成立的中華人民共和國生態環境部（簡稱生態環境部）的前身。

2. 機構、集體企業和群眾性組織

這個時期的衛生機構主要是國有和集體所有的公立醫院。作為事業單位，公立醫院人員的設置由衛生部統一規劃分配。醫務人員的工資由人事部門按行政級別和統一標準核定。公立醫療機構提供的醫療服務基本為免費服務。醫學教育主要由衛生部直屬獨立辦學。除此以外，少部分民國時期在各地建立的私立醫學院校、教會學校、中醫診所也承擔了各類形式的醫學教育任務。1951—1956 年，醫藥企業和個體經營者等資本主義工商業經過社會主義改造後，都被收歸國家所有。

在醫療保障制度方面，企業的勞保醫療經費來源於企業的成本列支和利

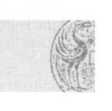

潤提成，中華全國總工會（簡稱總工會）為全國勞動保險事業的最高領導機關，統籌全國勞動保險事業的進行①。農村的合作醫療制度以公有制為主導，多種所有制形式共同發展和完善，由政府、集體、社會和個人舉辦的縣、鄉、村三級醫療衛生機構組成，以縣級醫療衛生機構為龍頭，鄉（鎮）保健站為基礎。隨著合作社的形成，群眾創造性地集資建設「保健站」，採取了全體社員免費、兒童老年人免費、公社與社員統籌、合醫不合藥等多種形式②。合作醫療制度的管理由大隊幹部、赤腳醫生和農民組成的管理委員會負責③。1959年後，這一制度在農村逐步擴大。由於「文化大革命」，中國的衛生健康制度建設基本停滯，但是合作醫療制度取得了長足發展。到1976年年底，全國大約93%的人民公社建立了合作醫療制度，90%的農民參加了合作醫療，從而基本解決了廣大農村社會成員看病難的問題④。

這個時期其他群眾性衛生組織比較稀少而且影響力有限。其中影響力最大的學會是中華醫學會，其主要職能為：開展國內外學術交流，出版學術期刊，開展繼續醫學教育，評選和推廣優秀科研成果，發現和培養優秀人才。另外，還有相關的醫學科研機構，如原中央衛生研究院，其在1957年與協和醫科大學合併，下設基礎醫學研究所、醫學生物研究所、抗生素研究所，還有成立於1955年的中國中醫研究院等。

由於醫療資源相對較少，1957年開展的愛國衛生運動，通過各種資訊傳播手段如報紙、收音機、小冊子、壁報等來調動廣大群眾參與簡單的公共衛生行動，從清掃街道、清除大量的垃圾和污物到滅殺釘螺等。

(四) 本階段特點及挑戰

新中國成立之初，中國的衛生健康制度建設處於起步階段。在城市和農

---

① 楚廷勇. 中國醫療保障制度發展研究 [D]. 大連：東北財經大學，2012.
② 石光，劉秀穎，李靜，等. 中國公立醫院社會功能相關政策的演變 [J]. 中國衛生資源，2003，6（1）：3-5.
③ 朱敖榮，吳雁鳴，胡志. 中國現階段衛生工作方針和政策的研究 [J]. 中國農村衛生事業管理，1989（3）：15-19.
④ 張德孝. 開展農村衛生事業發展戰略研究 為提高農村廣大群眾健康水準服務 [J]. 中國衛生事業管理，1985（2）：1-4.

村建立了基礎的三級衛生保健網絡體系，初步建立了由公費醫療、勞保醫療、合作醫療組成的福利性全民醫療保障制度。這時期的醫療衛生支出主要由國家財政負擔，突出體現了醫療衛生事業的公益性和城鄉有差別的均等模式。由於醫療資源相對較少，本階段衛生事業發展強調預防為主，而不是治療為主。主要通過群眾運動，執行全民衛生保健計劃，積極促進全民參與，開展愛國衛生運動。這一階段，中央政府的管理和監督等行政權力高度集中。因為衛生健康問題相對簡單，政府相關機構設置較少，組織間協調工作也相對較少。因此，高度集中的行政管理取得了一定成效。醫療衛生條件有所改善，國民健康水準也大幅提高。例如傳染病和人口增長得到了有效控制，人口平均壽命從1949年前的35週歲提高到了20世紀80年代早期的70週歲。初生嬰兒死亡率也從1950年估計的250‰下降到1981年的50‰[1]。

但是，這一時期衛生健康制度總體水準偏低。由於政府實行計劃經濟，國家財力資源有限，負擔沉重，缺乏競爭機制，醫療技術發展緩慢。隨著經濟的發展，無法提供有效的醫療救治措施來滿足人民的防治需求，逐漸出現了看病難、住院難等問題。另外，醫保制度缺乏系統和配套的籌資與約束機制，尤其是公費醫療和勞保醫療，導致資源浪費嚴重，無法保障制度的可持續性和穩定性。這些尚未解決的問題為改革開放後的中國提出了要求，也在一定程度上指明了中國衛生事業的發展方向。

## 二、醫藥衛生制度建設和市場化探索階段（1979—1996年）

（一）制度系統外環境：改革開放基本國策的實施

衛生健康制度在十年「文化大革命」期間受到了嚴重的破壞。1978年黨的十一屆三中全會做出了加緊社會主義現代化建設和實行改革開放的戰略決策，提出了對國民經濟實行「調整、改革、整頓、提高」的八字方針。1979年

---

[1] MEEI-SHIA CHEN. The Great Reversal: Transformation of Health Care in the People's Republic of China [M] // The Blackwell Companion to Medical Sociology. Blackwell Publishers Ltd., 2007: 483-518.

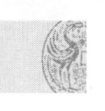

4月確立了改革開放的基本國策，衛生部門也以此為契機，開始加強對衛生健康制度系統進行恢復與建設。

1982年通過的《中華人民共和國憲法》為新時期衛生健康制度建設指明了方向。其中第二十一條規定：「國家發展醫療衛生事業，發展現代醫藥和中國傳統醫藥，鼓勵和支持農村集體經濟組織、國家企業事業組織和街道組織舉辦各種醫療衛生設施。開展群眾性的衛生活動，保護人民健康。」1982年憲法不僅把發展傳統醫藥寫入憲法，而且不再強調國家舉辦社會保險、社會救濟和群眾衛生事業，改為國家發展社會保險、社會救濟和醫療衛生事業。另外，由於20世紀70年代後期中國人口已近10億，中共中央在1978年10月批轉國務院計劃生育領導小組會議報告「提倡一對夫婦生育子女數量最好一個最多兩個」的生育政策，並於1982年將計劃生育確定為基本國策，並第一次將其寫入憲法。

1982年1月，中共中央批轉《全國農村工作會議紀要》農村實行家庭聯產承包責任制，打破了農村合作社的形式，直接導致農村合作醫療的瓦解。1984年10月，中國共產黨第十二屆三中全會通過《中共中央關於經濟體制改革的決定》，明確提出了中國要實行有計劃的商品經濟。城市經濟體制改革由此全面展開。在國有企業改革的示範作用下，醫院改革經歷了崗位責任制、承包制、綜合目標管理責任制的發展過程，直至出現租賃制、公有民營、股份制、股份合作制等多種形式[1]。1988年8月國務院提出《關於價格工作改革的初步方案》，醫藥企業也由原來政府全面管制進入了價格改革放開的階段。

1992年春，鄧小平發表南方談話，重申了深化改革、加速發展的必要性和重要性。1992年中國共產黨第十四次全國代表大會明確了建立社會主義市場經濟體制的改革目標。1992年6月，中共中央、國務院發布《關於加快發展第三產業的決定》，其中提到的加快發展的重點行業包括醫療衛生行業。1992年黨的十四大的召開，標誌著中國建設社會主義市場經濟體制的改革目標正式確立。

---

[1] 李衛平. 中國經濟體制改革與衛生改革 [J]. 衛生經濟研究, 2000 (1): 4-7.

政府機構方面，經歷了 1982 年、1988 年、1993 年三次改革，不斷轉變和下放政府職能，精簡政府部門，調整部門之間以及中央與地方的關係。在此期間，先後成立了國家醫藥管理總局和國家醫藥管理局，實現了藥品和醫療器械生產、銷售和使用的統一管理，成立和調整人事部和勞動部，負責機關和事業單位人員的保險福利以及企業職工的醫療社會保險等。

稅收制度方面，經歷了兩次重大變革。1985 年分稅制改革後，稅權大幅度下放到地方，地方自主性增強，事權和財權逐漸統一，但是也導致中央政府的宏觀調控力度下降，包括衛生部門的宏觀政策無法在地方落實。1994 年財政制度改革，使得中央財政在整個財政收入中重新占據主導地位，但地方公共衛生投入嚴重不足，迫使各級政府同意公共衛生機構採取「以副補主」、縮減公益項目進行「創收」等一系列商業化措施，由此導致公共衛生事業發展緩慢、服務公平性下降、宏觀效率低下等問題[1]。

人事制度方面，1990 年人事部出台的《企事業單位評聘專業技術職務若干問題暫行規定》，對國家機關和事業單位工作人員的工資制度進行改革，醫療機構從工資待遇、職稱晉升等方面進行了改革。自 1993 年起，事業單位人事制度逐漸脫離傳統的幹部人事制度。醫療衛生機構的人事管理制度雖然受事業單位體制的影響，但由於公立醫院具有經營性和公益性的雙重特點，給其人事制度安排和人力資源管理帶來挑戰。

(二) 制度系統的戰略目標與功能

根據中共中央「調整、改革、整頓、提高」的戰略決策和方針，衛生部門一方面針對「文化大革命」期間衛生系統的嚴重損害進行調整和建設，另一方面逐步探索運用經濟手段管理衛生事業。這主要包括醫療服務、藥品生產與流通、醫療保障制度方面。1984 年，中國頒布了第一部與衛生相關的法律《中華人民共和國藥品管理法》，並先後出台了《中華人民共和國食品安全法》《中華人民共和國國境衛生檢疫法》《中華人民共和國傳染病防治法》《公共場所衛生管理條例》《中藥品種保護條例》《醫療機構管理條例》等與衛生

---

[1] 張毅強. 國家發展戰略與公共衛生政策變遷 [J]. 人民論壇，2012 (14)：32-33.

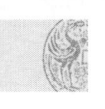

健康相關的法律法規。

1979年4月，衛生部、財政部、國家勞動總局等三部門聯合發出了《關於加強醫院經濟管理試點工作的通知》，提出醫院應實行定額管理制度，開展了「五定一獎」（定任務、定床位、定編制、定業務技術指標、定經濟補助、完成任務獎勵），以及對醫院「定額補助、經濟核算、考核獎懲」的辦法及試點工作，建立崗位責任制和科學規章制度。1980年，國務院批轉衛生部《關於允許個體醫生開業行醫問題的請示報告》，從而打破了國有、集體醫療機構一統天下的局面，開放了市場競爭。1981年2月，國務院批轉了衛生部《關於解決醫院賠本問題的報告》，這也是改革開放以來第一個涉及醫療服務價格的政策文件。同年3月，衛生部下發了《醫院經濟管理暫行辦法》和《關於加強衛生機構經濟管理的意見》，開始扭轉衛生機構不善於經營核算的局面。1982年1月和4月，衛生部先後發布了《全國醫院工作條例》和《醫院工作制度》等文件。與此同時，一些醫療機構進行了管理制度和管理方法的改革，建立了各種形式的管理責任制，如實行院（所、站）長負責制，擴大自主權，幹部實行聘任制，工人實行合同制等。這些改革對於加強醫療機構的管理，調動工作人員的積極性，提高工作質量和工作效率，改善服務態度，起到了積極的作用①。

1985年國務院批轉衛生部《關於衛生工作改革若干政策問題的報告》，標誌著中國醫療衛生體制改革正式啟動。文件提出「放寬政策，簡政放權，多方集資，開闢發展衛生事業的路子，把衛生工作搞活」。其核心思想是「放權讓利」，發展全民所有制的衛生機構，擴大醫院自主權。1988年11月，國務院發布衛生部「三定」方案（定職能、定機構、定編制）。這一方案確定了衛生部的基本職能，衛生部對直屬企事業單位由直接管理轉向間接管理。

1989年1月，國務院批轉了衛生部、財政部、人事部、國家物價局、國家稅務局《關於擴大醫療衛生服務有關問題的意見》，提出了醫療改革的市場

---

① 李玉榮. 改革開放以來中國醫療衛生體制改革的回顧與反思 [J]. 中國行政管理, 2010（12）: 41-45.

化方向，包括開展有償服務，進一步調整醫療衛生服務收費標準，衛生事業單位實行「以副補主」「以工助醫」等政策，形成了以公有制為主體，多種形式並存的辦醫格局，院（所、站）長負責制、多種形式的承包責任制和崗位責任制得到普遍推廣，改變了過去管理混亂、連年虧損的局面，極大地調動了廣大醫務人員的積極性。1989年11月，衛生部正式頒發實行醫院分級管理的通知和辦法，醫院按照任務和功能的不同，被劃分為三級十等。1992年9月，衛生部發布《關於深化衛生改革的幾點意見》，在1989年文件「以副補主」的基礎上又提出了「以工助醫」，支持有條件的單位實行企業化管理，遵循市場規律，自主經營，自負盈虧，進一步將公立醫院推向市場。

由於這一階段國家對醫療衛生事業投入不足，個體行醫和社會辦醫失去控制，亂收費、高收費現象比較嚴重。尤其是農村地區，醫務人員流失嚴重，不少地方的農村基層衛生機構和合作醫療保健制度解體。因此，1991年1月，國務院批轉衛生部、農業部、國家計委、國家教委、人事部《關於改革和加強農村醫療衛生工作的請示》，提出要鞏固發展農村三級醫療預防保健網，解決農村衛生技術人才缺乏的問題，但收效甚微。

在藥品生產和流通方面，隨著1988年全國價格改革，醫藥企業也進入了價格改革的行列。除了極少數大宗的基本藥品由政府實行出廠、批發、零售三個環節的價格管制外，允許企業按規定自主定價。雖然這個時期在一定程度上調動了企業研發和生產的積極性，但藥品價格大幅上升，藥品市場秩序比較混亂。隨著藥價虛高和看病貴等問題的出現，國家開始進行藥品價格管理。1994年國務院印發的《關於進一步加強藥品管理工作的緊急通知》針對一些地方和部門片面追求經濟利益，違反藥品管理法規，競相開辦藥品生產、經營企業和藥品集貿市場，藥品生產經營秩序混亂，藥品購銷中行賄、索賄、回扣等問題，提出藥品市場生產業務和批發零售業務的准入進入「藥品生產/經營企業合格證」「藥品生產/經營企業許可證」和營業執照（「兩證一照」）的程序，對整頓藥品生產經營秩序發揮了積極作用，同時也為進一步理順藥品管理體制做了鋪墊。

1996年，國家計劃委員會頒布《藥品價格管理暫行辦法》，提出「順加

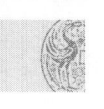

作價」等辦法，並對差別差率、進口藥品的價格管理、醫療機構藥品價格以及新藥價格的制定做出了詳細規定，標誌著政府開始恢復對藥品價格的干預，規範藥品價格的管制對象、範圍和制定機構。但此時受管製藥品品種比較少。1997年頒布《國家計委價格管理司、中國價格信息中心關於藥品價格公布制度的實施辦法》，指出藥品價格由國家計委工農產品價格管理司和中國價格信息中心通過《物價公報》的形式統一向社會公布。

　　隨著市場經濟的不斷深化，原有的公費醫療和勞保制度已經越來越不能滿足廣大民眾的需要，因此在加強傳統公費醫療和勞保管理的同時，國家相關部門也開始探索醫療保障方面的改革。1980年3月，國家勞動總局和中華全國總工會發布了《關於整頓加強勞動保險工作的通知》。1984年，衛生部和財政部聯合發出《關於進一步加強公費醫療管理的通知》，提出要積極慎重地改革公費醫療制度，探索改革政府主導的傳統公費醫療制度。雖然1989年中央在株洲、丹東、黃石、四平這四個城市開展了改革試點，但由於多方利益的博弈，新的醫療保障制度遲遲未能出台。1994年，國務院又選擇江蘇省鎮江市和江西省九江市開展了試點工作，正式拉開了城鎮職工基本醫療保險制度改革的序幕。但是，由於農村家庭聯產承包責任制打破了農村合作社的形式，農村合作醫療的覆蓋率已不足10%，大多數農民重新陷入沒有醫療保障的困境，卻沒有引起國家相關部門關注，出現了農村家庭「因病致貧、因病返貧」的現象。

　　（三）制度系統治理結構與關係：加強行政管理與放權讓利

　　改革開放後，隨著市場轉型的推進，市場機制在社會經濟生活的各個方面都開始發揮一定的作用，也對高度行政化的衛生體系形成了衝擊[①]。在市場轉型的大背景下，中國衛生領域的治理模式也發生了巨大的變化，包括政府機構的多次調整以及價格機制和競爭機制的探索（見圖1.2）。

---

[①] 顧昕. 中國公共衛生的治理變革：國家—市場—社會的再平衡 [J]. 廣東社會科學，2014（6）：180-192.

第一章 衛生健康制度變遷總論

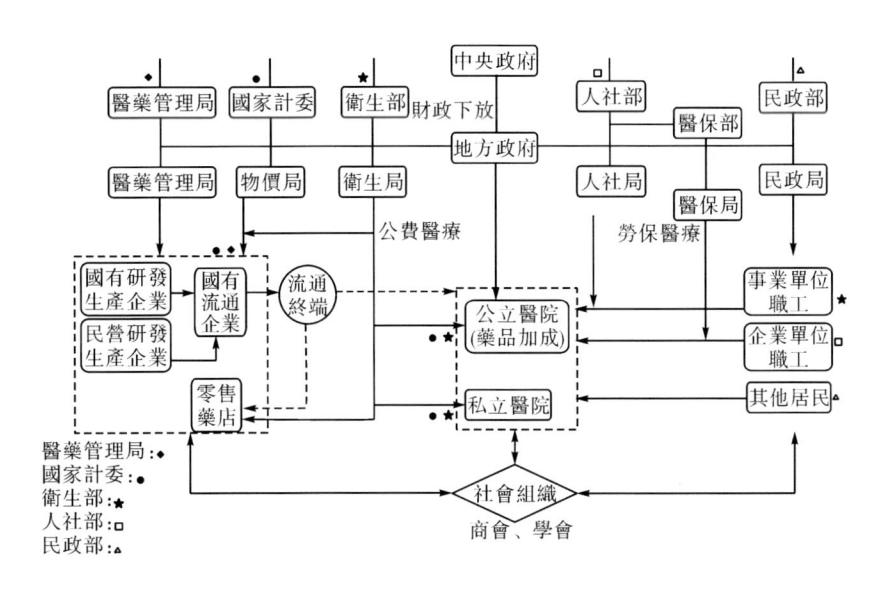

圖 1.2 政府科層治理下的市場參與模式

1. 政府的組織框架和部門職能

1978—1985 年，衛生部門開始恢復和加強對衛生健康制度系統的建設，側重行政管理體制的改革，包括完善監督管理制度、管理體制、運行機制等方面的問題。但是 20 世紀 80 年代末 90 年代初，隨著機構改革、財稅制度改革以及經濟體制改革等的推進，衛生部的權威和職能逐漸被分散和減弱。衛生部門將醫院的經營權和收費權下放，醫療服務價格主要由各省、自治區、直轄市經物價部門會同衛生、財政等部門研究確定具體調整範圍、幅度和時間。醫院開展分級管理，根據醫院的等級確定不同的收費標準，允許醫療機構從事有償業餘服務。這一時期，政府對衛生健康領域的監督管理以及公共財政在衛生領域的地位也開始弱化。衛生部門主要負責制定和實施衛生健康政策，其他部門及地方政府參與具體落實。雖然各個部門之間有協商合作，但是部門間的橫向業務聯繫並不緊密[1]。

1985 年，衛生部黨組提出改革中醫藥管理體制；1986 年，國家中醫管理

---

① 徐程，熊尧，黃崑，等. 中國衛生健康領域的政府職能、部門結構關係及其演變 [C] // 社會科學期刊發展研討會暨《公共行政評論》第三屆青年學者論壇，2019.

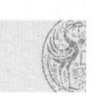

局成立，系國務院直屬機構，由衛生部代管；1988年，國家中醫管理局改組為國家中醫藥管理局，隸屬於衛生部①。此後，《中華人民共和國中醫藥條例》於2003年10月1日起施行，中國中醫藥管理開始有了專屬法律。

1978年，商業部領導的中國藥材公司、中國醫藥公司與化工部領導的中國醫藥工業公司、衛生部領導的醫療器械工業公司合併，成立了直屬國務院的國家醫藥管理總局，由衛生部代管，其主要任務是結束條塊分割的現狀，形成統一的醫藥監管體制，1982年機構調整時更名為「國家醫藥管理局」，劃歸國家經濟貿易委員會（簡稱國家經貿委）領導②。1988年的國務院機構改革使得國家醫藥管理局直屬於國務院。1994年的機構調整中，國家醫藥管理局劃歸國家經貿委管理。國家醫藥管理局的隸屬關係變更並沒有改變藥品行業多頭管理的局面。

雖然早在1985年和1986年，國家醫藥管理局連續發布價格管理通知與價格管理目錄，但是由於這些價格管制手段不符合市場規律，無法適應經濟體制改革的需要，導致很多企業連年虧損。從20世紀90年代開始，隨著全國物價改革的深入開展，藥品價格由計劃經濟時期的政府全面定價逐漸過渡到了由企業按規定自主定價，政府只對極少數大宗的基本藥品實行出廠、批發、零售三個環節的價格管制。

醫療保障行政管理體制也發生了深刻的變化。1978年恢復勞動保險工作，各級工會組織陸續重建③。1979年初，國家勞動總局黨組決定成立福利組，福利組當年6月改名為「保險福利局」，1981年經國家編委批准改名為「保險福利司」，全國各地勞動部門相繼建立了保險福利處。事業單位的職工公費醫療管理仍由衛生部負責，勞動部負責擬定企業、事業單位職工醫療保險方面的改革方案、政策、制度和實施辦法並組織實施。社會救助的相關管理工作由民政部管理。財政部協同有關部門進行醫療保險改革，管理衛生部門經

---

① 袁國銘，陳新利，張樂，等.論中國中央衛生行政機構的變遷[J].醫學與社會，2014（6）：13-14.
② 黃樹則.當代中國的衛生事業（下）[M].北京：中國社會科學出版社，1986：481.
③ 單大聖.改革開放以來醫療保障行政管理體制的變遷[J].醫學與社會，2014（7）：30-34.

費，擬定有關管理支付和開支標準。這一時期的改革主要朝著勞動部門統管社會保險的方向進行。

1988年，國家開始對機關事業單位的公費醫療制度和國有企業的勞保醫療制度進行改革。雖然勞保醫療之前主要是由企業行政與工會共同管理的，勞動部門僅負責行政立法和宏觀指導，職能較弱，但勞保醫療改革卻逐步由勞動部門主導，一些地方在實行醫療經費統籌改革後，將勞保醫療的具體經辦管理職能從企業中分離出來，交給勞動部門下屬的經辦機構負責。由勞動部門主導勞保醫療改革，使得勞動部門在醫療保障管理中佔據了一個非常有利的位置[①]。

1988年3月，經國務院批准，成立了由衛生部牽頭，國家體改委、勞動部、衛生部、財政部、醫藥管理總局等八個部門參與的醫療制度改革研討小組，研究並對醫療改革試點進行指導。1992年，成立了由國家體改委、衛生部、財政部、勞動部、人事部、國家醫藥局、國家物價局等部門組成的醫療體制改革小組，取代了1988年成立的醫療制度改革研討小組，醫療制度改革小組由國家體改委抓全面情況，進行綜合研究，勞動部負責研究勞保醫療改革方案，衛生部負責研究公費醫療改革方案，醫療改革的有關問題由三方協商，重要問題、改革初步方案要經醫療體制改革小組討論。

除此以外，1978年4月，恢復成立中央愛國衛生運動委員會，並把愛國衛生運動列為精神文明建設的一項重要內容，1988年更名為「全國愛國衛生運動委員會」，由衛生部、農業部、國家計委等部門組成。另外，1981年成立中華人民共和國國家計劃生育委員會，作為國務院的組成機構。1982年3月，經國務院批准，「老齡問題世界大會中國委員會」成立，後更名為「中國老齡問題全國委員會」以及「中國老齡協會」，為國務院副部級事業單位。

2. 機構、企業和群眾性組織

首先，公立醫院開始市場化改制，主要包括公立醫院多種所有制形式改

---

① 單大聖. 改革開放以來醫療保障行政管理體制的變遷［J］. 醫學與社會，2014（7）：34-38.

革、衛生收費制度和預算制度改革等，機構的營運開支需要通過自行創收來解決①。一方面實行醫院分級管理，根據醫院的等級確定不同的收費標準；另一方面醫療機構開始從事有償業餘服務。隨著醫療服務定價權力的下放以及醫療機構經營自主權的增強，醫療資源不斷增多，醫務人員的積極性有所提高，醫療服務技術與質量有所提升。到20世紀80年代末，城鄉居民「看病難、住院難、手術難」的問題得到了一定的緩解，在一定程度上解決了醫療衛生服務供給不足的問題②。

但同時，由於公立醫療衛生機構收入來源中的政府撥款比重開始降低，導致醫療衛生服務機構出現了一定程度的逐利傾向。公益性被逐步淡化，收費收入比重開始提高。點名手術、特殊護理、特殊病房等新事物在醫療系統湧現。一些醫生開「大處方」、多用高新儀器檢查、醫院亂收費、虛假廣告、醫療責任事故頻發，醫患關係緊張等現象相繼產生③。除此之外，由私人診所發展壯大或民間資本參與公立醫院改制而來的第一批私立醫院出現。但是由於私立性醫療衛生機構在發展中的准入困難和歧視性政策，缺乏評價監督體系，高收費、少扶持的管理模式導致「劣幣驅逐良幣」的惡性競爭狀態，造成民眾對醫療衛生機構的信任度降低，出現了醫療服務費用增長過快、行業失序等問題。

在這一時期，隨著藥品市場的逐步放開，中國藥品生產和流通企業的數量也大幅增加，競爭趨於激烈。首先，醫藥企業紛紛開始了經濟責任制的轉軌，並形成了多個區域性醫藥產業佈局。1986年醫藥行業成立了第一個企業集團，掀起了醫藥行業聯合、兼併重組的浪潮。1987年成立了第一家股份制

---

① MILLS XINGZHU LIU，ANNE. Financing Reforms of Public Health Services in China: Lessons for Other Nations [J]. Social Science & Medicine, 2002, 54 (11): 1691-1698.
② 李紅南. 中國醫改歷程及政府在醫療衛生服務中的職能分析 [J]. 中外企業家, 2016 (8): 266-268；許平. 政府角色和市場定位與醫療衛生體制關係初探 [J]. 重慶醫學, 2015 (5): 711-713；杜仕林. 醫改的抉擇：政府主導還是市場化：基於醫療衛生服務及其市場特殊性的分析 [J]. 河北法學, 2007, 25 (2): 146-149.
③ 宋ено. 中國醫療衛生體制改革的回顧與反思：國家轉型視閾下的審視 [J]. 中國市場, 2012 (31): 143-144；董克用, 張棟. 中國社會辦非營利醫療機構：動力、挑戰與對策 [J]. 中國衛生政策研究, 2016 (9): 1-6.

企業。1993年開始出現醫藥行業上市公司。但同時，由於政府的監督管理相對滯後，企業開展了很多「低水準新藥」的研發，藥品價格大幅上升。一些企業採取了「掛金銷售」的方式對藥品進行促銷，擾亂了藥品市場秩序。這一時期，中國的藥品價格遠遠超出研發、生產成本，價格脫離價值，加重了患者的負擔。

改革開放後，中國群眾性衛生組織有所發展，功能和服務內涵呈現多樣化趨勢，覆蓋力也不斷增強。比如1979年批准成立的中華全國中醫學會、1987年批准成立的中華預防醫學會等群眾性組織，有利於普及醫學知識、維護醫師合法權益、服務中國人民的健康和社會主義建設等。但是這類社會組織的成立依舊有很高的審批門檻，所有的組織都必須掛靠某行政部門才能成立。在這種情況下，一方面，社會組織的活力受到限制；另一方面，社會組織受到的行政干預過多，缺乏獨立性[①]。

不僅如此，這一時期公眾開始有了維權和監督意識。例如1995年中國首例患者因藥品不良反應狀告藥廠案，不僅讓藥品不良反應進入藥企和監管部門視野，也是中國患者維權的開端。不過，由於患者較為分散，代表患者的社會組織力量薄弱，加上缺乏良好的反饋機制，其權益難以得到保障，由此醫鬧事件、醫患糾紛頻發。另外，「文化大革命」期間，愛國衛生運動也遭遇了挫折。改革開放後，愛衛會雖然在治理臟、亂、差以改善城鄉環境衛生方面起到了重要作用，但是愛國衛生運動的熱度和效力，比改革開放前淡化了許多[②]。

(四) 本階段特點及挑戰

這一時期在對「文化大革命」十年動亂對衛生系統的嚴重損害進行恢復、調整、建設的基礎上，主要沿襲了經濟領域改革的思路，並借鑑了國有企業

---

[①] 杜仕林.醫改的抉擇：政府主導還是市場化：基於醫療衛生服務及其市場特殊性的分析[J].河北法學，2007，25(2)：148-151；陳亮，陳志興.醫療市場化的實踐與研究[J].衛生軟科學，2002(1)：3-6.

[②] 顧昕.中國公共衛生的治理變革：國家—市場—社會的再平衡[J].廣東社會科學，2014(6)：181-193.

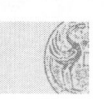

改革的模式和做法。在前期加強醫藥衛生機構管理的基礎上，開始引入市場機制，包括探索多種所有制形式，逐步引入市場競爭等。本階段初步建立起了以公有制為主體、多種辦醫形式並存的所有制結構，增強了中國醫療衛生機構的活力，提高了醫療服務能力和自我發展能力[①]。

但是，在以「放權讓利」為取向的改革中，中央衛生職能部門的權力和監管能力逐漸減弱，出現了多部門分管的局面。另外，公共財政投入和監管的權力也逐漸下放到地方。由於後期忽視和降低了對醫療機構的公共財政投入和監督管理，以及對醫療衛生保障體制等方面缺乏必要的調整，致使醫療機構資金問題不斷增加，醫療衛生機構的趨利行為和誘導需求導致的過度醫療問題嚴重，促使「以藥養醫」局面最終形成，加劇了醫藥流通秩序混亂，造成後期群眾「看病難、看病貴」等問題[②]。

這一階段，雖然醫療資源不斷增多，機構內部效率有所提高，但公共衛生事業發展緩慢、服務公平性下降，「重醫輕防」問題突出。傳統的三級服務體系和農村合作醫療逐漸瓦解，醫療資源逐漸形成倒金字塔，系統宏觀效率低下，健康指標提升不明顯。因此，亟須不斷完善市場的價格和競爭機制，建立健全醫療保障制度以及加強政府的監督、管理和協調等職能。

## 三、醫藥衛生市場化轉型及反思調整階段（1997—2008 年）

（一）制度系統外環境：經濟建設與國際化

經濟方面，受 1997 年亞洲金融危機的影響，1998 年 2 月，中共中央、國務院頒布《關於轉發〈國家計劃委員會關於應對東南亞金融危機，保持國民經濟持續快速健康發展的意見〉的通知》，提出了應對危機的指導方針和若干重大政策措施，第一次明確地將「擴大國內需求」作為一項政策提出來。

---

[①] 李玉榮.改革開放以來中國醫療衛生體制改革的回顧與反思[J].中國行政管理，2010（12）：41-45.
[②] 於保森，高靜.對衛生部門實行大部制改革的思考及建議[J].中國衛生事業管理，2008，25（11）：728-729；李樹華.淺論「以藥養醫」[J].中國衛生產業，2018（7）：193-194.

2001年12月，中國正式加入世界貿易組織，對整頓醫藥行業、參與國際醫藥市場的競爭起了重要的作用。在此期間，中國國民經濟與社會發展的第十個和第十一個五年規劃也為衛生健康制度的發展提供了方向。

政治方面，該階段是國家深化行政管理體制改革，促進政府職能轉變，並提出建設服務型政府的重要階段。2006年10月，黨的十六屆六中全會提出「推行政事分開、管辦分開、醫藥分開、營利性與非營利性分開」。2007年，胡錦濤同志在中國共產黨第十七次全國代表大會上的報告中指出，要堅持公共醫療衛生的公益性質，「實行政事分開、管辦分開、醫藥分開、營利性和非營利性分開，強化政府責任和投入，完善國民健康政策，鼓勵社會參與」。歷次國務院機構改革，均突破了以往組織結構調整的局限，並圍繞政府職能重新定位，探索構建政府的宏觀調控體系，體現中國政府治理轉型方向的同時，對衛生領域也起到了一定的影響。1998年改革的重點是優化政府組織結構，衛生領域實現了醫療保障管理的統一；2003年和2008年的機構改革則圍繞建設服務型政府和改善民生，並在衛生領域逐步形成了大衛生部的基本格局[1]。

在法律方面，1999年確立「依法治國」的基本方略後，進入中國衛生立法的高速發展時期，這一時期為醫藥衛生體制改革提供了良好的法制基礎。2000年，中共中央組織部發布了《關於加快推進事業單位人事制度改革的意見》。中共中央組織部、人事部、衛生部印發了《關於深化衛生事業單位人事制度改革的實施意見》，強調要改革衛生事業單位的用人制度，大力推行聘用制，對醫療衛生機構用人的靈活性和激勵機制起到了一定的促進作用。

除此之外，這一時期國際國內發生的重大事件，也促使中國對衛生健康制度進行深刻的反思。首先，世界衛生組織2000年衛生系統評估報告顯示，中國衛生系統的績效評估排在191個成員中的第144位，健康水準績效位於第61位[2]。接著，2003年的「非典」事件以及2008年汶川大地震，直接暴

---

[1] 於保榮，高靜. 對衛生部門實行大部制改革的思考及建議 [J]. 中國衛生事業管理，2008，25（11）：728-729.
[2] MURRAY C J L, LAUER J, TANDON A, et al. Overall health system achievement for 191 countries [J]. Geneva: World Health Organization, 2000.

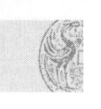

露出了公共衛生領域的問題。一方面，直接導致疾病預防與控制管理和應急管理的加強；另一方面，促使人們反思現行衛生健康制度，客觀上影響和推動了新一輪醫改。最後，2005年國務院發展研究中心課題組發表了關於中國醫療衛生體制改革總體上不成功的研究報告。這是國務院發展評審中心和世界衛生組織合作開展「中國醫療衛生體制改革」課題研究，對近20年中國醫改所做的總體評價。這份報告引起了學界和政府部門以及社會的廣泛關注，並引發了對中國醫療衛生體制改革的廣泛討論。

（二）制度系統的戰略目標與功能

1996年12月9日，中共中央、國務院召開了新中國成立以來的第一次全國衛生工作會議，總結新中國成立以後特別是改革開放以來衛生工作的成績和經驗，明確新時期衛生工作的奮鬥目標和工作方針，討論中共中央、國務院《關於衛生改革與發展的決定》，全面落實《國民經濟和社會發展「九五」計劃和2010年遠景目標綱要》提出的衛生工作任務。隨後，1997年1月，中共中央、國務院做出《關於衛生改革與發展的決定》，明確提出在醫療領域要改革城鎮職工醫療保險制度、改革衛生管理體制、積極發展社區衛生服務、改革衛生機構運行機制等決策思路，並強調要重視醫療保障、醫療衛生服務和藥品流通三大體制統籌協調的必要性，並於1998年開始推行「三項改革」，即醫療保險制度改革、醫療衛生體制改革、藥品生產流通體制改革。

1998年召開的第一屆全國衛生法制工作會議，確立了衛生行政部門從衛生機構的主辦者轉型為監管者的角色定位。2000年國務院發布《關於城鎮醫療衛生體制改革的指導意見》，主要包括：衛生行政部門轉變職能，實行管辦分離的全行業管理。將醫療機構分為非營利性和營利性兩類進行管理，擴大基本醫療保險制度覆蓋面，改革藥品生產、流通、監管以及價格，進行藥品集中招標採購工作試點等。此後各政府職能部門又陸續出台了一系列文件，推動醫院的產權化改革，發展城市社區衛生服務，規範管理藥品的流通和定價，建立起了藥品招標採購制度、衛生事業單位的用人制度等。國家開始大力整頓醫藥市場，先後出台了國家藥品管理法、醫療社會保險、大病統籌、醫療保險、政府採購等政策和措施，從源頭（藥廠）、通路（商業）、終端

(醫院和零售藥店)三個方面分別整頓,並且對醫療保險、社保、醫院藥品的收入百分比等進行控制。

1997—2008 年是中國逐步建立醫療保險保障體系的重要階段。1998 年 12 月,國務院召開全國醫療保險制度改革工作會議,發布了《國務院關於建立城鎮職工基本醫療保險制度的決定》,要求 1999 年在全國範圍內建立覆蓋全體城鎮職工的基本醫療保險制度。在此期間,還先後建立了多層次的保障制度,如國務院辦公廳和中央軍事委員會辦公廳聯合發布了《中國人民解放軍軍人退役醫療保險暫行辦法》。2002 年 1 月中共中央、國務院頒布的《關於進一步加強農村衛生工作的決定》指出,要「逐步建立以大病統籌為主的新型農村合作醫療制度」。隨後在 2003 年,國務院辦公廳轉發了衛生部等發布的《關於建立新型農村合作醫療制度的意見》,開始新農合制度的試點工作。2005 年,國務院辦公廳轉發了民政部等發布的《關於建立城市醫療救助制度試點工作的意見》,醫療救助也進入了試點期。基於 2006 年《中共中央關於構建社會主義和諧社會若干重大問題的決定》中提出「建立以大病統籌為主的城鎮居民醫療保險」,2007 年 4 月,國務院總理溫家寶主持召開國務院常務會議,決定開展城鎮居民基本醫療保險制度試點,城鎮居民基本醫療保險試點從 2007 年下半年開始啟動,2009 年在全國範圍內推開,與 2009 年國務院辦公廳印發《關於將大學生納入城鎮居民基本醫療保險試點範圍的指導意見》一起,全面建立起中國的基本醫療保障制度。不僅如此,這一階段也先後出台了《關於加快健康保險發展的指導意見》(2002 年)和《健康保險管理辦法》(2006 年),進一步規範了中國商業健康保險的經營和監管。

2007 年國務院批轉衛生部《衛生事業發展「十一五」規劃綱要》,提出到 2010 年在全國初步建立覆蓋城鄉居民的基本衛生保健制度框架,建立比較規範的新型農村合作醫療制度和縣、鄉、村三級醫療衛生服務體系,在全國城市初步建立比較完善的社區衛生服務體系和比較規範的公立醫院管理制度,建立國家基本藥物制度,保證群眾基本用藥,有效降低藥品價格。

這一時期,中國先後頒布和修訂了《中華人民共和國執業醫師法》(1999 年)、《中華人民共和國人口與計劃生育法》(2001 年)、《中華人民共和國藥品

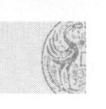

管理法》(2001年修訂實施)、《中華人民共和國藥品管理法實施條例》(2002年)、《中華人民共和國職業病防治法》(2002年)、《中華人民共和國安全生產法》(2002年)、《中華人民共和國傳染病防治法》(2004年修訂實施)、《中華人民共和國突發事件應對法》(2007年)等,為這一時期的醫藥衛生體制改革提供了良好的法制基礎。

(三) 制度系統治理結構與關係:強化市場機制與放管結合

隨著醫藥衛生體制改革的推進,本階段早期醫藥衛生領域市場化探索的腳步逐步放開,各地區開始推廣和完善醫療保障制度。2003年「非典」事件以後,理論界和實務界開始對衛生領域的市場化和私有制改革進行討論和反思。在這一時期,政府不僅加大了對衛生領域的財政投入,而且進一步加強了公共衛生和應急管理的職能(圖1.3)。

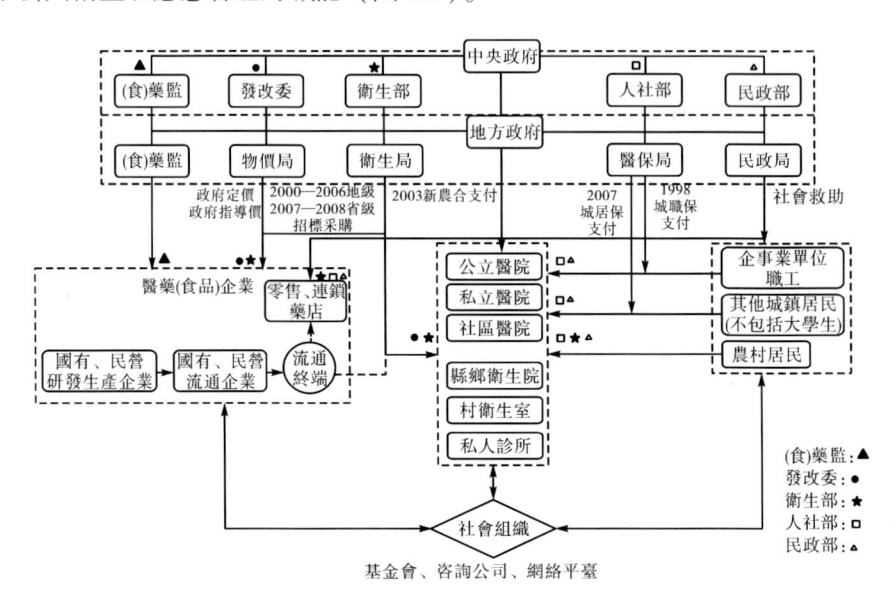

**圖1.3 政府與市場機制共存的治理模式**

1. 政府的組織框架和部門職能

隨著三大基本醫療保障機制陸續建立和完善,參與衛生健康的政府職能部門逐漸增多,相關的職能定位和治理結構關係也發生了很大變化。首先,根據中央的戰略目標,衛生行政部門的職能定位從衛生機構的主辦者逐步轉

## 第一章 衛生健康制度變遷總論

型為監管者,並將其監管職能覆蓋面從直屬醫療衛生機構拓展到全行業。通過管辦分離讓政府部門變「劃槳人」為「掌舵人」,集中精力履行大衛生管理監督職能,同時解決醫療服務資源分配低效的問題,提高政府對醫療服務的統籌規劃、協調管理能力。其次,適當下放衛生服務價格管理權限,各級政府把衛生服務價格改革納入計劃並分步實施。從2000年開始,非營利性醫院仍然按照國家發改委價格司及衛生部管理下的醫療服務指導價格提供醫療服務,而營利性醫院開始自主決定服務價格。

在醫療保障方面,1998年組建的勞動和社會保障部,內設醫療保險司,負責管理原來由衛生部負責的公費醫療,推行城鎮職工醫療保障制度。2008年組建的人力資源和社會保障部(簡稱人社部),整合了勞動社會保障部和人事部的職能,全面負責城鎮職工和城鄉居民的醫療保險。2003年,衛生部增設衛生應急辦公室(突發公共衛生事件應急指揮中心)和農村衛生管理司。其中農村衛生管理司下設合作醫療處,負責新型農村合作醫療政策的制定和行政管理等工作。民政部負責在2003年和2004年逐漸在城鄉推廣實行醫療救助,初步建立了多部門管理的覆蓋城鄉的醫療保障制度。

在藥品監督管理上,1998年,衛生部藥政司與國家經貿委管理的國家醫藥管理局合併,並吸收了國家中醫藥管理局的部分職能,組建了國家藥品監督管理局,作為國務院直屬行政機構,並在省級機構實行垂直管理。衛生部主管國家衛生行政事務,並直接管理國家中醫藥管理局和國家食品藥品監督管理局;國家中醫藥管理局負責擬定中醫、民族醫藥、中藥、中醫藥結合、中西醫結合的方針、政策和發展戰略;國家食品藥品監督管理局負責全國範圍內藥品生產、流通、銷售、使用等多環節的管理。2003年整合食品監督管理的職能,組建了國家食品藥品監督管理局。2008年,國家食品藥品監督管理局劃歸衛生部管理,推動國家藥品法規的制定,推進國家基本藥物制度建設,處理重大藥品安全事故等。在此期間,主要以國家發展改革委員會(簡稱國家發改委)牽頭開展的政府定價及政府主導價的定價模式為主,並逐步開展統一的藥品招標採購,2000—2006年主要為地級招標採購,從2007年之後則開始由省一級發改委及衛生廳(局)負責統籌招標採購相關方面工作。

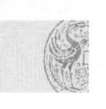

为了適應市場經濟體制建設和計劃生育綜合治理的新形勢，在這一階段，一些縣市率先將計劃生育委員會更名為「人口與計劃生育委員會（局）」，自下而上的組織機構變遷逐步展開[①]。2003 年，國家人口與計劃生育委員會和衛生部合併後組成中華人民共和國國家衛生和計劃生育委員會（簡稱國家衛計委）。國家衛計委的組建，一方面有助於整合個體和人口發展的數量和質量，另一方面有助於未來衛計委與其他政府的衛生健康職能部門進一步整合，更好地為全體人民提供健康服務和保障。

2006 年，成立由國家發改委和國家衛計委牽頭，財政部、人力資源和社會保障部等 11 個有關部門組成的深化醫藥衛生體制改革部際協調工作小組，研究深化醫改的重大問題。由於醫改問題的複雜性以及不同利益部門的博弈，2007 年，成立了由國務院副總理負責的國務院深化醫藥衛生體制改革領導小組。2008 年的政府機構改革基於職能有機統一的大部制要求，形成了大衛生部的基本格局，為 2009 年深化醫藥衛生體制改革提供了組織機構基礎。

2. 機構、企業和群眾性組織

首先，市場機制逐漸在醫療衛生領域發揮主導作用，民營醫療機構不斷增加，公立和私立醫療機構並駕齊驅。

一方面，公立醫院開始探索院長負責制等醫院治理模式。例如，2000 年宿遷公開拍賣衛生院，探索醫院產權改革，實現政府資本的退出。2001 年無錫市政府批轉《關於市屬醫院實行醫療服務資產經營委託管理目標責任的意見（試行）的通知》提出了託管制的構想。另外，還有以上海為代表的醫院資產管理模式。

另一方面，私立醫院數量持續高速增長，服務人數占比為整個醫療市場的 10%。大規模的私立資本集中在專科領域如美容整形、牙科、私立兒科醫院、體檢行業、私立婦產科和男科醫院等，在過去十年實現了近 20 倍的增長。以市場為導向的公立醫院改革不僅帶來了衛生資源總量的提高以及部分醫療資源利用效率的提高，而且醫療機構也開始享有自主權，包括人事安排

---

[①] 李通屏，郭繼遠. 中國人口轉變與人口政策的演變 [J]. 市場與人口分析，2007，13（1）：42-48.

權、經營開發權、工資獎金分配權等。但這也導致了醫療費用增長、醫院與醫生趨利行為嚴重、公益性淡化、過度醫療、醫患關係緊張等問題。

同時，這一時期醫藥企業也蓬勃發展，市場競爭逐步激烈。1997年開始出現醫藥連鎖企業。1999年以九州通為代表的一批民營醫藥流通批發企業的興起，打破了國有醫藥流通企業一統天下的格局，推動了醫藥流通行業的變革，中外合資、外商獨資的醫藥流通企業，也開始進入中國市場。2001年中國加入世界貿易組織（WTO）後，行業內部掀起整頓浪潮。另外，各地不斷探索藥品公開集中採購招標模式，包括政府為主導、以省為單位、以非營利性網絡集中採購平臺為方向等新的採購模式。

隨著市場化的深入，此階段社會組織、機構和個人等主體在醫療衛生領域的參與情況日趨活躍。最為明顯的是2007年國務院深化醫藥衛生體制改革領導小組（簡稱醫改領導小組）委託世界銀行、世界衛生組織、麥肯錫公司、國務院發展研究中心、北京大學、復旦大學等海內外9家研究機構進行獨立、平行研究，參與制訂醫改方案，並向社會公開徵求意見，廣泛聽取了全國人大部分委員、全國政協部分委員、醫務工作者、專家學者、藥品生產和流通企業負責人等社會各界的意見。除此以外，不僅相繼出現民間打假人士，而且本土民間組織也層出不窮，致力於推動醫療衛生志願服務，提高公眾對醫療衛生服務的參與程度和組織化程度。如北京陽光宜生諮詢服務中心、嫣然天使基金會等。此外，互聯網規模的快速擴張，也使得一些基於網絡的公共平臺發展起來。

（四）本階段特點及挑戰

這一階段，醫改問題的複雜性越來越突出，也逐漸被重視並建立起相應的制度。三改並舉在這一階段確立並開始大規模實施。

第一，逐步建立起了覆蓋城鄉居民的基本醫療保障制度，從1998年的城鎮職工醫療保險開始，到2003年新型農村合作醫療保險、2005年的醫療救助以及2007年的城鎮居民醫療保險試點，基本建立了全民醫療保障制度，為後期全面深化醫藥衛生體制改革，調動市場機制提供了制度保障。但是，這個時期醫療保障制度覆蓋人口比例仍然較低，大多數居民常見病、多發病缺乏制度保障。另外，醫療保障制度碎片化嚴重。三個基本醫療保險在各個地區

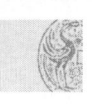

的參保方式、籌資標準、繳費年限和保障水準等方面的設置存在較大差異，而且分散由多個行政部門管理，執行時間和力度以及財政投入也各有不同[①]，導致制度的公平和效率性較差，以及異地就醫報銷不便等問題。

第二，雖然政府重新主導藥品降價和實施藥品集中招標採購等改革措施，但是藥品的集中採購工作表現出地區發展不平衡、採購政策不統一、採購辦法不完善、仲介服務成本高等問題[②]。雖然藥品價格在一定程度上得到控制，但「價格虛高」「看病貴」的問題一直沒有得到有效解決。以藥養醫的醫療機構補償機制導致患者醫藥費用快速不合理增長，百姓「看病難，看病貴」的問題日益突出。這一時期，由於國家的醫藥行業管理政策和社會保障體制發生變化，包括藥品生產質量管理規範（GMP）、藥品經營質量管理規範（GSP）等管理規範的強制推行，醫與藥分家管理，處方藥與非處方藥分類管理，新醫療保險體系的建立等等，藥品企業發展仍面臨著巨大壓力。

第三，醫療衛生服務開始兼顧市場化和公益性。一方面，不斷探索醫院產權改革，在一定程度上促進了醫療衛生服務的數量增加和質量提高，調動了衛生服務人員的積極性，提高了醫院的服務效率以及服務供給不足等問題；另一方面，政府開始重視社區衛生服務工作，衛生支出也在一定程度上向農村傾斜，更加強調改善民生，促進社會和諧發展。

雖然三改並舉要求醫療、醫藥和醫保等不同政府職能部門之間加強合作，而且衛生部門的大部制改革為這些合作奠定了一定的基礎，但部門的整合併沒有完成功能的協調與整合。另外，這一時期也是市場化問題突出以及反思市場及政府關係的重要階段。由於此階段政府的行政管理缺位，市場化在發揮了很大作用的同時也顯露出了一些弊端，尤其是「非典」暴發以後，市場主導和政府主導的爭論也逐漸深入，這為下一個階段重新建立政府和市場在

---

[①] 孫淑雲，郎杰燕.中國城鄉醫保「碎片化」建制的路徑依賴及其突破之道［J］.中國行政管理，2018（10）：73-77.

[②] 關於印發《進一步規範醫療機構藥品集中採購工作的意見》的通知［EB/OL］.（2009-01-17）［2019-07-08］.http://www.nhc.gov.cn/yaozs/s3573/201304/f64131eb4a59427f9e3190bde075a016.shtml.

衛生領域的關係，促進全民健康和改善民生的新一輪醫改埋下了伏筆。

### 四、深化醫改與實施健康中國戰略階段（2009年至今）

（一）制度系統外環境：全球治理變化與新時代中國特色社會主義

經濟方面，2008年全球金融危機爆發，世界經濟進入下行區間，外需萎縮，出口下降。與此同時，改革開放以來的粗放式的高速經濟增長方式，也帶來了環境污染、收入不平等和產能過剩等諸多問題，中國由此轉入經濟的轉型期，包括經濟增速放緩、出口持續走低、價格不穩定等。為應對該局面，中央提出擴大內需，投資4萬億元拉動國內投資的快速增長。其中，8,500億元投資計劃用於2009年啟動的深化醫藥衛生體制改革[①]。2010年出台的《國務院關於加快培育和發展戰略性新興產業的決定》以及2015年出台的《國務院關於積極推進「互聯網+」行動的指導意見》等，也為推動健康產業發展提供了政策支持。

政治方面，2012年中共十八大提出「經濟體制改革的核心問題是處理好政府和市場的關係。社會主義市場經濟不但要注重發揮市場的調節作用，還要注重發揮政府的宏觀調控作用，將兩者有機地結合起來，才能發展好社會主義市場經濟」。2013年黨的十八屆三中全會提出全面深化改革的國家戰略，要求強化改革的系統性、整體性、協同性。2015年，李克強總理在政府工作報告中首次提到「健康中國」。同年，習近平總書記在黨的十八屆五中全會上提出了「沒有全民健康，就沒有全面小康」，標誌著中國進入健康中國建設的全新階段。2017年中共十九大報告提出實施健康中國的戰略部署，完善國民健康政策，為人民群眾提供全方位全週期健康服務。報告不僅強調深化醫藥衛生體制改革的核心內容，也將實施食品安全戰略、發展健康產業、促進生育政策和人口發展戰略研究以及加快老齡事業和產業發展等列入了實施健康

---

[①] 實際上，2009—2011年，全國醫療衛生財政累計支出15,166億元，其中中央財政4,506億元，與2008年同口徑支出基數相比，三年新增投入12,409億元，比原定的8,500億元增加了3,909億元，其中中央財政新增投入比原定3,318億元增加了361億元。

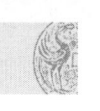

中國戰略的重點內容。從國家戰略層面，對當前和未來一個時期國民健康面臨的重大問題和結構性矛盾提供統籌規劃的解決方案①。這一時期，也先後在 2013 年和 2018 年兩次政府機構改革中調整了衛生部門、醫保部門以及市場監督部門的組織結構和政府職能。

法律方面，在 2008 年中國成功舉辦了世界奧林匹克運動會之後，於 2009 年出台了《全民健身條例》，從政府組織和管理層面，促進廣大人民群眾積極開展各種健身活動，保障公民個人的健身權利。2010 年，全國人大常委會頒布《中華人民共和國社會保險法》（2018 年 12 月修訂），明確指出國家建立包括基本醫療保險的社會保險制度。2014 年黨的十八屆四中全會提出「全面推進依法治國」的戰略方針，衛生領域的法律法規更加全面化。

人事制度方面，2011 年和 2014 年，國務院辦公廳先後下發了《關於印發分類推進事業單位改革配套文件的通知》和《事業單位人事管理條例》，提出改革收入分配管理制度，實行以崗位工資和績效工資為主要內容的收入分配辦法等，在一定程度上推動了衛生健康機構人才評價和使用、聘用和崗位管理、醫務人員收入分配等改革。

（二）制度系統的戰略目標與功能

2009 年 3 月，《中共中央、國務院關於深化醫藥衛生體制改革的意見》提出到 2011 年「有效減輕居民就醫費用負擔，切實緩解『看病難、看病貴』」的近期目標，以及到 2020 年「建立健全覆蓋城鄉居民的基本醫療衛生制度，為群眾提供安全、有效、方便、價廉的醫療衛生服務」的長遠目標；提出建設覆蓋城鄉居民的公共衛生服務體系、醫療服務體系、醫療保障體系、藥品供應保障體系，形成四位一體的基本醫療衛生制度，以及統籌推進基本醫療保障制度、國家基本藥物制度、城鄉基層醫療衛生服務體系、基本公共衛生服務、公立醫院改革五項重點改革。此後，國務院辦公廳每年都制定深化醫藥衛生體制改革年度重點工作任務，對任務分工及進度進行安排，並多次強調要緊緊圍繞「保基本、強基層、建機制」的基本原則。除此以外，國

---

① 饒克勤. 健康中國的美麗願景［J］. 中國衛生，2016（9）：22-24.

務院辦公廳還出台了系列配套文件，包括《關於建立健全基層醫療衛生機構補償機制的意見》《關於印發2011年公立醫院改革試點工作安排的通知》《關於進一步加強鄉村醫生隊伍建設的指導意見》《關於縣級公立醫院綜合改革試點的意見》等。同期，國務院還出台了《關於建立全科醫生制度的指導意見》。新醫改方案提出的「基本醫療衛生制度」是中國社會建設領域提出的第一個「基本制度」，這是改革開放30年之後，第一次把民生建設也提到「基本制度」的高度，對今後解決其他民生問題具有引領的意義[1]。

2012年3月，在總結前三年醫改經驗的基礎上，相關部門下發了《國務院關於印發「十二五」期間深化醫藥衛生體制改革規劃暨實施方案的通知》，意味著新時期醫改從試點探索向全面推進轉變。在此期間，先後出台了《國務院關於印發國家基本公共服務體系「十二五」規劃的通知》和《國家藥品安全「十二五」規劃》等重要文件。

2013年黨的十八大召開之後，國家就健康產業發展問題相繼出台了一系列文件。2013年10月首先出台了《國務院關於促進健康服務業發展的若干意見》，提出在大力發展醫療服務的同時，加快發展健康養老服務，積極發展健康保險，全面發展中醫藥醫療保健服務，支持多樣化健康服務發展。隨後，2014年國務院辦公廳相繼頒布了《關於加快發展商業健康保險的若干意見》《關於促進旅遊業改革發展的若干意見》《關於加快發展體育產業促進體育消費的若干意見》。2015年印發了《關於促進社會辦醫加快發展若干政策措施的通知》《關於促進醫藥產業健康發展的指導意見》《關於加快發展健身休閒產業的指導意見》《關於促進和規範健康醫療大數據應用發展的指導意見》。國家發改委、工信部、衛健委、民政部等部門也出台了一系列的配套措施和行動計劃。

為了更好地完善藥品制度，2015年5月，國家發改委發布《關於印發推進藥品價格改革意見的通知》，要求自2015年6月1日起，取消絕大部分藥品的政府定價，探索以市場為主導的藥品價格形成機制。同年8月頒布的《國務院關於改革藥品醫療器械審評審批制度的意見》明確要求提高藥品審批

---

[1] 李玲，陳秋霖.理性評估中國醫改三年成效［J］.衛生經濟研究，2012（5）：7-12.

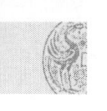

標準，提出加快創新藥的審評審批，推進仿製藥質量一致性評價，開展藥品上市許可持有人制度試點等 12 項改革任務。

針對公立醫院改革，國務院辦公廳先後於 2015 年 5 月和 8 月出台《關於全面推開縣級公立醫院綜合改革的實施意見》和《關於推進分級診療制度建設的指導意見》，強調以完善縣域醫療衛生服務體系和提高基層醫療服務能力為重點，逐步建立符合國情的分級診療制度。2017 年 7 月出台的《國務院辦公廳關於建立現代醫院管理制度的指導意見》就全面深化公立醫院綜合改革，建立現代醫院管理制度做出部署，並首次提出各級各類醫院應制定相應章程，並在地方現有編制總量內，確定公立醫院編制總量，逐步實行備案制。2018 年 3 月，《中共中央辦公廳印發〈關於加強公立醫院黨的建設工作的意見〉的通知》中明確了公立醫院黨委的 9 項重要職責。2018 年 12 月，國家衛健委、發改委、財政部、人社部、醫保局、中醫藥局六部門聯合發布《關於開展建立健全現代醫院管理制度試點的通知》。

2016 年 1 月發布的《國務院關於整合城鄉居民基本醫療保險制度的意見》強調要按照全覆蓋、保基本、多層次、可持續的方針，推進城鎮居民醫保和新農合制度整合，確立了統一城鄉醫保覆蓋範圍、籌資政策、保障待遇、醫保目錄、定點管理、基金管理六個方面，並逐步在全國範圍內建立起統一的城鄉居民的基本醫療保障制度。2017 年出台的《國務院辦公廳關於進一步深化基本醫療保險支付方式改革的指導意見》要求進一步加強醫保基金預算管理，全面推行以按病種付費為主的多元復合式醫保支付方式。

2016 年，習近平總書記在全國衛生與健康大會上強調要把人民健康放在優先發展的戰略地位。同年，李克強總理在第九屆全球健康促進大會致辭中提到「切實把衛生與健康放在優先發展的戰略地位，促進人民健康與經濟社會協調發展」。2016 年 10 月，中共中央、國務院印發《「健康中國 2030」規劃綱要》，強調把健康擺在優先發展的戰略地位，將健康融入所有政策，做出了推進健康中國建設的戰略部署，並將其作為今後 15 年推進健康中國建設的行動綱領。習近平總書記在黨的十九大報告中指出，人民健康是民族昌盛和國家富強的重要標誌，要完善國民健康政策，為人民群眾提供全方位全週期

健康服務。在人民健康優先發展戰略的指引下，醫療衛生健康的改革持續深化，諸多有針對性的文件相繼出台。

2016 年《國務院關於印發中醫藥發展戰略規劃綱要（2016—2030 年）的通知》正式發布，這是中國首次在國家層面編制發展規劃，將中醫藥發展列入國家發展戰略。2017 年，國務院辦公廳《關於印發中國防治慢性病中長期規劃（2017—2025 年）的通知》，部署做好未來 5~10 年的慢性病防治工作，降低疾病負擔，提高居民健康期望壽命，努力全方位、全週期保障人民健康。

2017 年 2 月，《國務院關於印發「十三五」國家食品安全規劃和「十三五」國家藥品安全規劃的通知》發布，強調要充分尊重食品藥品安全治理規律，堅持最嚴謹的標準、最嚴格的監管、最嚴厲的處罰、最嚴肅的問責，堅持源頭治理、標本兼治，促進食品藥品產業健康發展，推進健康中國建設。同時，國務院《關於印發全民健身計劃（2016—2020 年）的通知》，要求以全民健身計劃作為全民健身工作的總體規劃和行動綱領，突破性地將全民健身作為健康中國建設的有力支撐和全面建成小康社會的國家名片。2017 年 3 月 6 日，《國務院關於印發「十三五」國家老齡事業發展和養老體系建設規劃的通知》正式發布，為均衡發展城鄉、區域老齡事業發展和養老體系建設，加大養老服務有效供給，提高服務質量效益以及人才隊伍的培養，提升中國新時期老齡事業發展水準，完善養老體系進行了頂層制度設計[1]。

2018 年 7 月，出台了《國務院辦公廳關於改革完善醫療衛生行業綜合監管制度的指導意見》，強調轉變監管理念、體制和方式，進一步規範和優化醫療衛生服務供給，加強全行業、全流程、綜合協同監管，加強醫療服務質量和安全等重點領域監管，這是新時期中國醫療衛生領域綜合監管工作的綱領性文件[2]。這一時期，中國相繼出台了《中華人民共和國食品安全法》(2009 年)、《中華人民共和國精神衛生法》(2010 年) 等。2014 年 12 月《基本醫療

---

[1] 《「十三五」國家老齡事業發展和養老體系建設規劃》解讀 [EB/OL]. (2017-03-25). [2019-07-08]. http://www.gov.cn/zhengce/2017-03/15/content_5177770.htm.

[2] 王虎峰，甘鐵立. 新時期的衛生行業綜合監管：根由、路徑及價值考量 [J]. 中國行政管理，2018, 400 (10)：19-27.

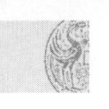

衛生法》的立法工作全面啓動，醫患糾紛法治化管理提上日程。2018 年 8 月，《醫療糾紛預防和處理條例》應運而生，將醫療糾紛預防和處理工作全面納入法治化軌道，從制度層面推進醫療糾紛的依法預防和妥善處理，著力構建和諧醫患關係。

（三）制度系統治理結構與關係：政府、市場和社會共治共享

在深化醫藥衛生體制改革和加快推進健康中國建設的國家重大戰略部署的背景下，衛生行政部門進行了較大的機構與職能調整，衛生健康領域的跨部門合作網絡也正在從以疾病為中心轉向以健康為中心[①]。同時，市場機制不斷完善，健康產業快速發展，社會多方力量也在積極參與衛生健康服務的提供與監督管理（見圖 1.4）。

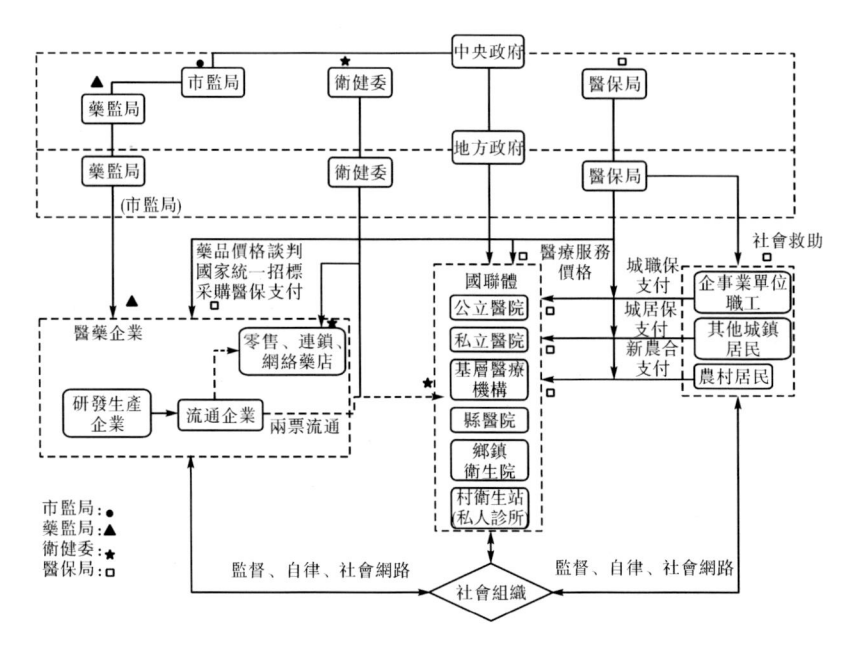

圖 1.4　政府協調主導的多元治理模式

---

① 徐程，熊堯，廖蕓平. 醫藥衛生體制改革政策網絡及其演變 [C] // 中英健康論壇：中國醫改十年的回顧與展望. 2019.

1. 政府組織框架和職能

在新醫改背景下，衛生行政部門也迎來了新一輪革新。首先，2013年將衛生部的職責、人口計生委的計劃生育管理和服務職責整合，組建國家衛生和計劃生育委員會，負責中國衛生及計劃生育的相關工作。國家食品藥品監督管理局升格為國家食品藥品監督管理總局，作為正部級單位受國務院直接領導，對藥品、保健品、餐飲食品、化妝品、醫療器械「四品一械」的生產與流通進行全流程監管。醫療保障方面，此階段雖然提出城鎮職工基本醫療保險、城鎮居民基本醫療保險、新型農村合作醫療的職責等，分別整合由一個部門承擔，但是並沒有建立統一的醫療保障行政管理機構，仍由衛計委、人社部、民政部等幾個部門同時管理醫療保障事務。

2018年中國進行新一輪國務院機構改革中又進一步對以下三個部門進行了重大調整：

第一，將國家衛生和計劃生育委員會、國務院深化醫藥衛生體制改革領導小組辦公室、全國老齡工作委員會辦公室的職責，工業和信息化部的牽頭《菸草控制框架公約》履約工作職責，國家安全生產監督管理總局的職業安全健康監督管理職責整合，組建國家衛生健康委員會，作為國務院組成部門（見圖1.5）。

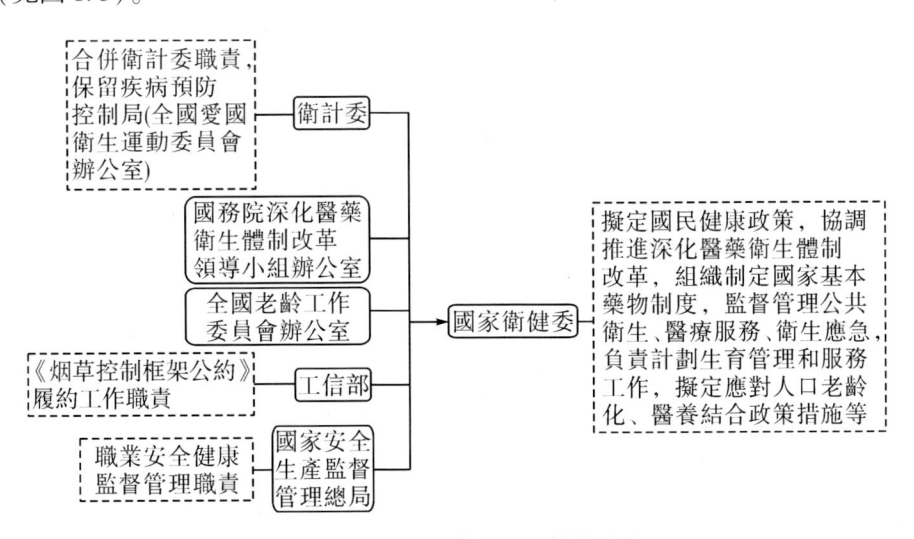

圖1.5 衛生健康管理行政機構改革

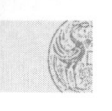

第二，將國家工商行政管理總局、國家質量監督檢驗檢疫總局、國家食品藥品監督管理總局合併為國家市場監督管理總局，作為國務院直屬機構。但是考慮到藥品的特殊性，另組建國家藥品監督管理局（副部級單位），由國家市場監督管理總局管理，其主要職責是負責藥品、化妝品、醫療器械的註冊並實施監督管理。市場監管實行分級管理，藥品監管機構只設到省一級，藥品經營銷售等行為的監管，由市（縣）市場監管部門統一承擔（見圖1.6）。

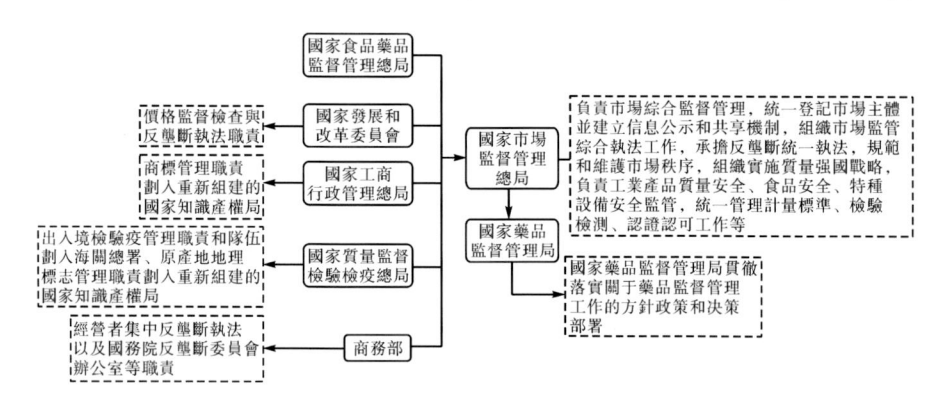

**圖1.6 藥品監督管理行政機構改革**

第三，成立國家醫療保障局，統一負責基本醫療保險、生育保險及社會救助的政策規劃及實施等工作，實現了中國醫療保障制度的統一管理（見圖1.7），從組織架構上重新定位了醫療保障制度的職責、職能和功能。國家醫療保障局同時負責組織制定和調整藥品、醫療服務價格和收費標準及藥品和醫用耗材的招標採購政策及實施的相關事宜。國家醫療保障局的成立，標誌著城鄉醫保正在從「部門分割、政策分割、管理分割、經辦分割、信息分割、資源分割」的舊體制，走向「統一管理、統籌規劃、統一經辦、統一信息、資源整合」的新體制①。

2018年國務院機構改革，不僅各部門職能分工相較改革前更為明確，而且進一步完善了政府部門之間以及不同層級間的協作（見圖1.4、圖1.8）。

---

① 孫淑雲，郎杰燕.中國城鄉醫保「碎片化」建制的路徑依賴及其突破之道[J].中國行政管理，2018（10）：73-77.

# 第一章　衛生健康制度變遷總論

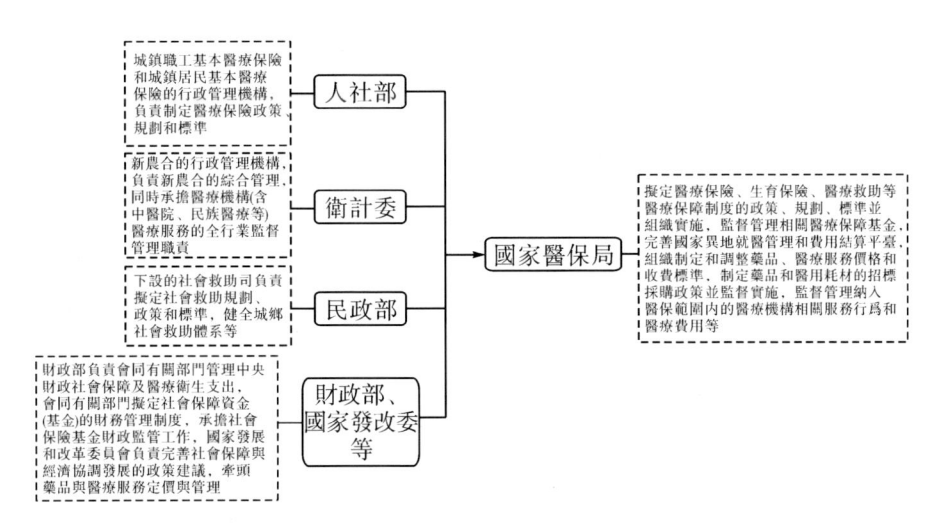

圖 1.7　醫療保障管理行政機構改革

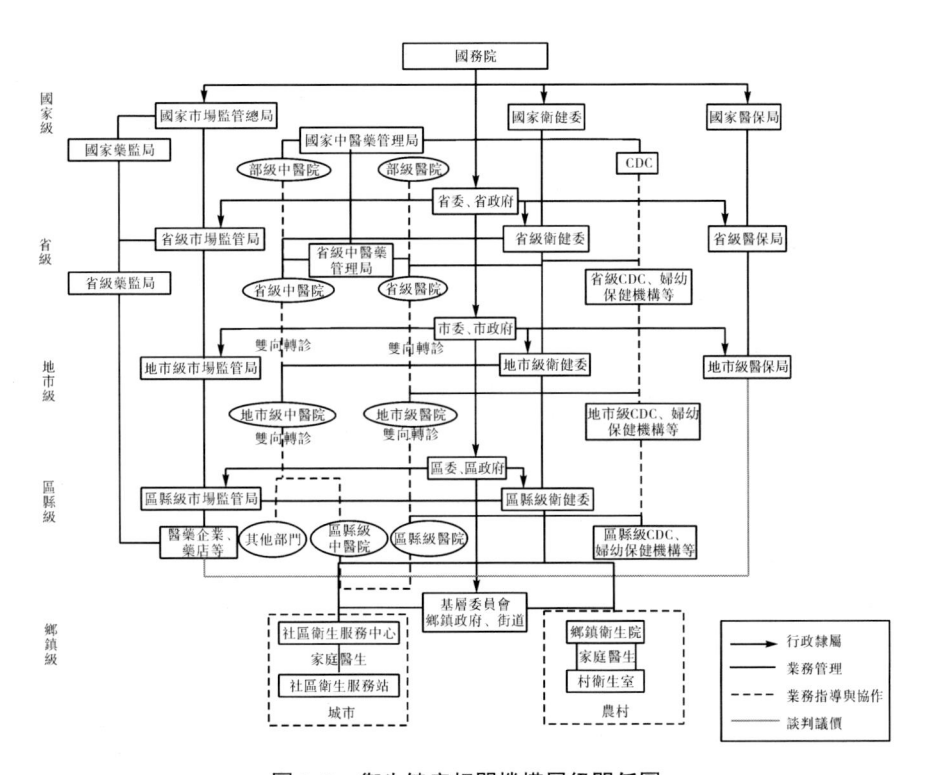

圖 1.8　衛生健康相關機構層級關係圖

以國家藥品監督管理局職責分工為例，與國家市場監督管理總局的有關職責分工主要包括：負責制定藥品、醫療器械和化妝品監管制度；負責藥品、醫療器械和化妝品研製環節的許可、檢查和處罰。省級藥品監督管理部門負責藥品、醫療器械和化妝品生產環節的許可、檢查和處罰，以及藥品批發許可、零售連鎖總部許可、互聯網銷售第三方平臺備案及檢查和處罰[1]。

這一階段，政府大力推動和加強衛生健康領域全行業、全流程的綜合協同監管以及醫療服務質量和安全等重點領域監管等[2]，從注重事前審批轉向注重事中事後全流程監管，從單項監管轉向綜合協同監管，從主要運用行政手段轉向統籌運用行政、法律、經濟和信息等多種手段[3]。這一階段也為更好地調動和運用市場機制創造了條件，進一步簡政放權，包括2015年國家發改委全面取消藥品政府定價以及探索試點公立醫院的人事制度改革等。同時，這一階段也在不斷推動三醫聯動等綜合治理，探索國家層面招標採購制度以及整合城鎮居民醫保和新農合制度等。

2. 機構、企業和群眾性組織

這一階段，在政策支持與市場開放下，社會辦醫療機構不斷發展，醫療機構投資主體和投資方式不斷多元化，逐漸形成多元辦醫格局。社會資本進入醫療市場主要有以下三個方式：一是股份醫院和私營診所等進入社會醫療保險協議醫療機構的目錄，直接提供基本醫療服務；二是社會資本與政府合作，共同建設公助型社會醫院；三是社會資本參與基本醫療的管理與服務，如醫療保險智能審核、第三方服務和藥品監管等。通過綜合醫藥、專科醫院、康復理療、養老健康關懷等，開展對基礎醫療機構的技術輸出、管理服務和分級診療體系的構建，並結合互聯網時代下的移動醫療平臺技術，形成豐富的執業體系，容納多樣化的醫生資源。隨著互聯網遠程醫療等建設的快速發

---

[1] 國家藥品監督管理局職能配置、內設機構和人員編制規定 [EB/OL]. (2018-09-10). [2019-07-08]. http://www.scopsr.gov.cn/zlzx/bbwj/201811/t20181120_326745.html.

[2] 王秀峰，張毓輝. 論發展健康服務業與深化醫藥衛生體制改革的關係 [J]. 中國衛生經濟, 2014, 33 (6): 5-7.

[3] 國務院辦公廳關於改革完善醫療衛生行業綜合監管制度的指導意見 [J]. 中國衛生監督雜誌, 2018, 25 (5): 414-418.

展,以及醫生多點執業政策的推行,也催生了一大批醫生集團的出現,通過體制內、體制外和線上服務三種模式為患者提供服務。

這一時期,醫藥企業也開始全方位改革與重組。伴隨著2015年國家發改委取消絕大部分藥品政府定價和2016年開始全面推行的「兩票制」,藥品的市場競爭機制得到完善,雖然很多流通環節中的掛靠和過票公司,以及小、散、亂的醫藥商業公司倒閉,但也為規範的大型醫藥流通企業實施兼併提供了條件,行業集中度大幅提升。另外,社會群眾的多方參與監督(如長春長生假疫苗事件),這都將促使醫藥企業進行改革。

與此同時,國家也在鼓勵發展多樣化健康保險服務,支持保險機構參與健康服務業產業鏈整合,探索運用股權投資、戰略合作等方式,設立醫療機構和參與公立醫院改制。這些,不僅有助於調動民間資本積極參與提高和完善衛生健康系統功能,而且可以彌補政府人力、物力和財力的不足,完善市場競爭機制,提高服務質量。

隨著商事制度的改革,這一時期群眾性服務組織也有了長足的發展,更多疾病防治基金會和代表醫師、患者的第三方組織成立,在衛生健康領域不斷發揮作用,彌補政府和市場在衛生健康服務供給以及監督管理等公共事務中的不足。例如醫師協會協助衛生行政部門制定醫師的准入標準、服務質量監督、醫德醫風培養,並代表醫師向政府進行利益表達,維護醫師權益。專業的第三方醫患糾紛人民調解組織,如醫患糾紛人民調解委員會(簡稱醫調委),在衛生和司法部門的協助下,建立由法律、醫學等方面專家組成的專家庫,認定醫療過錯和賠償責任,以處理患者和醫療機構之間的糾紛,更好地維護患者和醫療機構雙方利益。

(四)本階段特點及挑戰

這一時期,不僅是全面深化醫藥衛生體制改革啟動實施的重要10年,也是全面推進健康產業發展,為未來15年實施健康中國重要戰略機遇期創造良好條件和基礎。中國衛生健康發展理念也從「以疾病治療為中心」逐步轉變為「以促進健康為中心」的「大健康觀」「大衛生觀」,衛生與健康工作方針發展為「以基層為重點,以改革創新為動力,預防為主,中西醫並重,將健

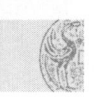

康融入所有政策，人民共建共享」[①]。在深化醫藥衛生體系改革的同時，大力推動養老、商業健康保險以及體育和旅遊等與健康相關的產業發展。

政府部門就衛生健康領域的問題與發展不斷出台各種相關配套政策，各部門機構的職能仍在不斷調整，部門和社會的協同治理開始步入新階段。但是，此階段仍然存在管理體制條塊分割、醫改政策以及服務體系碎片化等問題，醫改觸及的深層次矛盾和問題越來越多，難度越來越大，改革的系統性、整體性、協同性要求前所未有[②]。

在此階段，中國基本實現了全民醫保覆蓋，醫療保障水準在穩步提高。但是，這個時期的醫療保障制度的差異性和地方性導致的碎片化問題更加嚴重[③]，醫保的公平和效率問題亟須解決。公共衛生財政投入和基本公共衛生服務補助經費逐年上漲，在一定程度上補齊了地域、城鄉、收入差距造成的公共衛生服務不公平的短板。醫療服務體系逐漸完善，出現了多種模式的公立醫療機構與私立醫療機構的合作模式。醫療資源快速增長，醫生數量穩步增加[④]，逐漸形成多元社會辦醫格局，醫藥企業也處於迅速調整與發展階段。但是，中國醫療資源總量不足的矛盾以及醫療資源的利用效率問題依然突出。有研究表明，2016年中國的住院率為16.4%，高於同期經濟合作組織（OECD）國家平均住院率15%的水準[⑤]。另外，醫療衛生費用過快增長，以藥補醫的局面尚未得到根本扭轉。公立醫院改革推進艱難，城市大醫院的「看病難、看病貴」等問題[⑥]也依然存在。

---

[①] 國家衛生和計劃生育委員會. 解讀《「健康中國2030」規劃綱要》[EB/OL]. (2016-10-26). http://www.xinhuanet.com/health/2016-10/26/c_1119791234.htm.

[②] 王秀峰，張毓輝. 論發展健康服務業與深化醫藥衛生體制改革的關係[J]. 中國衛生經濟，2014 (6)：7-9.

[③] 顧昕. 中國醫療保障體系的碎片化及其治理之道[J]. 學海，2017 (1)：126-133.

[④] 朱恒鵬. 醫療服務體系和醫療保障制度發展四十年[EB/OL]. (2008-04-01). http://bijiao.caixin.com/2018/cs_95/.

[⑤] MENG Q, MILLS A, WANG L, et al. What can we learn from China's health system reform? [J]. British Medical Journal, 2019 (365)：12349.

[⑥] 朱鳳梅. 1985—2015年中國醫療衛生體制改革邏輯評述[J]. 中國衛生經濟，2016, 35 (1)：7-11.

## 第三節　衛生健康制度變遷的動因

衛生健康制度的變遷基於系統內每個參與主體間的競爭與合作以及內外條件的約束而最終達到新的動態穩定。制度變遷可以是自上而下的通過國家行政力量的高層制度設計導致的變遷，也可以是為適應外生的制度環境的變化，自組織系統自發演化而來。分析衛生制度變遷的動因就是分析改變和調節整體的衛生健康制度及其跨子系統和跨時間的相互依存、關聯和制約關係的因素，包括制度系統外在環境的變化和制度系統內在的動力因素。

### 一、衛生健康制度系統環境的變化

第一，衛生健康制度建立在國家政治制度和經濟制度的框架下，因此其在行使制度功能時不僅受到外在政治經濟制度系統環境的約束，而且這些制度系統環境的變化在一定時期會直接改變制度系統的目標和功能，改變制度主體的需求以及博弈行為，最終導致衛生健康制度的變化。

新中國成立伊始，在新的政權和憲法下，中國衛生保健制度從民國期間的全盤西化轉變為社會福利性質的社會主義衛生保健制度，以實現勞動者公平享有群眾衛生事業的功能。早期的合作醫療是在農村合作社的基礎上產生的，也隨著農村合作社的瓦解而消失。「文化大革命」結束後，1978年，新一代領導人開始了以經濟建設為重點的經濟體制改革，在恢復和完善衛生保健制度的同時，探索市場經濟下如何提高醫藥衛生服務的供給數量、效率和質量的功能目標。20世紀90年代開始的經濟迅速發展以及城鎮化步伐的加快，也導致了人們對醫療衛生以及健康需求的迅速提升，使得衛生健康制度的結構和功能也發生了巨大的變化。另外，分稅制改革以及行政審批制度的變遷等，直接導致了衛生健康制度體系中不同部門和不同層級的政府權力和責任的變化。

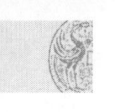

新中國成立以來，中國共進行了 8 次國務院機構改革，不僅直接影響衛生健康領域的政府組織框架，而且對衛生職能部門代表的不同利益集團間的博弈行為和均衡產生了不同程度的影響。政府機構改革背後的邏輯，也為重新確定衛生健康制度的目標和核心功能，實現衛生健康制度的變遷提供了基礎。例如，從 2013 年黨的十八屆三中全會提出深化改革，要求改革的「系統性、整體性、協同性」，到 2018 年正式成立國家衛生健康委員會、醫療保障局和市場監督管理總局等，都為衛生健康制度開啓了新的格局。

第二，經濟的發展、社會人口流動和城鎮化以及人口老齡化等因素，促使衛生健康制度進行調整和完善，以滿足對衛生健康制度需求的變化。例如改革開放初期農村合作社的瓦解，導致絕大多數農民沒有了農村合作醫療保險。在農村地區醫藥衛生資源缺乏，農民進城打工的流動性增加，增加了對城鎮醫療衛生服務的需求，在一定程度上導致了「看病難」和「看病貴」等問題，迫切需要醫療衛生體制改革，滿足市場的需求以及包括農村醫療保障制度的建立。

第三，科學技術的日新月異，也是衛生健康制度變化的動力。醫療技術的發展和人們對衛生健康乃至生命本質的認知變化，直接導致醫學模式的轉變。20 世紀末和 21 世紀初，中國互聯網迅速發展，一方面實現和促進了中國遠程醫療與智慧醫療的發展；另一方面，基於網絡的公共平臺，許多醫藥衛生領域的問題，如醫患糾紛、天價醫療費、藥品安全等，通過網絡和媒體披露並快速傳播，引起極大的社會關注，並形成巨大的社會壓力，推動了衛生健康制度的變遷與發展。

第四，除了上述國內的政治、經濟和文化等制度系統的變化之外，國際環境的變化以及中國地位的變化也是衛生健康制度變遷的重要因素之一。2001 年中國加入世界貿易組織（WTO），對中國整頓醫藥企業，提升生產企業的准入標準以及產品質量，起到了積極的促進作用。2008 年全球金融危機的爆發，導致經濟增長變緩，促使中國經濟轉型，也是促進健康產業發展的動力之一。2003 年「非典」疫情的全面爆發，以及 2005 年國務院發展研究中心出台的報告，對衛生健康市場化提出了質疑，國內國際的社會輿論等力量，

雖然給衛生健康制度帶來了巨大的危機，但是也有效地促進了中國公共衛生事業的發展以及其他一系列的衛生健康制度變遷。

總之，國內外政治經濟文化環境的變化以及衛生健康問題的全球化與複雜化等外在制度環境的變化，導致制度系統的功能和結構發生改變，從而推動實現衛生健康制度的變遷。

## 二、衛生健康制度系統內在的動力

衛生健康制度的變遷，不只是由外生的制度環境的變化或者自上而下的通過國家行政力量的高層制度設計等外在的力量導致的，更主要的是作為開放的耗散結構的系統，衛生健康系統可以通過自組織，自發地調節系統的結構，以適應外在系統環境的變化，實現系統的演化和變遷。

第一，衛生健康制度系統內部的各種參與主體之間的權力、地位、經濟分配等錯綜複雜關係的動態變化，是系統演化的重要動力和基礎。衛生健康的制度主體在不同的歷史階段逐漸形成了巨大的利益網絡，通過對權力和利益的不斷博弈，促使組織和個人的支配與從屬關係和網絡地位不斷變化。

在宏觀層面，衛生健康政府職能部門既是社會利益的整合者，同時也是自身利益的維護者並代表不同的利益相關者[①]。隨著不同歷史時期制度目標和任務側重點的不同，不同職能部門之間的關係和網絡地位不斷變化。再比如，國家發改委和地方的物價部門，早期作為政府的核心部門，具有制定醫療服務和藥品的價格等重要職能，也是2009年出台的醫改方案的最早發起部門。但是，隨著深化醫藥衛生體制改革的推進以及市場機制的完善，它們正在逐漸退出衛生健康制度的核心地位。再比如，新中國成立早期，衛生管理部門全面負責衛生領域的政策制定、行業管理和監督。後期隨著經濟體制改革，尤其是財稅制度改革以後，由於中央政府和地方政府的監管權力與責任也在

---

① HSIAO WINNIE YIP, WILLIAM C YIP. What Drove the Cycles of Chinese Health System Reforms [J]. Health Systems & Reform, 2015, 1 (1): 52-61.

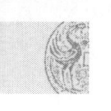

不斷變化，衛生部門的政策工具能力逐漸減弱，並與人社部門等就醫療保障的財權等問題展開激烈的博弈。

同樣，在微觀層面，不同地域和層級的醫療機構、藥品生產與流通企業以及醫務人員和患者，也在不斷形成不同的利益網絡和聯盟，在博弈和合作中推動制度結構和功能的演變。

第二，衛生健康制度之間的相互依賴、相互矛盾、耦合關聯等關係的動態變化，也是系統演化的重要動力。由於不同子系統以及構成子系統的要素之間存在動態關聯關係和正負反饋的機制，使得系統一方面具有自組織控制的能力和適應性，實現自穩定控制；另一方面當這些動態變化達到一定臨界點時，打破舊的平衡而形成新的穩定，實現制度的變遷。

例如，衛生健康財政籌資與支付、衛生健康服務以及藥品生產與流通等子系統之間存在相互推動和相互制約的關係，因此，需要推進醫保、醫療和醫藥的「三醫聯動」，促進制度間的融合，才能實現系統的整體功能。由於醫保和醫療服務需求是一個正反饋機制，醫療保障待遇越高，醫療支出越高，越需要醫療保障。一方面，這種正反饋機制不斷強化醫保制度的功能；但另一方面，由於醫保基金資源有限，因此需要通過醫保支付制度改革實現控費的功能。而醫保控費的同時，又會導致醫療機構敷衍病人，降低醫療服務的質量，降低用藥的合理性，使疾病惡化甚至惡化醫患關係等，最終導致衛生健康制度的目標及產出結果的矛盾以及制度需求和制度供給的矛盾。這些矛盾不斷推動制度的演化，並最終導致制度的變遷。

第三，人們對衛生健康的偏好與需求以及對疾病影響因素等的認知和共識也在不斷發生變化。演化制度研究認為制度與認知偏好共同演化，以適應外在系統環境的變化。理性有限的個體在博弈過程中通過學習，不斷修改和完善規制並達成共識，最終收斂產生新的制度規制[①]。這種自下而上的非正式制度的演化，是非強制性的，但達到一定的共識程度後，也會轉化為正式的制度。例如2015年，「健康中國」首次被寫進政府工作報告，體現了民之所

---

① 青木昌彥，黎安. 比較制度分析 [M]. 上海：上海遠東出版社，2001.

望、政之所歸。但政府各個部門以及不同層級的政府在實施政策時，尚需達成將健康融入所有政策的共識，才會全面實現和促進健康的系統功能。而相比之下，新中國成立初期階段，圍繞降低疾病的問題，各方力量達成了共識，構成了初期比較低層次、功能單一穩定、系統效率較高的結構制度。

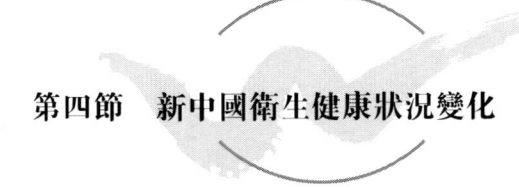

## 第四節　新中國衛生健康狀況變化

新中國成立70年來，中國的衛生健康事業不斷發展，醫藥衛生條件與服務質量大幅提高，居民健康狀況日益改善。本節運用已有的統計資料和調查數據，描述和分析新中國衛生健康制度中的健康狀況、衛生健康的投入以及健康產業的變化與發展。數據主要有政府公開數據以及商業機構公開的年報數據等，包括國家統計局公布的《中國統計年鑒》《中國衛生健康統計年鑒》《中國高技術產業統計年鑒》《中國醫藥統計年報》《食品藥品監管統計年報》等。

### 一、健康狀況

（一）居民人均預期壽命

居民人均預期壽命是某一時期出生的人在其年齡段死亡率保持不變的水準下，預期能繼續生存的平均年數。它是衡量一個國家或地區居民健康水準的重要指標。中國人的平均預期壽命在1949年以前非常低，只有34.7週歲，男性（34.8週歲）略高於女性（34.63週歲）[1]。新中國成立後，隨著政治環境的日趨穩定、經濟發展水準的日益提高以及醫療衛生水準的逐漸改善，中國

---

[1] 李建偉.中國人口死亡率的演變特徵及其發展趨勢估計［J］.發展研究，2014（10）：76-86.

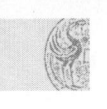

人口的平均預期壽命不斷延長。圖1.9反應了1960—2016年中國居民預期壽命變化趨勢。我們可以看出，中國人口平均預期壽命在1960—1971年期間增長迅速。1960年中國正處於困難時期，人口死亡率較高，人口預期壽命僅有43.7週歲；在這一時期，中國開展了愛國衛生運動，推動群眾性的衛生防疫運動，從一定程度上改變了城鄉衛生面貌。到1971年，居民預期壽命已超過60週歲。此後的40年裡，隨著經濟發展水準與衛生健康水準的不斷提高，居民預期壽命穩步增長。截至2016年年底，中國居民人均預期壽命為76.2週歲。中國居民人均預期壽命的不斷延長，反應了中國衛生健康事業在不斷發展，人民群眾的福利水準在不斷提高[①]。

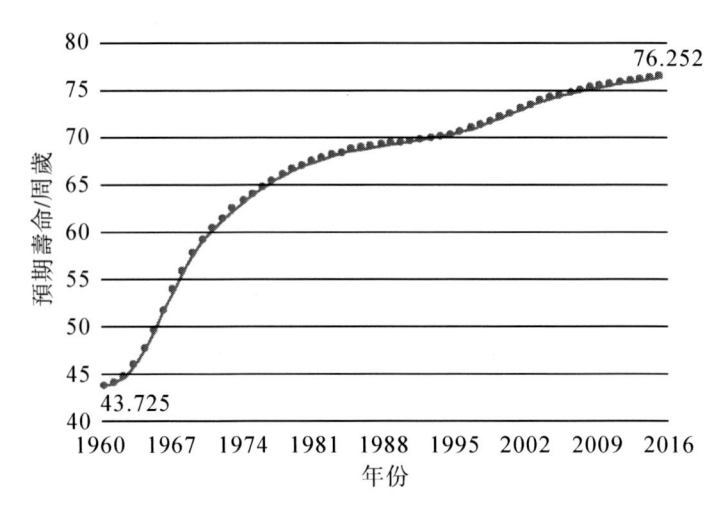

圖1.9 1960—2016年中國居民預期壽命變化趨勢

數據來源：世界銀行報告。

(二) 人口死亡率

圖1.10描繪了中國1960—2016年人口死亡率的變化趨勢，可以看出，除了在1960—1961年的困難時期，人口死亡率出現異常高值以外，中國人口死亡率呈持續下降但降幅趨於縮小的下凹曲線走勢[②]。1964—1979年，中國處

---

① 張文娟，魏蒙.中國人口的死亡水準及預期壽命評估：基於第六次人口普查數據的分析[J].人口學刊，2016，38（3）：20-30.
② 李建偉.中國人口死亡率的演變特徵及其發展趨勢估計[J].發展研究，2014（10）：76-86.

於人口死亡率持續下降時期，死亡率從 11.5‰ 下降到 6.21‰。1980—2016 年進入低死亡率時期，這一時期平均死亡率為 6.73‰，比高收入國家平均死亡率還低近 1.83‰。

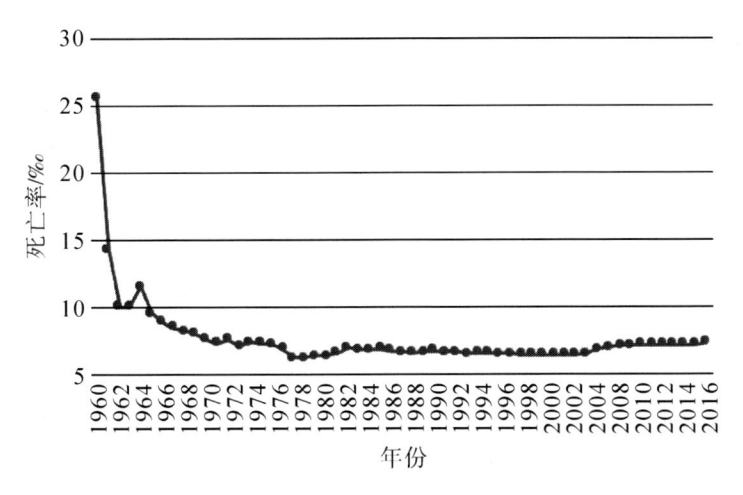

圖 1.10　1960—2016 年中國人口每千人死亡率

數據來源：世界銀行報告。

（三）兒童及孕產婦死亡率

兒童及孕產婦死亡率能反應一個國家的衛生服務水準與能力，是衡量一個國家健康水準的重要指標，與社會經濟發展密切相關。圖 1.11 反應了 1991—2006 年中國 5 週歲以下兒童死亡率情況，可以看出，1991 年中國 5 週歲以下兒童死亡率為 61‰，其中，城市 5 週歲以下兒童死亡率為 20.9‰，而農村 5 週歲以下兒童死亡率卻高達 71.1‰，城鄉差距較大。隨著經濟發展水準的不斷提高、醫療衛生技術的不斷進步，醫療衛生服務水準逐漸提高，政府財政投入不斷向農村衛生傾斜，使得兒童死亡率持續下降，城鄉差距不斷縮小。截至 2016 年年底，5 週歲以下兒童平均死亡率下降至 10.2‰，其中，城市 5 週歲以下兒童死亡率下降至 5.2‰，農村 5 週歲以下兒童死亡率下降至 12.4‰[1]。

---

[1] 中國婦幼健康事業發展報告（2019）[EB/OL].（2019-05-27）. http://www.nhc.gov.cn/fys/s7901/201905/bbd8e2134a7e47958c5c9ef032e1dfa2.shtml.

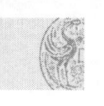

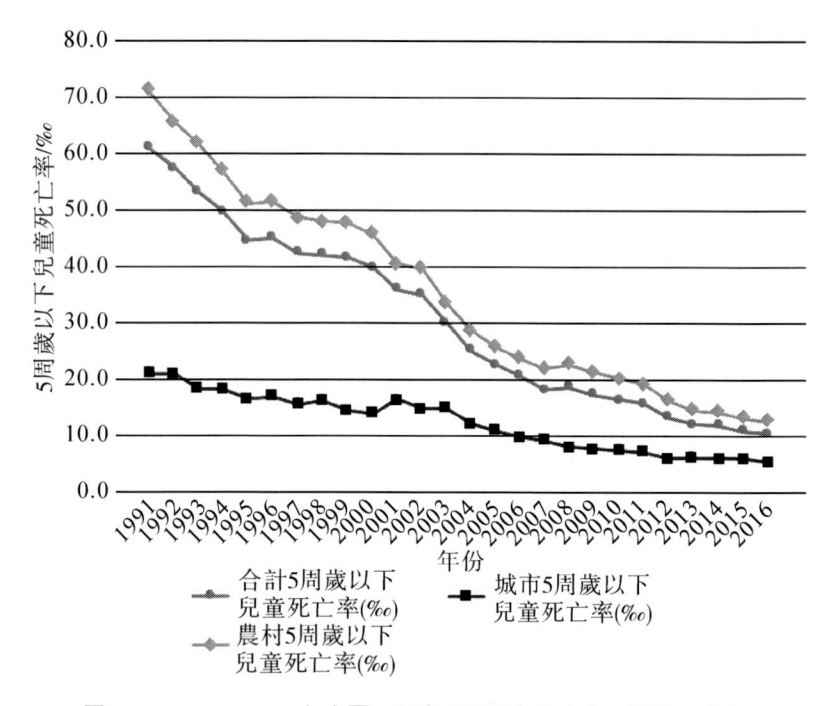

图 1.11  1991—2018 年中國 5 週歲以下兒童死亡率、嬰兒死亡率、
新生兒死亡率變化趨勢

數據來源：中國衛生與計劃生育統計年鑒（2017）。

圖 1.12 顯示了同一時期孕產婦死亡率的概況。總體來看，與兒童死亡率相同的是城市和農村死亡率都呈現持續下降的趨勢，初期城鄉差距較大，隨著衛生健康事業的發展，城鄉差距逐步縮小。具體而言，20 世紀 90 年代初期，城市孕產婦死亡率為 46.3/10 萬，農村孕產婦死亡率是城市的兩倍，高達 100/10 萬，差距較大。隨著醫療服務水準的提高，在這 20 多年裡，中國婦幼健康服務公平性與可及性也不斷提高，孕產婦系統管理率達 89.6%，孕產婦住院分娩率達 99.8%，婦幼健康均等化程度大幅提升。截至 2016 年年底，孕產婦平均死亡率下降為 19.6/10 萬，其中城市 16.6/10 萬，農村 21.1/10 萬，城鄉差距逐漸縮小。

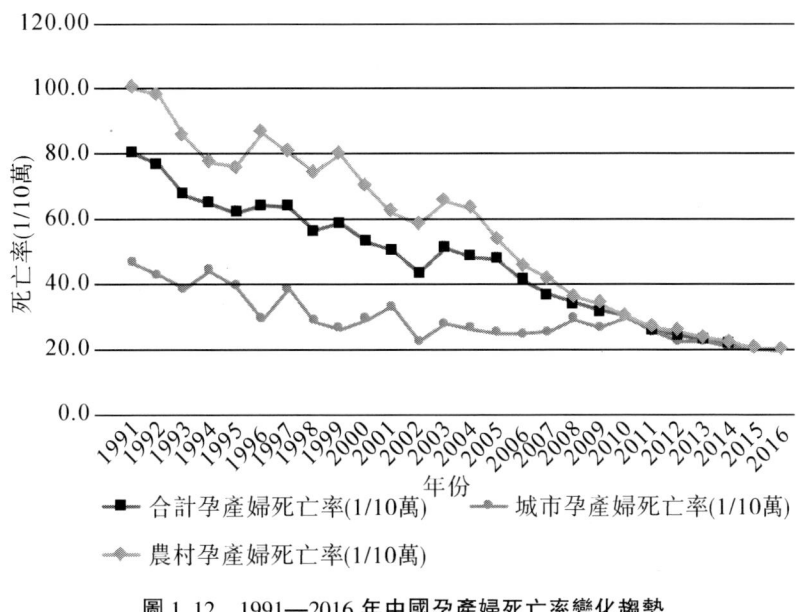

圖 1.12　1991—2016 年中國孕產婦死亡率變化趨勢

數據來源：中國衛生與計劃生育統計年鑒（2017）。

## （四）營養水準

國民營養與健康狀況是反應一個國家或地區經濟與社會發展水準、衛生保健水準和人口素質的重要指標。圖 1.13A 與圖 1.13B 顯示了中國 2002 年與 2012 年不同年齡段居民營養不良狀況的變化，可以看出，中國居民營養狀況逐漸改善，6~17 週歲兒童青少年發育遲緩率與 18 週歲以上居民營養不良率呈現明顯的下降趨勢，特別體現為農村地區的大幅度下降。儘管如此，城鄉差異仍然較大，農村地區營養不良率仍遠高於城市地區。

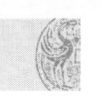

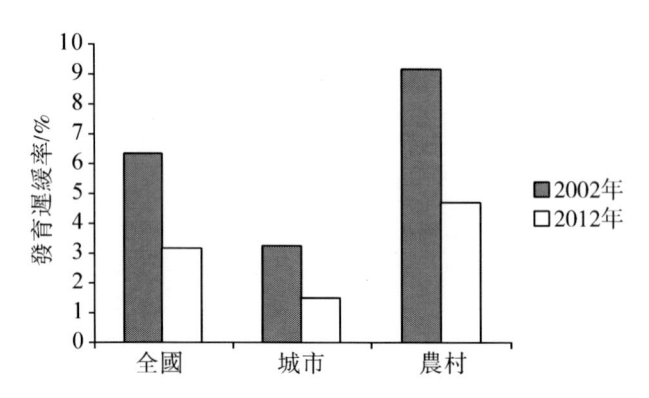

图 1.13A 2002 年和 2012 年 6~17 週歲兒童青少年發育遲緩率比較

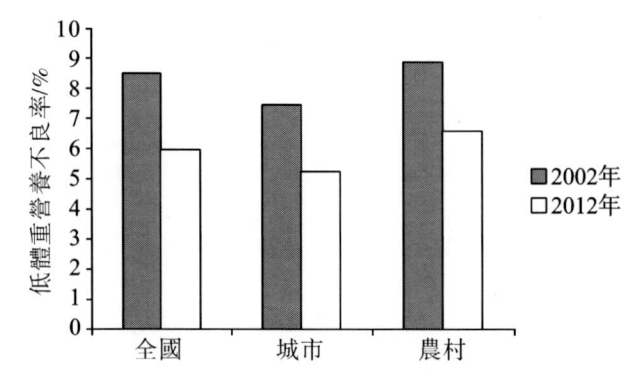

图 1.13B 2002 年和 2012 年 18 週歲以上居民低體重營養不良率比較

图 1.13 中國 2002 年和 2012 年居民發育與營養狀況

資料來源：中國居民營養與慢性病狀況報告（2015 年）。

此外，居民膳食營養狀況總體同樣有所改善，圖 1.14 反應了 2002 年與 2012 年中國居民各類食物攝入量比較。總體來看，居民的畜禽類攝入量有所增加，奶類、蛋類與烹調油的平均攝入量基本持平，糧谷類、蔬菜與水果、大豆類及製品類的攝入量則有所下降。由於畜禽類食物是蛋白質與脂肪的主要提供者，更是人體能量的主要供給源，其攝入的增加有效改善了居民能量供給狀況。

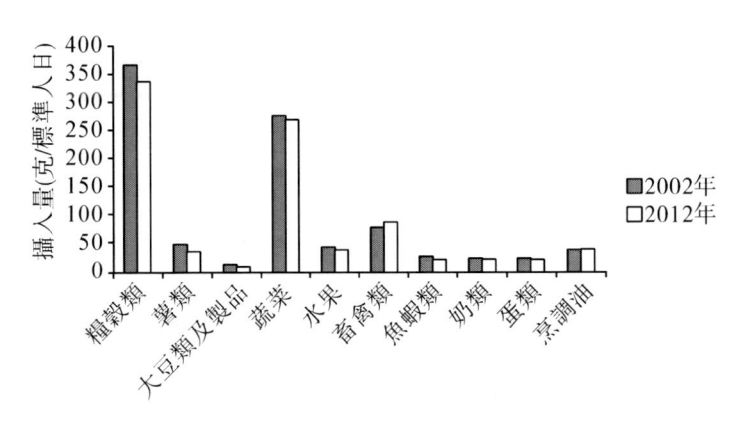

圖 1.14　2002 年與 2012 年中國居民各類食物攝入量比較

資料來源：中國居民營養與慢性病狀況報告（2015 年）。

（五）健康素養

健康素養是指個人獲取和理解基本的健康信息和服務，並以此做出正確決策，以維護和促進自身健康的能力。表 1.1 列舉了不同年份中國居民身體健康素養水準的變化。總的來看，中國居民健康素養水準不斷提升，從 2008 年的 6.48% 上升至 11.58%，增長了 5.1%。就構成健康總素養的三個方面而言，從 2008 年到 2016 年，居民基本知識和理念素養水準從 14.97% 上升為 24.00%；健康生活方式與行為以及基本技能素養水準則發展受阻，經歷了先提升後降低與先降低後提升的過程，這說明儘管中國居民對於健康知識與理念的知曉相對較為容易，但養成健康行為和掌握健康的技能仍然較難。

表 1.1　不同年份中國居民身體健康素養水準比較　　　單位:%

| 指標 | 2008 年 | 2012 年 | 2013 年 | 2014 年 | 2015 年 | 2016 年 |
| --- | --- | --- | --- | --- | --- | --- |
| 健康素養總體水準 | 6.48 | 8.8 | 9.48 | 9.79 | 10.25 | 11.58 |
| 三個方面 | | | | | | |
| 基本知識和理念 | 14.97 | 18.96 | 22.95 | — | 20.6 | 24 |
| 健康生活方式與行為 | 6.93 | 11.22 | 10.62 | — | 10.36 | 9.79 |
| 基本技能 | 20.39 | 12.29 | 12.47 | — | 13.94 | 15.57 |
| 六類問題 | | | | | | |

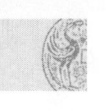

表1.1(續)

| 指標 | 2008年 | 2012年 | 2013年 | 2014年 | 2015年 | 2016年 |
|---|---|---|---|---|---|---|
| 科學健康觀 | 29.97 | 31.87 | 32.12 | — | 33.82 | 36.18 |
| 傳染病防治 | 15.86 | 17.53 | 17.12 | — | 15.02 | 16.38 |
| 慢性病防治 | 4.66 | 9.07 | 11.59 | — | 10.38 | 11.48 |
| 安全與急救 | 18.7 | 42.8 | 43.53 | — | 45.72 | 46 |
| 基本醫療 | 7.43 | 9.56 | 8.3 | — | 9.49 | 12.76 |
| 健康信息 | — | 18.16 | 18.46 | — | 17.08 | 19.13 |

數據來源：國家統計局。

從主要公共衛生問題來看，中國居民六大類衛生問題的素養水準均有所提高。其中，安全與急救素養水準較高，自2012年以來基本保持在40%以上；科學健康觀素養水準也較穩定，保持在30%左右；慢性病防治素養水準較低，2008年為4.66%，2016年也僅為11.48%。近年來，中國大力開展慢性病防治方面的工作，創建國家慢性病防治示範區，為社區高血壓和2型糖尿病患者提供健康管理服務，對於提高城鄉居民慢性病防治素養的提升起到了巨大的推動作用。然而目前城鄉居民的慢性病防治素養水準仍然較低，慢性病患病率依然呈現持續升高的趨勢。應繼續對健康生活方式、良好的行為素養水準與基本技能素養水準進行大力促進與提升。

(六) 醫療可及性與醫療質量指數

醫療可及性與醫療質量指數（Healthcare Access and Quality Index）是全球頂尖醫學學術雜誌《柳葉刀》(*The Lancet*) 從全球疾病負擔數據中選取32種疾病死因，包括傳染性疾病、腫瘤、心腦血管疾病、消化系統、呼吸系統、腎臟系統疾病等計算出的醫療可及性與醫療質量指數，HAQ的範圍是0~100分，分數越高代表醫療可及性與醫療質量越好。從圖1.15中可以看出，1990—2016年的26年間，中國HAQ指數從42.6分提升到77.9分，年度增長率超過2.3%。圖1.16列出了七個發達國家與發展中國家1990—2016年HAQ指數的變化，可以看出，在1990年，中國與墨西哥和巴西的HAQ指數相當，經過20多年的發展，到2016年，中國的HAQ指數已經明顯超過上述

兩國，說明中國醫療可及性與醫療質量在近年來取得了飛速的進步和發展。然而，同美國、日本、英國等發達國家相比，中國的 HAQ 指數仍然較低，仍需進一步提高。

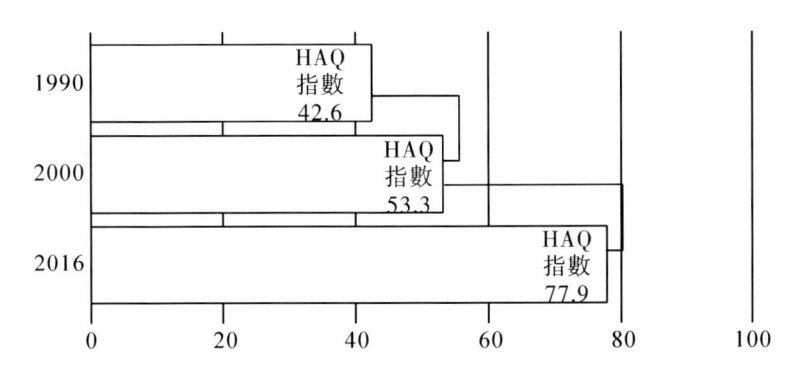

圖 1.15　1990 年、2000 年、2016 年中國醫療可及性與醫療質量指數

資料來源：GBD 2016 Healthcare Access and Quality Collaborators（2018）.

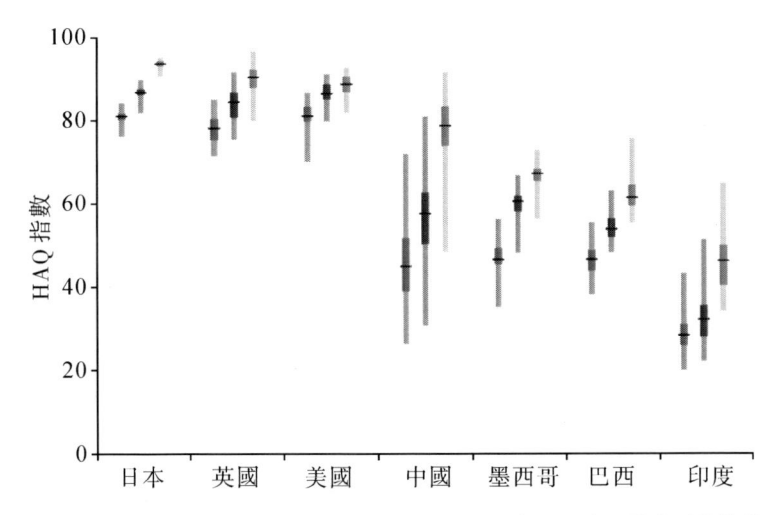

圖 1.16　不同國家 1990 年、2000 年、2016 年醫療可及性與醫療質量指數

資料來源：GBD 2016 Healthcare Access and Quality Collaborators（2018）.

除了全國整體的情況外，中國大陸不同地區間 HAQ 指數的分佈仍不均衡，不同省份、不同區域之間 HAQ 指數存在較大的差異：東部地區明顯較好，HAQ 指數同發達國家總體水準相當；西部地區 HAQ 指數則較低，說明了

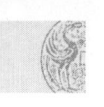

在合理分配醫療資源，縮小東西部醫療質量差距方面仍需努力。

除總體醫療質量與可及性指數外，表 1.2 列出了 32 種疾病各自在 2016 年的醫療質量與可及性指數，可以看到，中國在公共衛生領域計劃免疫方面的發展較為成熟，水準較高，具體體現為白喉、百日咳、破傷風、麻疹等疫苗可預防性疾病的 HAQ 指數基本為 100 分；在孕產婦安全、消化系統疾病以及慢性呼吸系統疾病等方面，HAQ 指數同樣較高，說明中國在這些疾病治療方面的醫療水準較高；然而在非黑色素瘤皮膚癌、中風以及先天性心臟病方面，HAQ 指數排名較低，表明中國在這些疾病方面的治療水準還需要進一步提高。

表 1.2　中國 32 種疾病 2016 年 HAQ 指數

| 疾病 | HAQ | 疾病 | HAQ | 疾病 | HAQ |
| --- | --- | --- | --- | --- | --- |
| 肺結核 | 70 | 腹瀉 | 79 | 下呼吸道感染 | 81 |
| 上呼吸道感染 | 100 | 白喉 | 100 | 百日咳 | 98 |
| 破傷風 | 100 | 麻疹 | 100 | 產婦疾患 | 96 |
| 孕婦疾患 | 53 | 非黑色素瘤皮膚癌 | 21 | 乳腺癌 | 80 |
| 宮頸癌 | 62 | 子宮癌 | 66 | 結腸癌 | 79 |
| 睪丸癌 | 63 | 霍奇金淋巴瘤 | 43 | 白血病 | 63 |
| 風濕性心臟病 | 54 | 缺血性心臟病 | 73 | 中風 | 31 |
| 高血壓心臟病 | 47 | 慢性呼吸道疾病 | 95 | 胃潰瘍 | 73 |
| 闌尾炎 | 100 | 疝氣 | 100 | 膽囊炎 | 81 |
| 癲癇症 | 80 | 糖尿病 | 85 | 慢性腎病 | 58 |
| 先天性心臟病 | 36 | 治療副作用 | 97 | | |

## 二、衛生投入與費用

（一）衛生財政投入

衛生財政投入代表了一個國家的政府對衛生事業的支持力度。政府在衛生領域的投入主要包括醫療衛生、醫療保障、行政管理事務以及人口與計劃

生育事務的投入。以籌資和支出為核心的衛生財政體系是國家干預衛生事業的重要手段，結合衛生財政體制變遷，瞭解中國衛生財政投入的變化，對梳理中國衛生健康事業發展具有很重要的現實意義。

表1.3和圖1.17直觀地反應了1978年改革開放以後，中國政府在衛生健康領域的財政投入變化。就絕對值而言，隨著中國經濟的快速發展，國內生產總值增長迅速，國家財政對衛生領域的投入也隨之增長。1978年政府對衛生領域的投入約為35億元，到2016年年底，對衛生領域的財政投入已增長至13,910億元，年均增長率接近17%。然而，就相對值而言，就公共財政在衛生領域的變化，再結合財政體制，我們可以將衛生領域的財政投入大致分為五個時期：

表1.3 中國1978—2016年衛生財政投入及占比

| 年份 | 國內生產總值（億元） | 衛生財政投入（億元） | 財政總支出（億元） | 衛生財政投入占財政支出比重(%) |
| --- | --- | --- | --- | --- |
| 1978 | 3,634.13 | 35.44 | 1,122.09 | 3.16 |
| 1979 | 4,078.17 | 40.64 | 1,281.79 | 3.17 |
| 1980 | 4,575.29 | 51.91 | 1,228.83 | 4.22 |
| 1981 | 4,957.26 | 59.67 | 1,138.41 | 5.24 |
| 1982 | 5,426.28 | 68.99 | 1,229.98 | 5.61 |
| 1983 | 6,078.69 | 77.63 | 1,409.52 | 5.51 |
| 1984 | 7,345.89 | 89.46 | 1,701.02 | 5.26 |
| 1985 | 9,180.47 | 107.65 | 2,004.25 | 5.37 |
| 1986 | 10,473.68 | 122.23 | 2,204.91 | 5.54 |
| 1987 | 12,294.22 | 127.28 | 2,262.18 | 5.63 |
| 1988 | 15,332.17 | 145.39 | 2,481.21 | 5.86 |
| 1989 | 17,359.62 | 167.83 | 2,823.78 | 5.94 |
| 1990 | 19,066.97 | 187.28 | 3,083.59 | 6.07 |
| 1991 | 22,124.21 | 204.05 | 3,386.62 | 6.03 |
| 1992 | 27,334.24 | 228.61 | 3,742.20 | 6.11 |
| 1993 | 35,900.10 | 272.06 | 4,642.30 | 5.86 |

表1.3(續)

| 年份 | 國內生產總值（億元） | 衛生財政投入（億元） | 財政總支出（億元） | 衛生財政投入占財政支出比重(%) |
| --- | --- | --- | --- | --- |
| 1994 | 48,822.65 | 342.28 | 5,792.62 | 5.91 |
| 1995 | 61,539.05 | 387.34 | 6,823.72 | 5.68 |
| 1996 | 72,102.48 | 461.61 | 7,937.55 | 5.82 |
| 1997 | 80,024.78 | 523.56 | 9,233.56 | 5.67 |
| 1998 | 85,486.31 | 590.06 | 10,798.18 | 5.46 |
| 1999 | 90,823.84 | 640.96 | 13,187.67 | 4.86 |
| 2000 | 100,576.83 | 709.52 | 15,886.50 | 4.47 |
| 2001 | 111,250.20 | 800.61 | 18,902.58 | 4.24 |
| 2002 | 122,292.15 | 908.51 | 22,053.15 | 4.12 |
| 2003 | 138,314.69 | 1,116.94 | 24,649.95 | 4.53 |
| 2004 | 162,742.12 | 1,293.58 | 28,486.89 | 4.54 |
| 2005 | 189,190.39 | 1,552.53 | 33,930.28 | 4.58 |
| 2006 | 221,206.50 | 1,778.86 | 40,422.73 | 4.40 |
| 2007 | 271,699.32 | 2,581.58 | 49,781.35 | 5.19 |
| 2008 | 319,935.85 | 3,593.94 | 62,592.66 | 5.74 |
| 2009 | 349,883.34 | 4,816.26 | 76,299.93 | 6.31 |
| 2010 | 410,708.26 | 5,732.49 | 89,874.16 | 6.38 |
| 2011 | 486,037.78 | 7,464.18 | 109,247.79 | 6.83 |
| 2012 | 540,988.89 | 8,431.98 | 125,952.97 | 6.69 |
| 2013 | 596,962.86 | 9,545.81 | 140,212.10 | 6.81 |
| 2014 | 647,181.68 | 10,579.23 | 151,785.56 | 6.97 |
| 2015 | 699,109.44 | 12,475.28 | 175,877.77 | 7.09 |
| 2016 | 746,314.86 | 13,910.31 | 187,755.21 | 7.41 |

數據來源：《中國衛生與計劃生育統計年鑒》(各年)、《中國財政年鑒》(各年)。

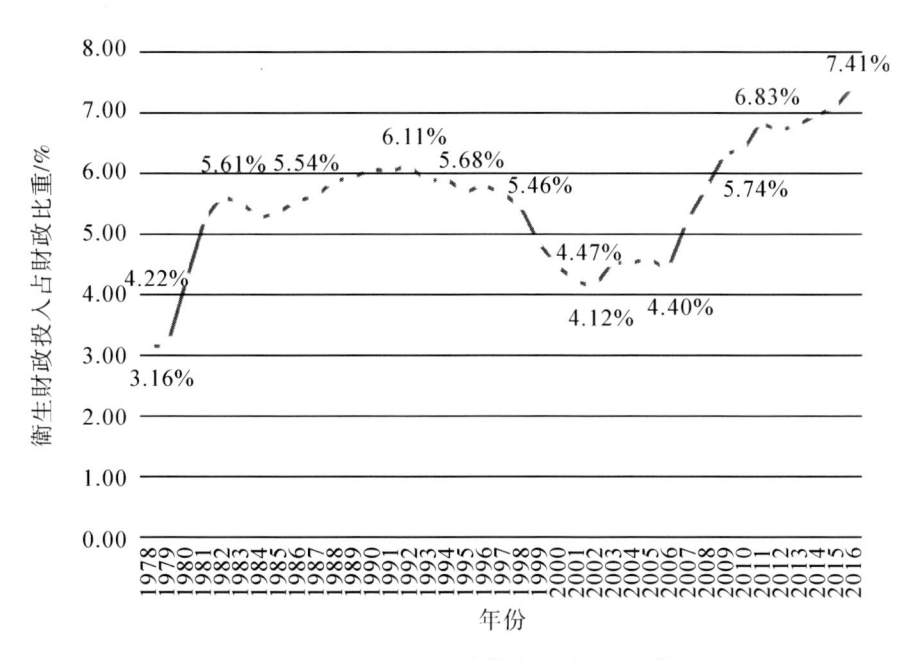

图 1.17　1978—2016 年中國衛生財政投入變化

數據來源：《中國衛生與計劃生育統計年鑒》（各年）；《中國財政年鑒》（各年）。

1949—1977 年為衛生財政制度的構建初期，這一時期的衛生費用支出主要由國家和集體負擔，醫療衛生領域的費用十分依賴國家財政投入，深刻體現了醫療衛生事業的公益性。這一時期的大量衛生領域財政投入能夠保證全國大多數人在相對公平的環境下享受到醫療衛生服務，但財政負擔越來越重，醫療衛生系統效率普遍低下。

1978—1992 年為衛生財政體制的恢復和改革初期。該時期採取了計劃控制與市場調節相結合的財政體制，使得衛生籌資渠道變得多樣化。政府嘗試通過市場機制來解決衛生財政籌資和控制醫療成本的問題，以減輕財政負擔。儘管如此，這一時期政府財政投入占財政總支出的比重仍然穩步上升，由 1978 年的 3.16% 上升至 1992 年的 6.11%。

1993—2002 年為衛生財稅體制改革和深化衛生醫療體制改革時期。由於衛生事業市場化改革加快，財政分稅制改革使得公共財政在衛生領域的地位開始下降。在這一時期，突出表現為公共財政衛生支出在衛生支出總費用中

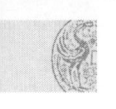

所占的比重逐步下降。截至 2002 年年底，衛生領域的財政投入已降低到 4.12%。

2003—2008 年可謂是衛生醫療改革調整期。在「非典」爆發後，政府及學者們對現行醫療衛生體制進行了反思。在這一時期，政府明確了在衛生領域的責任意識，逐步加大了財政投入，重建公共衛生服務體系，更加注重醫保方面的財政投入，政府財政也逐步在醫療衛生領域迴歸到主導地位。

2009 年至今為深化醫療體制改革階段。在這一時期，中央再次強調了衛生事業的公益性，注重在公共衛生和基層醫療方面的投入，衛生財政投入進一步增加，並呈現出繼續增長的態勢。

（二）個人衛生投入

除了政府財政的投入，居民個人在衛生健康方面的投入（花費）對瞭解中國衛生健康事業的發展同樣有著重要的意義。個人衛生投入作為一種重要的籌資渠道，可以在一定程度上擴大衛生健康資金的來源，提高醫療衛生服務效率。

表 1.4 列出了 1990—2013 年全國人均衛生投入與城鎮、農村的個人衛生投入情況。總的來看，人均衛生投入呈現出穩定增長的態勢，全國人均衛生投入從 1990 年的 65 元增長到 2013 年的 2,327 元，增長了近 36 倍。如果將其細分為城市和農村地區，可觀察到城鄉間的人均衛生投入一直存在著較大的差異。與此同時，儘管近年城市與農村人均衛生投入的相對倍數比逐漸降低，但城鄉個人衛生投入差異絕對值仍在逐年擴大，反應了城鄉結構失衡的問題。

表 1.4 1990—2013 年中國個人衛生投入

| 年份 | 全國（元） | 城市（元） | 農村（元） | 城市-農村（差值） | 城市/農村（比值） |
| --- | --- | --- | --- | --- | --- |
| 1990 | 65.40 | 158.80 | 38.80 | 120.0 | 4.09 |
| 1991 | 77.10 | 187.60 | 45.10 | 142.5 | 4.16 |
| 1992 | 93.60 | 222.00 | 54.70 | 167.3 | 4.06 |
| 1993 | 116.30 | 268.60 | 67.60 | 201.0 | 3.97 |
| 1994 | 146.90 | 332.60 | 86.30 | 246.3 | 3.85 |

表1.4(續)

| 年份 | 全國<br>(元) | 城市<br>(元) | 農村<br>(元) | 城市-農村<br>(差值) | 城市/農村<br>(比值) |
|---|---|---|---|---|---|
| 1995 | 177.90 | 401.30 | 112.90 | 288.4 | 3.55 |
| 1996 | 221.40 | 467.40 | 150.70 | 316.7 | 3.10 |
| 1997 | 258.60 | 537.80 | 177.90 | 359.9 | 3.02 |
| 1998 | 294.90 | 625.90 | 194.60 | 431.3 | 3.22 |
| 1999 | 321.80 | 702.00 | 203.20 | 498.8 | 3.45 |
| 2000 | 361.90 | 813.70 | 214.70 | 598.0 | 3.79 |
| 2001 | 393.80 | 841.20 | 244.80 | 596.4 | 3.44 |
| 2002 | 450.70 | 987.10 | 259.30 | 727.8 | 3.81 |
| 2003 | 509.50 | 1,108.90 | 274.70 | 834.2 | 4.04 |
| 2004 | 583.90 | 1,261.90 | 301.60 | 960.3 | 4.18 |
| 2005 | 662.30 | 1,126.40 | 315.80 | 810.6 | 3.57 |
| 2006 | 748.80 | 1,248.30 | 361.90 | 886.4 | 3.45 |
| 2007 | 876.00 | 1,516.30 | 358.10 | 1,158.2 | 4.23 |
| 2008 | 1,094.50 | 1,861.80 | 455.20 | 1,406.6 | 4.09 |
| 2009 | 1,314.30 | 2,176.60 | 562.00 | 1,614.6 | 3.87 |
| 2010 | 1,490.10 | 2,315.50 | 666.30 | 1,649.2 | 3.48 |
| 2011 | 1,807.00 | 2,697.50 | 879.40 | 1,818.1 | 3.07 |
| 2012 | 2,076.70 | 2,999.30 | 1,064.80 | 1,934.5 | 2.82 |
| 2013 | 2,327.40 | 3,231.10 | 1,274.40 | 1,959.7 | 2.54 |

數據來源：《中國衛生與計劃生育統計年鑒》(各年)。

(三) 衛生總費用及政府、社會與個人衛生投入變化

衛生總費用指一個國家或地區在一定時期內用於醫療衛生服務所消耗的資金總額。通過瞭解衛生總費用的變化，基本能夠瞭解一個國家的衛生投入與衛生狀況的變化趨勢。圖1.18反應了改革開放以來中國衛生總費用及其占GDP的比重，可以看出，中國衛生總費用絕對值持續上升，從1978年的110億元增長到2016年的4.63萬億元，年均增長率高達17%。同時，衛生總費

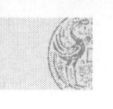

用占 GDP 的比重也呈波動上升的趨勢，尤其在 2007 年，在城鎮居民基本醫療保險開始實施以後便加速增長。雖然中國衛生總費用占 GDP 的比重在持續增長，但其仍然有相當大的增長空間。相關調查顯示，在 2015 年，世界平均衛生費用支出占 GDP 比重高達 9.9%。因此可以預計，在未來的一段時間裡，中國衛生總費用及其占 GDP 的比重將持續上升。

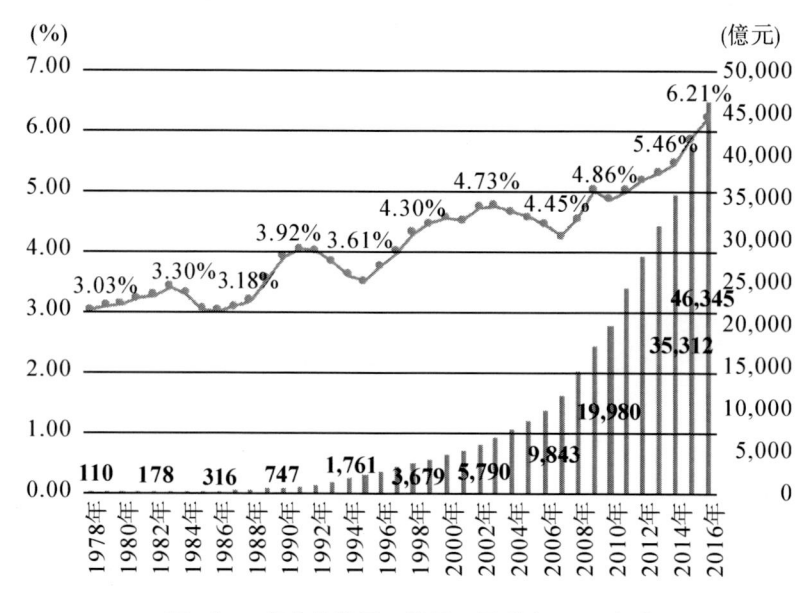

圖 1.18　衛生總費用（億元）及其占 GDP 比重

數據來源：中國統計年鑒（2017）。

從 1978 年以來衛生總費用中政府財政投入、社會投入和個人衛生健康投入的構成情況，可以看出政府財政投入同個人投入呈現出負相關關係，社會衛生投入除了前期略有下降外，後期一直保持較為穩定的狀態。其中，財政衛生投入由於中國衛生政策和財政制度變化的較大影響，呈現出改革開放初期的平穩微增、衛生事業市場化改革時期逐漸下降、「非典」後緩步上升的過程。個人衛生投入則與之相反。

近年來，衛生總費用逐漸呈現政府和社會衛生投入穩步上升、個人衛生

投入占比逐年下降的趨勢。2016年，政府衛生支出所占比重已由2000年的15.47%上升到2016年的30.01%，反應出政府對衛生投入的責任意識不斷增強；社會衛生支出所占比重上升到41.21%，說明基本醫療保障制度使得人們分擔醫療費用的能力不斷提高；個人衛生支出占衛生總費用的比重則下降到了30%以下，凸顯了居民個人醫療費用的負擔大幅減輕。

## 三、健康產業發展

### （一）健康產業體系與市場規模

2019年4月，為加快推動健康產業發展，國家統計局依據《「健康中國2030」規劃綱要》等有關健康產業發展要求，以《國民經濟行業分類》（GB/T 4754-2017）為基礎，制定了《健康產業統計分類2019》，「將健康產業範圍確定為醫療衛生服務、健康事務、健康環境管理與科研技術服務、健康人才教育與健康知識普及、健康促進服務、健康保障與金融服務、智慧健康技術服務、藥品及其他健康產品流通服務、其他與健康相關服務、醫藥製造、醫療儀器設備及器械製造、健康用品、器材與智能設備製造、醫療衛生機構設施建設、中藥材種植、養殖和採集等13個大類」。

每個細分的產業市場都呈現出明顯的增長態勢，並且從2012年開始增長速度明顯加快。到2016年，中國健康產業總的市場規模已達到5.6萬億元，僅次於美國，成為全球第二大市場。然而，雖然總的市場規模已經處於世界前列，但由於中國人口眾多，健康產業人均產值仍然較低，同時「看病難、看病貴」的問題仍然存在，加之食物安全、環境污染等問題以及老齡化、城鎮化等趨勢，使得其具有十分強勁的上升空間。預計到2020年，中國健康產業規模將達到8萬億元，因此健康產業也被認為是中國的朝陽產業。

圖1.19是2009年與2016年健康產業構成的百分比餅狀圖，清晰地反應出醫藥產業與健康養老產業是健康產業的主要構成部分，占據了超過80%的

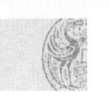

市場。同時，從這兩年健康產業的構成變化可以看出，健康養老產業與保健品產業占比逐漸增加，醫療行業與醫藥行業占比相對下降。造成這種結構變化的原因主要有兩方面：一是隨著人們收入水準的提高，大家愈發重視預防性健康投入；二是中國逐漸步入老齡化社會，居民健康養老的需求和市場也隨之擴大。

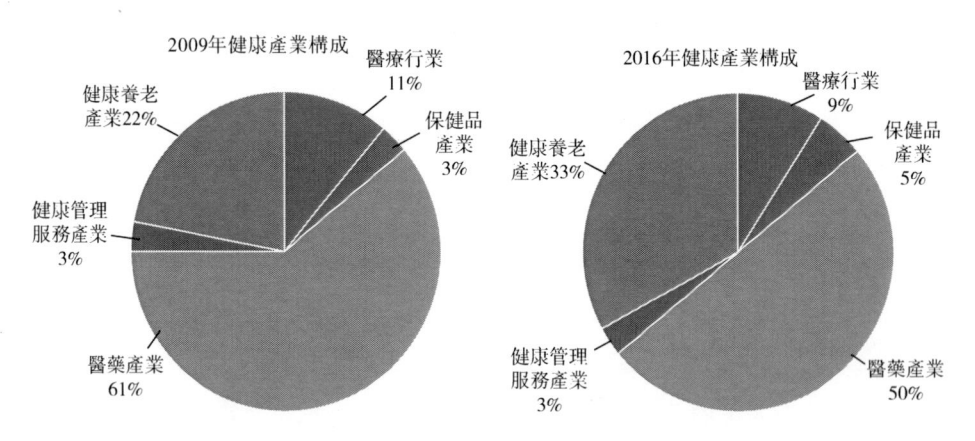

**圖 1.19　2009 年與 2016 年中國健康產業構成百分比**

2009年健康產業構成：醫療行業 11%、保健品產業 3%、健康養老產業 22%、健康管理服務產業 3%、醫藥產業 61%

2016年健康產業構成：醫療行業 9%、保健品產業 5%、健康養老產業 33%、健康管理服務產業 3%、醫藥產業 50%

(二) 健康產業企業概況

圖 1.20 描繪了進入 21 世紀以來，以大健康產業中的醫藥產業為例的三種不同類型企業數量的變化：國有控股企業、私營企業和外商及港澳臺商投資企業。從圖 1.20 中可以看出，2000 年以後，醫藥產業中國有控股企業數量持續下降；外商及港澳臺商投資企業在前 10 年增長較快，自 2010 年後也呈減少趨勢；私營企業同樣在 2010 年以前快速增加，在 2010—2011 年期間，由於中國經濟政策從政策刺激性增長向內生自主增長方式轉變，加之藥品審批制度更加嚴格，新藥審批創歷史新低，因此導致大批小企業破產倒閉，數量大幅下降，但是在之後的幾年裡，私營企業數量又逐漸穩步回升。

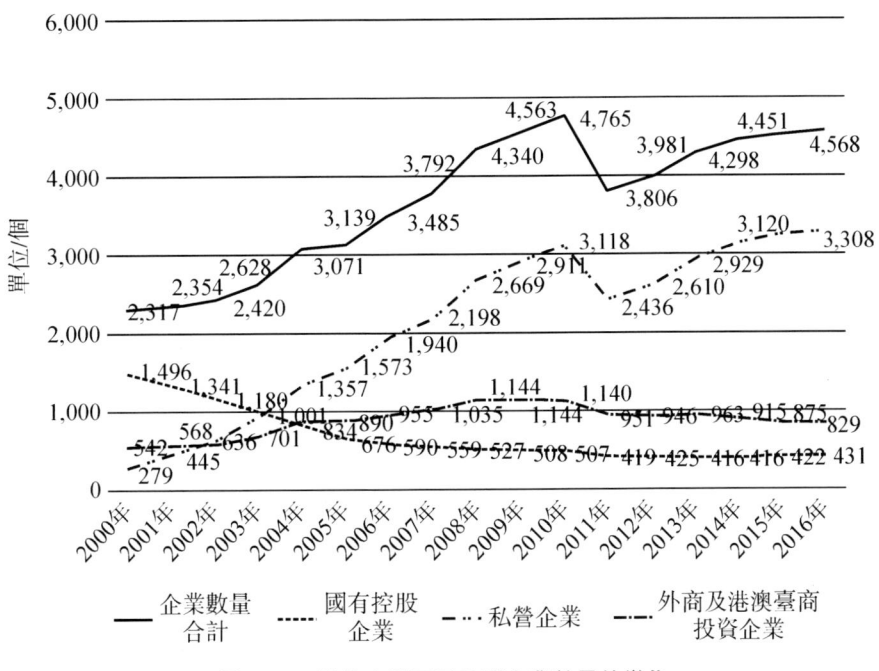

图 1.20 醫藥產業不同性質企業數量的變化

(三) 健康產業研發投入

科技是第一生產力。對企業而言，研發的投入有助於迅速掌握並提升技術水準，從根本上提升企業的競爭力；就整個健康產業而言，創新藥物的研究與開發是推動健康產業快速發展的不竭動力。

圖 1.21 和圖 1.22 分別顯示了健康產業 2003—2016 年研發經費與研發人員投入的情況，可以看出企業對健康產業的研發投入持續遞增。造成這一趨勢的原因主要有以下三個方面：第一是國家出台的一系列關於扶持科技投入與技術創新的鼓勵政策，比如《國家中長期科學和技術發展規劃綱要（2006—2020）》《關於扶持和促進中醫藥事業發展的若干意見》《促進生物產業加快發展若干政策》等政策性文件。這不僅促進了健康產業的研發投入，並逐漸使健康產業發展成為高技術領域的支柱產業和國家的戰略性新興產業。第二是國家對企業自主創新投入實行稅收優惠，完善促進技術企業發展的稅收政策，使得相關健康產業的企業紛紛加大研發投入，增強創新能力。第三

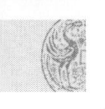

是逐漸完善的知識產權保護體系。在這一時期，第三次修改後的《中華人民共和國專利法》《國家知識產權戰略綱要》《加強中醫藥知識產權的指導意見》等保護知識產權的政策及法律法規紛紛出台，為企業研發提供了強有力的後續保障。

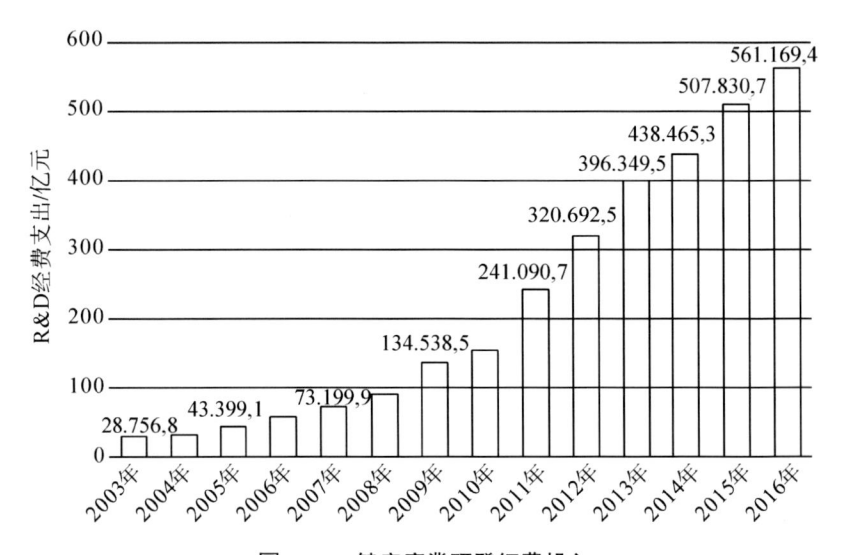

圖 1.21　健康產業研發經費投入

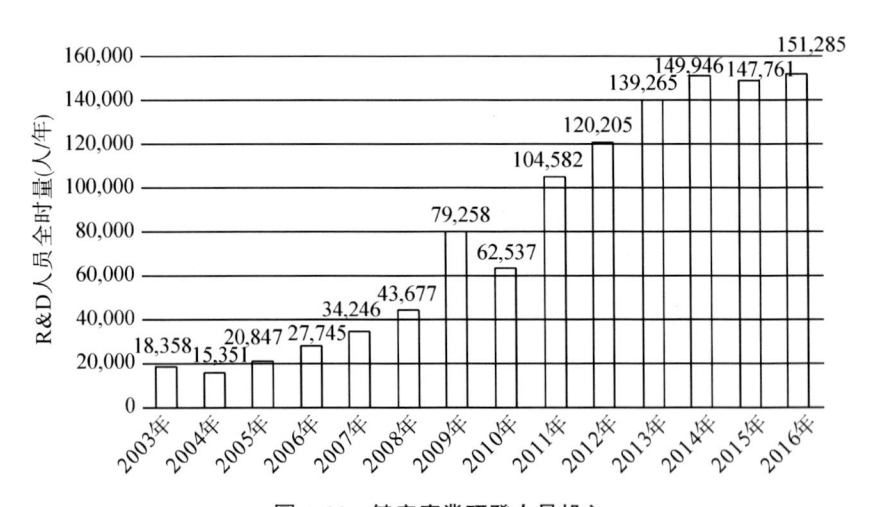

圖 1.22　健康產業研發人員投入

## 四、健康產業的對外開放

健康產業的對外開放主要包括國際貿易和國際投資,這一節將從這兩個方面分別分析健康產業的對外開放情況。

(一) 健康產業的國際貿易

圖 1.23 顯示了近 20 年來中國醫藥產業的進出口規模。總的來說,中國醫藥產業對外開放規模呈現逐步擴大的趨勢。特別是中國在 2001 年年底加入 WTO 和 2005 年進行匯率改革以後,進出口在很長一段時間內呈現高速增長的趨勢。2012 年以前,醫藥產業出口總額遠高於進口總額。自 2013 年開始,由於歐美經濟復甦的不確定性、國際藥品監管制度趨嚴、貿易保護加劇、人民幣升值壓力以及國內醫改的擴容加深,導致出口放緩,進口增長迅速,進口總額逐漸超過出口總額,進出口總額差異呈現持續擴大的趨勢。

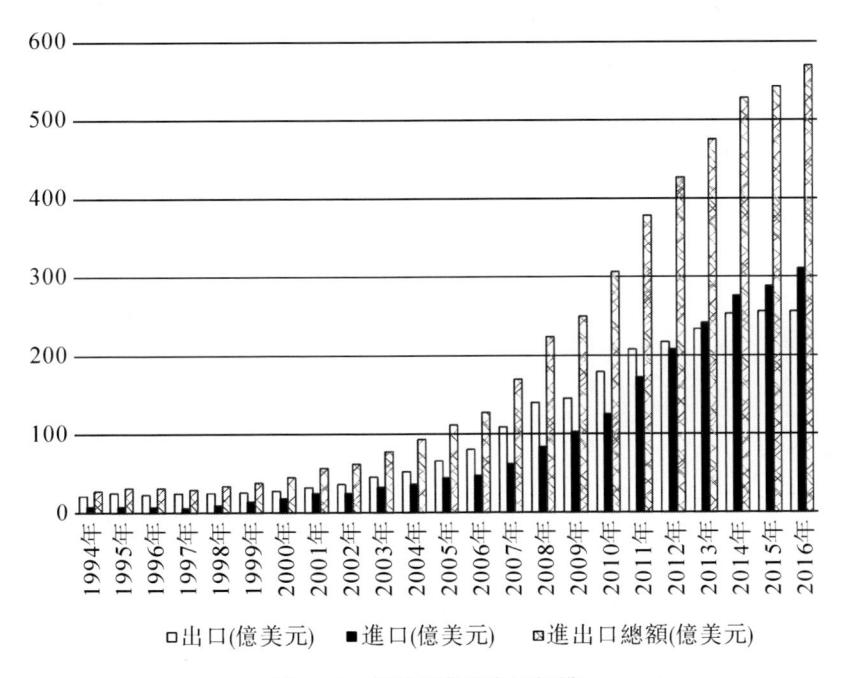

圖 1.23 醫藥產業進出口規模

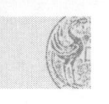

### (二) 健康產業出境直接投資

近年來，隨著中國改革開放進程的加快，健康產業發展良好，大量國內資本湧入健康產業，有的國內健康產業企業開始探索海外開拓之路。圖 1.24 描繪了 2012—2016 年中國健康企業對外直接投資的情況，可以看出，健康產業出境直接投資於近年興起並呈快速增長的態勢，在 2016 年出現了爆發性增長，全年投資累計金額近 8 億美元，超過了之前 4 年投資金額的總和。但是如果同外商直接投資相比，中國健康企業出境直接投資規模較小，金額較低。

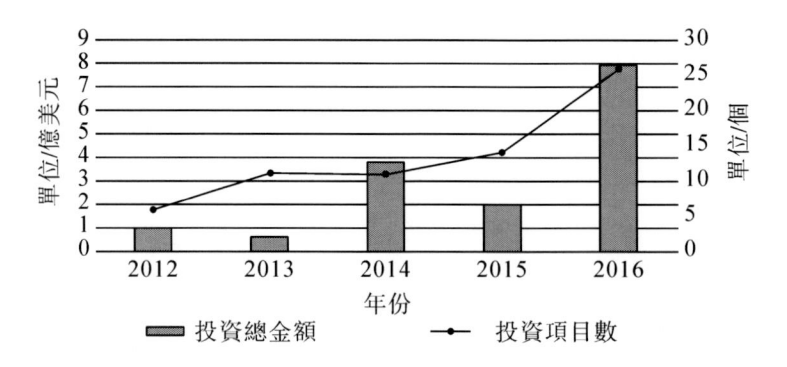

圖 1.24 2012—2016 年中國健康企業對外直接投資

資料來源：德勤中國醫療服務行業報告。

從圖 1.25 可以看出，從行業方面來看，健康產業直接投資主要集中在醫藥行業和生物科技行業。醫療器械類企業雖然投資項目數量較多，但是由於平均投資金額較低，累計金額較其他兩個行業低。同時，與外商直接投資不同的是，中國醫療服務類行業出境投資規模較小，中國企業直接在海外投資興建醫院或診所的投資意願不強烈。

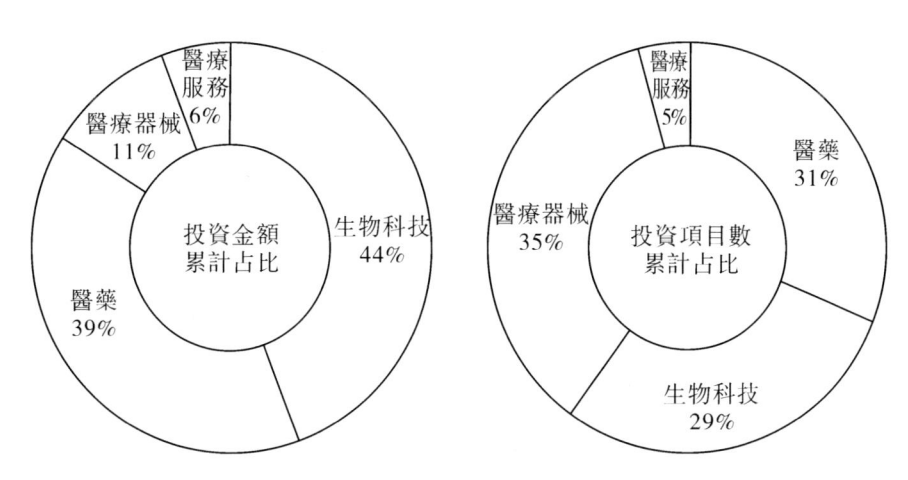

圖 1.25　2012—2016 年中國健康企業出境投資金額與項目行業占比

資料來源：德勤中國醫療服務行業報告。

## 第五節　衛生健康制度變遷規律及未來發展

### 一、衛生健康制度變遷規律

新中國成立 70 年來，衛生健康制度系統正在不斷升級。一方面，衛生健康制度涉及的主體和內容不斷增加。不僅相關的政策文件逐年增多，涉及的政府部門和社會參與主體也逐漸增多，衛生健康的治理模式從單一的統一領導、層級管理向多元參與治理變化，從封閉的行政決策逐漸轉變為開放的公共決策。另一方面，中國衛生健康制度在運行過程中的制度主體、子系統的種類增加，相應產生的內在問題不斷湧現。新中國成立初期，計劃經濟下政府的權威性相對比較高，政府的組織結構框架相對簡單，制度系統單一。但是，隨著社會經濟的發展以及衛生健康領域需求等的變化，對制度的功能要

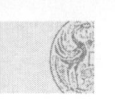

求越來越高。從早期主要是針對公共衛生防疫，逐漸發展到對衛生健康產品的多樣性、有效性以及對健康和醫療保障的公平性和可及性的要求逐漸增多。不僅如此，抗生素濫用等藥品不良反應日益嚴重、醫療費用迅速增長、醫患矛盾不斷顯現等問題，導致制度的內容不斷變化。

由於衛生健康制度系統的複雜性，衛生健康制度系統的變遷也表現出複雜性的普遍規律。

第一，由於複雜系統具有非均衡性，衛生健康制度系統在時間演化中表現出不可逆性。例如，雖然新中國成立早期的三級醫療衛生服務網和預防保健網在特定的歷史階段對促進和維護全民健康起到了重要作用，但是隨著以政府為主導的計劃經濟逐步轉變為充分調動市場機制的服務型政府治理模式，衛生健康制度系統需要通過雙向轉診和家庭醫生等全新的制度來加強基層衛生服務能力，實現衛生健康系統全面維護和促進健康的整體功能。

第二，基於系統科學的分形理論，作為社會制度系統的子系統，衛生健康制度的變遷與社會制度系統變遷基本保持一致。無論是政策法規還是治理模式的變化，不僅受到國內外制度系統的影響，而且其變化規律也與國內和國際社會制度系統變化的規律類似。因此，無論是深化醫藥衛生體制改革，還是實施健康中國戰略，不僅受到社會制度的制約，而且必須與社會的全面發展相吻合。同樣，衛生健康制度各子系統的變遷也與整體衛生健康制度系統的變遷基本保持一致，不僅需要開展「三醫聯動」，而且需要考慮公共衛生服務以及其他全生命週期的健康產業發展。

第三，衛生健康制度的變遷具有客觀性。衛生健康制度的變遷不以個別要素的變化或個別人的主觀意志為轉移。雖然在某些特定的歷史時期，可以表現為頂層設計的效果，但是本質上仍然是內在制度以及制度主體之間的競爭與協同的必然結果。例如，2001—2007 年，政府曾連續強製藥品降價 23 次，但都沒有達到預期效果。單方面改變某些藥品的價格，無法從系統上改變藥價虛高和「以藥養醫」等問題。因此，制度的設計必須建立在尊重人類社會發展規律以及市場規律等前提之下。

第四，基於混沌理論，衛生健康制度系統對初始條件具有敏感性，因此衛

生健康制度變遷具有路徑依賴性。雖然中國衛生健康制度在不斷發展與完善，但某些僵化和失靈的制度鎖定問題仍然非常嚴重。

其一，中國的城鄉二元制度以及計劃經濟的歷史沿革，對衛生健康制度的變遷起著重要的作用。例如中國的基本醫療保障制度，新型農村合作醫療制度的設計主要沿襲了傳統農村合作醫療管理體制，而城鎮職工和城鄉居民醫保則先後建立在新的制度之上，造成整體制度結構的差異性和行政管理的地方性，導致醫保碎片化程度愈來愈深，已形成積重難返之勢[①]。另外，計劃經濟下人們對社會福利和公益性也有認知鎖定。大眾固有的對政府提供醫療保障的信任和依賴，以及早期莆田系等民營醫療機構造成的負面影響，導致民眾對商業保險公司和民營醫療機構缺乏認同，相關的市場不健全，服務需求相對較少。

其二，中國政府部門組織結構不僅有嚴格的層級制度，而且與社會組織之間的關係紛繁複雜。政府組織間通常有行政關係、隸屬關係、業務指導關係，一個機構、兩塊牌子、一套人馬的現象比較普遍。同時，不同的政府職能部門代表著不同的利益集團。這些複雜的組織機構和人際關係，一方面使得制度系統維持相對的穩定性，缺乏變遷的動力；另一方面系統網絡的密度較高，網絡關係比較脆弱，制度系統的靈活性較差，因此缺乏對系統環境的適應性，使制度變遷的有序化穩定階段歷時較短。

其三，運用行政力量自上而下的政治動員機制在衛生制度的演化中起到了一定的作用，尤其是早期的愛國衛生運動。但是，隨著經濟和信息時代的發展，人們的理念和認知也在發生改變，政治動員的效果逐漸減弱。例如，同樣由愛國衛生運動委員會主導的健康城市建設，2013年以來，黨和國家領導人先後提出並多次強調要把人民健康放在優先發展的戰略地位，將健康融入所有的政策等，但在地方執行時尚未取得明顯的效果。

其四，中國中醫藥文化與飲食文化的歷史悠久，幾千年來為促進中國人民健康和生存做出了重要貢獻，但是隨著西醫在中國的迅速發展，中醫的教

---

① 顧昕. 中國醫療保障體系的碎片化及其治理之道 [J]. 學海，2017（1）：126-133.

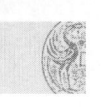

育、臨床使用和監督管理都經歷了巨大的變化。雖然 1986 年成立中醫藥管理局以及 2017 年正式出台《中華人民共和國中醫藥法》等體現了政府對中醫的重視和扶持，但是中西醫之爭一直影響著中國衛生領域部門的組織結構調整和職能的劃分。除此以外，中醫的醫藥不分以及藥食同源等理念，也一直潛移默化地影響著中國食品藥品乃至衛生健康制度的變遷。

## 二、衛生健康制度未來發展

新中國衛生健康制度正處在先解構後建構的過程當中，逐步實現新的結構構建和有序化的制度構建階段①。隨著中國經濟轉型以及治理結構的調整，尤其是在黨的十八屆三中全會提出的深化改革以及十九大提出的新理念、新觀點和新部署下，衛生健康制度將重點圍繞為人民群眾提供全方位全週期健康服務不斷完善和發展。正如《「健康中國 2030」規劃綱要》在序言中指出的，未來 15 年即 2016—2030 年，是推進健康中國建設的重要戰略機遇期。

首先，衛生健康制度系統的外環境變化莫測，要求制度系統的完整性和靈活性。除了衛生健康問題以及衛生健康治理問題日益全球化、複雜化及其不可預測因素外，5G 時代、人工智能以及基因工程等的快速發展，不僅會改變人們對衛生和健康的需求，而且促使人類重新認識生命、改變生命甚至創造生命。例如，2018 年 11 月人民網發布了首例人類基因編輯嬰兒誕生的消息，它向中國乃至全世界的衛生健康制度提出了挑戰。但同時，互聯網的飛速發展，也給公眾提供了一個突破時間和空間的信息獲取與發布平臺，使公眾能夠更加快捷地瞭解信息，為全民參與健康治理提供了技術支持和保障。

其次，衛生健康制度系統的邊界在不斷擴大。「健康中國戰略」要求把人民健康放在優先發展的戰略地位，為全體公民提供全方位全生命週期的健康保健。因此，衛生健康制度系統的範圍也不再局限於圍繞疾病的預防與診療等相關的制度主體和內容，而是包括所有與健康相關的制度系統。例如，

---

① 王虎峰. 深化醫改進一步向制度化建設邁進 [J]. 中國衛生，2017（11）：13.

## 第一章 衛生健康制度變遷總論

2019年國家統計局出台的《健康產業統計分類》將健康產業劃分為13個大類、58個中類、92個小類。除了傳統的醫藥衛生服務業和製造業外，與健康相關的智能設備製造、智慧健康技術和產品流通服務等也是健康產業的重要組成部分，具體包括如互聯網+健康服務平臺、健康大數據與雲計算服務、物聯網健康技術服務以及健康產品互聯網批發和零售等。

最後，衛生健康制度系統結構和耦合關係日益複雜。現有的制度結構和要素不斷發生變化。自2018年第八次國務院機構改革以來，中國衛生健康相關的機構也正在進行重大調整，各部門職能分工相較改革前更為明確。從中央到地方，各級職能部門已基本完成了機構調整，部門之間以及層級之間的權力和利益的博弈規則發生了改變，需要不斷調整和磨合。另外，隨著人口老齡化趨勢日趨嚴峻，國家、社會等各個方面對老年人的健康更加關注，相應的衛生健康服務需求將急遽增加。同時，衛生健康領域的新理念、新需求以及新科技，將不斷開創出新的醫養模式、康養模式以及長期照護制度，並與現有的醫療保障和養老保障系統構成複雜的關聯耦合。

針對上述衛生健康系統面臨的挑戰，我們首先需要樹立科學的健康及健康治理理念。在明晰健康的身體、心理和社會功能本質的基礎上，在衛生健康系統整體功能及公共價值上達成共識，形成科學的衛生健康觀，打破對神醫神藥的迷信，正確面對生、老、病、死。同時，在提高社會和全體公民的認知、感受和體驗的基礎上，加大社會組織和公眾在衛生健康領域的參與度，提高其責任感。這種共識與參與不僅有助於解決衛生健康系統內的矛盾，如醫患關係、過度醫療以及效率和公平等問題，也有助於制度系統功能與系統外環境相適應，在經濟轉型新常態下，降低對經濟增長的需求，構建和諧社會，全面促進人類的生存與發展。

其次，進一步明晰衛生健康系統及各子系統的邊界和功能，在提高制度本身的科學性和合理性的同時，更好地促進制度之間的融合程度，提高制度結構的完整性、有效性和靈活性。在加強政府對衛生健康系統的頂層設計及戰略方針的制定和實施等強制性的制度設計和安排的同時，也需要與非正規制度相互配合，實現制度互補。近年來的大部制改革在組織結構上為全面整

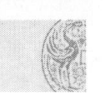

合醫療、醫藥、醫保以及食品安全和人口發展等問題提供了一定的制度結構基礎。接下來，需要全面整合和完善信息系統。一方面加強醫藥衛生系統內部信息系統的建立，為實現不同層級醫療機構之間的雙向轉診制度，以及遠程醫療等制度提供保障；另一方面也要與其他健康產業發展的信息系統匹配整合，建立完善的控制系統和反饋系統。

再次，構建動態、多元、互補的衛生健康協同治理機制，推進「將健康融入所有政策」，出台更加一體化、系統化的改革舉措，聯合多維度、多方面進行協同改革，增進衛生健康制度的整體功能，實現總體制度系統的協同效應。由於衛生健康領域的特殊性，無論是政府還是市場都存在失靈的問題，因此必須突破政府行政干預與市場機制調節的二元路徑，探索衛生健康制度的創新。政府需要在打破部門壟斷和條塊分割的同時，不斷加強對不同利益主體間的利益關係的協調能力，全面整合社會利益，逐漸退出直接配置資源領域，建立完善的市場價格機制和競爭機制，逐步實現管辦分開、政事分開、醫藥分開，並進一步推進「中華人民共和國衛生法」的制定，打破原來主要依賴部門的行政法規和政策的衛生健康制度，有效協調與衛生健康相關的法律法規，形成穩定的衛生健康制度系統結構和功能。基於共建、共治、共享的原則，整合社會力量，構建多元主體共同參與的平臺，在建立公立與私立機構和組織之間信任和溝通機制的基礎上，開展多方談判與合作，完善多元主體平等協商的機制，實現政府宏觀導向與非政府組織、公共和私營組織以及公民多方參與主體的協同，形成自上而下和自下而上良性互動的健康共治格局。

最後，積極參與全球健康治理，提高衛生健康制度系統的開放性。隨著全球化時代的到來，很多公共衛生問題變得更為複雜，例如傳染病潛在危險進一步擴大、疾病譜和生活方式改變等，需要中國與各國各地區分別在結合各自實際情況的前提下開展雙方乃至多方公共衛生問題的協同治理。這種多元化協同治理也會使得中國通過合作交流來逐步提高衛生健康制度系統的功能和可持續發展水準。同時，也將在衛生健康領域協同治理的基礎上進一步促進全球衛生健康制度的完善與發展。推進全球治理體制變革事關應對各種

全球性挑戰[1]，增加和加強全球健康治理話語權，是實現健康中國的重要支撐和保障[2]。

　　總之，衛生健康制度是一個開放的複雜動態系統，其形成及演變與其內部的組織結構、關係、功能有著密切的關係。同時，作為經濟、政治和社會保障等制度的重要組成部分，其改革與發展需要遵循人類健康發展的規律。因此，頂層的制度設計需要與衛生健康系統自組織演化規律相符合，制定相關的公共政策，創造支持環境，實現制度互補。同時，也要與制度環境相適應，與深化政治、經濟體制改革等相關制度配套，提高制度系統的開放性、適應性、靈活性和可持續性，真正實現將健康融入所有公共政策，國家和社會發展整體協調統一，並與國際社會秩序、全球健康等外界環境協調統一，進而引領人類社會的發展，構建人類命運共同體，為全面解決人類健康問題貢獻中國智慧和中國方案。

---

[1] 陳向陽. 習近平總書記的全球治理思想［J］. 前線，2017（6）：6-9.
[2] 王琪如，譚曉東.「一帶一路」背景下中國全球健康治理的角色定位［J］. 公共衛生與預防醫學，2018，29（5）：13-16.

中國衛生健康制度變遷

# 第二章
## 公共衛生服務制度變遷

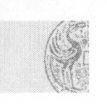

## 第一節　公共衛生服務制度

### 一、公共衛生服務制度相關概念

（一）公共衛生

人們對於公共衛生的理解隨著社會經濟的不斷發展而日益深入。現代公共衛生思想萌芽於19世紀40年代，強調從環境清潔方面改進居住、工作、供水、食物條件從而提高人群健康水準並降低死亡率；其結合時代的特點，多以社會運動的形式推廣開。1920年，Winslow認為公共衛生是一門通過有組織的社區活動來預防疾病、延長生命和促進心理和軀體健康，並能發揮更大潛能的科學和藝術，其工作範圍包括環境衛生、控制傳染病、進行個體健康教育、組織醫護人員對疾病進行早期診斷和治療，完善社會體制，保證每個人都享有足以維持健康的生活水準和實現其健康出生和長壽[①]。世界衛生組織從1952年開始採用並沿用該定義，學者們也根據公共衛生實踐的發展將其適度修訂。總體來說，公共衛生的概念主要涉及以健康促進、疾病預防、健康保護、延長壽命為目標的公共行動。

2003年，在經歷過抗擊「非典」的艱難歷程後，時任國務院副總理兼衛生部部長吳儀談道：「公共衛生就是組織社會共同努力，改善環境衛生條件，預防控制傳染病和其他疾病流行，培養良好衛生習慣和文明生活方式，提供醫療服務，達到預防疾病，促進人民身體健康的目的。」[②]

（二）公共衛生功能

公共衛生的功能是公共衛生具有的內在本質，而公共衛生服務是公共衛生功能的外在表現，是實現公共衛生最終目標的手段。在討論政府在公共衛

---

[①] 龔向光. 從公共衛生內涵看中國公共衛生走向 [J]. 衛生經濟研究, 2003 (9)：6-9.
[②] 吳儀. 加強公共衛生建設 開創中國衛生工作新局面：在全國衛生工作會議上的講話 [J]. 中國衛生質量管理, 2003 (4)：5-11.

生中的角色時，美國國家醫學科學院於 1988 年發布的專項研究報告提出公共衛生機構的三大核心功能：評價（Assessment）、政策制定（Policy Development）和保障（Assurance）[1]。其中，「評價」指的是定期並系統地收集、整理、分析並發布與健康相關的信息，包括健康狀況統計數據、社區衛生服務需求、與健康問題相關的流行病學等學術研究；「政策制定」是指促進科學決策和領導公共衛生政策的制定；「保障」是指通過多種政策手段（鼓勵、規制或直接供給其他私立或公共部門）向居民提供實現目標所必需的公共衛生服務，同時根據政策制定者和公眾的意見確定優先提供的基本服務項目，並採取補貼或直接供給的手段保障服務的可獲得性[2][3]。為了測量公共衛生工作的績效，這一公共衛生功能被細化為評定、調查、分析、倡導、厘定優先級、計劃、管理、執行、評估等 10 條可操作評價指標[4]。此後，基本公共衛生功能的操作化定義得到了進一步發展。表 2.1 比較了世界衛生組織、美國國家公共衛生績效標準規劃、泛美衛生組織、世界衛生組織西太平洋區域和世界銀行提出的公共衛生功能框架[5]。

（三）公共衛生系統與公共衛生服務體系

有學者將整個公共衛生體系進行細分，認為其主要由公共衛生服務（預防性干預和服務項目）與公共衛生管理（衛生監督和監測）系統、規制系統、資源系統、保障系統四大子系統構成，其中服務體系主要圍繞三大核心功能，即監測（疾病、需求、危險因素）、疾病防控、健康促進[6]。有學者根據國際

---

[1] Committee for the Study of the Future of Public Health, Division of Health Care Services, U. S. Institute of Medicine. The future of public health [M]. Washington, DC: National Academy of Sciences, 1988.
[2] Committee for the Study of the Future of Public Health, Division of Health Care Services, U. S. Institute of Medicine. The future of public health [M]. Washington, DC: National Academy of Sciences, 1988.
[3] 黃建始. 公共衛生的價值和功能 [J]. 中國健康教育, 2006（1）：67-69.
[4] MILLER C A, MOORE K S, RICHARDS T B, et al. A proposed method for assessing the performance of local public health functions and practices [J]. American journal of public health, 1994, 84 (11): 1743-1749.
[5] 劉寶, 姚經建, 陳文, 等. 基本公共衛生功能界定的國際比較 [J]. 中國衛生資源, 2006（5）：233-235.
[6] 吳靜, 劉遠立. 中國公共衛生系統架構分析及政策建議 [J]. 中國衛生事業管理, 2009, 26（5）：323-325.

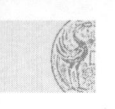

經驗並結合中國現狀，將中國現代公共衛生服務分為三大類：①以人群為服務對象的公共衛生服務，包括蟲媒控制、集體性健康教育和宣傳活動等；②以個體為服務對象的預防服務，包括預防接種、婚前和孕產期保健；③具有疾病預防控制、特殊人群保護等公共價值和公共衛生學意義的疾病治療①。

表 2.1　常見公共衛生功能框架比較

| 功能 | 世界衛生組織（1998年） | 美國國家公共衛生績效標準規劃（2005年） | 泛美衛生組織（2002年） | 世界衛生組織西太平洋區域（2000年） | 世界銀行（2004年） |
|---|---|---|---|---|---|
| | 提出組織 | | | | |
| 健康狀況監督與評價 | √ | √ | √ | √ | √ |
| 流行病學監測 | √ | √ | √ | √ | √ |
| 健康促進 | √ | √ | √ | √ | |
| 社會參與 | √ | √ | √ | √ | |
| 公共衛生立法和戰略規劃 | √ | √ | √ | √ | |
| 確保公共衛生法律、法規和規劃的施行 | √ | √ | √ | √ | √ |
| 衛生服務效果、可及性和質量的評估 | √ | √ | √ | √ | √ |
| 公共衛生研究與開發 | √ | √ | √ | √ | √ |
| 環境保護、職業衛生、特定衛生服務(如災害情況) | √ | | | | |
| 人力資源開發和能力建設 | | √ | √ | √ | √ |
| 跨部門協作 | √ | √ | | | √ |

中國的公共衛生工作主要表現為開展愛國衛生運動、實施專業公共衛生服務和項目、建立醫療服務體系。其中，愛國衛生運動主要通過發動群眾和社會的力量增強社會衛生意識，改造自然、改善環境、消除影響和危害健康的因素。專業公共衛生服務主要指以保障人民群眾身心健康為主要目的，以

---

① 呂筠，李立明．現代公共衛生體系的基本職能及其內涵［J］．中國公共衛生，2007（8）：1022-1024．

政府為主導，有關專業機構、團體和個人有組織地向社會提供疾病預防與控制、衛生監督、突發公共衛生、婦幼保健等公共服務的行為和措施。界定公共衛生服務體系的難點在於其與基層衛生服務的邊界交叉[1]。2006年《國務院關於發展城市社區衛生服務的指導意見》將初級衛生保健中的重要組成部分社區衛生服務區分為「疾病預防等公共衛生服務」和「一般常見病、多發病的基本醫療服務」，並開始對中西部地區的社區公共衛生服務進行補助。為了進一步明確初級保健中的公共衛生服務項目，有學者根據公共產品定義、服務的社會性影響和正外部性、國家和地區資源情況，將中國社區衛生服務區分為公共衛生服務、準公共衛生服務和私人衛生服務三類[2]。

2009年，《中共中央 國務院關於深化醫藥衛生體制改革的意見》中首次將公共衛生服務制度列為中國基本醫療衛生制度的四大子體系之一，並將後者整體作為公共產品向全民提供，提出「建立健全疾病預防控制、健康教育、婦幼保健、精神衛生、應急救治、採供血、衛生監督和計劃生育等專業公共衛生服務網絡，完善以基層醫療衛生服務網絡為基礎的醫療服務體系的公共衛生服務功能，建立分工明確、信息互通、資源共享、協調互動的公共衛生服務體系」的建設目標。

(四) 基本公共衛生服務

基本公共衛生服務的概念早期應用在世界銀行等國際機構的發展和援助項目中，被很多國家和機構認為是基本人權的保障措施。由於各國的經濟社會發展水準等方面的國情不同，基本公共衛生服務範圍也有所不同，並且將隨著社會經濟發展而不斷調整。

在中國，基本公共衛生服務是指由國家主導的疾病預防控制機構、城市社區衛生服務中心、鄉鎮衛生院等構成的城鄉基本醫療衛生機構，向全體居

---

[1] 王洪興，張韜，龔幼龍. 基本醫療服務與基本公共衛生服務在「保基本」中的同質性分析 [J]. 中國全科醫學，2014，17 (19)：2201-2203，2207.
[2] 郭清，許亮文，王小合，等. 社會衛生服務可持續發展相關政策 [C] //郝模. 醫藥衛生改革相關政策問題研究. 北京：科學出版社，2009：247-262.

民提供的具有公益性的干預措施，主要發揮疾病預防控制作用①。而國家基本公共衛生服務項目的制定和更新主要根據「居民的主要健康問題及其危險因素，按照干預措施的投入產出比、經濟社會發展狀況和國家財力等來篩選確定，主要通過城鄉基層醫療衛生機構向全體居民提供的公共衛生服務項目」②。

綜合文獻和中國公共衛生的實踐經驗，我們認為：①公共衛生是通過社會各個單元的多種形式的共同努力來建設和實現的，國家主導的公共衛生服務項目和通過醫療服務體系實現的公共衛生服務功能都是其建設形式，社會運動作為較早出現的一種建設形式也已被納入現代公共衛生服務制度中；②公共衛生服務體系是一個複雜的系統，其中的活動主要圍繞監測、疾病防控、健康促進、健康保護等功能展開，由於領域寬泛，因而常與其他社會管理系統有交叉；③公共衛生體系的終極目的不是提高公共衛生服務水準，而是通過公共衛生服務的遞送和公共衛生功能的實現，保障每個人的生活水準並提高全民的健康水準。本章將重點討論中國公共衛生服務體系及其保障制度的變遷，同時兼顧討論廣義的公共衛生體系的發展。

## 二、新中國公共衛生服務制度變遷相關研究

對新中國建立以後公共衛生整體制度變遷的研究較少。其中，少量研究探討了某一時期、某一子系統的制度變遷，更多研究從政策評價和體系改進的角度展開。「非典」發生以後，戴志澄於 2003 年回顧了中國衛生防疫體系自新中國成立以來五十餘年的發展階段，指出當時的公共衛生管理體制與國家發展需要不相適應，對「預防為主」方針貫徹不足③。李華等在 2004 年梳

---

① 陳文玲，易利華. 2011 年中國醫藥衛生體制改革報告 [M]. 北京：中國協和醫科大學出版社，2011：202.
② 國務院深化醫藥衛生體制改革領導小組辦公室. 深化醫藥衛生體制改革問答 [M]. 北京：人民出版社，2009.
③ 戴志澄. 中國衛生防疫體系及預防為主方針實施 50 年：紀念全國衛生防疫體系建立 50 週年 [J]. 中國公共衛生，2003（10）：1-4.

## 第二章　公共衛生服務制度變遷

理了農村公共衛生服務制度存在的問題，並探討了制度變遷的路徑選擇集[1]。田偉等梳理了中國公共衛生服務系統的歷史沿革[2]。傅鴻鵬等回顧了北京地區流動人口衛生管理政策的變遷歷程[3]。張萌等[4]和夏新斌[5]分別從服務提供機制和體系建設的角度研究了農村公共衛生服務的歷史變化。何曄梳理了改革開放以來公共衛生服務組織體系的變遷，發現組織體系從一元化模式變為多元化模式，影響組織體系變遷的因素來自市場、政府和社會等多方面[6]。陳會方等以廣西地區為例，研究了民族地區基本公共衛生服務均等化存在的問題，並從政府治理變遷的角度討論改進途徑[7]。李立明和姜慶武系統梳理了中國公共衛生發展簡史和現狀[8]。

在疾病預防控制制度變遷方面，白雅敏等採用文獻檢索、專家諮詢、文件閱讀與分類等方法，收集、篩選和分析中國慢性病防控相關政策，梳理了中國慢性病防控相關政策的發布背景、發布數量變化、內容演變和發展趨勢[9]。王祥對中國現有傳染病防治相關的法律法規進行綜合概述，闡述了中國傳染病防治主要立法以及法律制度的變遷，並介紹現有的傳染病防治相關法律法規和法律制度[10]。朱成華等簡述了中國慢性病防控政策的發展歷程，總結

---

[1] 李華，徐充，胡慕陶. 中國農村公共衛生服務制度變遷的路徑選擇 [J]. 中國衛生經濟，2004 (7)：32-33.
[2] 田偉，張鶯鶯，歐崇陽，等. 中國公共衛生服務系統的歷史沿革和存在的問題 [J]. 中國全科醫學，2006 (17)：1402-1404.
[3] 傅鴻鵬，何倩，王競波. 北京流動人口公共衛生管理政策的背景、變遷與走向 [J]. 中國衛生政策研究，2008，1 (3)：47-50.
[4] 張萌，王家耀，吳建，等. 中國農村公共衛生服務提供機制的歷史變化與問題 [J]. 中國衛生經濟，2010，29 (9)：13-14.
[5] 夏新斌. 中國農村公共衛生體系建設的歷史沿革與現狀分析 [J]. 現代醫院管理，2009，7 (6)：3-6.
[6] 何曄. 論中國公共衛生服務組織體系的變遷與發展 [J]. 長春理工大學學報（社會科學版），2012，25 (5)：19-21，45.
[7] 陳會方，許虹. 民族地區基本公共服務均等化問題特徵與政府治理變遷：以廣西公共衛生服務供給為例 [J]. 學習與探索，2014 (7)：57-60.
[8] 李立明，姜慶武. 中國公共衛生概述 [M]. 北京：人民衛生出版社，2018.
[9] 白雅敏，劉敏，陳波，等. 1984—2014 年中國慢性病防控相關重要政策的回顧分析 [J]. 中國慢性病預防與控制，2016，24 (8)：563-567.
[10] 王祥. 中國傳染病防治法律制度的完善 [D]. 天津：天津師範大學，2014.

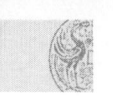

了相關政策評價研究的不足①。

在公共衛生監督制度變遷方面，闞學貴②總結中國公共衛生監督體系從建立到不斷完善的過程，列舉監督執法工作取得的成就，並提出伴隨改革開放及經濟建設的加快出現的問題及進一步完善中國衛生監督體系的措施。王漢松等③梳理了新中國成立以來尤其是改革開放以來食品等公共衛生監管體系改革和發展歷程。

在突發公共衛生應急管理制度方面，譚浩④分析了「非典」前後兩個時期中國公共衛生危機控制模式的制度變遷。孫梅等⑤系統檢索了中國十年來頒布的近百項國家層面的突發公共衛生事件應急處置政策，並從應急預案制訂、應急隊伍組建與培訓、應急物資保障、信息報告要求、現場處置分工、應急評估工作和治理方式七個方面進行政策變遷分析。

在婦幼保健制度變遷方面，李鴻斌等⑥回顧了中國改革開放以來的婦幼衛生政策，著重分析婦幼衛生政策面臨的挑戰，並探索對策措施，為豐富和完善中國婦幼衛生政策體系提供參考依據。中國婦幼衛生政策從時間上大致可做如下劃分：改革開放初期十年——婦幼衛生政策框架體系雛形建立；20世紀90年代——婦幼衛生政策體系得到充實和完善；21世紀至今——婦幼衛生政策向均等化惠民方向發展。張悠然等⑦收集中國1990年1月—2013年1月與婦幼衛生保健相關的政策文件和報告，結合當前醫藥衛生體制改革形勢，

---

① 朱成華，邵月琴，張一英，等．慢性病相關防控政策評價歷程及實施現狀［J］．上海預防醫學，2016，28（1）：19-23.
② 闞學貴．新中國公共衛生監督體系的建立和完善［J］．中華預防醫學雜誌，1999（6）：323-325.
③ 王漢松，陳文，孫梅．中國食品等公共衛生監管體系改革和發展歷程［J］．中國衛生政策研究，2009，2（2）：40-43.
④ 譚浩．論中國公共衛生危機控制模式的制度變遷［J］．衛生軟科學，2006（6）：529-530.
⑤ 孫梅，吳丹，施建華，等．中國突發公共衛生事件應急處置政策變遷：2003—2013年［J］．中國衛生政策研究，2014，7（7）：24-29.
⑥ 李鴻斌，顧建明，丁燕，等．改革開放以來中國婦幼衛生政策回顧與分析［J］．中國衛生政策研究，2011，4（10）：48-54.
⑦ 張悠然，張會，陳曉雲，等．中國1990—2013年婦幼衛生政策進程系統評價［J］．中國公共衛生，2014，30（5）：674-676.

對二十多年中國實施的與婦幼衛生直接或間接相關的衛生政策進展進行系統評價。

綜上所述，對公共衛生服務制度變遷主要使用政策文本分析等定性分析方法，缺少對整體公共衛生服務制度變遷的政策法規的梳理，缺少對整體公共衛生發展動因和未來趨勢的研究。所以，本研究要從整體公共衛生服務發展脈絡出發，對新中國成立七十年來公共衛生服務制度發展變遷進行階段特徵描述。在總結每個階段特徵的基礎上，探討中國公共衛生服務制度變遷的原因，總結公共衛生服務發生的變化和所取得的成就，並預測中國公共衛生服務制度未來發展趨勢。

### 三、本章研究框架和研究方法

綜合上述文獻分析，我們認為中國的公共衛生系統主要由公共衛生服務體系和愛國衛生運動兩種形式組成，其中專業公共衛生服務體系主要包括疾病預防與控制、衛生監督、婦幼保健、突發公共衛生應急管理四大子系統。結合這一特點，本章主要從公共衛生服務的總系統和其子系統分別梳理中國公共衛生服務制度的變遷階段和特點，再分析愛國衛生運動的階段和特點，主要分析對象是每階段與公共衛生服務領域的正式制度，包括政策體系和組織體系。

分析資料主要為中央政府發布的文件和資料，包括法律法規、政策文件，組織結構等。採用歷史–比較等定性分析結合政策文本量化分析的方法對中國公共衛生制度變遷進行總體和階段的特徵梳理，從制度經濟學、系統論等理論視角討論中國公共衛生制度變遷原因，結合二手數據總結中國公共衛生取得的成就的同時，對中國公共衛生未來發展趨勢進行展望。

## 第二節　公共衛生服務制度變遷具體情況

### 一、公共衛生服務政策發文趨勢

圖2.1顯示的是1949年至2017年國家級公共衛生政策文件發布數量的趨勢圖。通過此圖可以看出68年間，國家在疾病預防控制管理、衛生監督、婦幼保健管理、突發公共衛生管理這四方面政策發布的時間走勢和特點。1967—1977年即「文化大革命」期間，由於政治原因的影響，暫時未尋找到該時段的相關公共衛生政策文本，造成文本缺失。其他較早年份政策文件也可能由於機構改革、政府網站轉換等問題存在一定缺失情況。

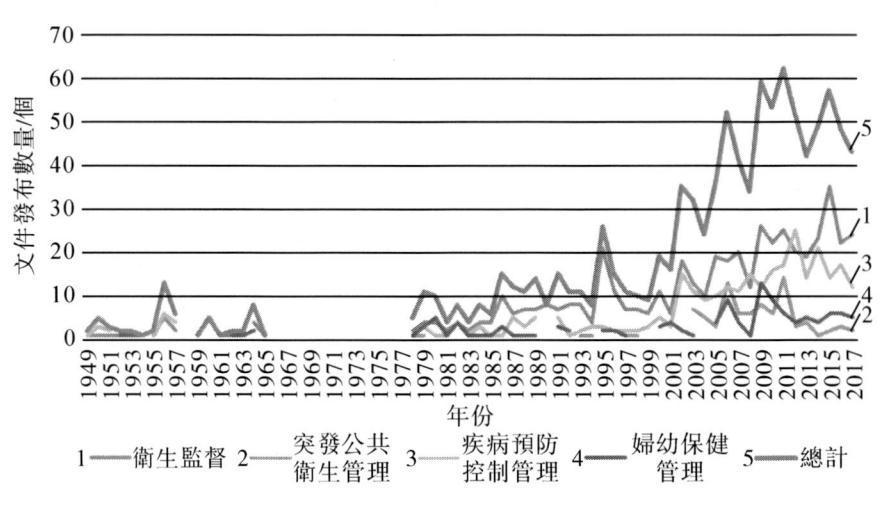

圖2.1　1949—2017年公共衛生國家級政策文件發布數量統計趨勢圖

總體上，公共衛生的政策文件發文數量在1995年達到高峰，在2002年以後波動上升，至2009年前後達到頂峰。除了突發公共衛生的政策文件首發時間（1978年）較晚以外，疾病預防控制管理、衛生監督、婦幼保健管理政策都從新中國成立之初就開始發布。改革開放後，衛生監督方面的政策發布最多且連續，在1986年、1995年、2009年、2015年出現多次發文高峰；疾

病預防控制管理方面的政策發文量次多,偶爾出現多年發文的年份,在 2002 年和 2011 年呈現發文高峰;婦幼保健管理和突發公共衛生管理方面的政策相對更少,但是婦幼保健管理領域在改革開放之初得到更多政策關注,突發公共衛生管理直到 2003 年才開始得到重視。根據政策的波動走向和重要政策發布的時間,大致可以把公共衛生服務制度的發展分為 1949—1978 年、1979—2002 年、2003—2008 年、2009—2018 年這四個時期。

## 二、公共衛生組織機構變遷

新中國成立後計劃經濟時期,主要由衛生部對公共衛生進行管理。1949 年,衛生部專門成立公共衛生局,統一負責全國的衛生防疫工作,1951 年至 1954 年先後更名為保健防疫局、防疫司,1955 年更名為衛生防疫局[1]。1949 年,衛生部下設婦幼衛生局對婦幼保健工作進行管理。隨著衛生防疫運動的深入開展,愛國衛生運動委員會於 1952 年成立,並在全國各地設立愛國衛生運動委員會辦公室,發動全國人民開展「講衛生、除四害(蚊子、蒼蠅、老鼠和蟑螂)、消滅疾病」運動。1953 年,仿照蘇聯的經驗和做法,政務院第 167 次會議批准,在全國各省、自治區、直轄市以及地(市)、縣(旗、區)建立衛生防疫站,負責預防性、經常性衛生監督和傳染病管理工作[2]。針對地方病的問題,中央不斷加強其管理工作。1955 年,中共中央成立了防治血吸蟲病九人小組,而後衛生部還成立了血吸蟲病防治局並配備下設機構。1960 年成立中共中央北方地方病防治領導小組,全國各地區也相繼成立領導小組和辦事處[3]。在環境保護方面,1972 年水污染問題引起國務院的重視,環境保護提上議程。1974 年 10 月,國務院環境保護領導小組正式成立,其主要職責是:負責制定環境保護的方針、政策和規定,審定全國環境保護規劃,組織協調和督促檢查各地區、各部門的環境保護工作。這便是 2018 年成立的生態環境部的前身(參見圖 2.2)。

---

[1] 曹榮桂. 衛生部歷史考證 [M]. 北京:人民衛生出版社, 1998.
[2] 戴志澄. 中國衛生防疫體系及預防為主方針實施 50 年:紀念全國衛生防疫體系建立 50 週年 [J]. 中國公共衛生, 2003(10):1-4.
[3] 雷海潮, 黃佳瑋, 侯建林, 等. 對中國公共衛生體制建設和有關改革的反思與建議 [J]. 中國發展評論:中文版, 2005, 7(A1):47-62.

# 中國衛生健康制度變遷

## 1949–1977
- 1949年，中央人民政府衛生部正式成立
  - 公共衛生局
  - 衛生計劃檢疫局
  - 婦幼衛生局
- 1952年，中央防疫委員會成立
- 1954年，中華人民共和國衛生部成立
- 1957年，愛國衛生運動委員會（由中央防疫委員會改名）
- 1962年，衛生部婦幼衛生司設立了計劃生育處
- 1964年，國務院計劃生育委員會成立
- 1974年，國務院環境保護領導小組正式成立

## 1978–1997
- 1978年，愛國衛生運動委員會重新成立
- 1981年，成立國家計劃生育委員會
- 1982年，衛生部設立衛生防疫司
- 1982年，組建城鄉建設環境保護部，內設環境保護局
- 1988年，增設國家環境保護局，承擔原來城鄉建設中的環保工作
- 1990年，衛生部增設衛生監督司，取代衛生防疫司，行使五大衛生職能

## 1998–2002
- 1998年，國家環境保護局升格為國家環境保護總局，是國務院主管環境保護工作的直屬機構
- 1998年，衛生部（10個內設機構）
  - 衛生法制與監督司（由衛生監督司變更）
  - 基層衛生與婦幼保健司（新增）
  - 疾病控制司（全國愛國衛生運動委員會辦公室）（新增）
- 1998年，組建了國家藥品監督管理局
- 1988年，國家出入境檢驗檢疫局（原國家進出口商品檢驗局、原農業部動植物檢疫局和原衛生部衛生檢疫局合併組建）
- 1999年，設立國家煤礦安全監察局
- 2001年，國家質量監督檢驗檢疫總局（國家質量技術監督局與國家出入境檢驗檢疫局合併）
- 2001年，組建國家安全生產監督管理局，與國家煤礦安全監察局一個機構現場牌子

## 2003–2007
- 2003年，將國家計劃生育委員會更名為人口和計劃生育委員會
- 2003年，組建國家食品藥品監督管理局
- 2003年，衛生部（13個內設機構）
  - 農村衛生管理司（新增）
  - 衛生執法監督司（由衛生法制與監督司變更）
- 2004年，衛生部成立衛生應急辦公室（突發公共衛生事件應急指揮中心）
- 2006年，衛生部（13個內設機構）
  - 疾病預防控制局（全國愛國衛生運動委員會辦公室）（由疾病控制司更名）
  - 衛生監督局（由衛生執法監督司更名）
  - 婦幼保健與社區衛生司（由基層衛生與婦幼保健司更名）

## 2008–2012
- 2008年，國家環境保護總局升格為環境保護部，成為國務院組成部門
- 2008年，國家食品藥品監督管理局由國務院直屬機構變成了衛生部的代管機構，喪失部門規章立法權

## 2013–2017
- 2013年，組建國家衛生和計劃生育委員會，整合衛生部、人口計生委的計劃生育管理和服務職責（21個內設機構）
  - 綜合監督局（由衛生監督局變更）
  - 體制改革司（國務院深化醫藥衛生體制改革領導小組辦公室）
  - 婦幼健康服務司（由婦幼保健與社區衛生司變更）
  - 食品安全標準與監測評估司（新增）
  - 計劃生育基層指導司
  - 計劃生育家庭發展司（新增）
  - 流動人口計劃生育服務管理司（新增）
- 2013年，國家食品藥品監督管理局升格為國家食品藥品監督管理總局，接受國務院直接領導

## 2018–
- 2018年，組建國家衛生健康委員會，整合國家衛生和計劃生育委員會、國務院深化醫藥衛生體制改革領導小組辦公室、全國老齡工作委員會辦公室的職責，工業和信息化部的牽頭《煙草控制框架公約》履約的工作職責，國家安全生產監督管理總局的職業安全健康監督管理職責（21個內設機構）
  - 婦幼健康司（婦幼健康服務司改名）
  - 老齡健康司（新增）
  - 職業健康司（新增）
  - 人口健康與家庭發展司（新增）
- 2018年，組建國家生態環境部，不再保留環境保護部
- 2018年，組建國家應急管理部，不再保留安全生產監督管理總局
- 2018年，組建國家市場監督管理總局，不再保留國家工商行政管理總局、國家質量監督檢驗檢疫總局、國家食品藥品監督管理總局

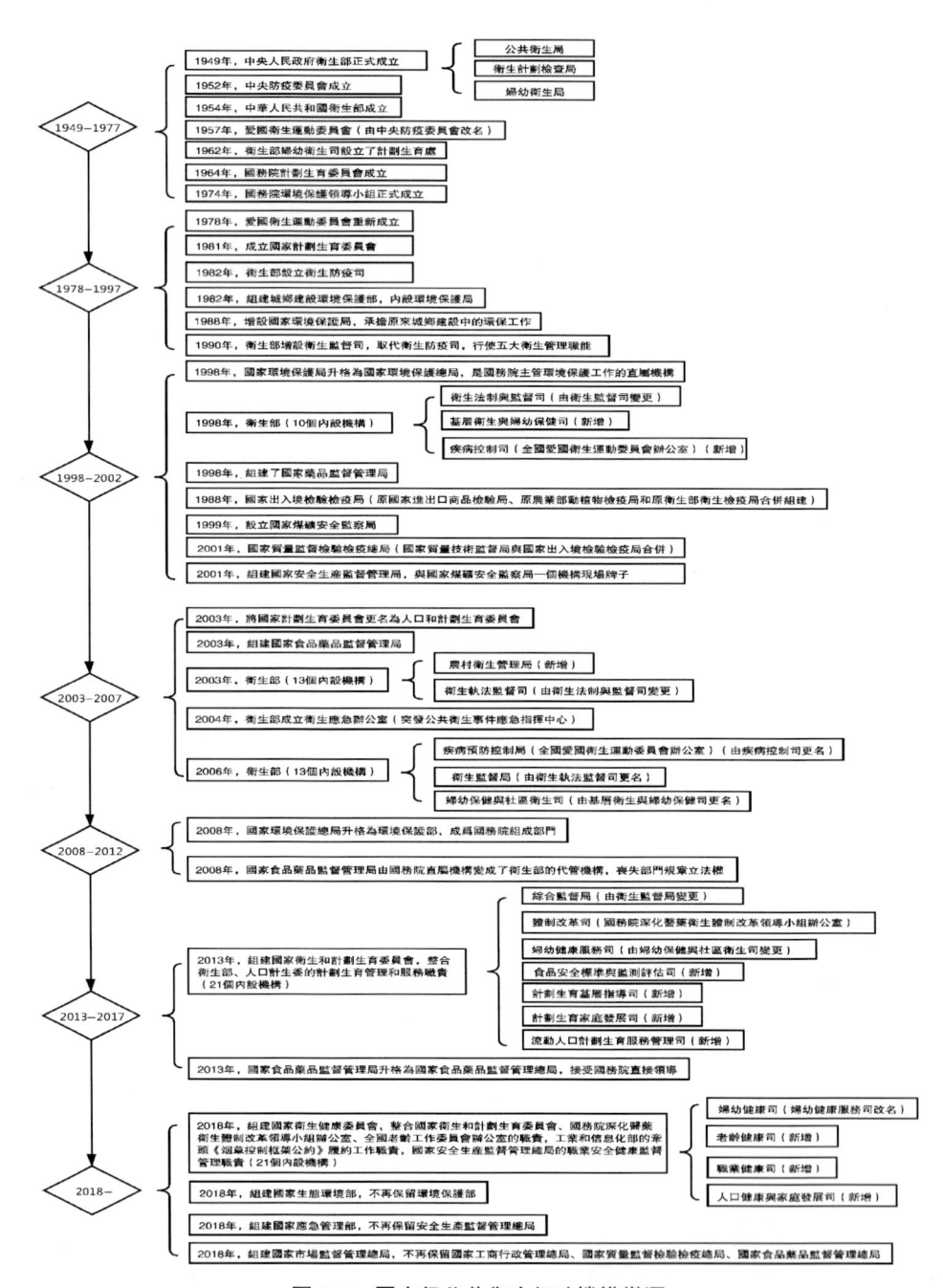

**圖2.2　國家級公共衛生行政機構變遷**

註：在大衛生、大健康視角下，本圖將環境保護等與公共衛生相關領域的機構變遷納入。

## 第二章　公共衛生服務制度變遷

長期以來，衛生部一直統一領導中國的公共衛生事業。隨著部分職能的分離，公共衛生職能不再統一，多部門參與管理中國的公共衛生事業，因此逐漸形成了多元主體管理的局面。1978年改革開放後，傳染病、地方病防治工作取得一定進展，因此關注重點逐漸轉移。1980年將中共中央北方防治地方病領導小組改為中共中央地方病防治領導小組。20世紀80年代中期，中共中央逐漸撤銷了血吸蟲病和地方病防治領導小組，由衛生部承擔其原有職責。1986年衛生部成立地方病防治局，於1989年改稱地方病防治司（辦）。1988年成立衛生監督司。1994年衛生防疫局改稱疾病控制司，並於1998年接管地方病防治辦公室職責。1998年，衛生監督司並入衛生法制與監督司，承擔傳染病防治和食品、職業、環境、放射、學校衛生的監督管理等；婦幼衛生司並入基層衛生與婦幼保健司，負責婦幼衛生相關政策制定，專項技術監督，協調健康教育；組建疾病控制司（全國愛國衛生運動委員會辦公室），負責組織基本防治、監測和突發公共衛生事件處置，以及愛衛辦日常工作。隨著中國經濟的快速發展，中國食品、化妝品類和旅館服務業等企業大批湧現，人民對衛生檢測與監督提出要求。因此1998年機構改革中還在衛生部之外成立國家藥品監督管理局和國家出入境檢疫局，1999年設立國家煤礦安全監察局。此次改革，衛生部分離出其部分職能：包括食品、化妝品等在內的健康相關產品的審批職能不再由衛生部負責，由新成立的藥品監督管理局負責；同時由新成立的國家進出入境檢驗檢疫局負責國境衛生檢疫和進口食品口岸衛生的監督檢驗。

中國於2003年與2008年進行過兩次機構改革，公共衛生服務管理機構也因此受到重要影響，得以全面建設和發展。隨著經濟發展的不斷深入，中國衛生監督工作進一步加強。2003年，在原來的國家藥品監督管理局基礎上設立國家食品藥品監督管理局，由新組建的國家食品藥品監督管理局繼續行使對食品、保健品和化妝品等健康相關產品綜合監督的職能。同時，隨著2003年「非典」的爆發，公共衛生危機應對體系暴露出其嚴重不足。因此，在戰勝「非典」危機之後，中國吸取教訓和經驗，2004年正式成立衛生應急辦公室，專門針對突發性的公共衛生事件進行處理，促進了突發公共事件應

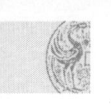

急體系工作的全面建設。2006年，國務院為了支持公共衛生體系建設，同意將衛生部下的疾病控制司更名為疾病預防控制局，將衛生執法監督司更名為衛生監督局，並擴大編制，從中央到縣級的四級疾病防控體系和衛生監督體系基本建立。2008年的機構改革探索實行職能有機統一的大部門體制，由衛生部領導管理原國家食品藥品監督管理局，並與所設食品安全綜合協調與衛生監督局分別承擔其部分職能，包括食品安全工作的監督處理；組建環境保護部，不再保留國家環境保護總局，從而成為國務院直屬部門。

隨著人們對健康的認識的轉變以及社會主義市場經濟初具規模，2013年的機構改革在小幅度精簡機構的基礎上，以職能轉變為核心，穩步推進大部制改革——整合衛生部和國家人口和計劃生育委員會部分職能，組建國家衛生和計劃生育委員會，不再保留衛生部、國家人口和計劃生育委員會。同時，設立綜合監督局負責醫療衛生、公共衛生、計劃生育的綜合監督。整合國家食品藥品監督管理局和單設的國務院食品安全委員會辦公室，組建國家食品藥品監督管理總局，同時分離國家質量監督檢驗檢疫總局、國家工商行政管理總局的部分職能，整合到國家食品藥品監督管理總局。進一步提高食品藥品監督管理水準，有利於對食品藥品實行統一監督管理。2018年的國務院政府機構改革取消了國家衛生和計劃生育委員會，代之以國家衛生健康委員會（簡稱衛健委），標誌著全國衛生工作的重點出現轉移，從關注計劃生育、疾病，到以促進大衛生、大健康發展為主。新組建的衛健委取消了原來與計劃生育相關的三個內設機構，新設了四個內設機構，其中老齡健康司、職業健康司、人口監測與家庭發展司的職責都側重公共衛生。此外，衛健委開始代管中國老齡協會，與民政部分工推進老齡事業發展；與海關總署建立健全在傳染病疫情和公共衛生事件應對和通報方面的合作與協作機制；其內設的規劃發展與信息化司承擔原來由工信部牽頭的《菸草控制框架公約》履約工作。這些改變擴展了衛生行政部門在領導和協調公共衛生事務的能力，增強了各部門之間的聯繫機制，有利於大衛生、大健康理念的實現。

## 三、公共衛生服務制度總變遷特點

(一) 福利性基層公共衛生服務制度確立時期（1949—1978 年）

在新中國成立後的 30 年間，中國在短時間內建立了一套低水準、全覆蓋、福利型的公共衛生體系，確保所有公民享有最基本、最公平的醫療服務[1]。計劃經濟時期的公共衛生政策和公共衛生體制是適度普惠型社會福利性質的，政府向全體公民提供免費基本公共衛生服務，其目標是「一切為了人民健康」。在這一階段，疾病預防和控制、衛生監督、婦幼保健這三個領域的服務體系基本建立。

新中國成立初期，中國傳染病、地方病（如克山病）、寄生蟲、營養不良等疫情嚴重。這一時期由於醫療資源相對較少，政策主要側重人口發展與針對傳染病的公共衛生。政府確立了「面向工農兵，預防為主，團結中西醫，衛生工作與群眾運動相結合」的四大工作方針，大力建設衛生局及各級各類醫療衛生機構，著力實行醫療衛生中西醫結合，重點開展婦幼衛生保健工作和愛國衛生運動，逐步開展地方病防治工作，同時開始關注傳染病的防治，發布《傳染病管理辦法》，實施國境口岸衛生檢疫制度。同時參照蘇聯的公共衛生模式，建立以環境衛生、食品衛生和營養工作、勞動衛生、學校衛生工作、放射衛生保護五大領域為主的公共衛生服務體系[2]，從而極大地提高人民群眾的身心健康狀況[3]。在計劃經濟制度下，國家財政對專職公共衛生機構進行全額撥款，大部分實行全額預算管理；而非專職公共衛生機構，包括承擔某些公共衛生職能的廠礦醫務室、農村衛生室的經費大多來自企業、鄉政府和村集體；由於藥品價格受到嚴格管制，公共衛生服務成本一直控制在較低水準[4]。但是在「文化大革命」期間，公共衛生服務體系受到嚴重影響，傳

---

[1] 葛延風，貢森. 中國醫改：問題·根源·出路 [M]. 北京：中國發展出版社，2007：81.
[2] 劉繼同，郭岩. 從公共衛生到大眾健康：中國公共衛生政策的範式轉變與政策挑戰 [J]. 湖南社會科學，2007（2）：41-47.
[3] 黃樹則，林士笑. 當代中國的衛生事業 [M]. 北京：中國社會科學出版社，1986.
[4] 李玉榮. 改革開放前新中國公共衛生事業的發展及其基本經驗 [J]. 理論學刊，2011（3）：51-55.

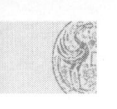

染病和寄生蟲疫情有所抬頭。

（二）公共衛生服務差異化和分散化發展時期（1978—2002年）

改革開放初期，公共衛生服務體系恢復發展，制度建設取得諸多進展，但是中後期隨著社會主義市場經濟改革的推進，經濟發展優先於社會發展，以公共衛生服務為代表的社會福利性和公益性產品被放到次要位置。在這一階段公共衛生服務體系建設側重衛生監督管理，市場化導向的醫療體制發展方向下政府對公共衛生服務的投入有限，導致公共衛生服務供給趨於差異化和分散化。

這一時期，公共衛生服務制度建設取得顯著進展：1978年國務院批准了《急性傳染病管理條例》，1979年衛生部發布《全國衛生防疫站工作條例》；1982年通過《中華人民共和國食品衛生法（試行）》，1986年通過《中華人民共和國國境衛生檢疫法》，1987年頒布《公共場所衛生管理條例》《愛滋病監測管理的若干規定》，1990年發布《學校衛生工作條例》，1989年《中華人民共和國傳染病防治法》審議通過，並於1991年發布配套《傳染病防治實施辦法》；通過多部法律，如1993年通過《中華人民共和國紅十字會法》，1994年通過《中華人民共和國母嬰保健法》，1995年通過《中華人民共和國食品衛生法》，1997年通過《中華人民共和國獻血法》，2001年通過《中華人民共和國職業病防治法》。此外，1979年在北京市和天津市開始傳染病的監測試點，此後以自願參加的方式在全國逐漸擴展為70個監測點，1989年根據概率抽樣方案確定了145個監測點，1990年實行新的登記報告制度。

改革開放以後，中國採取「以經濟建設為中心」的國家政策發展戰略，但各級政府在落實過程中不加區分地在所有政策領域推進市場化進程[①]。從1985年到1997年，這種市場化的改革趨勢在醫療衛生體制發展中得到體現，《中共中央、國務院關於衛生改革與發展的決定》明確樹立了以產業模式為標準，建立商業化、市場化的公共衛生服務制度的政策目標。20世紀80年代初開始實行各地衛生事業開支都由地方政府承擔的財政包干制。在醫療衛生服

---

① 張毅強. 國家發展戰略與公共衛生政策變遷 [J]. 人民論壇, 2012 (14): 32-33.

務領域也積極推行各種形式的承包責任制。衛生部等五部委發布《關於擴大醫療衛生服務有關問題的意見》，強調衛生防疫、婦幼保健、藥品檢驗等單位根據國家有關規定開展的有償服務的收入，應全部留給單位；醫療衛生事業單位實行「以副補主」。各地區之間的公共衛生發展出現差異，公共衛生服務機構創收的動機增強，一些公益性項目被迫縮減，《中華人民共和國傳染病防治法》的執法受到影響，其配套法規《國內交通衛生檢疫條例》1998年底才制定完成並發布，健康公平性下降。

隨著經濟的發展，公共衛生服務的側重點從傳染病轉向了慢性病，衛生監督管理不斷加強。隨著中國工業化、城市化、人口老齡化的加速，與環境污染、不健康的生活方式相關的衛生問題[①]逐漸增多，人們患慢性病的比率不斷上升。所以黨中央開始形成「以農村為重點，預防為主，中西醫並重，動員全社會參與」的工作方針，開始全力開展防治心血管、高血壓等慢性病的工作。1995年頒布《中華人民共和國食品衛生法》，明確將衛生監督職責從事業單位轉到衛生行政部門。1996年頒布的《關於進一步完善公共衛生監督執法體制的通知》理順了執法主體與執法隊伍之間的關係。1997年中共中央、國務院通過的《關於衛生改革與發展的決定》指出醫療衛生事業改革的重要內容是衛生監督體制的改革，同時明確了中國衛生監督體制改革的總體方向。2000年年初衛生部發布的《關於衛生監督體制改革的意見》提出將針對衛生監督職能和疾病預防控制職能分別成立專門的職能機構，從而使衛生監督進入一個嶄新的發展時期。

（三）公益性公共衛生服務體系全面建設時期（2003—2009年）

2003年爆發的「非典」等公共衛生突發事件，再加上「看病難、看病貴」問題日益突出，引發了對公共衛生服務體系發展的反思。公共衛生服務開始迴歸公益性，加大對公共衛生的財政投入，逐步改變公共衛生領域之前出現的過度商業化、市場化的現象，重新體現出公共衛生所具有的公共產品

---

① 孟慶躍. 公共政策、公共財政和公共衛生：「非典」防治策略對公共衛生體系改革與發展的啟示[J]. 中國衛生經濟，2003（7）：1-4.

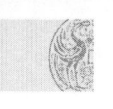

的屬性①。在這一階段公共衛生服務體系的建設取得巨大進步和豐碩成果，初步建立起現代公共衛生服務體系和政策框架。

隨著政府執政理念更加強調民生和社會管理，2007年黨的十七大報告把「人人享受基本醫療衛生服務」作為社會發展的目標之一。在此背景下，要求公共衛生服務兼顧質量和效率，適應經濟社會發展需要。中國公共衛生政策範式發生重大結構轉變，公共衛生開始逐漸迴歸公益性，政府開始推行公共衛生服務均等化②。

受到成功抗擊「非典」的激勵，疾病預防與控制管理和應急管理加強。2000年開始，中國逐步頒布了一系列慢性病相關的防治指南、規劃等，初步建立起防控重點疾病的防控體系。2003年發布《突發公共衛生事件應急條例》。2004年重新修訂《中華人民共和國傳染病防治法》，明確了傳染病監測和預警制度。2004年黨的十六屆四中全會明確提出要建立健全全社會預警體系。2005年，中國基本建成突發公共事件的應急預案體系框架，並制定《國家突發公共事件總體應急預案》。2006年2月，《國家突發公共衛生事件應急預案》和《國家突發公共事件醫療衛生救援應急預案》編制完成並發布。2007年《中華人民共和國突發事件應對法》通過，《中華人民共和國國境衛生檢疫法》修訂通過，突發公共衛生事件應急管理體系初步形成。2008年爆光的「三聚氰胺」奶粉污染事件引發社會震動。2009年2月，醞釀五年的《中華人民共和國食品安全法》通過，替代了之前的《中華人民共和國食品衛生法》，確定了分段監管體制，以強化對公共健康和生命安全的保障。

國家財政政策的不斷適時調整保障了「非典」期間中國人民群眾的生命財產安全。「非典」時期實施的相關財稅政策包括：中央財政不斷分批次下發專項資金用於非典型肺炎防治的有關工作；國家稅務總局也對受「非典」影響比較嚴重的部分產業給予各種稅收優惠政策。「非典」時期財稅政策的適應

---

① 張毅強. 國家發展戰略與公共衛生政策變遷[J]. 人民論壇，2012（14）：32-33.
② 王躍平，林懌昊，方良，等. 迴歸公益性：推進公共衛生服務均等化的基礎[J]. 中華疾病控制雜誌，2011，15（12）：1078-1080.

性調整，充分體現了財政對公共衛生事業的支持性作用。

（四）從基本公共衛生服務均等化到「健康中國」戰略（2009年至今）

隨著經濟水準的快速發展，民眾的健康觀念逐漸發生轉變，中國的醫療衛生事業正在以治病為中心向以健康為中心轉變。自從2009年中國實施基本公共衛生服務項目以來，基本公共衛生服務在經費和內容方面都有顯著進步。

這一階段，法律法規制度建設進一步推進。2009年通過《中華人民共和國食品安全法》，2011年、2016年、2017年三次修訂《中華人民共和國職業病防治法》，2012年通過《中華人民共和國精神衛生法》，2013年修訂《中華人民共和國傳染病防治法》，2015年和2018年兩次修訂《中華人民共和國食品安全法》，2019年通過《中華人民共和國疫苗管理法》。慢性病、傳染病、地方病及職業病防治的系統性增強，出台了一系列長期規劃，如《全國地方病防治「十二五」規劃》《「十三五」全國地方病防治規劃》《中國慢性病防治工作規劃（2012—2015年）》《中國防治慢性病中長期規劃（2017—2025年）》《突發急性傳染病防治「十三五」規劃（2016—2020年）》《職業病危害治理「十三五」規劃》等。

2009年，中共中央、國務院發布的《關於深化醫藥衛生體制改革的意見》，要求堅持公共醫療衛生的公益性質，堅持預防為主、以農村為重點、中西醫並重的方針，以逐步實現人人享有基本醫療衛生服務，明確提出全面加強公共衛生服務體系和衛生監督服務體制建設；要求明確國家基本公共衛生服務項目，逐步增加服務內容；鼓勵地方政府根據當地經濟發展水準和突出的公共衛生問題，在中央規定服務項目的基礎上增加公共衛生服務內容。同年，衛生部、財政部、國家人口和計劃生育委員會聯合發布《關於促進基本公共衛生服務逐步均等化的意見》，明確要求建立居民健康檔案、健康教育、預防接種、傳染病防治、兒童保健、孕產婦保健、老年人保健、慢性病管理、重性精神疾病管理等九類國家基本公共衛生服務項目。而後，衛生部發布的《國家基本公共衛生服務規範（2009年版）》進一步細化為10項，並將慢性病管理細化為2型糖尿病和高血壓患者健康管理兩項；《國家基本公共衛生服務規範（2011年版）》擴大至11項，增加衛生服務監督協管服務項目。2009年，按常住人口數確定國

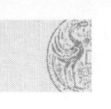

家基本公共衛生服務項目經費人均 15 元，2011 年增加到 25 元，以後每年增加 5 元，逐年上漲到 2018 年基本公共衛生服務補助經費標準人均 55 元。

2016 年提出「健康中國」戰略以來，國家財政推動的基本公共衛生項目的擴大在一定程度上補齊了地域、城鄉、收入差距造成的公共衛生服務不公平短板，不再滿足於追求公平，而追求共建共享，高效地實現全民健康的目的。政府協同社會力量，多元主體共同參與，從而形成上下貫通良性互動的健康共治格局。

中國不同時期公共衛生服務制度變遷特點可參見表 2.2。

表 2.2　中國不同時期公共衛生服務制度變遷特點

| 變遷特點 | 福利性基層公共衛生服務制度確立時期（1949—1978 年） | 公共衛生服務差異化和分散化發展時期（1979—2002 年） | 公益性公共衛生服務體系全面建設時期（2003—2008 年） | 基本公共衛生服務均等化到「健康中國」戰略（2009—2018 年） |
|---|---|---|---|---|
| 制度環境 | 計劃經濟 | 轉型期，社會主義市場經濟 | 法治，社會主義市場經濟 | 法治，社會主義市場經濟 |
| 制度供給和需求 | 計劃下低水準的絕對均衡 | 制度供給不能滿足人民制度需求 | 相對均衡 | 局部非均衡狀態 |
| 制度變遷的特徵 | 低水準、全覆蓋、福利型 | 商業化、市場化；不均等、不完善 | 公平可及；兼顧質量和效率 | 更公平、更全面的大衛生和大健康 |
| 疾病控制管理 | 探索性防控 | 防控體系構建基本完成 | 從防控各類疾病到關注危險因素 | 將健康融入各項公共政策 |
| 衛生監督管理 | 預防式監管 | 衛生監督體制不斷改革 | 行業監管加強 | 多元化、全流程監管 |
| 公共衛生應急管理 | 缺少法律和制度保障 | | 「一案三制」的綜合應急管理體系基本建立 | 總體國家安全觀下的公共安全分類管理體系 |
| 婦幼保健管理 | 計劃生育政策體系不斷完善 | 婦幼保健工作法制化 | 婦幼衛生具體化、標準化 | 婦幼衛生政策均等，惠民化 |

## 四、公共衛生服務主要子系統及愛國衛生運動的變遷特徵

（一）疾病控制管理制度變遷特徵

疾病控制管理主要包括慢性病控制管理、傳染病控制管理、地方病控制管理、職業病控制管理等。1949—2018年，按照政策文件及法律法規的下發機構、類型、數量以及涉及慢性病、傳染病、地方病、職業病的相關主題進行梳理，中國與疾病預防控制相關的重要政策共306個。2002年以前政策文件的年發布數量在0~5個範圍內波動，此後發文數量呈平穩上升趨勢，2011年之前年發文數量維持在10~15個。2011年開始實施「十二五」規劃以來，政策發文數量明顯增加，每年新增15~25個（參見圖2.3）。根據不同時期政策發布特點，可將疾病控制管理制度分為5個階段。

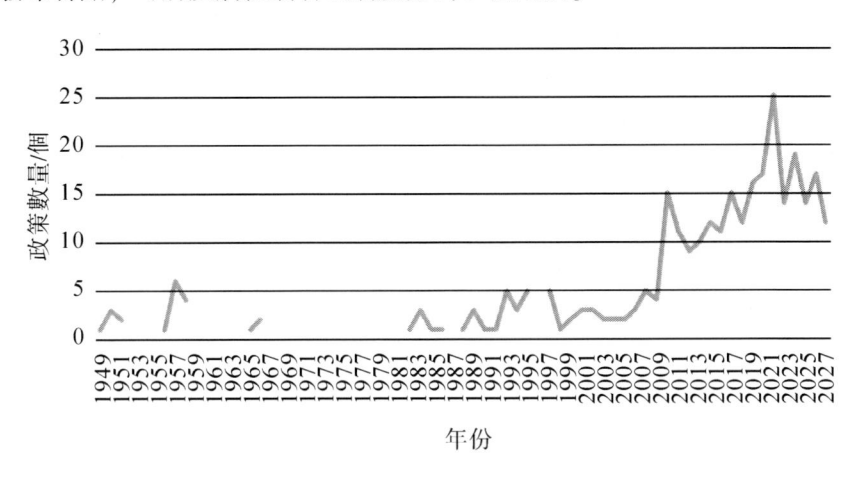

圖2.3 疾病控制管理國家級政策發布數量趨勢圖

1. 初創時期（1949—1955年）

這一階段，主要針對傳染病、地方病、職業病初步開始探索性防控工作。新中國成立以後，參照蘇聯經驗，逐步建立衛生防疫站，建立法定傳染病的疫情報告及反饋系統。1953年，經中央政府政務院批准建立全國四級衛生防疫站。1954年，衛生部發布《衛生防疫站暫行辦法和各級衛生防疫站組織編制規定》，明確預防性、經常性衛生監督和傳染病管理工作屬於

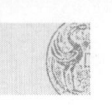

防疫站職責①。針對地方病，1953年開始關注血吸蟲病防治問題；1955年中共中央成立了防治血吸蟲病領導九人小組和血吸蟲病研究委員會，同時衛生部還成立了血吸蟲病防治局。同年年底，毛澤東在《徵詢對農業十七條的意見》中提出：「在七年內，基本上消滅若干種危害人民和牲畜最嚴重的疾病，例如血吸蟲病、血絲蟲病、鼠疫、腦炎、牛瘟、豬瘟等。」這昭示了控制傳染病、地方病的決心。

新中國成立後針對傳染病進行了許多立法工作，逐步完善傳染病防治法律制度，從而預防、控制和消除傳染病的發生，保障公眾身體健康和公共衛生。1950年，中央政府政務院下發了《關於發動秋季種痘運動的指示》，決定在全國普遍接種牛痘，衛生部於同年發布《種豆暫行辦法》，旨在徹底消除天花。1955年，衛生部頒發了《傳染病管理辦法》，首次將傳染病分為甲、乙兩類管理，確立了傳染病報告制度和對傳染病病人的隔離治療制度。中國最早的地方病相關控制法案是《日本住血吸蟲病防治方案》。中國最早於1951年頒布《勞動保護條例》保護勞動者權益。

2. 發展時期（1956—1987年）

這一階段的20世紀60年代，國家經濟發展受到影響，疾病控制的法制化進程也受阻。但疾病控制管理有了巨大的進步，尤其是職業病管理體系構建在這一階段基本完成。

三年困難時期，衛生防疫工作受到地方改革等的影響，人員流失，傳染病疫情抬頭。1956年，衛生部擴大了乙類法定傳染病的範圍。1964年，衛生部發布《衛生防疫站工作試行條例》，保障了衛生防疫體系的繼續發展。「文化大革命」期間，衛生防疫工作受到嚴重影響，直到改革開放以後才逐步恢復。1978年國務院批准了《急性傳染病管理條例》，加強了衛生防疫體系在傳染病防控中的職責。此後，衛生防疫機構在數量、質量上得到發展。

1957年，國務院發布了《關於消滅血吸蟲病的指示》，總結了前一階段

---

① 戴志澄. 中國衛生防疫體系及預防為主方針實施50年：紀念全國衛生防疫體系建立50週年［J］. 中國公共衛生，2003（10）：1-4.

第二章　公共衛生服務制度變遷

在專業防治機構和隊伍、發動群眾與科學技術相結合等方面的經驗。1970年，組建了中共中央南方十三省（自治區、直轄市）防治血吸蟲病領導小組。1973年，中共中央重建北方防治地方病領導小組，學習和推廣南方地區的經驗，大力推進群眾運動，充分發揮「赤腳醫生」、衛生員的作用，抓好地方病工作。20世紀70年代，缺碘病區還開始推廣使用碘鹽。1980年，組建中共中央地方病防治領導小組。1986年，中共中央撤銷中央血吸蟲病、地方病兩個防治小組及其辦事機構，其職能由衛生部新設的地方病防治局負責。

20世紀五六十年代河南省林縣食管癌高發，針對這一情況建立了中西醫結合醫療科研隊伍，這標誌著中國開始進行慢性病防控工作[1]。從1979年開始，首先在北京市、天津市開始以傳染病為核心的監測試點工作，並從1980年開始以自願參加的方式建立了長期綜合基本監測系統，覆蓋全國70個監測點，增加慢性病等監測內容[2]。此間，中國為了應對慢性病多發的情況，開始組織單一疾病或危險因素的流行病學調查。

1957年《職業病範圍和職業病患者處理辦法的規定》將14種病因明確、危害較大的職業性疾患列為法定職業病。相對於其他疾病，較早完善針對職業病的基本行業法規體系。1983年《職業中毒與職業病報告試行辦法》修訂為《職業病報告辦法》。鑒於全國鄉鎮企業職業衛生的嚴峻形勢，1987年頒布《鄉鎮企業勞動衛生管理辦法》；同年修訂《職業病範圍和職業病患者處理辦法的規定》，法定職業病名單擴大到9大類99種[3]。

3. 初步建立時期（1988—2001年）

地方病控制體系、疾病監測制度、慢性病防治體系在這一時期得到初步建立。1988年衛生部出台《關於進一步加強地方病防治工作的幾點意見》，

---

[1] 朱成華, 邵月琴, 張一英, 等. 慢性病相關防控政策評價歷程及實施現狀 [J]. 上海預防醫學, 2016, 28（1）: 19-23.
[2] 陳明亭, 楊功煥. 中國疾病監測的歷史與發展趨勢 [J]. 疾病監測, 2005（3）: 113-114.
[3] 朱素蓉, 戴雲, 高智群, 等. 中國職業病防治法律體系的歷史、現狀和發展 [J]. 環境與職業醫學, 2013, 30（11）: 839-841, 846.

111

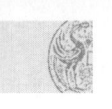

之後出台了一系列地方病控制標準，初步建立起地方病控制體系。1989 年 9 月開始正式實行的《中華人民共和國傳染病防治法》明確實行預防接種制度，首提疫情公布制度，明確了衛生行政部門的監督職能。

1989 年，採用分層隨機抽樣的方法，以衛生防疫站為基礎，在全國範圍內建立了 145 個疾病監測點，對出生、死亡、甲乙丙三類法定傳染病、兒童計劃免疫的接種進行監測，此後成立了疾病監測小組並完善了疫情報告制度，建立了單病種監測系統[①]，為疾病監測系統的建立打下了堅實的基礎。

1997 年，中國開始建立社區慢性病綜合防治示範點，試行《全國社區慢性非傳染性疾病綜合防治方案》，慢性病防控工作向綜合管理的方向轉變。同年國務院辦公廳印發《關於印發中國營養改善行動計劃的通知》，更加關注慢性病影響因素的干預。1999 年衛生部與中國高血壓聯盟聯合發布了《中國高血壓防治指南（試行本）》，這是自《中國高血壓治療指南》1959 年首版以後第五次修訂，從更名的情況來看更強調預防了。2000 年衛生部頒布《全國衛生監督體制和疾病預防控制體制改革》，指出國家、省、市和縣各級疾控機構承擔慢性病防控職責，並納入社區（鄉鎮）衛生服務。

4. 加強時期（2002—2010 年）

「非典」疫情爆發以後，疾病防控工作得到了中共中央和國務院的高度重視。2004 年通過了《中華人民共和國傳染病防治法》（修改稿），增大了疾控部門在傳染病控制中的強制力。疾病監測系統得到了快速發展，建立了傳染病與突發公共衛生事件網絡直報系統。另外，中國各省、自治區、直轄市逐步建立和完善了慢性病檢測系統、重點慢性病監測信息系統等，並創建了 265 個國家級及省級慢性病綜合防治示範區。此外，在 64 個城市和 97 個農村地區建立了慢性病監測系統。

隨著對疾病危險因素研究的深入，對慢性病的控制思路逐漸從強調治病轉向干預和控制慢性病危險因素。早期慢性病的防控重點主要關注各類疾病，

---

[①] 陳明亭，楊功煥. 中國疾病監測的歷史與發展趨勢 [J]. 疾病監測，2005（3）：113-114.

繼續頒布了一系列慢性病相關的防治指南和項目辦法，包括《中國糖尿病防治指南》《中國腦血管病防治指南》《癌症早診早治項目管理辦法》等。隨著人群慢性病危險因素流行日益嚴重，中國逐漸加強了對慢性病危險因素如菸草、膳食的關注。在菸草方面，2003年年底，中國正式簽署《世界衛生組織菸草控制框架公約》，並經全國人大常委會批准，於2006年正式生效；中國承諾將在價格與稅收、無菸政策、健康警示、健康教育等方面逐步減少菸草使用。但是相關政策推進緩慢，2007年才成立菸草控制框架公約履約工作部際協調領導小組，僅有數個城市實施了公共場所禁止吸菸的法規。相比之下，營養方面的推進阻力更小。2001年，國務院辦公廳印發《中國食物與營養發展綱要（2001—2010年）》，制定了從食物保障到營養攝入結構等一系列發展目標。2007年印發了《衛生部辦公廳關於開展全民健康生活方式行動的通知》，並且由衛生部疾控局、全國愛國衛生運動委員會辦公室和中國疾控中心共同發起了「全民健康生活方式行動」，旨在傳播健康知識，促進居民健康行為。

2002年出台了《中華人民共和國職業病防治法》。2003年10月23日，中央機構編制委員會辦公室下發《關於國家安全生產監督管理局（國家煤礦安全監察局）主要職責內設機構和人員編制調整意見的通知》，將原來由衛生部承擔的職業衛生監督檢查職責調整給國家安全生產監督管理局。2005年，該機構升級為國家安全生產監督管理總局，下設職業安全健康監督管理司。

5. 全面發展時期（2011—2019年）

2012年衛生部等十五部門聯合下發了中國第一個慢性病中長期防控規劃——《中國慢性病防治工作規劃（2012—2015年）》，該規劃體現了中國「將健康融入各項公共政策」的發展戰略。隨後，中國陸續出台了一系列體現這種發展戰略的政策文件，如《全民健身計劃（2011—2015年）》《中國菸草控制規劃（2012—2015年）》《中國食物與營養發展綱要（2014—2020年）》《中國防治慢性病中長期規劃（2017—2025年）》等。

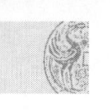

修訂了一系列法律法規。2011 年，通過了《中華人民共和國職業病防治法》修訂案，標誌著「政府統一領導、部門依法監管、企業全面負責、群眾參與監督、全社會廣泛支持」的職業衛生監察格局基本形成。2013 年，新修正的傳染病防治法完善了傳染病病種和防控措施調整制度，從而能更好地配置防治資源。衛生計生部門公布了《結核病防治管理辦法》《性病防治管理辦法》等 10 部部門規章，制（修）訂了 50 項傳染病診斷相關標準；教育部門建立了學校和托幼機構傳染病疫情報告工作規範及入托、入學兒童預防接種證查驗制度；農業部門發布了人畜共患病名錄；水利部門發布了《水利血防技術導則》；質檢部門制定了口岸衛生檢疫行業標準——從制度上保證了傳染病防治工作的落實。[1]

2016 年中共中央、國務院印發的《「健康中國 2030」規劃綱要》更是進一步把疾病預防和控制工作推向了前端，提出「落實預防為主，推行健康生活方式，減少疾病發生，強化早診斷、早治療、早康復，實現全民健康」，更加強調對健康素養、生活方式、健康環境等健康決定因素的干預和控制，基於大健康的理念來治理公共衛生，推進健康中國戰略的實施。

（二）衛生監督管理制度變遷特徵

中國公共衛生監督管理範圍主要包括食品衛生、職業衛生、學校衛生、環境衛生、放射衛生五大衛生。1949—2018 年，按照政策的頒布機構、數量、文件類型以及涉及食品衛生、職業衛生、學校衛生、環境衛生、放射衛生的相關主題進行梳理。1949—1986 年，相關的衛生政策發布數量為 0~5 條，1986—1993 年開始逐漸增多，1995 年發布的政策顯著增加，並在 1995—2002 年維持在 6~11 條相對平穩的狀態。2003 年後，政策發布數量穩步增加，保持在 10~35 條（參見圖 2.4）。

---

[1] 張毅強. 國家發展戰略與公共衛生政策變遷 [J]. 人民論壇, 2012 (14): 32-33.

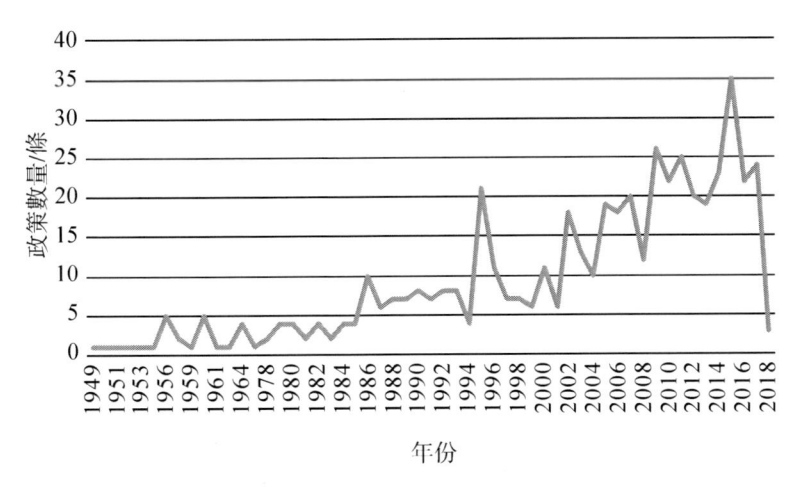

圖 2.4　衛生監督國家級政策發布數量趨勢圖

根據不同時期政策發布特點，可將衛生監督管理制度分為以下 3 個階段：

1. 創立及發展階段（1949—1994 年）

1949 年衛生部提出「預防為主」的衛生工作指導思想。同年，衛生部專門成立公共衛生局，承擔衛生監督管理的職能。1953 年成立的全國性質的衛生防疫站主要進行衛生監督監測工作，進一步保證中國衛生監督制度的實施。1957 年《衛生檢疫條例》發布並實施，確立了中國的衛生監督制度和機構。1982 年，衛生部又設立衛生防疫司，負責中國的公共衛生事業，主要包括食品、職業、環境、勞動和放射衛生五大衛生管理。1990 年，增設衛生監督司，其承擔原衛生防疫司的五大衛生管理職能，並由衛生監督司專門負責。

2. 改革階段（1995—2002 年）

1995 年，《中華人民共和國食品衛生法》通過，引發了這一階段食品衛生相關政策的頻繁發布。隨著《中華人民共和國食品衛生法》的頒布，中國衛生監督主體由事業單位轉變為衛生行政部門。衛生監督工作是中國醫療衛生事業的保障。1997 年，中共中央、國務院發布《關於衛生改革與發展的決定》，明確指出中國若要全面推動衛生體制改革必須把握好衛生監督體制改革的總體方向。1998 年，衛生部在原衛生監督司的基礎上組建衛生法制與監督司，其不僅承擔公共衛生監督管理職能還負責中國的衛生立法工作。2000 年，

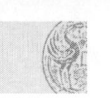

衛生部印發《關於衛生監督體制改革實施的若干意見》，對衛生監督管理相關工作進行了較為詳細的規定。2002年，衛生部正式成立衛生監督中心。這一時期中國的衛生監督管理工作發展到一個嶄新的階段，衛生體制改革全面展開。

3. 建設及完善階段（2003年至今）

2003年，「非典」疫情引發了一系列制度變革。在戰勝「非典」危機之後，中國吸取教訓和經驗，黨中央明確提出，要在三年內建立健全中國的衛生執法監督體系。2004年，衛生部設立衛生執法監督司，負責中國的公共衛生監督工作，從而進一步加強衛生監管職能。國務院於2004年頒布了《關於進一步加強食品安全工作的決定》，正式確立了分段監管體制，分離了衛生部的部分職能，衛生部不再承擔食品加工環節的監管。增加質檢部門並由其承擔食品監管等職能，從而弱化衛生部的主導作用[①]。而後，《關於衛生監督體系建設的若干規定》（2005年）、《關於衛生監督體系建設的實施意見》（2006年）等文件發布，對中國衛生監督工作的相關問題做出詳細的闡釋，肯定了衛生監督在中國衛生事業中的重要作用，中國衛生監督體系逐步走向完善。

2009年深化醫藥衛生體制改革提出全面加強公共衛生服務體系建設，深入開展愛國衛生運動，加強衛生監督服務：大力促進環境衛生、食品衛生、職業衛生、學校衛生、放射衛生的監督管理。「新醫改方案」中提出「建立嚴格有效的醫藥衛生監管體制」作為「八柱」之一，體現出衛生行業監管已經被納入中國整體衛生醫療體制改革規劃中，並通過與醫療服務、醫療保障、藥品等領域的相互協作，共同推進醫改。新醫改還在政府監管為主的基礎上提出多元監管的思路。

黨的十八屆五中全會以來，黨和政府確定了健康中國戰略。2016年全國衛生與健康大會將「綜合監管制度」列為五項基本醫療衛生制度，充分說明了建立全行業綜合監管制度的重要性，與之相對應的衛生行業監管體制改革

---

[①] 劉鵬. 中國食品安全監管：基於體制變遷與績效評估的實證研究［J］. 公共管理學報，2010，7（2）：63-78.

也進入了新的階段。2017 年《「十三五」深化醫藥衛生體制改革規劃》明確提出建立「新的衛生綜合監管制度」，鼓勵和引導行業協會、獨立機構等參與監管工作，盡快形成多元監管格局。2018 年國務院發布《關於改革完善醫療衛生行業綜合監管制度的指導意見》，對於建立和完善新時期衛生監管體系具有重要意義；提出要明確各方在未來的多元監管格局中所要承擔的責任和要起的作用，多方參與，形成合力，共同為「健康中國建設」提供有力的保障。衛生監管制度地位空前提升，制度建設加快推進。

（三）公共衛生應急管理制度變遷特徵

1949—2017 年，按照政策的頒布機構、數量，對涉及突發公共衛生事件相關主題的政策文件進行整理分析。結果顯示，與突發公共衛生相關的重要政策共 98 個。1949—2002 年與突發公共衛生相關的直接政策文件較少，僅有 1~3 個。2003 年對於中國公共衛生突發事件管理來說是一個重要節點，2003 年爆發「非典」之後，國務院及各級政府、相關部門陸續出台了一系列的政策（參見圖 2.5）。

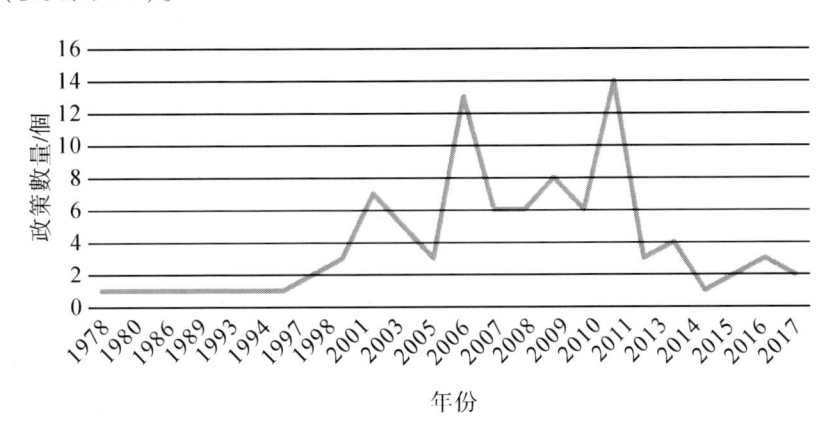

圖 2.5 應急管理國家級政策發布數量趨勢圖

根據不同時期政策發布特點，可將公共衛生應急管理制度實施時間分為以下 3 個階段：

1. 管理不足階段（1949—2002 年）

新中國成立之後，隨著經濟快速發展，社會不斷進步，除了自然災害外，

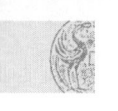

危及公眾生命健康和身體安全的突發公共衛生事件越來越多，如生產事故、公共衛生事件等。雖然政府也制定了一些突發事件應急方法，頒布了一些專業法（1986年通過的《中華人民共和國國境衛生檢疫法》和1989年通過的《中華人民共和國傳染病防治法》等），但國家仍缺少一套完整的突發公共危機應急體系，並且缺少法律和制度的保障。

2. 建設發展階段（2003—2007年）

2003年「非典」疫情爆發，暴露出中國應對突發公共衛生危機的嚴重不足。在戰勝「非典」危機的表彰大會上，明確表示要注重政府管理的非常態化。黨中央也明確提出，要在三年內建立健全突發公共衛生應急機制。隨後，國務院辦公廳成立了突發公共事件應急預案工作小組，突發公共衛生應急體系建設逐漸展開。

2003年國務院第七次常務會議通過並實施了《突發公共衛生事件應急條例》，衛生部等相關機構印發《突發公共衛生事件與傳染病疫情監測信息報告管理辦法》《關於建立應急衛生救治隊伍的意見》等行政管理規定，《中華人民共和國傳染病防治法》第一次修訂，應急法制工作逐步開展。2004年，黨的十六屆四中全會明確提出要建立健全全社會預警和應急反應機制，提高保障公共安全和處置突發事件的能力。同年，衛生部設立衛生應急辦公室（突發公共衛生事件應急指揮中心）——這是公共衛生事件應急體系的核心，統一協調指揮全國的各級各類突發公共衛生事件，從而保障公眾安全，維護社會秩序。

隨著突發公共事件應急體系的建設，公共衛生應急管理制度也得到了完善。2005年，《國家突發公共事件總體應急預案》通過。同年年底，中國的突發公共事件的應急預案體系框架已基本建成[①]。次年初，《國家突發公共衛生事件應急預案》和《國家突發公共事件醫療衛生救援應急預案》編制完成並發布，《國家突發公共衛生事件相關信息報告管理工作規範（試行）》印

---

[①] 雷曉康，白豐碩. 中國公共衛生危機應急體系建設的回顧與思考[J]. 中國機構改革與管理，2013(11)：10-12.

發。2006年，政府發布並實施了《「十一五」期間國家突發公共事件應急體系建設規劃》；同年5月，國務院應急管理辦公室成立，標誌著中國應急工作已經實現常態化管理。2007年，《中華人民共和國突發事件應對法》發布並實施，該法標誌著應急管理法制建設已基本完成，表明中國以「一案三制」（應急預案、應急體制、機制和法制）為核心的應急管理體系初步形成，也標誌著中國的應急管理體系進入一個新的發展完善階段。同年，《中華人民共和國國境衛生檢疫法》修訂，衛生部出台《全國衛生部門應急管理工作的規範（試行）》，對衛生應急管理工作機構職責、指揮體系、管理制度、監測預警、信息報告與發布、現場處置、應急實驗室網絡、隊伍建設、評估等方面進行了規範。

3. 完善階段（2008年至今）

2009年，國務院辦公廳印發了《關於加強基層應急隊伍建設的意見》，隨後兩年分別發布《國家衛生應急隊伍管理辦法（試行）》《關於使用國家衛生應急隊伍標示（試行）》等文件，旨在不斷加強和規範應急隊伍的管理。

2013年《中華人民共和國傳染病防治法》第二次修訂。2014年《生產安全事故應急處置評估暫行辦法》、2015年《國家衛生計生委辦公廳關於進一步加強公立醫院衛生應急工作的通知》等文件相繼頒發。2017年，國務院辦公廳發布《國家突發事件應急體系建設「十三五」規劃》，強化了突發事件應急體系建設。中國公共衛生事件應急體系在政策的支持下不斷完善。

（四）婦幼保健管理制度變遷特徵

婦幼保健管理政策主要涉及婦女保健、兒童保健、婚前保健、生殖保健、健康教育與健康促進。

1949—2017年，按照政策的頒布機構、數量、文件類型以及涉及婦女保健、兒童保健、婚前保健、生殖保健、健康教育與健康促進的相關主題進行梳理，中國與婦幼保健相關的重要政策共130個。2006年之前政策文件的頒布數量年波動在0~3個，此後發文數量呈平穩上升趨勢，2009年之前年發文數量維持在4~8個。2009年開始實施新醫改，這是一個重要時間節點，自此政策發文數量顯著增加，每年新增6~13個（參見圖2.6）。

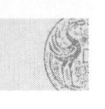

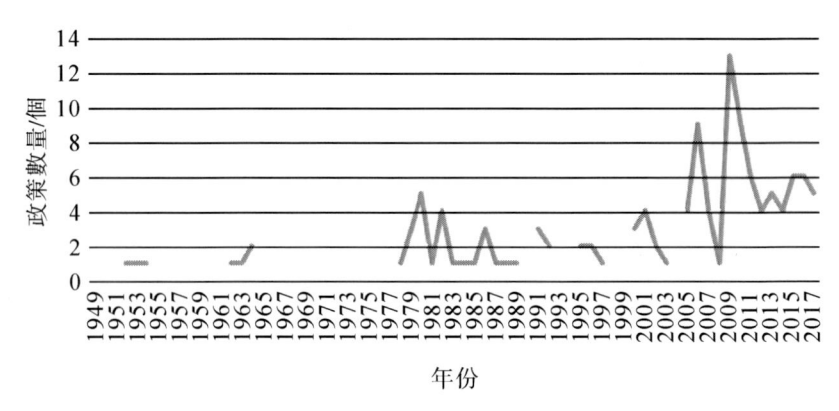

圖 2.6　婦幼保健管理國家級政策發布數量趨勢圖

根據不同時期政策發布特點，參考《中國婦幼健康事業發展報告（2019）》，可將婦幼保健管理制度分為以下 4 個階段：

1. 成長期（1949—1977 年）

自新中國建立以來就非常重視婦幼衛生工作和生育政策。1949 年，中國人民政治協商會議審議通過《共同綱領》，明確提出「注意保護母親、嬰兒和兒童的健康」；衛生部初建即下設婦幼衛生局[①]。1949—1952 年，百廢待興，國家鼓勵多生多育以增加勞動力。1950 年開始建立婦幼機構，開展專業婦幼健康服務。1955 年，衛生部發布《婦幼保健所組織試行簡則》《婦幼保健組織試行簡則》等。1953 年到 1957 年，新中國迎來了第一次人口生育的高峰。為了降低產婦感染和嬰兒死亡率，衛生部從 20 世紀 50 年代開始推廣「改造舊法接產，推行新法接生」，政府從 1962 年開始提倡「節制生育」的人口生育政策[②]。婦幼保健三級服務網絡逐漸形成，通過啟用孕產婦保健卡開始踐行孕產期系統保健理念，兒童保健工作由傳染性和感染性疾病逐步向其他服務擴展。

---

[①] 婦幼健康司. 中國婦幼健康事業發展報告（2019）[R]. 北京：衛生健康委員會, 2019.
[②] 李鴻斌，顧建明，丁燕，等. 改革開放以來中國婦幼衛生政策回顧與分析 [J]. 中國衛生政策研究，2011, 4 (10)：48-54.

2. 初步建立期（1978—1989 年）

改革開放以後，婦幼衛生方面的法制建設加強。1978 年，《中華人民共和國憲法》明確規定中國開始推行計劃生育政策。1980 年以後，婦女開始進行圍產期保健，計劃生育轉變為優生優育。1980 年衛生部頒布的《婦幼衛生工作條例》指明了婦幼衛生的發展方向，明確了婦幼衛生工作的指導思想、工作方針。1986 年，編制管理部門發布了《各級婦幼保健機構編制標準（試行）》。衛生部發布《全國城市圍產保健管理辦法（試行）》《農村助產人員管理條例（試行）》，初步建立起了婦幼保健制度。此間，計劃生育政策頻頻出台，逐步確定其強制性和調整性。

3. 充實完善期（1990—2008 年）

隨著改革開放和國際交流的深入，婦幼衛生方面的制度建設逐漸充實並與國際接軌。1991 年年底，全國人大常委會批准了《兒童權利公約》，中國正式成為締約國。為回應 1990 年聯合國召開的世界兒童問題首腦會議及通過的《兒童生存、保護和發展世界宣言》和《行動計劃》，國務院於 1992 年下發婦女兒童工作協調委員會編制的《九十年代中國兒童發展規劃綱要》。1995 年，聯合國第四次世界婦女大會在北京召開之際，國務院發布《中國婦女發展綱要（1995—2000 年）》。2000 年，中國領導人也承諾要在 2015 年實現「聯合國千年發展目標」，其中多項核心指標都是婦幼衛生方面的，這進一步推動了婦幼衛生制度的發展。

1991 年，國家計委、衛生部關於印發《農村鄉鎮衛生、衛生防疫、婦幼保健設施建設項目管理試行辦法》的通知，大力推進了婦幼保健機構的升級改造。1994 年通過了中國第一部保護婦幼健康權益的法律《中華人民共和國母嬰保健法》，提出「以保健為中心，以保障生殖健康為目的，實行保健和臨床相結合，面向群體、面向基層和預防為主」的工作方針，標誌著中國婦幼保健制度更加完善。1996 年衛生部合併了中國於 20 世紀 80 年代建立的孕產婦死亡監測、出生缺陷監測和兒童死亡監測這三個分散的監測網，成立了全國婦幼衛生監測辦公室，婦幼健康信息統計制度得到進一步完善。

1997 年《關於衛生改革與發展的決定》提出要完善縣、鄉、村三級衛生

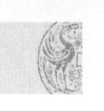

服務網，依法保護重點人群健康，加強婦幼保健工作，提高出生人口素質，降低嬰幼兒死亡率、孕產婦死亡率。為了迎接新世紀，國務院更新實施了《中國婦女發展綱要（2001—2010年）》和《中國兒童發展綱要（2001—2010）》（簡稱「兩綱」），提出了十年內中國婦女兒童發展的目標任務以及有關政策措施，成為指導、推動和規範這一時期中國婦女兒童工作的行動綱領。黨的十七大又提出婦女兒童健康要與社會發展和國家政治緊密相連。

4. 婦幼均等化惠民期（2009—2019年）

2009年頒布的《關於深化醫藥衛生體制改革的意見》明確提出婦幼保健是公共衛生服務體系的重要組成部分，對婦女兒童健康投入力度不斷加大，經濟發展的成果將最大限度地惠及廣大婦女兒童的健康。預防接種服務、6歲及以下兒童健康管理服務、孕產婦健康管理服務列入國家基本公共衛生項目，成為免費向孕產婦、兒童提供的公共衛生服務。國家重大公共衛生服務項目也覆蓋了15歲以下人群補種乙肝疫苗、農村婦女孕前和孕早期增補葉酸預防神經管缺陷、乳腺癌與宮頸癌篩查和住院分娩補助等項目。為了落實「兩綱」實施，中央財政安排專項資金實施婦幼衛生綜合管理項目，包括繼續在中西部地區實施降低孕產婦死亡率和消除新生兒破傷風項目（簡稱「降消項目」）和開展全國性婦幼衛生監測項目。另外，為了提升服務質量，發布了《關於進一步加強農村孕產婦住院分娩工作的指導意見》《全國兒童保健工作規範（試行）》《新生兒疾病篩查技術規範（2010年版）》等一系列文件。

為了適應社會經濟發展，婦幼保健制度建設也與時俱進。2011年國務院頒布了2011—2020年的「兩綱」。經過多年試點，2012年教育部發布一系列文件，開始實施農村義務教育學生營養改善計劃；同年，衛計委和全國婦聯在貧困地區開始實施「貧困地區兒童營養改善項目」為貧困地區半歲至2歲的嬰幼兒免費發放營養包[①] 2018年衛生健康委印發《母嬰安全行動計劃（2018—2020年）》和《健康兒童行動計劃（2018—2020年）》。婦幼保健

---

① 。中國發展研究基金會.貧困地區兒童的營養與健康［M］//中國兒童發展報告2017：反貧困與兒童早期發展.北京：中國發展出版社，2017.

工作日趨重視生命早期發展，逐步由「保生存」向「促發展」轉變。

(五) 愛國衛生運動變遷特徵

隨著社會經濟情況的高速發展，在不同的歷史情境下，愛國衛生運動具有不同開展方式。

1. 1949—1977 年，以「衛生建設」為重心的愛國衛生運動

新中國成立初期，衛生條件落後，傳染病泛濫，人民健康水準普遍偏低，平均壽命相對較短，從而政府工作的主要內容是保護勞動力，為經濟建設服務。同時，由於當時中國政治局勢並不穩定，所以衛生建設作為社會建設的一部分也被提升到保家衛國的政治高度。1949 年 10 月，為了應對察北地區鼠疫疫情成立中央防疫委員會。1952 年 2 月，美軍置國際公法於不顧，用飛機、大炮對中國東北一些地區投放含有炭疽杆菌、鼠疫杆菌等 10 餘種病菌的蒼蠅、跳蚤等生物，對中國發動了細菌戰爭。1952 年 3 月，重新組建中央防疫委員會，並於 12 月升級為「中央愛國衛生運動委員會」，自此拉開了「愛國衛生運動」的序幕[1]。這場全民參與的衛生運動規模空前，成就巨大[2]。

20 世紀 50 年代，中共中央在《農業發展綱要（草案）》中提到愛國衛生運動的主題是「除四害」「講衛生」「消滅疾病」。60 年代，農村愛國衛生運動的具體要求和行動目標是「兩管、五改」：管水、管糞，改水井、改廁所、改畜圈、改爐竈、改造環境。60 年代中後期至 70 年代末，農村大範圍爆發流行性傳染病，如腦脊髓膜炎、瘧疾、麻疹等，但農村衛生防疫水準嚴重低下，為保護人民群眾生命安全，預防、控制、消除傳染病，愛國衛生運動在發展生產的同時，注重改善生活、防病治病。在這一時期開始培養半農半醫的衛生人員——「赤腳醫生」，他們的出現提高了農村的醫療和公共衛生服務水準，對在農村開展愛國衛生運動產生了巨大的推動作用[3]。

2. 1978—2012 年，以「精神建設」為重心的愛國衛生運動

黨的十一屆三中全會後，經濟建設成為國家發展戰略的重點，愛國衛生

---

[1] 李立明，姜慶五. 中國公共衛生理論與實踐 [M]. 北京：人民衛生出版社，2015：993.
[2] 肖愛樹. 1949—1959 年愛國衛生運動述論 [J]. 當代中國史研究，2003 (1)：97-102，128.
[3] 肖愛樹. 20 世紀 60—90 年代愛國衛生運動初探 [J]. 當代中國史研究，2005 (3)：55-65，127.

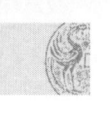

運動服從於國民經濟建設和社會發展規劃，發展重心逐漸由農村轉移到城市，創建文明城市、衛生城市等成為開展愛國衛生運動的新內容。1978年4月，國務院頒發《關於堅持開展愛國衛生運動的通知》，要求各地愛國衛生運動委員會把衛生運動切實領導起來。1987年2月，中央愛衛會等9部門聯合下發《在全國開展文明禮貌活動的倡議》，倡導「五講四美」，建設社會主義精神文明。1995年10月，全國「衛生城市」共有155個，「國家衛生城市」23個。20世紀初城市的愛國衛生運動以「三講一樹」為開展重點，農村以推進「三清三改」為工作重點。經過多年的愛國衛生運動，環境的整治極大改善和提升了人們的生活質量，對保障人民群眾健康做出了突出的貢獻。

3. 2013—2018年，以「大健康」為重心的愛國衛生運動

2013年以後，愛國衛生運動進入了新的階段。愛國衛生工作新的任務是建設健康城鎮、衛生城鎮、進行城鄉環境衛生整潔行動、農村「廁所革命」等，全力助力「健康中國」的建設，取得了新的成就。

2014年12月，國務院印發的《關於進一步加強新時期愛國衛生工作的意見》明確指出要鼓勵和支持開展健康城市建設；2015年1月國務院頒布的《關於進一步加強新時期愛國衛生工作的意見》明確提出了新階段愛國衛生運動的重點工作任務。2016年7月全國愛衛會印發《關於開展健康城市健康村鎮建設的指導意見》，在全國全面啓動健康城市健康鄉村建設；《「健康中國2030」規劃綱要》指出健康城市和健康村鎮建設將作為推進健康中國建設的重要抓手。2018年《中共中央國務院關於實施鄉村振興戰略的意見》中提出要繼續推進健康鄉村建設，持續改善農村人居環境。在落實健康中國戰略的過程中，愛國衛生運動的工作方式和制度演進，在將健康融入一切政策的過程中發揮著獨特而關鍵的作用。

## 第三節　公共衛生服務制度變遷的動因

### 一、對公共衛生服務的需求在發生變化

隨著新中國的成立，中國經濟不斷發展，社會不斷進步，公共衛生不再簡單等同於環境衛生和疾病預防控制，人們對公共衛生的需求不斷發生變化，公共衛生的內涵也不斷深化。

現代公共衛生在中國真正成長與壯大是和新生的中華人民共和國的命運休戚相關的，是由政府主導的，是在應對中國公共衛生問題的進程中發展起來的。新中國在成立初期面臨的主要公共衛生問題是：①嚴重危害人民健康的流行性疾病；②嚴重威脅母嬰生命的疾病；③突然發生的嚴重威脅中國國力和戰鬥力的敵人細菌戰。面臨威脅中國公眾安全、人民健康和社會秩序等問題，政府確立了預防為主的衛生工作方針，建立起具有中國特色的公共衛生體系，主要包括全國衛生防疫體系、婦幼衛生保健體系以及全國愛國衛生運動體系[1]。

隨著改革開放取得巨大成果，中國經濟、社會進一步發展，人們的健康狀況也發生了巨大的轉變。傳染病死亡率、母嬰死亡率大大降低。20世紀90年代，中國的居民主要死亡原因就已經轉變為惡性腫瘤、心腦血管等慢性疾病。這顯示中國的疾病模式已經逐漸從傳染病為主轉變為以慢性非傳染性疾病為主。隨著慢性非傳染性疾病逐漸成為中國重要的衛生問題，其他方面的公共衛生問題也日益突出。比如逐漸惡化的環境問題，如水源、空氣、化學性污染等引發的健康問題不容忽視；不合理的膳食結構、不健康的生活方式和吸菸、飲酒等不良行為造成的慢性非傳染性疾病不斷增加；以自殺、交通事故等為主的傷害也逐漸成為公共衛生領域的重要問題[2]。

---

[1] 白豐碩.中國突發公共衛生危機預警體系的完善研究 [D].西安：西北大學, 2014.
[2] 譚曉東, 彭塱.預防醫學、公共衛生學科概念探討 [J].中國公共衛生, 2005 (1)：121.

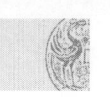

伴隨公共衛生的範圍和職能的擴大，要求公共衛生的研究、人才培養和管理工作能夠適應其轉變，建立健全公共衛生服務體系，滿足人民不斷變化的公共衛生服務需求，促進居民的健康。

## 二、國家發展戰略的轉軌從宏觀上指引著公共衛生政策體系的變遷

自新中國成立以來，中國根據時代發展特色，曾採用了兩種不同的公共衛生政策體系，分別是新中國成立初期的福利性衛生政策體系和改革開放時期的產業型衛生政策體系。2003年「非典」等突發性事件的發生和之前中國由於片面注重經濟建設忽略公共衛生而積攢的各種矛盾衝突，推動了第三種以政府主導的、高覆蓋的公益性衛生政策體系的誕生。由此可看出國家發展戰略的轉變指導著這三種公共衛生政策體系的不斷變化[1]。

1. 趕超型發展戰略孕育的福利性衛生政策體系

公共衛生政策的制定與國家總體發展戰略緊密相關。新中國成立初期計劃經濟時期，中國實行以國家為主導的趕超型發展戰略[2]。這一時期創造了獨具中國特色的統收統支的財政體制，政府向全體公民免費提供基本公共衛生服務。新中國在成立以後的30年中，建立了一個低水準、全覆蓋、福利型的公共衛生體系，保證了全體公眾享受到最基本、最公平的醫療服務[3]。

2. 經濟增長快速發展戰略背景下的產業型衛生政策體系

20世紀80年代中國採取了以市場為導向的經濟增長型發展戰略，但片面追求「以經濟建設為中心」導致各級政府盲目地在所有政策領域倡導市場化[4]。由於分稅制改革，地方財政和公民個人成為公共衛生事業發展的主要責任對象。《國務院關於擴大醫療衛生服務有關問題的意見》提到，這些原因導

---

[1] 張毅強. 國家發展戰略與公共衛生政策變遷 [J]. 人民論壇, 2012 (14): 32-33.
[2] 林毅夫, 葛延風. 中國醫改：問題·根源·出路 [M], 北京: 中國發展出版社, 2007: 81.
[3] 蔡昉, 李舟. 中國的奇跡：發展戰略與經濟改革 [M]. 上海: 上海人民出版社, 1994: 58.
[4] 張毅強. 大部制模式：中國行政體制改革對新公共管理運動的回應 [J]. 公共行政與人力資源, 2008 (1): 10-14.

致地方公共衛生投入嚴重不足，迫使各級政府採取各種商業化、趨利化措施，由此導致公共衛生事業發展效率低下、服務公平下降，並產生了很多嚴重的公共衛生領域的問題和矛盾。

3. 公益性增長戰略引導產生的公益性衛生政策體系

2003 年以來提出的科學發展觀及以人為本的政策理念，與發展和諧社會的願景，都預示著新一輪國家發展戰略的轉變。2009 年 11 月，胡錦濤在亞太經濟合作組織會議上首次提出「包容性增長」戰略，強調「讓經濟全球化和經濟發展成果惠及所有國家和地區、惠及所有人群」。在新一輪戰略指導下，新醫改方案開始體現公共衛生重回公益性。公益性衛生政策體系肯定了政府對公共衛生領域的主導作用，以改變公共衛生領域之前過度商業化、市場化傾向為重點，重新體現公共衛生所具有的公共產品屬性。中央政府加大對基本公共衛生服務項目的財政投入，不斷改變公共衛生機構的「自創自支」籌資模式，從而確保公共衛生服務的有效開展。

### 三、社會福利制度的變化帶動的公共衛生服務制度的改革

從社會福利角度來看，中國公共衛生政策的變遷大致經歷著「政府供給福利—市場供給福利—社會供給福利」的過程。福利理論的演化是以重構國家、市場及社會這三種力量在福利體系中所體現的功能及角色為核心的。所以如今社會福利理論演化的本質，是由市場或政府主導的福利觀，轉變為社會取向福利觀。

新中國成立初期，中國面臨的主要公共衛生問題是嚴重危害人民健康的流行性疾病、嚴重威脅母嬰生命的疾病等，疾病預防控制都還未形成，迫切需要政府去構建公共衛生服務。隨著經濟社會的高速發展，中國的疾病譜發生巨大的變化，由以傳染病為主轉變為以慢性病、非傳染性疾病共存的模式。這要求公共衛生的發展、人才教育的培養能夠迅速適應疾病譜的轉變。這就從客觀上產生了以市場為取向的福利觀，即市場會根據機會均等的原則分配社會資源，從而保證每個人的福利最大化。隨著 2009 年《關於完善政府衛生

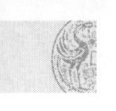

投入政策的意見》和《關於促進基本公共衛生服務逐步均等化的意見》的發布，中國開始進入「社會取向」的社會福利階段，政府開始根據發展階段和財力承擔更多社會責任，對基本公共衛生進行資金補助，政府逐漸認識到公共衛生服務在衛生乃至國家戰略發展中的重大作用。

## 四、人口結構和疾病譜的變化迫使公共衛生服務制度進行相應調整

20世紀90年代，世界範圍內的疾病譜發生改變，傳染病死亡率下降，而慢性非傳染性疾病的負擔日益加重。數據顯示，在2001年，全球總死亡人數的60%、全球疾病總負擔的46%是由慢性病非傳染性疾病導致的[1]。預計未來呈上升趨勢。近幾十年來，中國慢性病患病率和死亡率迅速上升，居民死亡原因已由傳染病轉向慢性疾病，主要為心血管疾病、惡性腫瘤、慢性阻塞性肺疾病等。而中國糖尿病患者約為1億人，高血壓患者約為2.7億人，慢性病患者人數占總人口的20%[2]。這顯示中國的疾病模式已經逐漸從傳染病為主轉變為以慢性非傳染性疾病為主。

人口老齡化、不合理的膳食結構、不健康的生活習慣、吸菸飲酒等不良行為造成的慢性非傳染性疾病增多。數據顯示，中國人口老齡化進一步加劇，2017年，全國人口中65週歲及以上人口為15,831萬人，占總人口的11.4%，比2016年增長0.6%，預計2020年老齡化率將達17%。而人口老齡化對中國的公共衛生服務提出了更高的要求，老年人的身心健康問題、養老問題等亟待解決。同時，對慢性病的防治，不能只關注個人的行為、生活方式等，還應該注重社會方面的影響因素。所以應將公共衛生政策的重點由強調針對個體危險因素的干預轉向對社會因素的干預。

不過另有學者將人類疾病譜的遷移歸納為：傳染性與感染性疾病—慢性

---

[1] 傅華，玄澤亮，李洋.中國健康城市建設的進展及理論思考 [J].醫學與哲學（人文社會醫學版），2006,27（1）：12-15.
[2] 韋光武，包麗娟.中國慢性非傳染性疾病流行與防控策略研究進展 [J].應用預防醫學，2018,24（5）：82-84.

疾病—社會-文化疾病—傳染性與感染性疾病。世界衛生組織、各國政府及其衛生部曾經一度將疾病防治工作重心轉向了慢性非傳染性疾病和傷害，而減少了對傳染病威脅的關注。然而，進入 20 世紀八九十年代，古老傳染病（如結核、鼠疫、白喉等）的復甦、新發傳染病的流行，提醒人們傳染病的防治依然不可放鬆。疾病對人類健康的威脅沒有主次之分，公共衛生不能偏廢對任何一類疾病的控制，否則會帶來致命的災害。

### 五、國際援助和國際合作有力推動公共衛生服務的擴大和深入

在中國的衛生事業發展中，各國以及衛生組織提供了許多幫助。同樣，中國也高度重視國際社會、組織倡導的重大衛生行動，積極參與國際衛生援助，先後為許多發展中國家援建醫院、培訓衛生人才、開展疾病防控等工作。在為全球衛生事業做貢獻的同時，也有力地推動中國公共衛生服務擴大與深入。

中國在公共衛生理念、基本公共衛生服務、疾病防控體系、婦幼保健體系等方面都受到世界銀行和聯合國等國際組織的影響和支持。以婦幼保健為例，為了實現對多項世界發展目標、世界性公約和行動計劃的承諾，中國政府發布了「兩綱」和一系列政策，以加強制度建設，保障在婦幼保健、兒童心理健康等目標的實現。以菸草控制為例，吸菸危害是當今嚴重的公共衛生問題之一，目前全球有 11 億吸菸者，每年導致近 500 萬人死亡[1]。作為菸草消費和使用大國，中國也是《菸草控制框架公約》締約國。在極為複雜的博弈機制下，對國際社會履約的壓力和國際組織的參與，成為推動中國控菸運動的核心動力。2007 年 1 月，國務院批准成立了中國履約部際協調機制[2]。隨後政府實施一系列的控菸舉措：2010 年，發布《關於進一步加強學校控菸工作的意見》；2011 年，《全國文明城市測評體系（2011 年版）》明確規定所有室內公共場所和工作場所全面控菸；2012 年，發布了《中國菸草控制規劃

---

[1] 姜垣，魏小帥.譜寫全球公共衛生歷史新篇章：介紹世界衛生組織《菸草控制框架公約》[J].中國慢性病預防與控制，2005（3）：137-138.

[2] 岳經綸，陳澤濤.不情願的控菸運動：中國控菸政策的發展及其局限 [J].公共管理研究，2008（0）：137-150.

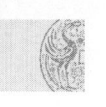

（2012—2015）》，全面推進中國菸草控制工作，保護人民身體健康。

此外，樹立負責任的大國形象，從國際援助接收方逐步向國際治理參與方轉變，也成為中國與國際醫療衛生交流合作不斷擴大和深入的動力。1999年中英兩國政府簽署《發展合作諒解備忘錄》，此後英國政府通過英國國際發展部對中國提供無償援助，將「減貧」作為其援外宗旨。英國專門負責海外援助的政府部門英國國際發展部（Department for International Development，DFID）隨後在2006年啟動了《2006—2011年對華援助計劃》，援助的重點仍是幫助中國實現「聯合國千年發展目標」，援助的主要領域是基礎教育、愛滋病防治、肺結核防治、供水與衛生。英國的支持和援助對中國公共衛生的發展，尤其是疾病預防控制起到了明顯的改善作用。2015年12月，在中非合作論壇約翰內斯堡峰會上宣布中非公共衛生合作計劃，包括參與非洲疾控中心建設等重要舉措。中非在公共衛生服務領域的合作對於提高世界人民的健康水準具有積極意義。以上顯示了公共衛生的突出特點，那就是疾病沒有國界。

## 第四節　公共衛生服務制度發生的變化與取得的成就

公共衛生是全民健康的基石。新中國成立以來的七十年間，中國堅持預防為主，不斷增加對公共衛生領域的投入，有效地預防和控制了危險因素，消除了很多重大危險性疾病，有力提高了公民的健康水準。在公共衛生領域的主要成就表現在以下幾點：

### 一、公共衛生財政補貼支持情況

（一）公共衛生支出

中國對公共衛生實行的是地方負責、分級管理制度。各級政府對管轄範

圍內的公共衛生發展給予財政支持。中央財政與地方財政用於衛生事業的支出在總的衛生事業支出中所占比重存在較大差距。中央政府 2004 年財政收入占財政總收入的 54.9%，但承擔的公共衛生支出只占全部公共衛生支出的 6.3%[①]。同時，由於省以下地方政府間支出劃分通常由各省自行決定。就衛生財政支出而言，一般規定各級政府負責其轄區內的衛生事業投入。這樣一來，中國公共衛生支出的主要責任就落到縣鄉等基層政府身上。分稅制改革後，由於縣鄉等基層政府財政缺乏自主權，主要靠上級撥款，而縣鄉兩級政府提供的公共服務種類繁多，中國基層政府普遍面臨財政壓力，導致重負下的基層政府無力保障公共衛生產品的提供[②]，制約了公共衛生服務的發展。

為減輕基層政府壓力、加大公共衛生支出，國家採用衛生轉移支付專項資金的辦法加大了對公共衛生事業的投入力度，各類專項資金明顯增多，其資金規模大，影響範圍廣[③]。總體來說，隨著中國經濟的快速發展，中國公共衛生投入不斷增加。

（二）基本公共衛生財政補貼

實施國家基本公共衛生服務項目是促進基本公共衛生服務逐步均等化的重要內容，也是中國公共衛生制度建設的重要組成部分。根據《關於完善政府衛生投入政策的意見》《關於促進基本公共衛生服務逐步均等化的意見》，中央自 2009 年開始每年都給予基本公共衛生服務經費補助。國家每年免費向居民提供統一制定的基本公共衛生服務項目。

2009 年，按常住人口數確定的國家基本公共衛生服務項目經費為人均 15 元，2011 年增長到 25 元，以後每年增長 5 元，逐年上漲到 2018 年的人均 55 元。2009—2016 年，各級財政累計投入超過 3,000 億元，其中中央投入 1,692 億元，比例達 55%[④]（參見圖 2.7）。

---

[①] 華實. 中國政府公共衛生支出的現狀及對策 [J]. 經濟研究導刊，2013（1）：22-23.

[②] 同①.

[③] 同①.

[④] 秦江梅. 國家基本公共衛生服務項目進展 [J]. 中國公共衛生，2017，33（9）：1289-1297.

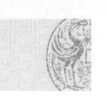

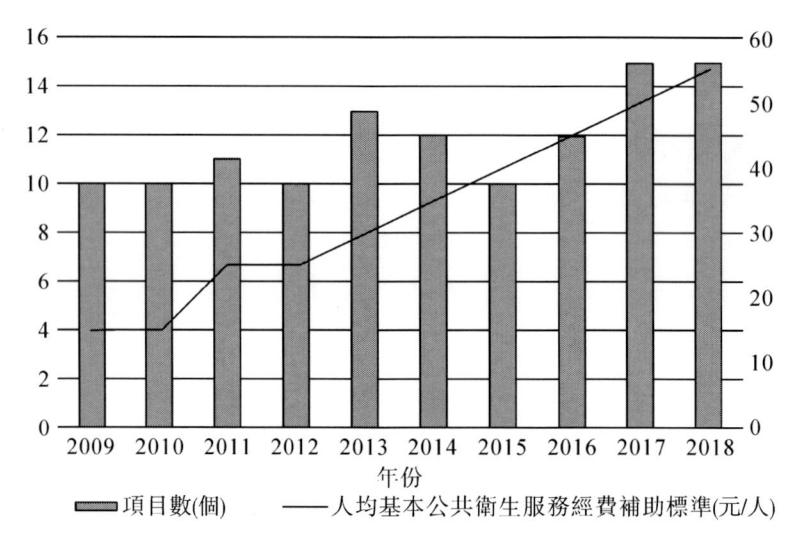

图 2.7　基本公共卫生服务财政补贴

资料来源：2009—2018 年《国家基本公共卫生服务规范》。

截至 2016 年年底，全国基本公共卫生项目管理高血压、糖尿病、严重精神障碍患者和老年人分别达 9,023.0 万例、2,781.3 万例、478.9 万例和 1.18 亿人，分别是 2009 年的 6.10 倍、5.99 倍、8.55 倍和 3.22 倍。2016 年孕产妇和 3 岁以下儿童系统管理率分别为 91.6%和 91.1%，较 2009 年分别提高 10.7 和 13.9 个百分点[①]。城乡居民健康档案建档率稳步提高。2016 年，被调查家庭健康档案的建档率为 80.6%，其中城市为 74.9%，农村为 86.9%，与 2014 年相比，建档率提高了 5.4 个百分点，城市提高了 9.2 个百分点，农村提高 1.3 个百分点。

（三）重大公共卫生项目资金补助

近年来，国家不断加大对重大公共卫生服务的资金补助，2018 年共安排重大公共卫生补助资金 169.829 亿元，其中疾病预防控制（用于支持扩大国家免疫规划、艾滋病防治、结核病防治、血吸虫与棘球蚴病防治、精神卫生与慢性非传染性疾病防治工作）占 128 亿元，为各项防治措施的落实提供了有力保障。

---

① 国家卫计委体改司. 2016 年度医改工作进展监测报告 [R]. 北京：国家卫计委体改司，2017.

### （四）公共衛生支出均等化

公共衛生服務作為政府提供的主要公共物品，其能否滿足每一個社會成員的基本醫療衛生需要顯得尤為重要。根據王曉潔[1]運用泰爾指數對2006年中國基本醫療衛生資源在東、中、西部不同地區之間的配置狀況的實證分析得出，三大類地區中公共衛生支出不均衡，東部地區與中部和西部地區相比在公共衛生支出分配中處於優勢地位；通過對比1997年和2006年衛生支出發現，三大類地區公共衛生支出差異都有所縮小，特別是中西部地區的公共衛生支出差異有明顯的縮小，這樣的結果很好地體現了中國實行的公共服務均等化改善了地區間的不平衡。程迪爾、劉國恩等[2]利用基尼系數對中國東、中、西部等省級地區公共衛生支出的公平性進行測算，具體從健康公平性、衛生服務利用公平性、衛生籌資公平性、衛生資源分佈公平性四個角度進行衡量。研究結果顯示，政府在衛生事業方面支出的公平性指數較低，因此政府必須加強政策引導，減少地區財政收入差異，從而真正實現省級衛生支出的公平性及合理性。

## 二、公共衛生人力資源隊伍建設情況

中國將衛生人力資源界定為「在醫療服務、公共衛生、醫學科研和在職教育等醫療衛生機構工作的在職職工，包括衛生技術人員、鄉村醫生和衛生員、其他技術人員、管理人員和工勤技能人員」[3]。專業公共衛生機構主要包括疾病預防控制中心、婦幼保健機構、衛生監督機構、急救中心（站）、採供血機構、專科疾病防治機構、健康教育機構、衛生計生部門主管的計劃生育技術服務機構，不包括傳染病院、結核病醫院、血防醫院、精神病醫院、衛生監督（監測、檢測）機構。

---

[1] 王曉潔. 中國公共衛生支出均等化水準的實證分析：基於地區差別視角的量化分析 [J]. 財貿經濟, 2009（2）：46-49.
[2] 程迪爾, 劉國恩. 基於基尼系數的省級公共衛生支出公平性分析 [J]. 統計與決策, 2018, 34（9）：100-104.
[3] 黃付敏, 李峰, 李濤. 中國衛生人力資源及醫學高等教育的現狀調查與分析 [J]. 中國衛生產業, 2012, 9（15）：122-123.

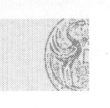

總體來說，中國專業公共衛生機構數量與專業公共衛生人員數量不斷增長。2016年年末衛生人員機構分佈情況為：醫院654.2萬人（58.6%），基層醫療衛生機構368.3萬人（33.0%），專業公共衛生機構87.1萬人（7.8%）。而專業公共衛生機構人員與2009年相比增加27萬人，但與2015年比較，專業公共衛生機構人員總數減少0.6萬人（參見圖2.8）。

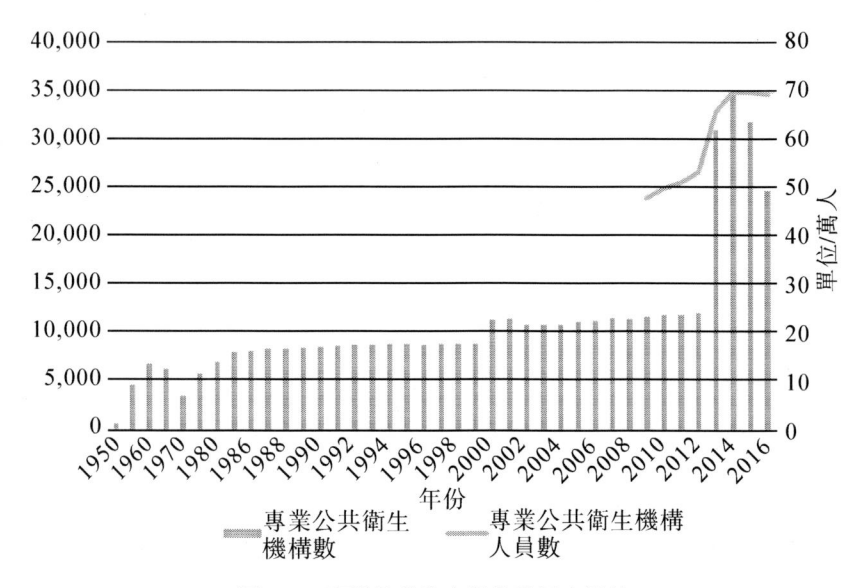

圖 2.8　專業公共衛生機構數及人員數

資料來源：中國衛生和計劃生育統計年鑒。

### 三、疾病預防控制發展情況和成就

新中國成立以來，中國針對慢性病、傳染病等重大疾病堅持「預防為主、防治結合」的方針，通過預防、控制、消除疾病，極大地保障了人民群眾的身體健康，為建設「健康中國」做出了重要貢獻。

（一）疾病預防控制情況

國家衛生計生委疾病預防控制局在2015年總結：20世紀60年代初，中國通過接種牛痘疫苗徹底消滅了天花，2000年全面實現無脊髓灰質炎，2008年消除了絲蟲病，2012年達到了消除新生兒破傷風的目標。

（1）中國傳染病的防控趨勢總體平穩，2018年全國甲乙類法定報告傳染病發病率為220.51/10萬，死亡率為1.67/10萬。愛滋病發病率快速上升，但其上升的趨勢逐年得到遏制，提前實現聯合國千年發展目標確定的結核病控制目標，血吸蟲病疫情降至歷史最低水準，5歲以下兒童乙肝病毒表面抗原攜帶率由10%降至1%以下，提前實現了世界衛生組織西太平洋區域乙肝控制目標[1]（參見圖2.9）。

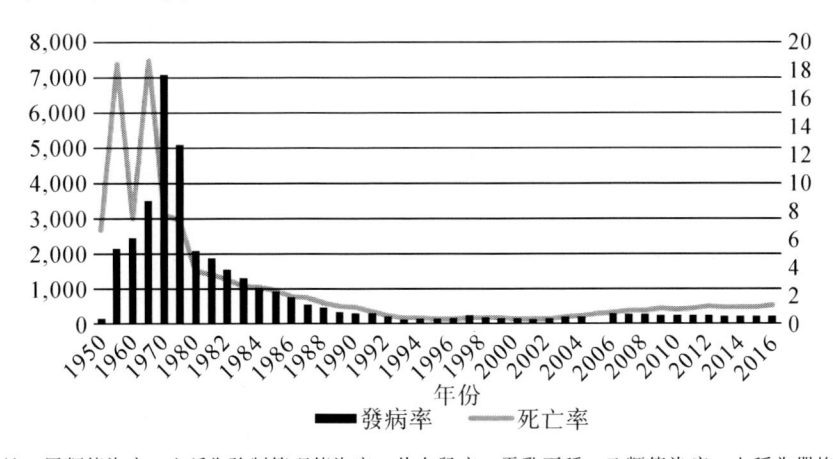

註：甲類傳染病，也稱為強制管理傳染病，共有鼠疫、霍亂兩種；乙類傳染病，也稱為嚴格管理傳染病，共26種，包括傳染性非典型性肺炎、人感染高致病性禽流感、病毒性肝炎、細菌性和阿米巴痢疾、傷寒和副傷寒、愛滋病、淋病、梅毒、脊髓灰質炎、麻疹、百日咳、白喉、新生兒破傷風、流行性腦脊髓膜炎、猩紅熱、流行性出血熱、狂犬病、鉤端螺旋體病、布魯菌病、炭疽、流行性乙型腦炎、肺結核、血吸蟲病、瘧疾、登革熱、人感染H7N9禽流感。

圖2.9 甲乙類法定報告傳染病發病率和死亡率

資料來源：2017年中國衛生和計劃生育統計年鑒。

（2）碘缺乏病、地方性氟中毒、地方性砷中毒、大骨節病和克山病等重點地方病得到有效控制。得益於「政府領導、部門配合、群眾參與」工作機制的有效運轉，中國地方病危害得到了有效控制或消除。截至2018年，全國94.2%的縣保持消除碘缺乏病狀態，在全球採取食鹽加碘措施的128個國家和地區中處於領先水準；燃煤污染型氟砷中毒病區改爐改竈率分別達98.4%和100%；93.6%的飲水型氟中毒病區完成降氟改水；飲水型砷中毒病區全部完

---

[1] 國家衛生和計劃生育委員會. 中國疾病預防控制工作進展（2015年）[J]. 首都公共衛生，2015，9（3）：97-101.

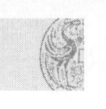

成降砷改水；95.4%的大骨節病病區村達到消除標準；94.2%的克山病病區縣達到控制或消除標準。

（3）2018年中國人大健康數據顯示中國慢性病死亡人數占總死亡人數的86%，而且患者逐漸年輕化，中青年慢性病患病率高達20%，慢性病、惡性腫瘤嚴重威脅著中國人的身體健康。雖然1990—2013年中國慢性病死亡人數下降25%左右，且高血壓、糖尿病等重大慢性病早死率呈現下降趨勢，但總體形勢依然嚴峻，2003年中國15歲以上人群慢性病患病率為12.3%，至2013年激增至24.5%，增長約一倍（參見圖2.10）。

中國對高血壓、糖尿病等主要慢性病進行分級管理，不斷擴展癌症早診早治、心腦血管疾病篩查等疾病綜合干預工作。中國疾控中心在決策支持、監測、社區干預、適宜技術開發等方面積極嘗試，探索多部門合作促進常見慢性病預防干預措施和機制，設立疾控中心慢性病中心、國家癌症中心、國家心血管病中心協同指導全國慢性病防治工作，從而中國形成了上下聯動、防治結合的慢性病防治工作體系。根據監測數據，全國成年居民的高血壓治療控制率從2002年的25%上升為2012年的33.6%，說明基本公共衛生服務項目起到了一定效果，但是任重而道遠。

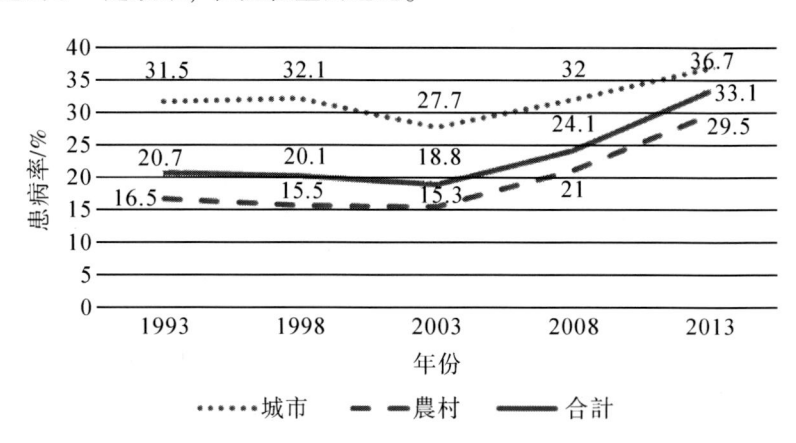

圖2.10　不同年份調查15歲及以上人口慢性病患病率

資料來源：第五次居民衛生服務調查報告。

（4）作為最大的發展中國家，中國擁有 7 億多勞動力人口，面臨職業病危害的勞動者的人數較多。由於基數巨大加之較高的職業病發病率，中國職業病發病人數總量巨大。當前職業病防治工作存在許多問題：職業病危害依舊嚴重；用人單位主體責任落實不到位；職業衛生監管和職業病防治服務能力不足；新的職業病危害問題不容忽視[1]。

（5）在精神衛生方面，近年來，中國的精神衛生事業有了顯著的發展。從中央政府層面對精神衛生工作的重視程度顯著增加，並先後制定出台了《全國精神衛生工作體系發展指導綱要（2008—2015 年）》《全國精神衛生工作規劃（2015—2020 年）》等。2016 年嚴重精神障礙患者信息系統覆蓋範圍擴大，登記患者人數持續增長，患者管理和服藥水準有所提高，未治期持續縮短。全國 2,801 個區縣（98.14%）使用信息系統。全國在冊患者達 540.12 萬例，報告患病率為 3.96%；在管患者達 487.4 萬例，管理率為 90.24%，規範管理率為 67.87%；服藥患者達 252.81 萬例，服藥率為 51.87%，規律服藥率為 32.72%；病情穩定患者達 326.58 萬例，病情穩定率為 68.68%。與 2015 年相比，在冊患者增加 479,645 例，管理率、規範管理率、服藥率、規律服藥率、病情穩定率分別增加 3.84%、22.93%、3.16%、2.31%、7.37%[2]。

（二）計劃免疫工作情況

在計劃免疫方面，疫苗接種是中國預防控制重大傳染病的重要手段。甲乙類法定報告傳染病發病率由新中國成立初的 20,000/10 萬，下降至 2018 年的 220.51/10 萬；於 20 世紀 60 年代初消滅了天花，1994 年消滅了本土脊髓灰質炎，2000 年實現了無脊灰狀態的目標；通過計劃免疫接種乙型肝炎疫苗，兒童乙型肝炎表面抗原攜帶率大幅度下降；新生兒破傷風、麻疹、白喉、百日咳、日本乙型腦炎、流行性腦脊髓膜炎發病率也大幅度下降[3]。

---

[1] 張忠彬，陳剛，張國媛.中國職業病危害防治現狀、問題與對策探討［J］.中國安全生產科學技術，2014，10（S1）：51-54.
[2] 王勛，馬寧，王立英，等.2016 年全國嚴重精神障礙患者管理治療現狀分析［J］.中華精神科雜誌，2018，51（1）：47-52.
[3] 汪楠，田玲，邱五七.建國 60 年中國疫苗相關政策回顧［J］.醫學研究雜誌，2010，39（8）：21-23.

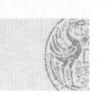

## （三）對食物與營養、菸草使用等危險因素的控制情況

兒童營養不良現象中生長遲緩的問題最早得到明顯改善，兒童和幼兒母親貧血現象改善不明顯[1]，貧困地區兒童微量元素缺乏情況仍遠高於城市地區[2]。另一方面，肥胖成為重要的健康危險因素。監測數據顯示，成年人超重率和肥胖率都持續攀升，在 2013 年分別超過了 35% 和 16%。全國居民家庭人均鹽攝入量自 2002 年以來持續下降，2012 年為 10.5 克，仍高於推薦量的 75%。

與此同時控菸工作取得了一定進展，也存在很大挑戰。菸民的戒菸率在穩步上升，從 2003 年的 5.3% 上升到 2008 年的 7.6% 和 2013 年的 9.1%。但是吸菸率下降緩慢，甚至有反彈上升趨勢。2003 年吸菸率為 26.0%，2008 年為 24.9%，2013 年為 25.2%，2015 年為 27.7%。

## 四、公共衛生監督管理情況

中國現代意義的公共衛生監督始於新中國成立，中國公共衛生監管體系隨著衛生防疫站的建立不斷發展與完善。如今衛生監督體系已有了長足發展，成為中國公共衛生體系的重要組成部分。

### （一）全國衛生監督調查制度不斷發展和完善

衛生計生監督信息報告制度自實施以來，隨著衛生計生監督體制改革的不斷深化，根據衛生計生監督職能的調整以及衛生計生監督調查制度的實施情況，不斷修訂和完善。衛生監督信息報告制度在經歷了 1990、2002、2007、2012、2016 年五次重大調整後，報告內容、手段、形式、時限等也隨之不斷優化調整：報告內容不斷變化；報告形式由 1990 年的匯總報告升級為個案報告；報告手段由手工書面上報調整為計算機網絡報告；報告時限由年報、季

---

[1] 陳春明，何武，富振英，等．中國兒童營養狀況 15 年變化分析：中國食物營養監測系統建立 15 年[J]．衛生研究，2006（6）：762-764，774．
[2] 中國發展研究基金會．貧困地區兒童的營養與健康［M］//中國兒童發展報告 2017：反貧困與兒童早期發展．北京：中國發展出版社，2017．

報、月報調整為時時報告。

隨著國家衛生計生監督信息化建設水準的不斷提高,「雙隨機—公開」機制投入運行。調查制度經過十多年的發展,2016、2017年在收集全國衛生計生監督工作信息的基礎上,開發了信息報告系統和基礎版業務系統「雙隨機」模塊,作為衛生計生監督工作的一個信息化工具,促使衛生計生監督工作更加有效開展。

2018年衛生監督調查制度進一步完善,繼續全面推廣「雙隨機」抽查機制,並由2017年的一年抽取1次修改為一年抽取2次,建立了被監督單位和監督員兩個數據庫,由此不斷加大衛生監督抽檢力度,營造公平的執法環境,有效解決了衛生計生監督人員不足的問題,提高了衛生監督的有效性。

(二) 衛生監督隊伍初具規模

衛生監督隊伍是衛生監督工作順利開展的重要保證,因此衛生監督隊伍的發展建設具有重要意義。中國衛生監督隊伍已初具規模,衛生監督人員不斷增長。2010年和2016年的統計年鑒顯示,中國衛生監督隊伍分別達到93,612人和80,710人[①],衛生監督人員包括食品、勞動、傳染病管理、化妝、公共場所、學校、放射防護、消毒8類人員,衛生監督員占監督隊伍的比例達到80%,初步保證了日常公共衛生監督工作的正常開展。

(三) 衛生監督執法工作全面開展

衛生監督執法是衛生行政管理的重要內容,是各級政府衛生行政部門依法管理社會醫藥事務、保障人民群眾身體健康和生命安全的主要方式之一,是確保國家各項醫藥衛生法律法規有效實施的重要保證。隨著監管法律法規體系的建立、制度的完善、監督隊伍的壯大與專業化,中國衛生監督執法工作順利進行,尤其是五大衛生的監督、監測、行政執法工作穩步推進。根據衛健委發布的《2017年中國衛生健康事業發展統計公報》,五大衛生監督工作都取得了進展。

---

① 王澤南,李宇陽.衛生監督人力資源配置研究進展 [J].衛生軟科學,2018 (9):55-58.

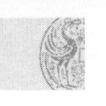

1. 食品衛生方面

由對食品生產經營企業進行經常性監督和對產品進行抽檢等傳統監督手段發展為建立食品安全風險監測體系。截至2017年，針對食品安全在全國範圍內設置2,808個監測點，將較於2016年增長0.5%；針對食源性疾病監測，設置9,780個醫療衛生機構監測點，比2016年增加12%。監測點相較於2013年的2,183個，增長了21.9%；相比2013年1,600個醫療監測機構，2016年增長430%。可見中國的食品衛生監督工作取得了較大進展。

2. 環境衛生方面

2017年，對全國115.6萬個公共場所的衛生進行監督，相較於2016年增加0.3%，檢查次數達192.1萬戶次。2016年衛生監測合格率達97.83%，依法查處案件57,353件。而據不完全統計，2001年公共場所衛生監督55.5萬戶，監測合格率為92%。2016年相較2001年監測合格率增長了5.83個百分點，監測範圍也大幅度增加。

3. 生活飲用水衛生方面

對全國7.1萬個生活飲用水衛生（供水）單位進行監測，比2016年增長0.39%。對生活飲用水衛生（供水）監督檢查13.3萬戶次。2016年監測合格率為95.62%，依法查處生活飲用水和涉及飲用水安全產品案件3,092件。相較於2001年83.9%的合格率，中國飲用水衛生狀況得到良好改善。

4. 放射衛生方面

2017年，全國放射診療被監督單位有54,880個，依法查處案件4,101件。而2003年全國共有38,340個放射工作場所接受經常性衛生監督，監督管理範圍增加43.1%。

5. 學校衛生方面

2017年，對全國19.8萬所學校進行衛生監督，檢查次數達31.3萬戶次，查處案件4,338件。相較於2003年49,232所學校增加302.1%，學校衛生監督得到較大發展。

## 五、公共衛生應急管理情況

新中國成立初期，中國在應急管理工作方面雖然取得了一些經驗，但仍是臨時性的管理，缺乏全過程的應急管理。但2003年的「非典」事件暴露中國公共衛生應急存在著一系列問題：危機管理缺乏常設中樞領導機構，預警系統能力不足，信息披露速度緩慢，應急預案適用性差、流於形式，缺乏全局性的「緊急事態法」，造成全國性危機管理缺乏專門性法治保障。

（一）應急管理體系逐步建設與完善

2003年「非典」之前，事故（事件）的預防、應急救援和處置、恢復、調查等工作，主要分災種由各相關部門負責；相關應急能力也是分散、碎片化的。應急管理尚沒有成為一個專門的學科或領域，也沒有應急體系建設的概念。在「非典」之後，黨中央、國務院把制訂和完善各類突發事件的應急預案，完善應急管理的體制機制，加強應急體系建設，提上了重要的議事日程。

至2005年年底，國家層面發布了總體應急預案、25件專項預案、80件部門預案。全國31個省（自治區、直轄市）的省級突發公共事件總體應急預案也已編制完成；國務院辦公廳成立了國務院應急辦，履行值守應急、信息匯總和綜合協調職能，發揮運轉樞紐作用，同時又有地方政府對應的各級應急指揮機構。

中國應急預案體系不斷健全。從2005年年底發布1件總體應急預案、25件專項預案、80件部門預案，至2012年年底中國已編制應急預案超過550萬件，建立起了具有中國特色的應急預案體系。

（二）突發事件應急能力不斷增強

隨著中國應急管理體系的初步建成與完善，中國應對突發公共衛生事件的能力不斷增強。根據《國家突發事件應急體系建設「十三五」規劃》的報告，與「十一五」期間相比，「十二五」期間（2011—2015年），全國自然災害造成的死亡失蹤人數大幅下降了92.6%，生產安全事故起數下降30.9%、

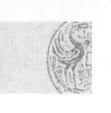

導致的死亡人數下降 25%；公共衛生事件起數和報告病例也分別下降 48.5% 和 68.1%。衛生防疫部門還有效防控了 2005 年四川人感染豬鏈球菌病疫情、2010 年東莞基孔肯雅熱疫情、2013 年 H7N9 禽流感疫情、2015 年 H5N1 禽流感疫情，以及近幾年來爆發的中東呼吸綜合徵、埃博拉出血熱和鼠疫等突發急性傳染病疫情等。

## 六、婦幼保健管理情況

新中國成立以來，黨和政府根據社會經濟發展需要，不斷調整人口生育政策，同時逐漸加強對婦女衛生工作的重視，提高了婦幼健康服務質量和可及性，進一步保障婦女兒童的健康權益。

### （一）婦女兒童健康水準顯著提高

《中國婦幼健康事業發展報告（2019）》顯示，中國嬰兒死亡率從 1949 年的 200‰降低到 2018 年的 6.1‰，孕產婦死亡率從 1949 年的 1,500/10 萬下降到 2018 年的 18.3/10 萬[①]。此外，兒童死亡率也明顯下降。新生兒死亡率、嬰兒死亡率和 5 歲以下兒童死亡率分別從 1991 年的 33.1‰、50.2‰和 61.0‰下降至 2018 年的 3.9‰、6.1‰和 8.4‰，分別下降了 88.2%、87.8% 和 86.2%。其中，5 歲以下兒童主要疾病死亡率顯著下降。2018 年，農村和城市孕產婦死亡率分別為 19.9/10 萬和 15.5/10 萬，與 1990 年相比分別下降了 81.2% 和 67.2%。城市與農村孕產婦死亡率之比從 1990 年的 1∶2.2 下降到 2018 年的 1∶1.3（參見圖 2.11）。

---

① 彭訓文. 中國人健康水準更高了（中國醫療衛生事業成就系列報導）[N]. 人民日報（海外版），2017-05-09.

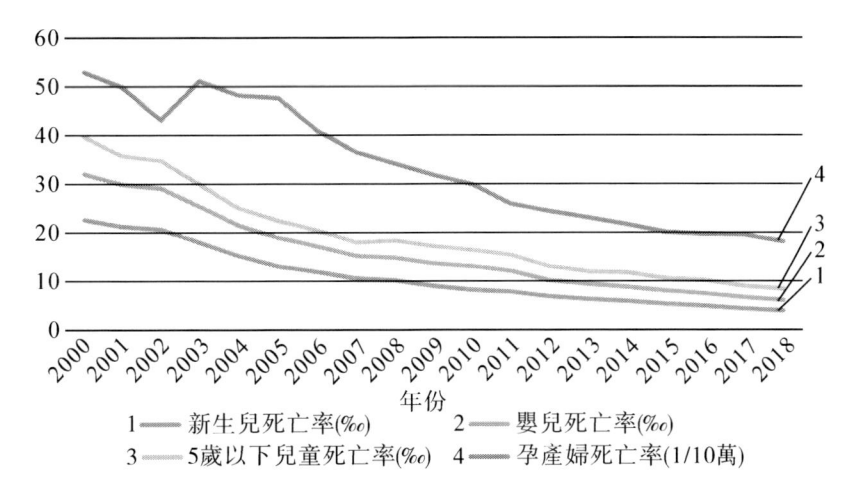

圖 2.11　2000—2016 年監測地區孕產婦及 5 歲以下兒童死亡率

數據來源：2017 年中國衛生和計劃生育統計年鑒。

婦女兒童常見病、多發病得到有效防治，預防愛滋病母嬰傳播取得明顯成效，孕產婦中重度貧血患病率、低出生體重發生率、兒童營養不良患病率等指標持續改善，順利實現了 2001—2010 年「兩綱」目標。5 歲以下兒童死亡率已經提前實現了聯合國千年發展目標，孕產婦死亡率持續下降，婦女平均期望壽命達到 75.2 歲，婦幼衛生主要指標與發達國家的差距逐步縮小，受到國際社會的廣泛關注和高度評價①。

(二) 婦幼衛生服務保障體系不斷健全

婦女兒童健康水準顯著提高的同時，服務網絡更加健全，逐步形成以婦幼保健機構為核心、以基層醫療衛生機構為基礎、以大中型綜合醫院專科醫院和相關科研教學機構為支撐的保健與臨床相結合、具有中國特色的婦幼健康服務網絡。至 2018 年全國共有婦幼保健機構 3,080 家、婦產醫院 807 家、兒童醫院 228 家，從業人員近 64 萬人，年門診量 4 億人次，年住院 1,379 萬人次，床位 33.8 萬張，各類醫療機構中婦產科和兒科床位數持續增加，保障

---

① 陳竺. 全面落實婦女兒童發展綱要　努力開創婦幼衛生工作新局面 [J]. 中國婦運，2012 (6)：24-28.

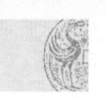

婦女兒童健康的主陣地更加穩固。擴大免疫規劃，將原有的 6 苗預防 7 病擴大到 14 苗預防 15 病。婦女兒童新農合參保率已達到 97%，其醫療保障制度不斷完善。針對影響婦女兒童健康的重大問題，實施「降消」項目和農村孕產婦住院分娩補助、農村婦女「兩癌」檢查、愛滋病母嬰阻斷等一系列重大公共衛生服務項目。

## 七、公共衛生監測系統發展情況

世界衛生組織認為公共衛生監測是連續、系統地收集、分析和解釋健康相關數據，為計劃、實施和評價公共衛生實踐所需。公共衛生監測系統的範圍隨著疾病譜的變化而逐漸擴大[1]。

（一）疾病監測系統逐漸建立

中國擁有世界上規模最大的法定傳染病疫情網絡直報系統，實現了法定傳染病即時網絡直報。全國共設立 3,486 個國家級監測點，主動監測霍亂、流感等 28 種重點傳染病的發病規律及蚊、蠅、鼠、蟑螂等媒介生物的消長規律。建立法定傳染病疫情定期公布制度，及時、公開、透明地發布信息[2]。此外，還建立了死因監測、慢性病及其危險因素監測、營養與健康監測、傷害監測及產品傷害監測、腫瘤登記，並增加了心血管疾病登記、慢阻肺監測、兒童青少年營養與健康監測。已經形成了比較完整的疾病監測渠道。

1956 年國務院頒發《工人職員傷亡事故報告規程》標誌著中國開始職業病統計報告工作。1997 年建立起了國家和省級職業病例個案數據庫。2006 年在全國範圍內啟用了職業病網絡直報。2009 年衛生部在中西部設立 45 個監測點開展 9 種職業病病種的重點職業病監測工作，截至 2014 年監測點數增加到 123 個。2015 年起重點職業病監測點按地市級行政區劃為單位進行設置，監

---

[1] 王嘉藝，王學梅，吳靜. 公共衛生監測系統的評價研究 [J]. 疾病監測，2018, 33（1）：72-76.
[2] 國家衛生和計劃生育委員會. 中國疾病預防控制工作進展（2015 年）[J]. 首都公共衛生，2015, 9（3）：97-101.

測工作覆蓋所轄的所有縣級行政區[①]。

(二) 婦幼監測系統逐步完善

全國婦幼衛生監測項目主要包括全國 5 歲以下兒童死亡監測、全國孕產婦死亡監測和全國出生缺陷監測三個子項目。全國孕產婦死亡監測項目開始於 1989 年，全國出生缺陷監測項目始於 1986 年，是一項以醫院為基礎的監測項目。全國 5 歲以下兒童死亡監測項目是以人群為基礎的方案，開始於 1991 年。

婦幼衛生信息系統逐步完善，出生缺陷、孕產婦死亡和 5 歲以下兒童死亡監測不斷加強，監測區縣達到 336 個，覆蓋人口 1.4 億，成為世界上最大的婦幼衛生監測網絡；婦幼衛生年報和婦幼保健機構監測工作穩步推進，婦幼衛生信息更加全面、準確、及時[②]。

(三) 食品安全風險監測初步發展

食品安全風險監測，是通過系統和持續地收集食源性疾病、食品污染以及食品中有害因素的監測數據及相關信息，並進行綜合分析和及時通報的活動[③]。

2009 年 6 月正式實施的《中華人民共和國食品安全法》提出建立中國的食品安全風險監測評估制度，建立覆蓋全國各省、自治區、直轄市的國家食品安全風險監測網絡。此後衛生部全面展開了中國的食品安全風險監測工作。為進一步完善監測工作，根據《中華人民共和國食品安全法》及其實施條例的規定，衛生部、工業和信息化部、工商總局、質檢總局、食品藥品監管局 5 部門於 2010 年聯合制定了《食品安全風險監測管理規定》，進一步詳細規定了食品安全風險監測的內容，主要包括食品的風險監測和人群的風險監測等，也從法律上第一次對其進行界定與約束。截至 2016 年，中國食品安全風險監

---

[①] 朱曉俊，王丹，王鴻飛，等. 職業病統計報告和監測現狀及其信息化建設探討 [J]. 中國工業醫學雜誌，2018，31 (1)：73-75.

[②] 朱軍. 全國婦幼衛生監測項目管理經驗的探討 [J]. 中華醫學科研管理雜誌，2002 (3)：17-19.

[③] 吳孝槐. 流通環節食品安全風險監測工作初探 [J]. 工商行政管理，2009 (23)：36-38.

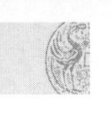

測品種包含 20 大類食品，獲得數據 1,500 多萬個，設立風險監測點約 2,656 個，覆蓋了 92% 的省、市和縣行政區域，初步建立了中國的食品安全風險監測網絡。[①] 重大食品安全事件事故的頻發，提醒衛生工作者必須提高風險因素的監測評估能力和預警水準，進一步加大食源性疾病防控，繼續加強食品安全風險監測工作。

## 八、基本公共衛生服務的發展和成就

除了在資金投入上有所增長外，國家基本公共衛生服務和內容也逐步改善和增加（參見表 2.3）。2009 年國家基本公共衛生服務項目包括建立居民健康檔案、健康教育、預防接種、傳染病報告與處理、0~6 歲兒童健康管理、孕產婦健康管理、老年人健康管理、慢性病患者（高血壓、2 型糖尿病）健康管理、重性精神病患者管理 9 類 5 項。2011 年增加傳染病和突發公共衛生事件報告和處理、衛生監督協管 2 類，服務項目「0~36 個月兒童健康管理」擴展到 0~6 歲，服務項目為 10 類 41 項；2013 年增加婚前保健和中醫藥健康管理，服務項目為 11 類 43 項；2015 年增加結核病患者健康管理服務，服務項目為 12 類 45 項。2017 年健康素養促進和免費提供避孕藥具納入國家基本公共衛生服務項目，項目內容從 12 類擴展至 14 類，有力地推進了基本公共衛生服務均等化進程。

---

① 吉蕾蕾. 全國已設立 2,656 個食品安全風險監測點 [J]. 現代食品，2016（23）：77.

表 2.3 國家基本公共衛生服務項目一覽表

| 序號 | 項目及內容 | 服務對象 | 項目類別 | 2009 | 2010 | 2011 | 2012 | 2013 | 2014 | 2015 | 2016 | 2017 | 2018 |
|---|---|---|---|---|---|---|---|---|---|---|---|---|---|
|  |  |  | 人均經費補助標準（元） | 15 | 15 | 25 | 25 | 30 | 35 | 40 | 45 | 50 | 55 |
|  |  |  | 項目數 | 9 | 9 | 10 | 10 | 11 | 11 | 12 | 12 | 14 | 14 |
| 1 | (1) 建立健康檔案<br>(2) 健康檔案維護管理 | 轄區內常住居民，包括居住半年以上非戶籍居民 | 居民健康檔案管理 | √ | √ | √ | √ | √ | √ | √ | √ | √ | √ |
| 2 | (1) 提供健康教育資料<br>(2) 設置健康教育宣傳欄<br>(3) 開展公眾健康諮詢服務<br>(4) 舉辦健康知識講座<br>(5) 開展個體化健康教育 | 轄區內居民 | 健康教育 | √ | √ | √ | √ | √ | √ | √ | √ | √ | √ |
| 3 | (1) 預防接種管理<br>(2) 預防接種<br>(3) 疑似預防接種異常反應處理 | 轄區內 0～6 歲兒童和其他重點人群 | 預防接種 | √ | √ | √ | √ | √ | √ | √ | √ | √ | √ |
| 4 | 傳染病疫情和突發公共衛生事件風險管理<br>(2) 傳染病和突發公共衛生事件的發現和登記<br>(3) 傳染病和突發公共衛生事件相關信息報告<br>(4) 傳染病和突發公共衛生事件的處理 | 轄區內服務人口 | 傳染病報告和處理 | √ | √ | √ | √ | √ | √ | √ | √ | √ | √ |
|  |  | 轄區內服務人口 | 傳染病和突發公共衛生事件報告和處理 |  |  |  |  |  |  |  |  |  |  |
| 5 | (1) 新生兒家庭訪視<br>(2) 新生兒滿月健康管理<br>(3) 嬰幼兒健康管理<br>(4) 學齡前兒童健康管理 | 轄區內居住的 0～6 歲兒童 | 0～3 歲兒童健康管理 | √ | √ | √ | √ | √ | √ | √ | √ | √ | √ |
|  |  | 轄區內居住的 0～6 歲兒童 | 0～6 歲兒童健康管理 |  |  |  |  |  |  |  |  |  |  |

表2.3(續)

| 序號 | 項目及內容 | 服務對象 | 項目類數 | 人均經費補助標準(元) | 2009 15 | 2010 15 | 2011 25 | 2012 25 | 2013 30 | 2014 35 | 2015 40 | 2016 45 | 2017 50 | 2018 55 |
|---|---|---|---|---|---|---|---|---|---|---|---|---|---|---|
|  |  |  |  |  | 9 | 9 | 10 | 10 | 11 | 11 | 12 | 12 | 14 | 14 |
|  |  |  | 服務項目 | 年份 |  |  |  |  |  |  |  |  |  |  |
| 6 | (1) 孕早期健康管理<br>(2) 孕中期健康管理<br>(3) 孕晚期健康管理<br>(4) 產後訪視<br>(5) 產後42天健康檢查 | 轄區內居住的孕產婦 | 孕產婦健康管理 |  | ✓ | ✓ | ✓ | ✓ | ✓ | ✓ | ✓ | ✓ | ✓ | ✓ |
| 7 | (1) 生活方式和健康狀況評估<br>(2) 體格檢查<br>(3) 輔助檢查<br>(4) 健康指導 | 轄區內65歲及以上常住居民 | 老年人健康管理 |  | ✓ | ✓ | ✓ | ✓ | ✓ | ✓ | ✓ | ✓ | ✓ | ✓ |
| 8 | (1) 檢查發現<br>(2) 隨訪評估和分類干預<br>(3) 健康體檢 | 轄區內35歲及以上原發性高血壓患者和2型糖尿病患者 | 慢性病患者(高血壓、2型糖尿病)健康管理 |  | ✓ | ✓ | ✓ | ✓ | ✓ | ✓ | ✓ | ✓ | ✓ | ✓ |
| 9 | (1) 患者訊息管理<br>(2) 隨訪評估和分類干預<br>(3) 健康體檢 | 轄區內診斷明確、在家居住的嚴重精神障礙患者 | 重性精神病患者管理 |  | ✓ | ✓ | ✓ | ✓ | ✓ | ✓ | ✓ | ✓ | ✓ | ✓ |
| 10 | (1) 食源性疾病相關訊息報告<br>(2) 飲用水衛生安全巡查<br>(3) 學校衛生服務<br>(4) 非法行醫和非法採供血信息報告<br>(5) 計劃生育相關信息報告 | 轄區內居民<br><br>轄區內居民 | 衛生監督協管服務<br><br>衛生計生監督協管 |  |  |  | 新增 | ✓ | ✓ | ✓ | ✓ | ✓ | ✓ | ✓ |
|  |  |  |  |  |  |  |  |  |  |  |  | ✓ | ✓ | ✓ |

第二章 公共衛生服務制度變遷

表2.3(續)

| 序號 | 項目及內容 | 服務對象 | 人均經費補助標準（元）項目類數 服務項目 | 年份 2009 2010 2011 2012 2013 2014 2015 2016 2017 2018 |
|---|---|---|---|---|
| | | | 15 15 25 25 30 35 40 45 50 55 | |
| | | | 9 9 10 10 11 11 12 12 14 14 | |
| 11 | (1) 老年人中醫體質辨識<br>(2) 兒童中醫藥調養 | 轄區內65歲及以上常住居民和0~36個月兒童 | 中醫藥健康管理 | 新增 ✓ ✓ ✓ ✓ ✓ |
| 12 | (1) 篩查及推介轉診<br>(2) 第一次入戶隨訪<br>(3) 督導服藥和隨訪管理<br>(4) 結案評估 | 轄區內肺結核病可疑者及診斷明確的患者（包括耐多藥患者） | 肺結核患者健康管理 | 新增 ✓ ✓ ✓ ✓ |
| 13 | (1) 省級衛生計生部門作為本地區免費避孕藥具採購主體依法實施避孕藥具採購<br>(2) 省、地市、縣級計劃生育藥具管理機構負責免費避孕藥具存儲、調撥等工作 | 免費提供避孕藥具 | | 新增 ✓ ✓ |
| 14 | (1) 健康促進縣（區）建設<br>(2) 健康科普<br>(3) 健康促進醫院和戒菸門診建設<br>(4) 健康素養和菸草使用監測<br>(5) 12320熱線諮詢服務<br>(6) 重點疾病、重點領域和重點人群的健康教育 | 健康素養促進行動 | | 新增 ✓ ✓ |

資料來源：2009—2017年《國家基本公共衛生服務規範》。

註：不同年份基本公共衛生服務項目不同，「✓」表示該年份具有此項服務項目，「新增」表示是該年份新增的服務項目。

149

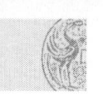

### 九、在健康教育、體育鍛煉、環境健康等大健康領域的成就

中國公共衛生在其他領域，包括健康教育、體育鍛煉、環境健康領域也取得了進展。

1. 健康教育方面

中國健康教育已得到政府各級部門的重視，2012 年衛生部發布了《「健康中國 2020」戰略研究報告》，確定了健康教育在中國公共衛生體系的作用，報告指出將「健康教育與健康促進作為公共衛生十大關鍵策略之一」[①]。2017 年中國居民健康素養調查報告顯示，中國居民健康素養水準不斷提高，2017 年中國居民健康素養水準為 14.18%，較 2016 年增加 2.6 個百分點，較 2008 年提高 7.7 個百分點。從主要公共衛生問題角度來看，2017 年中國居民安全與急救素養水準為 45.09%，科學健康觀素養水準為 41.12%，健康信息素養水準為 22.92%，傳染病防治素養水準為 16.06%，慢性病防治素養水準為 15.71%，基本醫療素養水準為 15.34%，其中科學健康觀素養水準、健康信息素養水準、慢性病防治素養水準、基本醫療素養水準均較 2016 年分別提升 4.94 個百分點、3.97 個百分點、4.23 個百分點、2.58 個百分點。隨著政府高度關注，相關政策不斷強化，公眾參與度加大，中國居民健康素養水準將繼續穩步提升。

2. 體育鍛煉方面

國家為掌握國民身體狀況，2000 年第一次在全國範圍內建立國民體質監測網絡，形成了國民體質監測體系，監測對象不僅包括幼兒、成年人、老年人三個年齡層的公民，還針對四個行業的典型工種展開專項監測。2010 年國民體質監測公報顯示，2010 年達到「合格」標準以上比例達 88.9%，相較於 2005 年增加 17 個百分點。其中幼兒、成年人、老年人群合格比例均不同程度增長，分別為 3%、0.2% 和 2%，中國居民身體素質呈持續增長趨勢。自開展全面健身計劃以來，2010 年，全國各地建立的體育指導站、體育健身活動站

---

[①] 任學鋒.「健康中國 2020 戰略研究報告」對中國健康教育事業發展的幾點啟示 [J]. 中國健康教育，2014，30（12）：1142-1144.

（點）達25萬多個。2015年中國經常參加體育鍛煉的人數已達32%，相比2007年增長3.8%；全民健身運動在中國積極開展。

3. 環境衛生方面

愛國衛生運動開展65年來，對保護人民健康、預防和控制疾病的發生和流行、改善人居環境、提高健康水準發揮了巨大作用。自20世紀80年代開始，改水、改廁工作就已在中國開展。經過多年的努力，農村改廁工作成績斐然，大幅提高了農村衛生廁所普及率。數據顯示，2016年農村衛生廁所普及率已達80.3%，相較於1993年提高72.8%；而且有效控制了相關疾病的發生和流行，其中痢疾、傷寒和甲肝發病人數分別下降了35.2%、25.1%和37.3%。除此之外，健康城市建設也獲得新進展。健康城市項目規劃20世紀90年代初引入中國，一直處於不斷探索發展中。至2016年年底，中國已有38個城市加入健康城市試點①，已成為落實健康中國戰略的重要項目。

## 第五節　公共衛生制度的未來發展趨勢

### 一、在「大健康」時代將健康融入一切政策，並建立健全相關的評估體系

2016年8月，全國衛生與健康大會提出把「將健康融入所有政策」作為中國新時期衛生與健康工作的方針之一。2017年發布的《「健康中國2030」規劃綱要》中，再次提出要大力推進「將健康融入所有政策」的實施，意味著解決健康問題不再僅僅依靠衛生部門，而是需要各部門都來參與政策的制定②。

---

① 楊忍忍,王繼偉,夏娟,等.中國及部分發達國家健康城市建設進展及現狀［J］.上海預防醫學，2017（10）：761-766.
② 胡琳琳.將健康融入所有政策：理念、國際經驗與啟示［J］.行政管理改革，2017（3）：64-67.

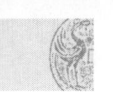

未來中長期全球公共衛生可能呈現以下幾個發展趨勢：一是未來人類健康及疾病控制壓力將繼續增大，因為全球化使傳染性疾病大爆發威脅上升，非傳染性疾病（慢性病與精神疾病）難以遏制，疾病控制體系比較脆弱；二是流感大暴發、愛滋病、生物武器和生物恐怖的潛在威脅使得全球公共衛生未來趨勢不容樂觀①。

為了應對未來公共衛生可能出現的危機，中國需要進一步完善衛生合作機制及公共衛生評估體系。該體系要以強大的國家公共衛生基礎設施和能力為基礎，能夠對特別的健康威脅做好充分準備，具備有效降低風險的能力、協調預警和應對行動的能力。

各行各業、社會各界都應貫徹健康中國戰略，將健康融入所有政策，各領域各行業不再單獨工作，公共衛生機構、醫療保健提供者、公共安全組織、教育部門、民政體育促進機構、商業、企業、組織等相互協作，才能實現全民健康的目標。

## 二、在「大數據」時代將充分使用互聯網醫療和智慧健康工具

21 世紀是大數據的時代。大數據也稱巨量數據，指利用常規工具無法獲得、儲存、處理和分析的數據集合，常常需要一系列技術和手段整合才能挖掘其內部價值，具有多樣性、複雜性和數據量龐大的特點②。

如今，中國居民對公共衛生服務的需求正在發生變化，醫改衛生信息化持續驅動，公共衛生服務發展的內在需求，互聯網發展所帶來的信息透明化等促使中國公共衛生服務將更加充分使用互聯網醫療和智慧健康工具，大數據將整合各類診療服務、健康體檢、公共衛生和智能健康監測、疾病預防控制、食品安全、環境衛生等人口健康信息以及跨行業部門信息的多樣化等信息，實現為全人群（健康人群、亞健康人群和疾病人群）、全生命週期的健康管理服務。

---

① 程春華，楊久華. 未來中長期全球公共衛生安全：發展趨勢及其國際政治影響 [J]. 社會科學，2012（11）：20-30.
② 鄒曉輝，朱聞斐，楊磊，等. 谷歌流感預測：大數據在公共衛生領域的嘗試 [J]. 中華預防醫學雜誌，2015，49（6）：581-584.

## 三、繼續發揚愛國衛生運動的社會動員傳統，提高人群健康

自1951年開展愛國衛生運動以來，無論是在計劃經濟時期，還是在改革開放時期，愛國衛生運動都配合國家政治經濟戰略規劃，解決時代發展面臨的問題，形成了具有中國特色的愛國衛生運動。

區別於新中國成立初期中國面臨的「細菌戰」和「除四害」「兩管、五改」的農村改善生活、改造環境的需要，黨的十八大以後，愛國衛生運動進入了更高層次的發展時期。愛國衛生工作以健康城鎮建設、衛生城鎮創建、城鄉環境衛生整潔行動、農村「廁所革命」等為載體，大力推進健康中國建設，並取得了明顯的成效。

在全面建成小康時期，社會經濟得到飛速的發展，人們的生活質量、衛生環境得到極大的改善。隨著生活水準的提高，人們的需求層次不斷升級，同時出現了缺乏運動、吸菸酗酒、營養膳食不均衡等不健康生活方式引發疾病的現象。隨著工業化、人口老齡化進程加快，空氣、土壤、水污染日益嚴重，中國面臨傳染病、慢性病等多重疾病威脅並存，自然、環境、社會等多種健康影響因素交織的複雜局面。未來的愛國衛生運動在推動「健康中國2030」建設過程中將在體育健身、環境保護、心理干預等方面發揮重要的作用。

## 四、根據人民需要和經濟發展情況，逐步擴大服務的範圍和內容，控制健康不平等

隨著中國經濟快速發展，中國疾病模式也發生了轉變，同時人口老齡化進程不斷加快，健康觀念發生改變，衛生不公平現象仍然突出，人們對公共衛生服務提出了更高要求。公共衛生領域面臨新的挑戰，比如：不健康的生活方式、不合理的膳食結構和吸菸飲酒等不良行為；空氣、水源、化學性污染等逐漸惡化的環境問題；以自殺、交通事故等為主的傷害也正成為公共衛生問題[1]。針對這些主要健康問題，中國不斷擴展公共衛生服務的範圍和內

---

[1] 譚曉東，彭塈.預防醫學、公共衛生學科概念探討[J].中國公共衛生，2005（1）：121-121.

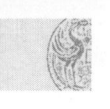

容，基本公共衛生服務項目已由原先的 9 類擴展至 14 大類 55 項，2017 年在鞏固與提高原有基本公共衛生服務的基礎上，將「免費提供避孕藥具」和「健康素養促進」兩個項目納入國家基本公共衛生服務項目。「健康促進」作為一種新的公共衛生觀念、理論、策略和干預方法，將為人類帶來更多的健康和幸福。隨著公共衛生服務均等化發展與大健康觀念的不斷深入，未來公共衛生服務的範圍與內容仍將不斷擴大，如血液管理、精神衛生、菸草控制等方面，從而進一步促進健康公平。

## 五、結合國家經濟和外交政策，參與全球健康發展

在國際交流日益緊密背景下，各種疫情不斷拉響公共衛生警報，考驗著人類的應對能力。控制傳染病跨境傳播，是構建人類命運共同體的關鍵環節之一。

疾病無國界。各國只有採取協調一致的應對行動才能確保世界上每個人的生命安全。開展跨境合作和參與全球衛生援助無疑是統一全球防病戰線的有效手段。在國際衛生事業發展中，中國一直積極參與國際組織倡導的重大衛生行動與醫療援助，支持世界衛生組織在全球健康方面的工作。如今中國參與國際醫療援助已有 52 年，也取得了良好的效果。例如在 2014 年西非埃博拉疫情、2016 年安哥拉黃熱病疫情、2017 年馬達加斯加鼠疫等重大疫情抗擊中，中國都做出了重要貢獻。

在全球化背景下發展公共衛生服務和國際合作，是深化國際合作、「一帶一路」建設的保障需要，也是積極參與全球健康治理的重要舉措。2013 年中國政府提出了「一帶一路」倡議，加強中國與亞、非、歐共 65 個國家的經濟聯繫的同時，促進各國醫療衛生領域的合作，同時也帶來公共衛生領域巨大挑戰。因此，國家開始積極推進「一帶一路」衛生合作機制建設，搭建合作平臺，培養國際性衛生管理人才。2017 年，習近平會見世衛組織總幹事陳馮富珍，表達了積極參與世界衛生組織應對各項挑戰的努力的意願，同時也邀請世界衛生組織共建「健康絲綢之路」。未來，在不斷發展並升級本國公共衛生服務制度的同時，中國將在全球健康治理中積極參與體制改革和建設的探索，不斷貢獻中國智慧和力量。

# 第三章
## 醫療服務制度變遷

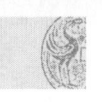

## 第一節 醫療服務制度

### 一、醫療服務制度的相關概念

世界衛生組織將醫療服務（health care）定義為衛生工作者為促進、維持、監測或恢復健康而向個人或社區提供的服務①。

關於基本醫療服務（basic health care, essential health care），或初級衛生保健（primary health care），其概念及內容界定有不同的標準。1978年，世界衛生組織和聯合國兒童基金會發布了《阿拉木圖宣言》，提出初級衛生保健應包括：對流行病的預防及控制的宣傳、改善營養、安全飲用水的供應及基本環境衛生、婦幼保健、主要傳染病的免疫接種、地方病的防控、常見病的處理和基本藥物的提供②。1993年，世界銀行發布《世界發展報告——投資健康》，首次界定了基本醫療衛生服務的內容，包括一攬子公共衛生和基本醫療服務項目。世界銀行認為基本醫療服務項目應根據每個國家的健康需求和收入水準來確定③。

基本醫療衛生服務的制定應綜合考慮一個國家所面對的重要健康問題、服務成本效果、疾病負擔、政府支付能力、覆蓋率要求④。基本醫療衛生服務應包括最基本、人人能獲得、體現社會公平、政府和居民都能負擔得起的醫療衛生服務⑤⑥。在系統地分析了國內外各種對基本醫療服務的界定後，結合中國的現實情況，我們認為從病種角度來界定最具可操作性，由此提出對病

---

① WHO. A glossary of terms for community health care and services for older persons [R]. 2004.
② 阿拉木圖宣言 [R]. 1978.
③ World Development Report 1993:「Investing in Health」[R]. 1993.
④ 胡善聯. 基本醫療衛生服務的界定和研究 [J]. 衛生經濟研究, 1996, 2: 7-11.
⑤ 趙寧, 張宗久, 陶紅兵, 等. 基本醫療服務的內涵及其外延的界定探討 [J]. 中華醫院管理雜誌, 2014, 30 (4): 241-244.
⑥ 石光, 張春生, 陳寧姍, 等. 關於界定和實施基本醫療衛生服務的思考與建議 [J]. 衛生經濟研究, 2014 (10): 6-13.

種診療人次數、平均費用、治愈率等關鍵性指標綜合考慮，結合籌資水準和服務提供能力來界定基本醫療服務的方法思路。

## 二、醫療服務體系

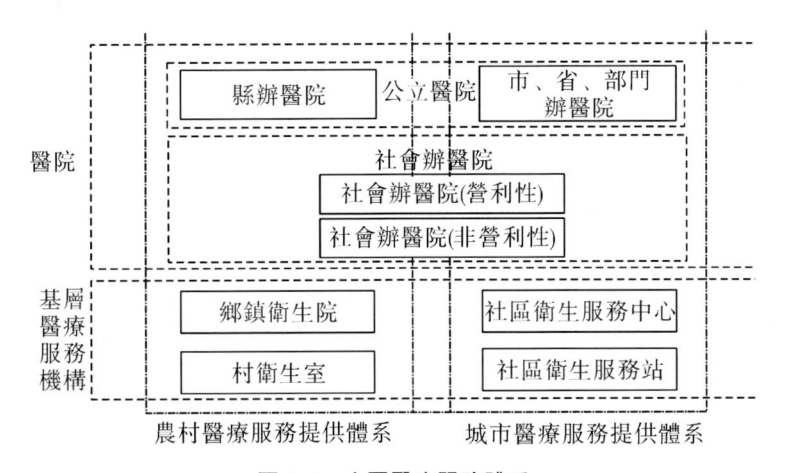

中國醫療服務體系包括醫院和基層醫療服務機構[①]。按地域劃分，中國醫療服務體系可分為農村醫療服務提供體系和城市醫療服務提供體系[②]。醫療服務機構按照投資主體可分為公立醫療服務機構和非公立（社會辦）醫療服務機構[③]。按經營目的醫療服務機構可分為非營利性醫療服務機構和營利性醫療服務機構[④]。

農村醫療衛生服務提供體系以縣級醫院為龍頭，鄉鎮衛生院和村衛生室為基礎；城市醫療衛生服務體系是以社區衛生服務為基礎、社區衛生服務機構與城市醫院分工協作的醫療服務體系。如圖 3.1 所示。

圖 3.1 中國醫療服務體系

資料來源：作者根據《全國醫療衛生服務體系規劃綱要（2015—2020 年）》《農村衛生服務體系建設與發展規劃》《中共中央、國務院關於深化醫藥衛生體制改革的意見》《全國醫療衛生服務體系規劃綱要（2015—2020 年）》《關於社會資本舉辦醫療機構經營性質的通知》整理。

---

[①] 《全國醫療衛生服務體系規劃綱要（2015—2020 年）》，國辦發〔2015〕14 號。
[②] 《農村衛生服務體系建設與發展規劃》，衛規財發〔2006〕340 號。
[③] 《中共中央、國務院關於深化醫藥衛生體制改革的意見》，中發〔2009〕6 號；《全國醫療衛生服務體系規劃綱要（2015—2020 年）》，國辦發〔2015〕14 號。
[④] 《關於社會資本舉辦醫療機構經營性質的通知》，衛醫政發〔2012〕26 號。

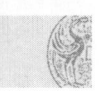

（一）醫院

根據《全國醫療衛生服務體系規劃綱要（2015—2020年）》，中國醫院分為公立醫院和社會辦醫院。

根據1989年頒布的《醫院分級管理辦法（試行）》，中國醫院按功能、任務不同劃分為一、二、三級。一級醫院是直接向一定人口的社區提供預防、醫療、保健、康復服務的基層醫院、衛生院，這一類醫院目前大多被稱為基層醫療衛生機構；二級醫院是向多個社區提供綜合醫療衛生服務和承擔一定教學、科研任務的地區性醫院；三級醫院是向幾個地區提供高水準專科性醫療衛生服務和執行高等教學、科研任務的區域性以上的醫院。目前政策所提及的醫院基本是指二、三級醫院。如圖3.2所示。

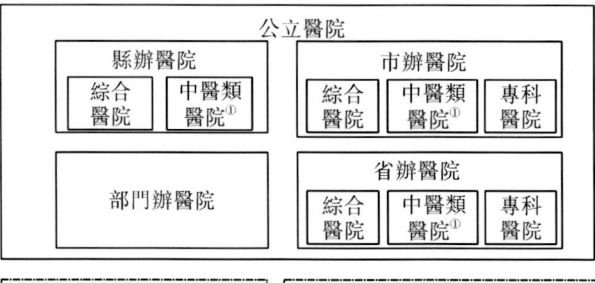

圖3.2　中國醫院體系

資料來源：作者根據《全國醫療衛生服務體系規劃綱要（2015—2020年）》整理。

（二）基層醫療服務體系

根據《全國醫療衛生服務體系規劃綱要（2015—2020年）》，中國基層醫療衛生服務體系由鄉鎮衛生院、社區衛生服務中心（站）、村衛生室、醫務

室、門診部（所）和軍隊基層衛生機構等構成。如圖 3.3 所示。

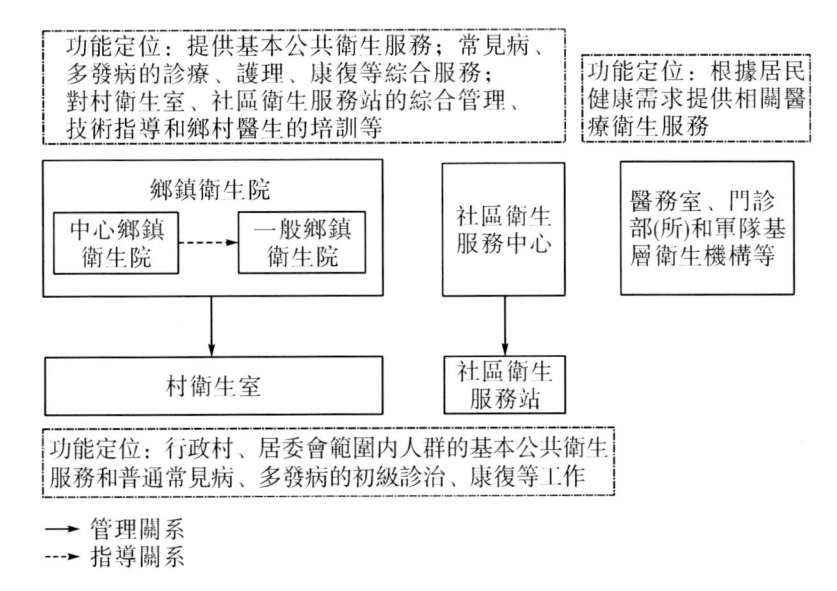

圖 3.3　中國基層醫療衛生服務體系

資料來源：根據《全國醫療衛生服務體系規劃綱要（2015—2020 年）》整理。

### 三、新中國醫療服務制度變遷相關研究

目前學界針對中國醫改及醫療衛生服務現狀的研究較為充分，但對中國醫療服務制度變遷的相關研究則較為缺乏。

在針對改革路徑的研究中，有學者把中國醫療衛生制度分為四個階段：初始建立階段和三輪改革階段[①]。1950—1978 年，中國醫療衛生體系處於初始建立階段，政府在衛生籌資以及衛生服務提供上都處於主導地位，強調醫療衛生的公平性。1979—2002 年被認為是第一輪改革階段，這一輪改革強調市場主導。2003—2012 年被認為是第二輪改革階段，確立了政府在衛生籌資和公共衛生及基層醫療服務中的主體責任，強調醫療衛生服務的公平可及性。

---

① YIP W, HSIAO W C. What drove the cycles of Chinese health system reforms? [J]. Health systems & reform, 2015, 1（1）: 52-61.

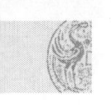

2013年至今被認為是第三輪改革階段，公立醫院改革是這一階段的核心議題。這一輪改革以公立醫院改制以及促進非公立醫院的發展為目標。究竟是通過市場機制還是政府治理來提供醫療服務和籌資，這兩種理念之爭構成了中國醫療衛生制度變遷的主要動因。經濟增長和公平性的動態權衡則決定了政府會採取何種理念指導政策制定。

對於改革的成效，有學者對2009年開始的新醫改取得的成效和出現的問題做出了初步評價，指出必須改革醫療服務提供者的激勵方式，加強公立醫院的治理，建立強有力的監管體系。為保障政策的有效執行，應建立相應的評估機構，依據循證科學證據，對政策的成本和收益進行獨立評估[1]。

在公立醫院制度變遷研究中，有研究使用新制度經濟學的理論，系統分析了中國公立醫院編制制度的變遷特徵，梳理了編制管理由編制審批制到編制備案制再到探索取消編制管理的歷史變化軌跡，指出衛生人力資源相對價格的變化是導致編制制度變遷的主要推動力；伴隨醫療衛生改革的持續深入，亟須釋放衛生服務人力資源，而僵化的編制管理方式已經無法體現醫務人員的服務價值，並導致編制內與編制外人員同工不同酬、激勵錯位的問題[2]。也有研究在對國外公立醫院管理體制進行系統的比較分析的基礎上，總結了中國2009—2014年公立醫院管理體制改革的幾種主要形式：衛生局醫管系統改革、市屬醫管系統改革和醫療集團系統改革[3]。在社會辦醫上，有學者指出中國社會辦醫政策中存在概念界定不清、產權屬性模糊、監管法律政策缺位等問題。在系統梳理美國、德國、日本和臺灣等地區的做法基礎上，提出明確社會辦醫的內涵和外延、建立非營利性醫療機構相關法律

---

[1] YIP W C M, HSIAO W C, CHEN W, et al. Early appraisal of China's huge and complex health-care reforms [J]. The Lancet, Elsevier Ltd, 2012, 379 (9818): 833-842.

[2] 陳麗，馬曉靜，黃元韜. 制度變遷視角下的公立醫院編制制度改革的歷史演進 [J]. 中國醫院管理，2016, 36 (12): 1-3.

[3] 孔令大，劉國恩，劉明，等. 公立醫院管理體制改革研究 [J]. 中國衛生事業管理，2014 (3): 164-167.

# 第三章 醫療服務制度變遷

體系等政策建議[①]。

## 四、研究框架和研究方法

（一）研究框架

在本書第二章對衛生健康制度定義的基礎上，確定研究對象為醫療衛生服務領域的正式規章制度，主要包括法律法規、政策文件及政府監督管理的組織結構等內容。根據中國醫療衛生服務體系的特點，分別從醫院和基層醫療服務兩個方面討論相關政策的變遷軌跡。

本章採用政策文本量化分析等方法對中國醫療衛生制度變遷進行總體和階段的特徵梳理，並試圖根據制度經濟學、系統論等理論基礎，總結中國醫療衛生制度變遷原因。在結合二手數據總結中國醫療衛生取得的成就的同時，對中國醫療衛生未來的發展趨勢進行展望。

圍繞醫療衛生服務制度變遷，本章共分為五個部分。第一部分主要包括醫療衛生基本概念及研究現狀，描述本章研究框架與方法；第二部分闡述中國醫療衛生服務制度的總體變遷與特徵以及醫院、基層醫療服務這兩個子系統的變遷；第三部分解釋中國醫療衛生服務制度變遷的原因；第四部分總結中國醫療衛生服務取得的成就；第五部分預測未來醫療衛生服務制度的發展趨勢。

（二）研究方法

1. 政策文本量化分析法

為了描述新中國成立以來醫療服務政策變遷的階段和特點，本章採用政策文本量化分析相關方法，以 1949 年 1 月—2017 年 12 月涉及醫療衛生服務領域的政策作為研究樣本進行分析。文本數據主要來源於北大法寶法律法規檢索系統，同時選取政府官方網站（中共中央辦公廳、中華人民共和國國務

---

[①] 章瀟，孟慶躍. 中國社會辦醫主要政策問題及其對策建議［J］. 中國衛生政策研究，2017，10（5）：53-58.

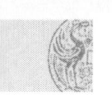

院辦公廳、中華人民共和國國家衛生健康委員會、中華人民共和國國家中醫藥管理局）公布的政策文本為補充，以防止遺漏。樣本選擇的是公開頒布的政策文本，不包括未公開的政策文本。針對新中國成立初期部分政府官方網站相關政策文本的缺失，我們通過《建國以來重要文獻選編》和《中國衛生年鑒》（1983—2013）中的內容進行增補和填充。

在檢索政策文本過程中，主要以「醫院」「醫療機構」「醫療服務」「醫療衛生」「醫療制度」「衛生事業」「衛生改革」「衛生體制」「衛生機構」「衛生服務」「衛生工作」「衛生規劃」「辦醫」「醫療健康」「健康服務」「醫生」「分級診療」「醫務人員」「健康中國」「衛生院」「衛生室」「護理服務」等關鍵詞進行「標題」模糊查找，並針對題目是否與醫療衛生服務領域相關以及發文單位是否為國家部委兩個標準來決定是否納為分析文本。同時，我們剔除專門針對公共衛生、人事教育、醫保制度、醫藥流通的政策文件，這幾個方面的政策分析在本書中有專門的章節討論。但將和醫療服務密切相關的上述幾個方面政策文本予以保留。

政策文件相關內容包括：醫療衛生服務的法律法規、行政法規、部門規章以及其他規範性文件，共計681個法規政策文本。根據本章研究框架，將這些政策文本劃分為醫療服務體系、醫院、基層醫療服務3個類別。通過分析歸類，得到關於醫療服務體系的文本334份，占全部政策文本數量的49%；關於醫院的文本238份，占全部政策文本數量的35%；關於基層醫療服務的文本109份，占全部政策文本數量的16%。歸類過程中，主要根據政策文件的標題，或文本具體內容與主題的實際相關性進行劃分。對上述政策文件的標題、發布時間、發文單位、文本關鍵詞等主要項目進行整理、歸納、編號。為了完整表達政策文本的主題，本章對所選政策文本的內容主要按照醫療服務體系、醫院、基層醫療服務3個類別進行關鍵詞編碼。通過對醫療服務相關政策進行量化分析，來分析醫療服務政策變遷的階段和特點。

2. 文獻研究法

為了彌補在政府相關網站內由搜索造成的醫療衛生服務相關政策的遺漏，本章採取文獻研究法，廣泛查閱、收集國內外有關醫療衛生服務制度變遷的

公開發表的論文和專著，對政策變遷脈絡進行梳理。在中國知網、萬方、百度學術及谷歌學術、PubMed 等國內外網站，以「醫療服務」「醫療衛生制度變遷」「醫療衛生政策」等為關鍵詞進行搜索。

3. 二手數據分析法

為更好地分析醫療衛生政策變遷的成就及產生的效果，本書採用二手數據分析方法，對中國醫療服務機構服務規模、服務能力、衛生支出等方面做了分析。數據主要來源於中華人民共和國國家衛生健康委員會網站公布的 1999—2017 年《中國衛生和計劃生育統計年鑒》與《中國衛生統計年鑒》。選取的指標包括醫院及基層醫療衛生機構數量、床位數、醫護人員數、全科醫生數、衛生總費用及政府、社會、個人占比。通過對數據進行整理歸納，製作折線圖、條形圖等統計圖表，嘗試對醫療服務發展所取得的成就做概括性描述及總結，期待能夠對進一步深入分析有所助益。

## 第二節　醫療服務制度變遷具體情況

### 一、醫療服務制度總體變遷階段

根據前述納排標準，選取 1949—2017 年涉及醫療服務的重要政策文件，共計 681 個。政策數量的時間變化趨勢如圖 3.4 所示。可以看出，1978 年以前關於醫療服務的政策文件非常少，1979 年後逐漸增多，2000 年後每年發布的政策文件基本保持在兩位數，2009 年新醫改後每年出台的政策文件都在 30 份以上。根據政策數量的變化趨勢，結合重要政策出台的時間，我們將新中國成立後醫療服務制度變遷過程分為四個階段：依靠嚴格行政管理制度的計劃經濟時期（1949—1978 年），經濟手段管理、醫改和市場化制度探索時期（1979—1999 年），醫改深入、市場化問題凸顯、制度重構時期（2000—2008

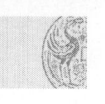

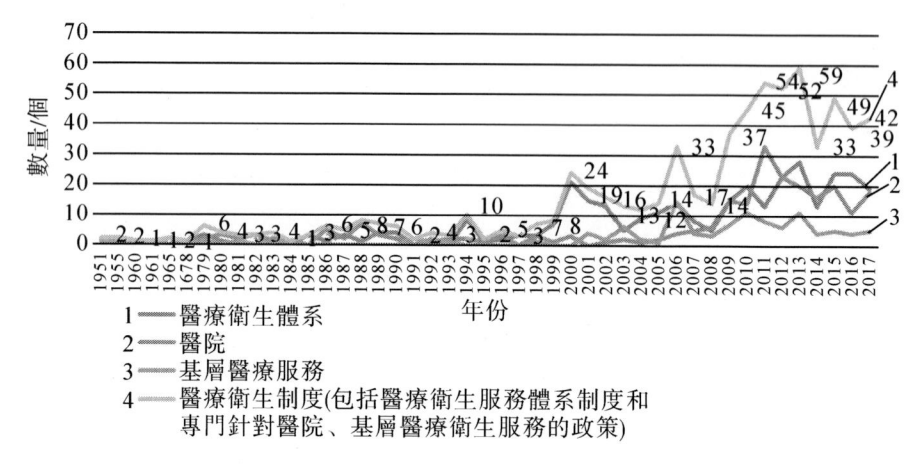

年）和保基本、強基層、建機制的新醫改制度建設時期（2009年至今）。

圖3.4 政策數量的時間變化趨勢

本節對醫療衛生制度的總體變遷進行描述分析，側重分析針對整個醫療衛生體系的政策文件，專門針對醫院和基層醫療服務的政策文件將在下一節專門討論。

（一）依靠嚴格行政管理制度的計劃經濟時期（1949—1978年）

新中國成立初期，醫療衛生事業的重點是保障人民的基本衛生需求。1950年召開的第一屆全國衛生工作會議確定新中國衛生工作的方針為「面向工農兵」「預防為主」「團結中西醫」。會議認為中醫「是保障中國人民健康不可缺少的一種力量，必須長時期地加以扶持、保護」。1951年9月，中共中央發布《關於加強衛生防疫和醫療工作的指示》，要求各級黨委必須把衛生、防疫和一般醫療工作看作一項重大的政治任務，極力發展這項工作。1952年，周恩來在三大方針的基礎上，又提出了「衛生工作與群眾運動相結合」的方針。

1951年，衛生部發布的《關於健全和發展全國衛生基層組織的決定》，要求對公立醫院實行「統收統支」的財務管理辦法。1955年，衛生部、財政部發布了《關於改進醫療財務管理的聯合通知》（以下簡稱《通知》），以提高公立醫院的積極性。《通知》要求對醫院實行「全額管理、差額補助」，也

## 第三章 醫療服務制度變遷

就是將醫院收支完全納入國家財政預算，按醫院實際收支差額撥款補助，如果年終產生結餘則全部上交。1960 年，政策調整為對醫院實行「全額管理、定項補助、預算包干」，國家預算開支醫院工作人員的基本工資以及工資總額 1% 的福利費和 2% 的工會會費，其他支出由醫院收入解決。1961 年 2 月，中共中央批轉衛生部《關於防治當前主要疾病的報告》（以下簡稱《報告》）。《報告》指出當前必須抓緊治療浮腫病、婦女病和小兒營養不良病，並以治療這些疾病為中心帶動防治其他疾病。在治療疾病中，要貫徹治療、營養、休息三結合和中西醫結合、土洋結合、重點治療與普查普治結合、預防與治病結合等原則，抓緊搶救危重病人，同時要同生產救災相結合。

計劃經濟時期，政府通過行政手段從人員工資、藥品價格、服務收費、基礎設施建設、醫療設備投入等多個方面對公立醫療機構進行嚴格控制，但同時對醫院經費實施較高程度的補助，提供完整的醫療保障制度，企、事業單位實施公費醫療和勞保醫療，農村組織合作醫療。在這些因素共同作用下，公立醫療機構服務目標定位明確，不以營利為目的，基本以公益性為導向開展醫療服務。政府在醫療衛生資源的規劃佈局上注重基層醫療服務體系的建設，在城市形成了市、區兩級醫院和街道衛生所組成的三級醫療服務及衛生防疫體系，在農村形成了縣醫院、鄉（鎮）衛生院、村衛生室（站）組成的三級醫療預防保健網絡。但存在工作效率低、發展緩慢、缺乏激勵機制、「大鍋飯」現象普遍以及「看病難、住院難、手術難」等問題。

（二）經濟手段管理、醫改和市場化制度探索時期（1979—1999 年）

「文化大革命」期間醫療衛生系統受到了嚴重的破壞。改革開放初期，醫療衛生部門存在管理水準低、技術力量薄弱、制度不健全、醫療質量不高、發展不平衡等一系列問題。1978 年 12 月召開的黨的十一屆三中全會做出了將全黨的工作重點放在社會主義現代化建設和改革開放的戰略決策。1979 年 4 月，中共中央會議通過了對國民經濟進行「調整、改革、整頓、提高」的方針。

1979 年 4 月，衛生部、財政部發布《關於改進醫療機構藥品管理的通知》，確定全國城鄉醫療機構改變「以存定銷」的辦法，實行「金額管理、

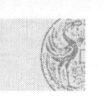

数量统计、实耗实销」的药品管理办法。同月，卫生部、财政部、国家劳动总局发布《关于加强医院经济管理试点工作的意见的通知》，提出通过经济方法管理医院，赋予医院更多的业务和财务自主性。11 月，财政部发布《关于文教科学卫生事业单位、行政机关「预算包干」试行办法》，提出对全额预算的单位实施「预算包干，结余留用」，对差额预算的单位实施「定收入、定支出、定补助、结余留用」，并且结余的一部分可作为集体福利和个人奖励。

　　针对各地陆续出现的个体行医情况，1978 年，卫生部向国务院呈报了《关于允许个体开业行医问题的请示报告》并获批准。该报告明确了允许个体开业行医的政策，指出对个体行医「既要放宽政策，允许合法存在，又要严格进行管理」。允许个体行医政策的出台，在一定程度上缓解了国有和集体所有制医疗卫生服务机构资源不充分、地区城乡分布不平衡的问题，同时为探索医疗机构多种所有制形式做出了积极的探索。针对一些基层医疗单位滥开大处方，小病大治，为了增加收入，只重视医疗工作，对承担的卫生防疫、妇幼保健和计划生育等基层预防保健工作有所放松的状况，1983 年 7 月，卫生部发布《关于注意制止医疗机构滥开大处方等不良倾向的通知》。为发展少数民族地区卫生事业，1983 年 8 月，劳动人事部、卫生部、国家民族事务委员会发布《关于经济发达省市对口支援边远少数民族地区卫生事业建设的实施方案》。

　　1984 年 10 月召开的党的十二届三中全会通过了《中共中央关于经济体制改革的决定》（以下简称《决定》）。《决定》提出「进一步贯彻执行对内搞活经济、对外实行开放的方针，加快以城市为重点的整个经济体制改革的步伐」。在国家全面经济体制改革的大背景下，医疗卫生事业改革逐渐展开。1985 年 4 月，国务院批转卫生部《关于卫生工作改革若干政策问题的报告》，提出「必须进行改革，放宽政策，简政放权，多方集资，开阔发展卫生事业的路子，把卫生工作搞活」，同时指出「医院的改革要坚持正确的治疗原则，注意合理用药和合理检查，避免浪费，不能单纯考虑经济问题」。该报告对卫生工作改革的方针政策做出了明确的阐述，包括：发展全民所有制的卫生机构，要实行中央办、地方办和部门办同时并举的方针；扩大卫生机构的自主

## 第三章 醫療服務制度變遷

權;對醫院的財政補助,實行定額包干;積極發展集體衛生機構;支持個體開業行醫辦醫院;等等。1985年8月,國務院工資制度改革小組、勞動人事部發布《關於衛生部醫療衛生事業單位工作人員工資制度改革問題的通知》。

1986年9月,衛生部、財政部、勞動人事部發布《關於業餘醫療衛生服務收入提成的暫行規定》,允許在職醫務人員開展業餘醫療衛生服務,實行收入分成,可提取一定比例用於個人獎勵。1988年5月,財政部發布《文教科學衛生事業單位、行政機關「預算包干」辦法》,提出文教科學衛生等事業單位和行政機關的正常經費全部實行預算包干辦法,包干結餘用於事業發展基金、職工福利和獎勵基金。為提高醫務人員的職業道德素質,改善和提高醫療服務質量,12月,衛生部發布了《醫務人員醫德規範及實施辦法》。為加強中醫醫療機構的管理,1989年1月,國家中醫藥管理局發布了《中醫醫療機構管理辦法(試行)》。4月,衛生部發布了《關於醫務人員業餘服務和兼職工作管理的規定》,指出「允許一些技術骨幹經過批准應聘在其他單位兼職」。11月,衛生部頒布《醫院分級管理辦法(試行)》,將醫院按功能、任務不同劃分為三級十等,提出實行醫院分級管理後,醫療收費應按評審結果有所區別。

1990年1月,為了深化衛生工作改革,國務院批轉衛生部、財政部、人事部、國家物價局和國家稅務局發布的《關於擴大醫療衛生服務有關問題的意見》(以下簡稱《意見》)。《意見》提出「要把改革放在統攬全局的位置上,進一步開闊思路,開拓創新」,其核心是通過市場經濟手段,提高醫療衛生人員的積極性,擴大醫療衛生服務。具體措施包括:積極推行各種形式的承包責任制;允許有條件的單位和醫療衛生人員在保質保量完成承包任務、確保醫療衛生服務質量、堅持把社會效益放在首位的前提下,從事有償業餘服務,有條件的項目也可進行有償超額勞動;醫療衛生服務的收費,要根據不同的設施條件、醫療技術水準拉開檔次;醫療衛生事業單位實行「以副補主」;等等。同年,衛生部和國家中醫藥管理局成立《中國衛生發展與改革綱要》起草小組,制定了《中國衛生發展與改革綱要(1991—2000)》,確定下一個十年的衛生工作方針為預防為主,依靠科技進步,動員全社會參與,

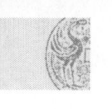

中西醫並重，為人民健康服務。同年 9 月，衛生部發布《關於開展衛生事業綜合效益評價工作的意見》，各級衛生管理部門對衛生資源與服務利用進行社會效益和經濟效益的評價。

1992 年春，鄧小平發表南方談話，重申了深化改革、加速發展的必要性和重要性。1992 年 10 月召開的黨的第十四次全國代表大會，明確了建立社會主義市場經濟體制的改革目標。同年 6 月，中共中央、國務院發布《關於加快發展第三產業的決定》。該決定提到的加快發展的重點行業包括醫療衛生。該決定提出：以產業化為方向，建立充滿活力的第三產業自我發展機制；大多數第三產業機構應辦成經濟實體或實行企業化經營，做到自主經營、自負盈虧；現有的大部分福利型、公益型和事業型第三產業單位要逐步向經營型轉變，實行企業化管理。在改革目標明確為建立社會主義市場經濟體制的大背景下，衛生醫療體制改革也朝著市場化的方向展開。

1992 年 9 月，衛生部發布《關於深化衛生改革的幾點意見》，提出為認真貫徹鄧小平同志南方談話與中共中央政治局會議精神，全面落實中共中央、國務院關於加快發展第三產業的決定，促使衛生事業更快更好地上一個新臺階，以建立健全基本適應社會經濟發展和人民「小康」生活水準，具有中國特色的衛生服務、監督體系和健康保障制度，向社會提供更多的優質高效服務，最大限度地滿足人們日益增長和不同層次的醫療預防保健需求，加快實現 2000 年人人享有衛生保健的目標。該意見提出以下舉措：鼓勵採取部門和企業投資、單位自籌、個人集資、銀行貸款、社團捐贈、建立基金等多種形式，多渠道籌集社會資金，用於衛生建設；進一步擴大醫療衛生單位的自主權，使單位真正擁有勞動人事安排權、業務建設決策權、經營開發管理權和工資獎金分配權，繼續堅持並完善各種形式的責、權、利相結合的目標管理責任制；醫療衛生單位應積極興辦醫療衛生延伸服務的工副業或其他產業，以工助醫，「以副補主」；支持有條件的單位辦成經濟實體或實行企業化管理，做到自主經營、自負盈虧等。

1993—1994 年，為加強醫療機構的管理，相繼出台了一系列規範性文件。1993 年 3 月，衛生部發布了《中華人民共和國護士管理辦法》，以規範護士

## 第三章　醫療服務制度變遷

的管理辦法。1994年2月，國務院發布《醫療機構管理條例》，以加強對醫療機構的管理。8月，衛生部發布了《醫療機構管理條例實施細則》。9月，衛生部發布《醫療機構基本標準（試行）》《醫療機構診療科目名錄》。

1994年7月，人事部、衛生部發布衛生事業單位貫徹《事業單位工作人員工資制度改革方案》實施意見的通知，提出工資由職務（技術等級）工資和津貼兩部分組成，津貼可占到30%～40%的比例。針對部分醫療機構過度使用設備檢查和開藥的問題，1996年10月，國家計委、衛生部、財政部發布《關於加強和改進醫療服務收費管理的通知》，提出合理調整醫療服務收費，控製藥品銷售增長。

1996年12月9日至12日在北京召開新中國成立以來的第一次全國衛生工作會議。1997年1月，中共中央、國務院下發《關於衛生改革與發展的決定》，提出到2000年，初步建立起具有中國特色的包括衛生服務、醫療保障、衛生執法監督的衛生體系，基本實現人人享有初級衛生保健，國民健康水準進一步提高；到2010年，在全國建立起適應社會主義市場經濟體制和人民健康需求的、比較完善的衛生體系，國民健康的主要指標在經濟較發達地區達到或接近世界中等發達國家的平均水準，在欠發達地區達到發展中國家的先進水準。該決定還提出衛生改革與發展應正確處理社會效益和經濟收益的關係，把社會效益放在首位，防止片面追求經濟收益而忽視社會效益的傾向。具體措施包括：改革城鎮職工醫療保障制度，改革城市衛生服務體系，積極發展社區衛生服務；發展和完善合作醫療制度，完善縣、鄉、村三級衛生服務網，鞏固與提高農村基層衛生隊伍，建立城市衛生機構對口支援農村的制度；中西醫並重，發展中醫藥；加強藥品管理，促進醫、藥協調發展；加強中央和地方政府對衛生事業的投入。

1997年4月，對外貿易經濟合作部、衛生部發布《關於設立外商投資醫療機構的補充規定》，提出外商投資者可以中外合資、合作方式在中國境內設立外商投資醫療機構，不允許設立外商獨資醫療機構，外商投資醫療機構的中方合營者股權比例一般不低於50%，外商投資醫療機構的經營期限不超過20年。

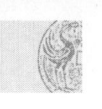

針對衛生資源過多集中於大城市、農村衛生基礎薄弱、基層衛生機構服務能力低下的問題，1999年3月，國家發展計劃委員會、財政部、衛生部發布《關於開展區域衛生規劃工作的指導意見》，提出合理規劃配置衛生資源。同年4月，衛生部發布《關於加強衛生事業單位經濟管理的若干意見》，提出：允許各單位在保證正常業務開展的前提下，利用閒置土地、房屋、設備合理組織收入；對醫療收支和藥品收支分開核算、分別管理，藥品收入不得與科室、個人收入直接掛勾；完善科室核算，對於開大處方、亂檢查而謀取收益的科室或個人不僅不予獎勵，而且要給予經濟處罰；鼓勵開辦與事業相關、滿足社會需求和有行業特點的高新技術產業和服務產業。11月，衛生部、財政部發布《醫療機構「醫藥分開核算分別管理」暫行辦法》提出實行醫藥分開核算、分別管理，藥品收入實行「核定收入、超收上繳」。

　　這一時期，以「放權讓利」「擴大醫院自主權」為政策引導，醫療衛生機構在責任制、服務收費、人員激勵等方面推動了一系列改革措施。通過這些措施，中國醫療衛生機構的服務能力得到提高，服務規模得到擴大，並逐步形成了以公有制為主體、多種辦醫形式並存的所有制結構。但由於改革主要借鑑國有企業改革的做法，沒有充分考慮到衛生事業的特殊社會屬性，以致醫療衛生服務機構出現一定程度的逐利傾向，醫療衛生服務公益性逐步淡化，公立醫院定位模糊，同時政府「給政策不給錢」，儘管政府衛生投入絕對額不斷增加，但政府投入在總體衛生費用中的占比卻逐年下滑，政府對醫療衛生機構補償不到位加速了醫院等醫療機構市場化的進程。人民群眾對醫療衛生機構信任度降低，「看病難、看病貴」的矛盾日趨凸顯。

　　（三）醫改深入、市場化問題凸顯、制度重構時期（2000—2008年）

　　2000年2月，國務院辦公廳轉發國務院體改辦、國家計委、國家經貿委、財政部、勞動保障部、衛生部、藥品監管局、中醫藥局《關於城鎮醫藥衛生體制改革的指導意見》（以下簡稱《指導意見》）。《指導意見》提出城鎮醫藥衛生體制改革的目標是建立適應社會主義市場經濟要求的城鎮醫藥衛生體制，促進衛生機構和醫藥行業健康發展，讓群眾享有價格合理、質量優良的醫療服務，提高人民的健康水準。主要措施包括：衛生行政部門轉變職能，政事

第三章 醫療服務制度變遷

分開；醫療機構分為非營利性和營利性兩類進行管理，營利性醫療機構價格放開；建立健全社區衛生服務組織、綜合醫院和專科醫院合理分工的醫療服務體系，形成雙向轉診制度；擴大公立醫療機構的營運自主權，實行公立醫療機構的自主管理；醫藥分家；等等。

為貫徹《指導意見》，2000年相繼出台一系列配套規章政策。7月，衛生部、國家中醫藥管理局、財政部、國家計委聯合制定了《關於城鎮醫療機構分類管理的實施意見》，明確了非營利性醫療機構和營利性醫療機構的界定，強調政府不舉辦營利性醫療機構，並指出非營利性醫療機構執行政府規定的醫療服務指導價格，享受相應的稅收優惠政策，而營利性醫療機構醫療服務價格放開。7月，財政部、國家計委、衛生部發布《關於衛生事業補助政策的意見》，指出政府舉辦的縣及縣以上非營利性醫療機構以定項補助為主，由同級財政予以安排。7月，衛生部、財政部發布《醫院藥品收支兩條線管理暫行辦法》，要求對醫療收支、藥品收支分開核算，醫院藥品收支結餘上交衛生行政部門，經考核後，統籌安排，合理返還。7月，國家計委、衛生部印發《關於改革醫療服務價格管理的意見》，提出充分發揮市場競爭機制的作用，對醫療服務價格實行政府指導價和市場調節價，取消政府定價。7月，衛生部、國家中醫藥管理局聯合制定《關於實行病人選擇醫生促進醫療機構內部改革的意見》，提出通過「病人選擇醫生」，帶動醫療機構內部各環節、各崗位公平有序的競爭，改善服務態度，提高醫療質量、醫療水準和工作效率。11月，衛生部發布《關於衛生機構嚴格執行國家藥品價格政策的通知》。

2000年3月，中共中央組織部、人事部、衛生部還發布《關於深化衛生事業單位人事制度改革的實施意見》，提出優化衛生人力資源配置，實行聘用制，進一步搞活內部分配，擴大各事業單位的分配自主權等人事制度改革意見。2002年5月，衛生部發布了5個衛生事業單位人事制度改革的配套文件。其中，《關於衛生事業單位內部分配制度改革的指導意見》提出在分配機制上建立分類管理制度，建立以崗位工資為主要內容的多種分配形式，建立向關鍵崗位和優秀人才傾斜的分配辦法。《醫療事業單位年薪制暫行辦法》提出在醫療事業單位中試行年薪制。《衛生事業單位工作人員考核暫行辦法》提出建立

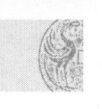

和完善崗位考核制。《關於衛生事業單位領導幹部選拔任用制度改革的指導意見》明確了衛生事業單位領導幹部選拔任用的條件和形式。《關於醫療衛生機構後勤服務社會化改革的指導意見》提出實現後勤服務由單位各自為政、「小而全」向專業化、集約化、市場化的模式轉變，醫療衛生機構由辦後勤服務向購買後勤服務轉變。

2001年7月，衛生部發布《衛生事業第十個五年計劃綱要》。提出「十五」期間衛生發展的總目標是：到2005年，在全國基本建立適應社會主義市場經濟要求和人民健康需求的衛生體制，使群眾享有同小康生活水準相適應、質量比較優良、費用比較低廉的基本醫療服務，並不斷滿足社會多層次、多樣化衛生服務需求，進一步提高人民健康水準，增強衛生事業對經濟和社會發展的保障作用。到2015年，與社會主義市場經濟體制相適應的衛生體制更加完善，人民群眾的衛生服務需求得到更好滿足，縮小不同地區、不同人群健康狀況的差異，增加全體居民健康生活時間，國民健康的主要指標達到或接近世界中等發達國家水準。10月，財政部、國家計委、衛生部、中醫藥管理局發布《關於完善城鎮醫療機構補償機制落實補償政策的若干意見》，提出逐步弱化藥品收益對醫院的補償作用，完善醫療服務價格體系，進一步落實財政補助政策。為規範醫療機構藥品集中招標採購工作，11月，衛生部、國家計委、國家經貿委、國家藥品監督管理局、國家中醫藥管理局、國務院糾風辦發布《醫療機構藥品集中招標採購工作規範（試行）》。

2003年「非典」的爆發，不僅暴露了中國公共衛生和基本醫療服務體系建設薄弱的問題，同時也凸顯了政府在衛生事業中的缺位，引發了整個社會對醫改成效的思考和討論，最終促使政府重新定位自身的醫療衛生責任，加大公共衛生及基層醫療衛生投入，拉開了新一輪醫改的序幕。2003年，國務院發展研究中心與世界衛生組織合作開展「中國醫療衛生體制改革」的課題研究，對過去一個階段的醫療衛生體制改革成效進行評估總結。2005年，課題組通過《中國青年報》等媒體發布了研究主要結論：目前中國的醫療衛生體制改革基本上是不成功的。2006年3月召開的全國政協醫衛組聯組會議上，時任衛生部部長高強提出，解決「看病難、看病貴」的問題，涉及十幾個部

門，相當複雜。6月，國務院決定成立由國家發展改革委和衛生部牽頭，財政部、人力資源社會保障部等16個部門參加的深化醫藥衛生體制改革部際協調工作小組，共同研究醫改的重大問題。8月，工作小組召開第一次會議，明確指出第一階段工作將分為管理和運行機制、衛生投入機制、醫療保障體制和藥品市場監管四個專題研究組開展工作。9月，工作小組開通「我為醫改建言獻策」網上欄目，同時公布熱線電話，聽取社會大眾對醫改的意見和建議。為更加科學合理制定決策，2007年工作小組先後委託世界銀行、世界衛生組織、國務院發展研究中心、北京大學、復旦大學、麥肯錫和北京師範大學等九家機構開展「醫改總體思路和框架設計」的平行獨立研究。儘管各方案給出的建議不盡相同，參與的十餘個政府部門也有很大的爭論，但激烈的交鋒也促使改革的思路更加明確。2008年1月，吳儀主持兩場座談會，聽取全國人大教科文衛委員會和全國政協教科文衛體委員會部分委員的建議。2月，國務院常務會議聽取工作小組關於醫改方案的匯報，形成了《關於深化醫藥衛生體制改革的意見（徵求意見稿）》。4月，溫家寶主持召開醫改工作座談會，就新醫改徵求意見稿分別聽取醫務工作者、專家學者、藥品生產和流通企業負責人、教師、城鎮居民、農民、農民工等各界群眾代表的意見和建議。9月，溫家寶主持召開國務院常務會議審議並通過了《關於深化醫藥衛生體制改革的意見（徵求意見稿）》，決定公開向社會徵求意見。10月，新醫改（徵求意見稿）向社會公布。2009年1月，國務院常務會議審議通過《關於深化醫藥衛生體制改革的意見》和《2009—2011年深化醫藥衛生體制改革實施方案》。

（四）保基本、強基層、建機制的新醫改制度建設時期（2009年至今）

2009年3月，新華社受權發布《中共中央、國務院關於深化醫藥衛生體制改革的意見》（以下簡稱《意見》），標誌著新一輪醫改正式啓動。《意見》深刻分析了深化醫藥衛生體制改革的重要性、緊迫性和艱鉅性，指出當前中國醫藥衛生事業發展存在城鄉和區域醫療衛生事業發展不平衡，資源配置不合理，公共衛生和農村、社區醫療衛生工作比較薄弱，醫療保障制度不健全，藥品生產流通秩序不規範，醫院管理體制和運行機制不完善，政府衛生投入

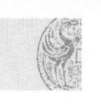

不足，醫藥費用上漲過快，個人負擔過重的問題。《意見》突出頂層設計，系統提出了建立中國特色的基本醫療衛生制度的基本框架，明確了深化改革的總體方向和目標、主要任務及主要政策措施。《意見》指出應堅持公共醫療衛生的公益性質，堅持預防為主、以農村為重點、中西醫並重的方針，實行政事分開、管辦分開、醫藥分開、營利性和非營利性分開，強化政府責任和投入，完善國民健康政策，健全制度體系，加強監督管理，創新體制機制，鼓勵社會參與，建設覆蓋城鄉居民的基本醫療衛生制度，不斷提高全民健康水準，促進社會和諧。《意見》強調政府主導與發揮市場機制作用相結合，堅持公平與效率的統一。一方面，從維護廣大群眾健康權益出發，提出強化政府在基本醫療衛生制度中的責任和在提供公共衛生和基本醫療服務中的主導地位，強調基本醫療衛生制度的公共產品屬性，人人享有基本醫療衛生服務的目標。另一方面，強調注重發揮市場機制的作用，統籌利用全社會的醫療衛生資源，力爭形成高效的藥品供應保障體系、多層次醫療保障體系和多元化辦醫格局，促進有序競爭，提高服務質量和效率，滿足群眾多層次多樣化需求。《意見》提出要建立覆蓋城鄉居民的基本醫療保障體系，也就是全民醫保；堅持預防為主的方針，把公共衛生服務體系與醫療服務、醫療保障、藥品供應保障體系並列，作為構成基本醫療衛生制度的四大體系予以加強，提出基本公共衛生服務均等化的目標，縮小城鄉居民基本公共衛生服務的差距；提出初步建立國家基本藥物制度，整頓治理藥品生產供應保障體系，規範用藥行為，降低藥品價格和患者醫藥費用；加強基層醫療衛生服務體系建設，使廣大城鄉群眾不出鄉村、社區就能得到比較好的基本醫療衛生服務；強調縣級醫院在農村防病治病中的龍頭作用，提出全面加強縣級醫院建設，提高醫療服務水準和質量，使農村大病治療不出縣。

2009年3月，國務院印發《醫藥衛生體制改革近期重點實施方案（2009—2011年）》，明確了2009—2011年五項重點改革：加快推進基本醫療保障制度建設，初步建立國家基本藥物制度，健全基層醫療衛生服務體系，促進基本公共衛生服務逐步均等化，推進公立醫院改革試點。針對基層醫療衛生服務體系建設，提出完善農村三級醫療衛生服務網絡，發揮縣級醫院的

龍頭作用，加強基層醫療衛生隊伍建設，改革基層醫療衛生機構補償機制，基層醫療衛生機構運行成本通過服務收費和政府補助補償等措施。公立醫院改革試點方面，提出鼓勵各地積極探索政事分開、管辦分開的有效形式，界定公立醫院所有者和管理者的責權，推進公立醫院補償機制改革，逐步將公立醫院補償由服務收費、藥品加成收入和財政補助三個渠道改為服務收費和財政補助兩個渠道等具體措施。

2009年8月，衛生部、國家發展改革委、工業和信息化部發布《關於建立國家基本藥物制度的實施意見》（以下簡稱《意見》），標誌著中國基本藥物制度正式實施。《意見》要求政府舉辦的基層醫療衛生機構全部配備和使用國家基本藥物。2009年11月，國家發展改革委、衛生部、人力資源和社會保障部發布《改革藥品和醫療服務價格形成機制的意見》，提出調整政府管理藥品價格範圍，藥品價格實行分級管理，政府制定和公布藥品指導價格，生產經營單位自主確定實際購銷價格；非營利性醫療機構提供的基本醫療服務實行政府指導價，營利性醫療機構提供的各種醫療服務和非營利性醫療機構提供的特需醫療服務實行市場調節價；合理制定不同級別醫療機構和不同職級醫師的服務價格；提高體現技術和勞務價值的醫療服務價格，降低大型醫用設備檢查和治療價格。

2010年2月，衛生部、中央編辦、國家發展改革委、財政部以及人力資源和社會保障部發布《關於公立醫院改革試點的指導意見》，明確了公立醫院試點工作的指導思想、基本原則、總體目標、主要任務、實施步驟和試點主要內容。2010年10月，衛生部、商務部發布《臺灣服務提供者在大陸設立獨資醫院管理暫行辦法》，允許臺灣地區服務提供者在大陸設立臺資獨資醫院。為加快形成多元化辦醫格局，2010年11月，國務院辦公廳轉發國家發展改革委、衛生部、財政部、商務部、人力資源和社會保障部《關於進一步鼓勵和引導社會資本舉辦醫療機構的意見》，提出放寬社會資本舉辦醫療機構的准入範圍，調整和新增醫療衛生資源優先考慮社會資本，允許境外資本舉辦醫療機構；進一步改善社會資本舉辦醫療機構的執業環境；促進非公立醫療機構持續健康發展。2010年11月，國務院辦公廳發布《建立和規範政府辦基層醫

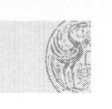

療衛生機構基本藥物採購機制的指導意見》，對基本藥物制度實施後出現的問題提出了一系列規範措施。

2011年2月，國務院辦公廳發布《2011年公立醫院改革試點工作安排》，對推進管辦分開、政事分開、醫藥分開、營利性和非營利性分開等重要試點工作做了部署。6月，國務院醫改領導小組成立由36位海內外知名醫療衛生專家學者組成的國務院醫改專家諮詢委員會，以集思廣益，提高政策制定的科學性。7月，國務院發布《國務院關於建立全科醫生制度的指導意見》，強調了建立全科醫生制度的重要性和必要性，提出了建立全科醫生制度的指導思想、基本原則和總體目標，以及逐步建立統一規範的全科醫生培養制度和近期多渠道培養合格的全科醫生等具體措施。7月，為確保基本藥物制度順利實施，促進基層醫療衛生機構建立新的運行機制和持續健康發展，國務院辦公廳轉發國家發改委、財政部、衛生部《關於清理化解基層醫療衛生機構債務的意見》，提出「制止新債、鎖定舊債、明確責任、分類處理、逐步化解」的總體要求，要求各省（自治區、直轄市）在嚴格制止發生新債的基礎上，用兩年左右的時間全面完成基層醫療衛生機構長期債務的清理化解工作。為確保農村醫療衛生服務「網底」不破，保障廣大農村居民基本醫療和公共衛生服務的公平性、可及性，7月，國務院辦公廳發布《關於進一步加強鄉村醫生隊伍建設的指導意見》，指出按照保基本、強基層、建機制的要求，從實際出發，明確鄉村醫生職責，改善執業場所，實現村衛生室和鄉村醫生全覆蓋；將村衛生室納入基本藥物制度和新型農村合作醫療門診統籌實施範圍，完善鄉村醫生補償、養老政策，健全培養培訓制度，規範執業行為，強化管理指導，提高鄉村醫生服務水準，為農村居民提供安全有效、方便價廉的基本醫療衛生服務。

2011年3月14日第十一屆全國人民代表大會第四次會議批准《中華人民共和國國民經濟和社會發展第十二個五年規劃綱要》，明確提出按照保基本、強基層、建機制的要求，增加財政投入，深化醫藥衛生體制改革，建立健全基本醫療衛生制度，加快醫療衛生事業發展，優先滿足群眾基本醫療衛生需求；提出加強完善「四個體系」的建設，積極穩妥推進公立醫院改革，支持

## 第三章　醫療服務制度變遷

中醫藥事業發展。3月，國務院發布《「十二五」期間深化醫藥衛生體制改革規劃暨實施方案》，明確了2012—2015年醫藥衛生體制改革的階段目標、改革重點和主要任務，提出了鞏固和完善基本藥物制度和基層醫療衛生機構運行新機制，積極推進公立醫院改革等目標。6月，國務院辦公廳發布《關於縣級公立醫院綜合改革試點的意見》，提出按照保基本、強基層、建機制的要求，圍繞政事分開、管辦分開、醫藥分開、營利性和非營利性分開的改革要求，以破除「以藥補醫」機制為關鍵環節，以改革補償機制和落實醫院自主經營管理權為切入點，統籌推進管理體制、補償機制、人事分配、價格機制、醫保支付制度、採購機制、監管機制等綜合改革，建立起維護公益性、調動積極性、保障可持續的縣級醫院運行機制；力爭使縣域內就診率提高到90%左右，基本實現大病不出縣；在全國選擇300個左右縣（市）作為改革試點。6月，衛生部發布《關於做好區域衛生規劃和醫療機構設置規劃促進非公立醫療機構發展的通知》，提出到2015年，非公立醫療機構床位數和服務量達到總量的20%左右，實現非公立醫療機構與公立醫療機構協調發展。

2013年9月，國務院發布《關於促進健康服務業發展的若干意見》，提出到2020年，基本建立覆蓋全生命週期、內涵豐富、結構合理的健康服務業體系，打造一批知名品牌和良性循環的健康服務產業集群，並形成一定的國際競爭力，基本滿足廣大人民群眾的健康服務需求；健康服務業總規模達到8萬億元以上，成為推動經濟社會持續發展的重要力量；大力發展醫療服務，加快發展健康養老服務，積極發展健康保險，全面發展中醫藥醫療保健服務，支持發展多樣化健康服務，培育健康服務業相關支撐產業；鼓勵企業、慈善機構、基金會、商業保險機構等以出資新建、參與改制、託管、公辦民營等多種形式投資醫療服務業；大力支持社會資本舉辦非營利性醫療機構、提供基本醫療衛生服務；進一步放寬中外合資、合作辦醫條件，逐步擴大具備條件的境外資本設立獨資醫療機構試點。

2013年12月，國家衛生和計劃生育委員會、國家中醫藥管理局發布《關於加快發展社會辦醫的若干意見》，提出要切實將社會辦醫納入規劃範圍；進一步放寬境外資本在內地設立獨資醫院的範圍；鼓勵社會資本直接投向資源

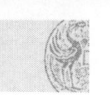

稀缺及滿足多元需求服務領域，舉辦康復醫院、老年病醫院、護理院、臨終關懷醫院等醫療機構，鼓勵社會資本舉辦高水準、規模化的大型醫療機構或向醫院集團化發展。2014年3月，國家發展和改革委員會、國家衛生和計劃生育委員會、人力資源和社會保障部發布《關於非公立醫療機構醫療服務實行市場調節價有關問題的通知》，強調非公立醫療機構醫療服務價格實行市場調節，各地不得以任何方式對非公立醫療機構醫療服務價格進行不當干預。

針對醫療衛生和養老服務資源彼此獨立、遠遠不能滿足老年人的需要的問題，為了有效推進醫療衛生與養老服務相結合，2015年11月，國務院辦公廳轉發衛生計生委、民政部、國家發展改革委、財政部、人力資源和社會保障部、國土資源部、住房城鄉建設部、全國老齡辦、中醫藥局《關於推進醫療衛生與養老服務相結合的指導意見》，提出把保障老年人基本健康養老需求放在首位，對有需求的失能、部分失能老年人，以機構為依託，做好康復護理服務，著力保障特殊困難老年人的健康養老服務需求；對多數老年人，以社區和居家養老為主，通過醫養有機融合，確保人人享有基本健康養老服務。具體措施包括：建立健全醫療衛生機構與養老機構合作機制，醫療衛生機構為養老機構開通預約就診綠色通道，養老機構內設的具備條件的醫療機構可作為醫院收治老年人的後期康復護理場所；支持養老機構開展醫療服務；推動醫療衛生服務延伸至社區、家庭，為老年人建立健康檔案，並為65歲以上老年人提供健康管理服務，鼓勵為社區高齡、重病、失能、部分失能以及計劃生育特殊家庭等行動不便或確有困難的老年人，提供定期體檢、上門巡診、家庭病床、社區護理、健康管理等基本服務；鼓勵社會力量興辦醫養結合機構；鼓勵醫療衛生機構與養老服務融合發展。

2015年3月，國務院辦公廳發布《全國醫療衛生服務體系規劃綱要（2015—2020年）》（以下簡稱《規劃綱要》），對區域衛生和醫療機構設置提出新的五年規劃。《規劃綱要》指出在醫療衛生事業取得較大發展的同時，仍存在醫療衛生資源總量不足、質量不高、結構與佈局不合理、服務體系碎片化、部分公立醫院單體規模不合理擴張等問題。《規劃綱要》提出2020年每千常住人口醫療衛生機構床位6張，其中醫院床位數4.8張，基層醫療衛生

機構床位數 1.2 張，在醫院床位中，公立醫院床位數 3.3 張，1.5 張為社會辦醫院預留規劃空間，執業（助理）醫師數 2.5 人，註冊護士數 3.14 人等目標。4 月，國務院辦公廳發布《中醫藥健康服務發展規劃（2015—2020年）》，對中醫藥健康服務發展提出規劃，提出大力發展中醫養生保健服務，加快發展中醫醫療服務，支持發展中醫特色康復服務，積極發展中醫藥健康養老服務等。

2015 年 6 月，國務院辦公廳發布《關於促進社會辦醫加快發展若干政策措施》，提出一系列措施促進社會辦醫發展。具體措施包括：進一步放寬准入，明確並向社會公開公布舉辦醫療機構審批程序、審批主體和審批時限，完善機構設立審批的屬地化管理，減少運行審批限制；公開區域醫療資源規劃情況，並將社會辦醫納入相關規劃；加強財政資金扶持，豐富籌資渠道，優化融資政策；促進大型設備共建共享，推進醫師多點執業；等等。

2015 年 9 月，國務院辦公廳發布《關於推進分級診療制度建設的指導意見》（以下簡稱《意見》），第一次從頂層設計的角度對分級診療制度做了規定，明確了分級診療制度構建的相關制度建設。《意見》提出以提高基層醫療服務能力為重點，以常見病、多發病、慢性病分級診療為突破口，到 2017 年分級診療政策體系逐步完善，到 2020 年分級診療服務能力全面提升，基本建立符合國情的分級診療制度的目標要求。具體措施包括：明確各級各類醫療機構診療服務功能定位，城市三級醫院主要提供急危重症和疑難複雜疾病的診療服務，城市三級中醫醫院充分利用中醫藥（含民族醫藥）技術方法和現代科學技術提供急危重症和疑難複雜疾病的中醫診療服務和中醫優勢病種的中醫門診診療服務，城市二級醫院主要接收三級醫院轉診的急性病恢復期患者、術後恢復期患者及危重症穩定期患者，縣級醫院主要提供縣域內常見病、多發病診療以及急危重症患者搶救和疑難複雜疾病向上轉診服務，基層醫療衛生機構和康復醫院、護理院等慢性病醫療機構為診斷明確、病情穩定的慢性病患者、康復期患者、老年病患者、晚期腫瘤患者等提供治療、康復、護理服務；加強基層醫療衛生人才隊伍建設，通過多種方式培養全科醫生，加強康復治療師、護理人員等專業人員培養；大力提高基層醫療衛生服務能力，

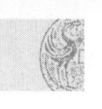

鼓勵城市二級以上醫院醫師到基層醫療衛生機構多點執業，強化鄉鎮衛生院基本醫療服務功能；全面提升縣級公立醫院綜合能力，重點加強縣域內常見病、多發病相關專業，以及傳染病、精神病、急診急救、重症醫學、腎臟內科（血液透析）、婦產科、兒科、中醫、康復等臨床專科建設；整合推進區域醫療資源共享；加快推進醫療衛生信息化建設；完善醫療資源合理配置機制；建立基層簽約服務制度，簽約醫生團隊由二級以上醫院醫師與基層醫療衛生機構的醫務人員組成，探索個體診所開展簽約服務；推進醫保支付制度改革；健全醫療服務價格形成機制；等等。

　　2016年7月，國家發展改革委、國家衛生計生委、人力資源和社會保障部、財政部發布《推進醫療服務價格改革意見》，提出到2020年逐步建立以成本和收入結構變化為基礎的價格動態調整機制，基本理順醫療服務比價關係的目標。主要任務包括：推進醫療服務價格分類管理，公立醫療機構提供的基本醫療服務實行政府指導價，公立醫療機構提供的特需醫療服務及其他市場競爭比較充分、個性化需求比較強的醫療服務實行市場調節價，非公立醫療機構提供的醫療服務落實市場調節價政策；逐步理順醫療服務比價關係，重點提高診療、手術、康復、護理、中醫等體現醫務人員技術勞務價值的醫療服務價格，降低大型醫用設備檢查治療和檢驗等價格，實行分級定價，根據醫療機構等級、醫師級別和市場需求等因素，對醫療服務制定不同價格，拉開價格差距，引導患者合理就醫；改革醫療服務價格項目管理，形成全國統一的醫療服務項目技術規範；推進醫療服務定價方式改革，擴大按病種、按服務單元確定收費範圍，逐步減少按項收費的數量；加強醫療服務價格監管。8月，國家衛生計生委、國家中醫藥管理局發布《關於推進分級診療試點工作的通知》，確定將北京市等4個直轄市、河北省石家莊市等266個地級市作為試點城市開展分級診療試點工作，要求進一步提升基層服務能力，推進家庭醫生簽約服務，探索組建醫療聯合體，科學實施急慢分治，落實醫療機構功能定位，建立醫聯體內醫療機構分工協作機制，逐步推進日間手術等。為落實分級診療試點，國家衛生計生委辦公廳、國家中醫藥管理局辦公室先後發布了《慢性阻塞性肺疾病分級診療服務技術方案》《乳腺癌和甲狀腺癌分

級診療技術方案》《冠狀動脈粥樣硬化性心臟病和腦血管疾病分級診療技術方案》《慢性阻塞性肺疾病分級診療技術方案》等一系列技術方案。

2016年8月19日至20日，全國衛生與健康大會在北京舉行。中共中央總書記、國家主席、中央軍委主席習近平出席會議並發表重要講話。他強調，沒有全民健康，就沒有全面小康。要把人民健康放在優先發展的戰略地位，以普及健康生活、優化健康服務、完善健康保障、建設健康環境、發展健康產業為重點，加快推進健康中國建設，努力全方位、全週期保障人民健康，為實現「兩個一百年」奮鬥目標、實現中華民族偉大復興的中國夢打下堅實健康基礎。習近平指出，要堅持正確的衛生與健康工作方針，以基層為重點，以改革創新為動力，預防為主，中西醫並重，將健康融入所有政策，人民共建共享。要堅持基本醫療衛生事業的公益性，不斷完善制度、擴展服務、提高質量，讓廣大人民群眾享有公平可及、系統連續的預防、治療、康復、健康促進等健康服務。要堅持提高醫療衛生服務質量和水準，讓全體人民公平獲得。要堅持正確處理政府和市場關係，在基本醫療衛生服務領域政府要有所為，在非基本醫療衛生服務領域市場要有活力。習近平強調，要著力推進基本醫療衛生制度建設，努力在分級診療制度、現代醫院管理制度、全民醫保制度、藥品供應保障制度、綜合監管制度5項基本醫療衛生制度建設上取得突破。

2016年10月，中共中央、國務院印發《「健康中國2030」規劃綱要》（以下簡稱《規劃綱要》），將人民健康提升到國家戰略的高度。《規劃綱要》指出：推進健康中國建設，是全面建成小康社會、基本實現社會主義現代化的重要基礎，是全面提升中華民族健康素質、實現人民健康與經濟社會協調發展的國家戰略，是積極參與全球健康治理、履行2030年可持續發展議程國際承諾的重大舉措。未來15年，是推進健康中國建設的重要戰略機遇期。提出「共建共享、全民健康」，是建設健康中國的戰略主題，其中共建共享是建設健康中國的基本路徑，全民健康是建設健康中國的根本目的。提出立足全人群和全生命週期兩個著力點，把健康融入所有政策。在醫療服務提供上，提出全面建成體系完整、分工明確、功能互補、密切協作、運行高效的整合

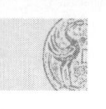

型醫療衛生服務體系；建立專業公共衛生機構、綜合專科醫院、基層醫療衛生機構「三位一體」的重大疾病防控機制，建立信息共享、互聯互通機制，推進慢性病防、治、管整體融合發展，實現醫防結合；完善家庭醫生簽約服務，全面建立成熟完善的分級診療制度，形成基層首診、雙向轉診、上下聯動、急慢分治的合理就醫秩序，健全治療—康復—長期護理服務鏈；建立與國際接軌、體現中國特色的醫療質量管理與控制體系，全面實施臨床路徑管理；提高中醫藥服務能力，發展中醫養生保健治未病服務；等等。在重點人群健康服務上，提出提高婦幼健康水準，加強兒科建設；推進老年醫療衛生服務體系建設，推動醫療衛生服務延伸至社區、家庭；等等。在健康產業發展上，提出進一步優化政策環境，優先支持社會力量舉辦非營利性醫療機構，推進和實現非營利性民營醫院與公立醫院同等待遇；鼓勵醫師利用業餘時間、退休醫師到基層醫療衛生機構執業或開設工作室；個體診所設置不受規劃佈局限制；逐步擴大外資興辦醫療機構的範圍；積極促進健康與養老、旅遊、互聯網、健身休閒、食品融合，催生健康新產業、新業態、新模式，引導發展專業的醫學檢驗中心、醫療影像中心、病理診斷中心和血液透析中心等。2016年12月，國務院發布《「十三五」深化醫藥衛生體制改革規劃》，提出「十三五」期間，要在分級診療、現代醫院管理、全民醫保、藥品供應保障、綜合監管5項制度建設上取得新突破。

2017年1月，國務院辦公廳發布《中國防治慢性病中長期規劃（2017—2025年）》，提出優先將慢性病患者納入家庭醫生簽約服務範圍，積極推進高血壓、糖尿病、心腦血管疾病、腫瘤、慢性呼吸系統疾病等患者的分級診療，形成基層首診、雙向轉診、上下聯動、急慢分治的合理就醫秩序，健全治療—康復—長期護理服務鏈。4月，國家衛生計生委、國家中醫藥管理局發布《關於加快醫療機構、醫師、護士電子化註冊管理改革的指導意見》，從加快電子化註冊系統建設、優化再造政務服務、加強信息安全保護和誠信體系建設三個方面提出了十項具體改革任務，進一步優化審批運行機制，完善事中事後監管，提升醫療資源信息服務水準，為行政相對人辦事、百姓看病就醫提供便捷渠道。8月，國家衛生計生委、國家中醫藥管理局發布《醫療機

構臨床路徑管理指導原則》，以加強醫療機構臨床路徑管理。12月，國家衛生計生委和國家中醫藥局發布《進一步改善醫療服務行動計劃（2018—2020年）》，提出自2018年起，醫療機構要對預約診療、遠程醫療、臨床路徑管理制度、檢查檢驗結果互認、醫務社工和志願者工作制度化。同時提出要在更多方面創新醫療服務，分別為：以病人為中心，推廣多學科診療模式；以危急重症為重點，創新急診急救服務；以醫聯體為載體，提供連續醫療服務；以日間服務為切入點，推進實現急慢分治；以「互聯網+」為手段，建設智慧醫院；以「一卡通」為目標，實現就診信息互聯互通；以社會新需求為導向，延伸提供優質護理服務；以簽約服務為依託，拓展藥學服務新領域；以人文服務為媒介，構建和諧醫患關係；以後勤服務為突破，全面提升患者滿意度。

2017年5月，國務院辦公廳發布《關於支持社會力量提供多層次多樣化醫療服務的意見》，提出發展社會力量舉辦、營運的高水準全科診所；積極支持社會力量深入專科醫療等細分服務領域，擴大服務有效供給，培育專業化優勢，鼓勵投資者建立品牌化專科醫療集團、舉辦有專科優勢的大型綜合醫院；鼓勵社會力量以名醫、名藥、名科、名術為服務核心，提供流程優化、質量上乘的中醫醫療、養生保健、康復、養老、健康旅遊等服務；促進醫療與養老融合，支持社會辦醫療機構為老年人家庭提供簽約醫療服務，建立健全與養老機構合作機制，興辦醫養結合機構；探索發展特色健康服務產業集聚區；等等。

## 二、醫療衛生服務主要子系統的制度變遷

（一）醫院制度變遷特徵

1. 政策文件統計圖及數據描述

根據前述納排標準，選取1949—2017年涉及醫院醫療服務的重要政策文件，共計238個。政策數量的時間變化趨勢如圖3.5所示。2009年以前，專門針對醫院醫療服務的政策規範性文件數量較少，每年在0~7個之間波動。2009年新醫改之後則大幅增加，2012年縣級公立醫院綜合改革試點，一系列

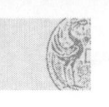

配套文件相繼出台，2012 年關於醫院的政策文件數達到了 33 個，之後略有減少，但仍然維持在每年 10 個以上（見圖 3.5）。以 2009 年為時間節點，我們將醫院醫療服務政策變化分為兩個時期進行制度變遷的討論。

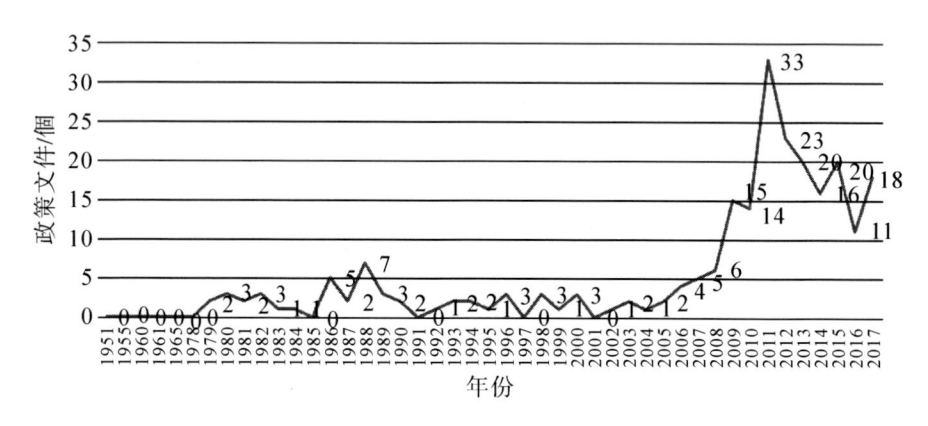

圖 3.5　政策數量的時間變化趨勢

2. 依靠行政管理、醫院制度建設較為薄弱時期（1949—2008 年）

1949—1979 年，鮮有專門針對醫院醫療服務的政策文件出台，涉及整個醫療服務體系的政策文件，前述已經討論，這裡不再重複。

1979 年，衛生部、財政部、國家勞動總局發布《關於加強醫院經濟管理試點工作的意見的通知》，提出通過經濟方法管理醫院，賦予醫院更多的業務和財務自主性。對於醫院的業務活動，「在統一領導、統一計劃的原則下，給醫院較大的自主權和機動權，以便充分發揮醫療單位的主觀能動作用」；對於醫院的財務支出，實施「全額管理、定額補助，結餘留用」。

1980 年 1 月，衛生部發布《衛生部關於中醫醫院工作若干問題的規定（試行）》，提出了加強中醫醫院建設的若干要求和目標。為發揮縣一級醫院在縣、公社、大隊三級醫療衛生網中的中心作用，1980 年 3 月，衛生部發布了《關於搞好三分之一左右縣的衛生事業整頓建設的意見》，提出「從一九七九年起到一九八五年，先抓好三分之一左右縣的衛生事業建設」，強調要「研究中國式農村衛生工作現代化道路」。針對縣級醫院存在的問題，1980 年 10 月，衛生部發布《關於當前加強縣醫院工作的幾點意見》，指出醫院應「運用

經濟手段，合理地使用人力、物力、財力，講究經濟效果，推動醫療、預防、教學、科研等項工作，提高醫院的科學管理水準」。

為加強醫院經濟管理工作，衛生部於 1981 年 3 月發布《醫院經濟管理暫行辦法》，提出「把思想政治工作和經濟手段結合起來」，強調加強經濟管理必須與加強行政管理、業務技術管理相結合。具體形式包括：①運用經濟手段，促使醫院合理地使用人力、物力、財力，組織好醫療、預防、教學、科研等各項工作，以取得較好的醫療效果和經濟效果；②妥善處理國家、醫院、職工個人三者利益關係，充分調動醫院和職工的積極性；③建立、健全科學的管理制度，如定額管理、經濟核算、考核獎懲等制度，提高科學管理水準。要求醫院實施「五定」，即「定任務、定床位、定人員編制、定業務技術指標、定經費補助」。

1982 年 1 月，衛生部頒布《全國醫院工作條例》（以下簡稱《條例》），將國家對醫院的工作要求提升到了法規的層面。《條例》對醫院工作涉及的領導體制、醫療預防、教學科研、技術管理、經濟管理和總務工作、思想政治工作六個方面做出了規定。1982 年 4 月，衛生部發布《醫院工作制度》，對醫院急診、門診、住院、搶救、處方、器械、查房、查對、轉院護理等各項醫院工作做出了詳細的要求。《醫院工作制度》的發布為加強對醫院的科學管理、建立正常工作秩序、改善服務態度、提高醫療護理質量、防止醫療差錯事故、使醫院工作適應社會主義建設的要求提供了制度保障。當月，衛生部發布了《醫院工作人員職責》，對醫院各項工作人員的職責做出了詳細的規定。同年 5 月，衛生部又頒布了《全國中醫醫院工作條例（試行）》，對中醫醫院的組織機制、醫療工作、教學科研、管理工作和思想政治工作提出了要求。

1986 年 1 月，根據中醫醫院的特點和實際需要，衛生部發布《中醫醫院工作制度（試行）》，對中醫醫院的人員培訓、進修、賠償、出入院、急診科室、門診、掛號、處方、病房管理、醫囑、轉院、護理、消毒、病房、手術室、藥劑科等方面做出了詳細的規定。之後相繼發布了《中醫醫院工作人員職責（試行）》和《全國中醫醫院組織機構及人員編制標準（試行）》，對

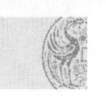

中醫醫院的人員職責、機構設置、人員編制等方面做出了規定。同年還出台了《婦產科專科醫院組織編制原則（試行）》。

1988年5月，為擴大醫療衛生服務，衛生部發布《衛生部關於部屬醫院試行承包責任制的意見（試行）》（以下簡稱《意見》），探索在醫院實行承包責任制。《意見》提出：承包醫院實施經費定額包干，超支不補，節餘留用；包干後收支節餘，除提留不低於40%用於事業發展基金外，其餘部分用於集體福利和獎勵基金及院長基金；在完成承包任務後，醫療衛生人員可以開展有償業餘服務，扣除費用後收入由單位自行分配。同年，衛生部、財政部相繼發布了《醫院財務管理辦法》和《醫院會計制度（試行）》，對醫院的財務、會計管理工作做了規定。同年還出台了《衛生部關於進一步深化文明醫院建設的幾點意見》和《醫務人員醫德規範及實施辦法》。

1989年11月，衛生部發布《醫院分級管理辦法（試行）》，提出醫院分級管理的設想和試行意見。1992年，衛生部發布《醫院工作制度的補充規定（試行）》。1993年，衛生部發布了《中醫醫院分級管理辦法與標準》補充規定。1996年，衛生部發布了《眼科醫院基本標準（試行）》《婦產醫院基本標準（試行）》《耳鼻喉醫院基本標準（試行）》。1998年，財政部、衛生部正式印發《醫院會計制度》和《醫院財務制度》。

2000年7月，為了控製藥品費用不合理增長，促進合理用藥，衛生部、財政部印發《醫院藥品收支兩條線管理暫行辦法》，提出對醫院藥品收支結餘實行收支兩條線管理，醫院藥品收支結餘上交衛生行政部門，統一繳存財政社會保障基金專戶，經考核後，統籌安排，合理返還；結餘主要用於彌補醫院的醫療成本和發展建設，以及社區衛生服務和預防保健事業。

2003年2月，財政部、國家計委、衛生部發布《門診藥房脫離試點醫院補償辦法的意見》，提出通過調整醫療服務價格、安排財政補助的方式對門診藥房脫離試點醫院後醫院收入減少的狀況進行補償。為適應信息化管理需求，加強醫院的信息系統建設，2002年衛生部印發《醫院信息系統基本功能規範》，2003年國家中醫藥管理局印發《中醫醫院信息化建設基本規範（試行）》。

為樹立「以病人為中心」的理念，2005 年被確定為醫院管理年。2005 年，衛生部發布《醫院管理評價指南（試行）》，在醫院管理、醫療質量、醫療安全、醫院服務和醫院績效幾個方面明確了考核內容和評價指標，並給出了三級綜合醫院指標參考值，例如平均住院日≤16 天、藥品收入占總收入的比例≤45%等。2006 年，國家中醫藥管理局印發《中醫醫院中醫藥特色評價指南（試行）》和《中醫醫院（三級）中醫藥特色評價細則（試行）》。2006 年，衛生部發布《全面推行醫院院務公開的指導意見》。2008 年，衛生部正式發布《醫院管理評價指南（2008 版）》。同年，國家中醫藥管理局印發《中醫醫院管理評價指南（2008 版）》。2009 年，國家中醫藥管理局發布《中醫醫院發揮中醫藥特色優勢加強人員配備的通知》，衛生部、國家中醫藥管理局印發《醫院中藥房基本標準的通知》。

2008 年 8 月，為貫徹黨的十七大精神，落實堅持中西醫並重、扶持中醫藥和民族醫藥事業發展的方針和要求，國家中醫藥管理局、衛生部、總後勤部衛生部發布《關於切實加強綜合醫院中醫藥工作的意見》（以下簡稱《意見》）。《意見》提出了到 2015 年綜合醫院均按照要求設置中醫臨床科室和中藥房的工作目標，同時提出綜合醫院要將中醫藥的發展納入醫院整體發展規劃中，保證中醫藥科室與其他科室同步發展。

3. 新醫改背景下的公立醫院制度綜合改革時期（2009 年之後）

為解決「看病難」問題，方便患者就醫，2009 年 9 月，衛生部發布了《在公立醫院施行預約診療服務工作的意見》，提出 2009 年 11 月開始公立醫院中的所有三級醫院都要開展預約診療服務的目標。

為加強護理工作，2009 年 5 月，衛生部印發《綜合醫院分級護理指導原則（試行）》。針對醫患關係緊張的問題，為規範投訴處理程序，維護正常醫療秩序，保護醫患雙方合法權益，衛生部、國家中醫藥管理局制定了《醫院投訴管理辦法（試行）》，並於 2009 年 11 月發布。同年，衛生部發布了《加強醫院業務科室建設和管理的通知》以及《醫院手術部（室）管理規範（試行）》，國家發展改革委、國家中醫藥管理局發布了《重點中醫醫院建設與發展規劃》，國家中醫藥管理局發布了《中醫醫院中醫護理工作指南（試行）》。

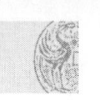

2010年2月，衛生部、中央編辦、國家發展改革委、財政部以及人力資源和社會保障部發布《關於公立醫院改革試點的指導意見》（以下簡稱《意見》）。《意見》明確了試點的六點任務，即強化區域衛生規劃，改革公立醫院管理體制，改革公立醫院補償機制，改革公立醫院運行機制，健全公立醫院監管機制，形成多元化辦醫格局。《意見》提出試點的主要內容包括：完善公立醫院服務體系，加強公立醫院的規劃和調控，建立公立醫院之間、公立醫院與城鄉基層醫療衛生機構之間的分工協作機制，實行分級醫療、雙向轉診，重點加強縣級醫院能力建設；改革公立醫院管理體制，積極探索管辦分開的有效形式；改革公立醫院法人治理機制，探索建立以理事會等為核心的多種形式的公立醫院法人治理結構，制定公立醫院院長任職資格、選拔任用等方面的管理制度；改革公立醫院內部運行機制；改革公立醫院補償機制，推進醫藥分開，改革以藥補醫機制，逐步將公立醫院補償由服務收費、藥品加成收入和政府補助三個渠道改為服務收費和政府補助兩個渠道，合理調整醫藥價格，逐步取消藥品加成政策，加大政府投入；加強公立醫院管理；改革公立醫院監管機制；建立住院醫師規範化培訓制度；加快推進多元化辦醫格局。當月，衛生部發布《關於改進公立醫院服務管理方便群眾看病就醫的若干意見》，提出：堅持推進預約診療服務；優化門診流程，增加便民措施；加強急診綠色通道管理，及時救治急危重症患者；改善住院、轉診、轉科服務流程，提高服務水準；改革醫療收費服務管理與醫保結算服務管理；規範臨床護理服務，實施整體護理模式等一系列提高醫療服務質量的措施。同年，還出台了《醫院實施優質護理服務工作標準（試行）》《醫院處方點評管理規範（試行）》《醫院財務制度》（2010修訂）等規定。同年，衛生部公布了第一批公立醫院改革國家聯繫試點城市。

2011年2月，國務院辦公廳發布《2011年公立醫院改革試點工作安排》，對2011年公立醫院改革做出了具體的工作安排，包括開展重大體制機制綜合改革試點、推進公立醫院服務體系建設發展、在全國推行惠民便民措施、充分調動醫務人員積極性、推進形成多元化辦醫格局。同年3月，為加強中央地方信息溝通聯絡，衛生部辦公廳發布《關於建立公立醫院改革國家聯繫試

## 第三章 醫療服務制度變遷

點城市派駐聯絡員制度的通知》，決定建立公立醫院改革國家聯繫試點城市派駐聯絡員制度。同年11月，為加強公立醫院改革試點城市間的交流，衛生部辦公廳發布《建立公立醫院改革試點工作協作組制度的通知》，決定在國家聯繫試點城市間建立公立醫院改革試點工作協作組制度。

為促進醫院信息系統建設，2011年1月，國家中醫藥管理局辦公室發布《關於推薦中醫電子病歷試點醫院的通知》，5月，衛生部辦公廳發布《關於推進以電子病歷為核心醫院信息化建設試點工作的通知》。2011年4月，衛生部發布《三級綜合醫院評審標準（2011年版）》（以下簡稱《標準》），隨後又發布《三級綜合醫院評審標準實施細則（2011年版）》。《標準》涵蓋堅持醫院公益性、醫院服務、護理服務管理、醫療質量安全管理、醫院管理等方面。5月，衛生部發布《縣級醫院及鄉鎮衛生院院務公開考核標準（試行）》。5月，國家中醫藥管理局發布《中西醫結合醫院工作指南（2011年版）》，對中西醫結合醫院工作的核心要素進行歸納提煉，從醫院管理、人才培養、科室設置、專科建設、臨床研究、藥事管理、護理、文化建設、預防保健九個方面提出了體現中西醫結合醫院自身工作特點的要求。10月，國家中醫藥管理局發布《中醫醫院信息化建設基本規範》和《中醫醫院信息系統基本功能規範》。12月，衛生部發布《二級綜合醫院評審標準（2012年版）》。

2011年9月，衛生部發布《關於做好試點城市公立醫院佈局與結構調整工作的通知》，提出要適度降低公立醫院比重，優化公立醫院佈局和結構，構建公益目標明確、佈局合理、規模適當、結構優化、層次分明、功能完善、富有效率的公立醫院服務體系。

2012年4月，衛生部、國務院深化醫藥衛生體制改革領導小組辦公室、中央編辦等發布《關於做好2012年公立醫院改革工作的通知》，明確2012年公立醫院改革的主要任務是：①大力推動試點城市以破除以藥補醫機制為重點，進一步推進政事分開、管辦分開、醫藥分開、營利性和非營利性分開等體制機制綜合改革；②以改革促發展，大力推進縣級公立醫院綜合改革試點工作；③繼續在全國範圍內實施一批通過改革試點取得成熟經驗的政策措施。

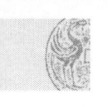

2012年6月，國務院辦公廳發布《關於縣級公立醫院綜合改革試點意見》，要求推進管理體制、補償機制、人事分配、價格機制、醫保支付制度、採購機制、監管機制等綜合改革，實現「縣域內就診率提高到90%左右，基本實現大病不出縣」的目標。改革內容主要包括：改革「以藥補醫」機制，鼓勵探索醫藥分開的多種形式，取消藥品加成政策，將試點縣級醫院補償由服務收費、藥品加成收入和政府補助三個渠道改為服務收費和政府補助兩個渠道；發揮醫療保險補償和控費作用，推行總額預付、按病種、按人頭、按服務單元等付費方式；改革醫療服務以項目為主的定價方式，積極開展按病種收費試點，病種數量不少於50個；落實縣級醫院用人自主權，全面推行聘用制度；提高醫院人員經費支出占業務支出的比例，逐步提高醫務人員待遇；落實縣級醫院獨立法人地位和自主經營管理權；政府在每個縣（市）重點辦好1~2所縣級醫院（含中醫醫院）。按照「填平補齊」原則完成縣級醫院標準化建設，30萬人口以上的縣（市）至少有一所醫院達到二級甲等水準；重點加強重症監護、血液透析、新生兒、病理、傳染、急救、職業病防治和精神衛生，以及近三年縣外轉診率排名前4位的病種所在臨床專業科室的建設；建立城市三級醫院向縣級醫院輪換派駐醫師和管理人員制度；等等。為推進縣級公立醫院醫藥價格改革，同年9月，國家發展改革委、衛生部、人力資源和社會保障部發布《關於推進縣級公立醫院醫藥價格改革工作的通知》，提出取消藥品加成政策後，要確保試點公立醫院的藥品價格降低15%左右；合理調整醫療服務價格，改革醫療服務以項目為主的定價方式，擴大縣級公立醫院按病種收費試點的範圍和病種；研究制定適應基本醫療需求的常見病、多發病的臨床路徑，加強按病種收費質量控制工作。為落實城鄉醫院對口支援工作，提高縣級醫院醫療服務能力，同年9月，衛生部、國家中醫藥管理局、總後勤部衛生部發布《關於深化城鄉醫院對口支援工作 進一步提高縣級醫院醫療服務能力的通知》。具體措施包括：推動三級醫院與縣級醫院建立更緊密聯繫，積極開展分級醫療和雙向轉診，探索建立醫療聯合體、醫院集團、託管等合作形式；加強對縣級醫院重點專科的扶持力度，通過派駐人員的方式提高縣級醫院的醫療技術水準，通過「團隊對團隊」的導師制方式做好縣

第三章　醫療服務制度變遷

級醫院人才培養，積極推進遠程醫療工作，提高縣域中醫藥服務能力。為推進臨床路徑管理工作，衛生部組織有關專家研究制定了上消化道出血、十二指腸潰瘍出血、胃潰瘍合併出血、胃十二指腸潰瘍、輕症急性胰腺炎、反流食管炎、肝硬化腹水、短暫性腦缺血發作、腦出血、腦梗死、病毒性腦炎、成人全面驚厥性癲癇持續狀態等縣級醫院12個常見內科病種的臨床路徑，並於2012年12月印發。

　　國家啟動實施第一批縣級公立醫院綜合改革試點後，各地積極推動縣級公立醫院綜合改革試點工作。主要做法是：①在落實政府對縣級公立醫院辦醫責任方面，各級政府積極調整財政支出結構，加大財政投入。2012年311個國家試點縣政府衛生投入共計達518.2億元，較2011年增長了28.0%，占當年財政支出的比重達到6.24%。②在取消藥品加成、改革補償機制方面，國家確定的311個試點縣有299個取消了15%的藥品加成。各地在取消15%的藥品加成後，對縣級公立醫院減少的收入主要有三種補償模式：調整醫療服務價格和增加財政投入「雙管齊下」補償、通過增加財政投入予以補償、單純通過調整醫療服務價格予以補償。③在改革人事分配制度方面，各地開展了重新核定編制，推行聘用制和崗位管理制度，深化收入分配制度改革。④在改革藥品採購供應機制方面，主要是安徽省借鑑基層基本藥物採購經驗，以省為單位實行招採合一、量價掛鉤、雙信封制等措施，其他省份仍然按照《醫療機構藥品集中採購工作規範》（衛規財發〔2010〕64號）開展集中招標採購。⑤在加強醫院治理方面，各地在落實醫院經營管理自主權、建立縣級公立醫院法人治理結構、優化醫院內部運行機制等方面進行了積極探索。⑥在完善醫保付費方式方面，311個試點縣都不同程度推行了基本醫保付費方式改革，主要措施是推行按病種、按人頭、按服務單元付費。⑦在加強縣級公立醫院人才隊伍建設方面，圍繞吸引人才、留住人才、培養人才三個關鍵環節，在職稱評定、住房福利、非物質榮譽、職業發展等方面制定鼓勵性政策。

　　2013年4月，國家衛生和計劃生育委員會、國家發展和改革委員會、財政部等發布《關於在縣級公立醫院綜合改革試點工作中充分發揮中醫藥特色優勢的通知》，提出：鼓勵使用中藥飲片，頒布國家藥品標準的中藥飲片為國

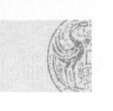

家基本藥物；調整中醫醫療服務項目和價格，將符合條件的各類中醫診療項目和中藥（含中藥飲片、中成藥、中藥制劑）納入基本醫療保險基金支付範圍；適當提高新農合中醫藥報銷比例；落實和完善政府對中醫醫院投入傾斜政策。2013年9月，國家衛生計生委發布《深化城鄉醫院對口支援工作方案（2013—2015年）》，提出「使省內每所城市三級綜合醫院與3所縣級醫院建立對口支援關係」等工作任務。2014年2月，國家衛生和計劃生育委員會、國家中醫藥管理局發布《關於進一步深化城鄉醫院對口支援工作的意見》，提出到2020年，要建立起多層次、全覆蓋、科學合理的城鄉醫院對口支援工作格局，有效推動建立基層首診、雙向轉診、分級醫療服務體系，通過城鄉醫院對口支援工作，每年為受援單位「解決一項醫療急需，突破一個薄弱環節，帶出一支技術團隊，新增一個服務項目」；同時提出建立城市醫師下基層新機制：城市三級醫院醫師在晉升中級職稱和高級職稱前，分別要到縣醫院連續服務滿半年，作為職稱評定的必要條件，縣級醫院青年醫師在晉升中級職稱前，要到鄉鎮衛生院累計服務滿一年。

2014年3月，在總結第一批縣級公立醫院改革試點經驗、深入調研、聽取意見的基礎上，國家衛生和計劃生育委員會、財政部、中央編辦發布《關於推進縣級公立醫院綜合改革的意見》（以下簡稱《意見》）。《意見》對前期改革實踐中證明行之有效的措施予以保留；對之前未明確的改革措施進一步細化、具體化，使其更具可操作性；對於改革過程中發現的新問題、新要求，提出有針對性的改革措施。《意見》主要內容包括：明確縣級公立醫院是公益二類事業單位，是縣域內的醫療衛生服務中心、農村三級醫療衛生服務網絡的龍頭和城鄉醫療衛生服務體系的紐帶，是政府向縣域居民提供基本醫療衛生服務的重要載體；加快推進政府職能轉變，積極探索管辦分開的有效形式，推進縣級公立醫院去行政化；每個縣（市）要辦好1~2所縣級公立醫院，按照「填平補齊」原則，繼續推進縣級醫院建設，30萬人口以上的縣（市）至少有一所醫院達到二級甲等水準；破除以藥補醫，完善補償機制，按照「總量控制、結構調整、有升有降、逐步到位」的原則，體現醫務人員技術勞務價值，綜合考慮取消藥品加成、醫保支付能力、群眾就醫負擔以及當地經濟

社會發展水準等因素合理調整價格，逐步理順醫療服務比價關係，提高診療、手術、護理、床位和中醫服務等項目價格；落實政府投入責任；完善藥品供應保障制度；改革醫保支付制度；改革人事制度，建立適應行業特點的薪酬制度；落實院長負責制；推進信息化建設；落實支持和引導社會資本辦醫政策；完善合理分級診療模式。2014 年 6 月，國家衛生和計劃生育委員會辦公廳發布《關於抓好 2014 年縣級公立醫院綜合改革試點工作落實的通知》。為提升縣級醫院綜合能力，2014 年 8 月，國家衛生和計劃生育委員會、國家中醫藥管理局發布《全面提升縣級醫院綜合能力工作方案》，提出在 2014—2017 年提升 500 家縣級醫院綜合能力，2018—2020 年全面提升縣級醫院綜合能力，主要加強臨床重點專科建設，提升縣級醫院醫療技術水準，並配備與專科建設目標一致的適宜設備；提出到 2020 年，力爭使中國 90%的縣醫院、縣中醫醫院分別達到縣醫院、縣中醫醫院綜合能力建設基本標準要求，50%的縣醫院、縣中醫醫院分別達到縣醫院、縣中醫醫院綜合能力建設推薦標準要求。同年確定了第二批和第三批公立醫院改革國家聯繫試點城市。

2014 年 7 月，國家衛生和計劃生育委員會、商務部發布《開展設立外資獨資醫院試點工作的通知》，提出在北京市、天津市、上海市、江蘇省、福建省、廣東省、海南省開展設立外資獨資醫院試點工作。

2015 年 2 月，國務院辦公廳發布《關於完善公立醫院藥品集中採購工作的指導意見》，提出堅持以省（自治區、直轄市）為單位的網上藥品集中採購方向，實行一個平臺、上下聯動、公開透明、分類採購，採取招生產企業、招採合一、量價掛勾、雙信封制、全程監控等措施。對臨床用量大、採購金額高、多家企業生產的基本藥物和非專利藥品，發揮省級集中批量採購優勢，由省級藥品採購機構採取雙信封制公開招標採購，醫院作為採購主體，按中標價格採購藥品；對部分專利藥品、獨家生產藥品，建立公開透明、多方參與的價格談判機制。2015 年 6 月，國家衛生和計劃生育委員會發布《關於完善公立醫院藥品集中採購工作的指導意見》。

針對醫療費用不合理增長，在部分城市公立醫院醫療費用總量增幅較大，藥品收入占比較大，大型醫用設備檢查治療和醫用耗材的收入占比增加較快，

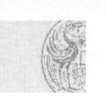

不合理就醫等導致的醫療服務總量增加較快等問題，2015年10月，國家衛生和計劃生育委員會、國家發展和改革委員會、財政部、人力資源和社會保障部及國家中醫藥管理局制定發布了《控制公立醫院醫療費用不合理增長的若干意見》。主要措施包括：規範醫務人員診療行為，嚴格執行醫療機構明碼標價和醫藥費用明晰清單制度；強化醫療機構內控制度；嚴格控制公立醫院規模；降低藥品耗材虛高價格，實施高值醫用耗材陽光採購，在保證質量的前提下鼓勵採購國產高值醫用耗材；推進醫保支付方式改革，建立以按病種付費為主，按人頭、按服務單元等復合型付費方式，逐步減少按項目付費，鼓勵推行按疾病診斷相關組（Diagnosis Related Groups，DRGs）付費方式；轉變公立醫院補償機制，力爭到2017年試點城市公立醫院藥占比（不含中藥飲片）總體下降到30%左右；構建分級診療體系，推動建立基層首診、雙向轉診、急慢分治、上下聯動的分級診療模式，三級公立醫院要逐步減少和下沉普通門診服務。

2015年3月，國家衛生和計劃生育委員會辦公廳發布《公立醫院預決算報告制度暫行規定》。2015年7月，國家衛生和計劃生育委員會辦公廳、國家中醫藥管理局辦公室發布《縣級公立醫院成本核算操作辦法》。2015年12月，財政部、國家衛生和計劃生育委員會、國家中醫藥管理局發布《關於加強公立醫院財務和預算管理的指導意見》。具體措施包括：推行全面預算管理，規範公立醫院收支運行，強化預算約束，提高公共資源利用效益；加強成本核算和控制，強化績效考核，合理控制醫院運行成本；建立財務報告制度和註冊會計師審計制度，強化內部控制，完善醫院內部控制體系；建立財務信息公開制度，強化社會監督，提高醫院財務運行透明度；落實總會計師制度，強化醫院財務管理責任，規範醫院經濟活動。

2015年5月，國務院辦公廳發布《全面推開縣級公立醫院綜合改革的實施意見》（以下簡稱《意見》），提出將公平可及、群眾受益作為改革出發點和立足點，堅持保基本、強基層、建機制，更加注重改革的系統性、整體性和協同性，統籌推進醫療、醫保、醫藥改革，著力解決群眾看病就醫問題。《意見》提出改革的主要目標是堅持公立醫院公益性的基本定位，落實政府的領

導責任、保障責任、管理責任、監督責任，充分發揮市場機制作用，建立維護公益性、調動積極性、保障可持續的運行新機制。2015年，在全國所有縣（市）的縣級公立醫院破除以藥補醫，以管理體制、運行機制、服務價格調整、人事薪酬、醫保支付等為重點，全面推開縣級公立醫院綜合改革。2017年，現代醫院管理制度基本建立，縣域醫療衛生服務體系進一步完善，縣級公立醫院看大病、解難症水準明顯提升，基本實現大病不出縣，努力讓群眾就地就醫。《意見》對政府和醫院的職責做出了更清晰的說明：提出各縣（市）可組建由政府負責同志牽頭，政府有關部門、部分人大代表和政協委員，以及其他利益相關方組成的縣級公立醫院管理委員會，履行政府辦醫職能，負責醫院發展規劃、章程制定、重大項目實施、財政投入、院長選聘、運行監管、績效考核等；實行政事分開，合理界定政府作為出資人的舉辦監督職責和公立醫院作為事業單位的自主營運管理權限，縣級公立醫院執行縣級公立醫院管理委員會等政府辦醫機構的決策，具有人事管理權、副職推薦權、績效工資內部分配權、年度預算執行權等經營管理自主權。

2015年5月，國務院辦公廳發布《關於城市公立醫院綜合改革試點的指導意見》。改革試點的基本目標是破除公立醫院逐利機制，落實政府的領導責任、保障責任、管理責任、監督責任，充分發揮市場機制作用，建立起維護公益性、調動積極性、保障可持續的運行新機制；構建起佈局合理、分工協作的醫療服務體系和分級診療就醫格局，有效緩解群眾看病難、看病貴問題。2015年進一步擴大城市公立醫院綜合改革試點。到2017年，城市公立醫院綜合改革試點全面推開，現代醫院管理制度初步建立，醫療服務體系能力明顯提升，就醫秩序得到改善，城市三級醫院普通門診就診人次占醫療衛生機構總診療人次的比重明顯降低；醫藥費用不合理增長得到有效控制，衛生總費用增幅與本地區生產總值的增幅相協調；群眾滿意度明顯提升，就醫費用負擔明顯減輕，總體上個人衛生支出占衛生總費用的比例降低到30%以下。改革的具體措施包括：建立高效的政府辦醫體制，實行政事分開，合理界定政府作為出資人的舉辦監督職責和公立醫院作為事業單位的自主營運管理權限；落實公立醫院自主權，完善公立醫院法人治理結構和治理機制，落實公立醫

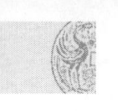

院人事管理、內部分配、營運管理等自主權；破除以藥補醫機制，試點城市所有公立醫院推進醫藥分開，積極探索多種有效方式改革以藥補醫機制，取消藥品加成（中藥飲片除外），將公立醫院補償由服務收費、藥品加成收入和政府補助三個渠道改為服務收費和政府補助兩個渠道，通過調整醫療服務價格、加大政府投入、改革支付方式、降低醫院運行成本等，建立科學合理的補償機制；深化醫保支付方式改革，充分發揮基本醫保的基礎性作用，強化醫保基金收支預算，建立以按病種付費為主，按人頭付費、按服務單元付費等復合型付費方式為輔，逐步減少按項目付費，鼓勵推行按疾病診斷相關組（DRGs）付費方式；合理確定醫務人員薪酬水準，根據醫療行業培養週期長、職業風險高、技術難度大、責任擔當重等特點，國家有關部門要加快研究制定符合醫療衛生行業特點的薪酬改革方案；醫療衛生工作重心下移，醫療衛生資源下沉，按照國家建立分級診療制度的政策要求，在試點城市構建基層首診、雙向轉診、急慢分治、上下聯動的分級診療模式，落實基層首診，基層醫療衛生機構提供基本醫療和轉診服務，注重發揮全科醫生作用，推進全科醫生簽約服務，完善雙向轉診程序，推進急慢分治格局的形成，在醫院、基層醫療衛生機構和慢性病長期照護機構之間建立起科學合理的分工協作機制，推進和規範醫師多點執業等。隨後於 2016 年確定了第四批公立醫院改革國家聯繫試點城市。

2016 年 12 月，國家衛生和計劃生育委員會辦公廳、財政部辦公廳發布《公立醫院綜合改革真抓實幹成效明顯地方激勵措施實施辦法（試行）》，對公立醫院綜合改革成效明顯的縣（市）和試點城市予以激勵支持。

2017 年 1 月，中央組織部、國家衛生和計劃生育委員會發布《公立醫院領導人員管理暫行辦法》，對公立醫院領導人員的任職條件和資格、選拔任用、聘任管理、任期和任期目標責任、考核評價、職業發展和激勵保障、監督約束及退出機制做出了詳細的規定。當月，人力資源和社會保障部、財政部、國家衛生和計劃生育委員會、國家中醫藥管理局發布《關於開展公立醫院薪酬制度改革試點工作的指導意見》，提出開展公立醫院薪酬制度改革試點工作。具體包括：合理確定公立醫院薪酬結構，完善崗位績效工資制；合理

## 第三章　醫療服務制度變遷

確定公立醫院薪酬水準；推進公立醫院主要負責人薪酬改革，鼓勵公立醫院主管部門對公立醫院主要負責人探索實行年薪制；公立醫院在核定的薪酬總量內進行自主分配，嚴禁向科室和醫務人員下達創收指標，醫務人員個人薪酬不得與藥品、衛生材料、檢查、化驗等業務收入掛鉤；健全以公益性為導向的考核評價機制。同年 12 月，人力資源和社會保障部、財政部、國家衛生和計劃生育委員會、國家中醫藥管理局又發布了《關於擴大公立醫院薪酬制度改革試點的通知》，提出進一步積極、自主擴大公立醫院薪酬制度改革試點範圍。

2017 年 4 月，國家衛生和計劃生育委員會、財政部、中央編辦、國家發展和改革委員會、人力資源和社會保障部、國家中醫藥管理局、國務院醫改辦發布《關於全面推開公立醫院綜合改革工作的通知》，提出全面推開公立醫院綜合改革，所有公立醫院全部取消藥品加成。對於試點城市公立醫院，提出到 2017 年年底，前 4 批試點城市公立醫院藥占比（不含中藥飲片）總體下降到 30% 左右；百元醫療收入（不含藥品收入）中消耗的衛生材料降到 20 元以下；實行按病種收付費的病種不少於 100 個；預約轉診占公立醫院門診就診量的比例要提高到 20% 以上；區域內所有二級及以上公立醫院和 80% 以上的基層醫療衛生機構與區域人口健康信息平臺對接；60% 的基層醫療衛生機構與上級醫院建立遠程醫療信息系統。對於縣級公立醫院，提出到 2017 年年底，全面實行以按病種付費為主，按人頭付費、按床日付費等復合型付費方式，探索符合中醫藥特點的支付方式，鼓勵中醫藥服務提供和使用；縣級公立醫院門診、住院患者人均費用和總收入增幅下降，醫療服務收入（不含藥品、耗材、檢查、化驗收入）占業務收入比重提升，自付醫療費用占總醫療費用比例下降。

2017 年 5 月，國家衛生計生委、財政部、國家中醫藥管理局發布《關於加快推進三級公立醫院建立總會計師制度的意見》（以下簡稱《意見》）。《意見》要求到 2017 年年底，所有縣和前四批城市公立醫院綜合改革試點城市的三級公立醫院必須設置總會計師崗位；到 2018 年年底，全國所有三級公立醫院全面落實總會計師制度。《意見》對總會計師的職責、權限、任免和獎懲做出了明確規定。截至 2016 年年底，全國衛生計生行政部門舉辦的三級公立醫

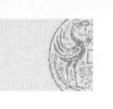

院年平均收入達 8 億元，有的已經超過 80 億元，經濟管理任務日益繁重。建立實施公立醫院總會計師制度，進一步加強管理、決策、監督，有利於推進醫院經濟管理向戰略規劃、財務分析、績效評價等方面轉變，以確保醫院營運目標和管理目標的實現。

2017 年 7 月，國務院辦公廳發布《關於建立現代醫院管理制度的指導意見》（以下簡稱《意見》）。《意見》堅持以人民健康為中心，堅持公立醫院的公益性，堅持政事分開、管辦分開，堅持分類指導，鼓勵探索創新，強調把社會效益放在首位，實行所有權與經營權分離，對加快醫療服務供給側結構性改革、理順醫院和政府關係、實現醫院治理體系和管理能力現代化、推進健康中國建設都具有十分重要的意義。《意見》提出，到 2020 年，基本形成維護公益性、調動積極性、保障可持續的公立醫院運行新機制和決策、執行、監督相互協調、相互制衡、相互促進的治理機制，促進社會辦醫健康發展，推動各級各類醫院管理規範化、精細化、科學化，基本建立權責清晰、管理科學、治理完善、運行高效、監督有力的現代醫院管理制度。《意見》從三個方面提出推進現代醫院管理制度建設任務：一是完善醫院管理制度，要求各級各類醫院制定醫院章程；二是建立健全醫院治理體系；三是加強醫院黨的建設。《意見》明確指出建立現代醫院管理制度要堅持政事分開、管辦分開的基本原則，厘清了政府和醫院的權力清單；明確了政府對公立醫院的舉辦職能和監管職能；明確指出建立現代醫院管理制度必須加強黨的領導。《意見》明確了六個方面的政策：制定區域衛生規劃和醫療機構設置規劃；全面落實對符合區域衛生規劃的公立醫院投入政策；逐步建立以成本和收入結構變化為基礎的醫療服務價格動態調整機制；深化編制、人事、薪酬制度改革；建立以公益性為導向的考核評價機制；要堅持高標準選拔任用公立醫院領導人員，代表政府管理醫院。

（二）基層醫療服務制度變遷特徵

1. 政策文件統計圖及數據描述

根據前述納排標準，選取 1949—2018 年 10 月間涉及醫療服務的重要政策文件，共有 109 個。政策數量的時間變化趨勢如圖 3.6 所示。2001 年以前，

第三章　醫療服務制度變遷

專門針對基層醫療衛生服務制定的政策文件數量較少，每年在 0~2 個之間波動。2001 年後政府陸續出台的重要文件中提出恢復和發展農村醫療衛生體系的意見，主要文件包括 2001 年發布的《關於農村衛生改革與發展的指導意見》和 2002 年發布的《關於進一步加強農村衛生工作的決定》，2005 年中共中央、國務院發布的《關於推進社會主義新農村建設的若干意見》也明確提出了積極發展農村衛生事業。在此背景下一系列旨在加強基層醫療衛生服務的政策陸續出台，2006 年出台的政策規範達 15 項。2009 年之後，在新醫改的驅動下，政府在醫藥衛生體制改革上進行頂層設計、逐步試點、綜合推進，一系列涉及醫療衛生服務各方面，包括隊伍建設、補償機制、明確各級機構功能定位等的政策文件相繼出台。因此，我們以 2001 年和 2009 年作為制度發展的階段時間點，將基層醫療衛生服務制度歷史變遷分為三個階段。

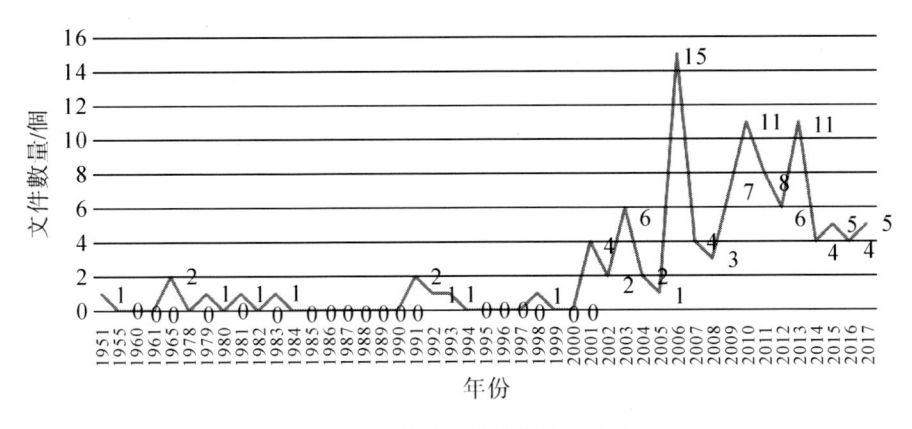

圖 3.6　政策數量的時間變化趨勢

2. 基層醫療服務制度建設較為薄弱的時期（1949—2000 年）

新中國成立後，政府在醫療服務的規劃佈局上注重基層醫療服務機構的建設。1951 年 4 月，衛生部發布《關於健全和發展全國衛生基層組織的決定》，提出政府首先應該有步驟地發展和健全全國的衛生基層組織，特別是工礦區和農村的衛生基層組織。1965 年 6 月，提出「把醫療衛生工作的重點放到農村去」的號召。同年 9 月，中央批轉衛生部黨委《關於把衛生工作重點放到農村的報告》（以下簡稱《報告》）。《報告》提出必須把衛生工作的重點

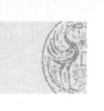

放在農村，認真組織城市衛生人員到農村去，為農民服務，培養農村衛生人員，建立和健全農村基層衛生組織，有計劃有步驟地解決農村醫藥衛生問題；同時大力改革城市醫療衛生工作，把城市衛生工作的革命化和建設農村衛生工作結合起來，使這兩方面的工作相互促進。具體措施包括：組織城市醫藥衛生人員到農村去，為農民服務；大力為農村培養醫藥衛生人員；整頓農村衛生組織；盡可能保證農村藥品、醫療器材的需要；大力改革城市衛生工作。《報告》標誌著政府醫療衛生工作重點向農村的傾斜，國營及集體辦衛生院在政府加大投入的背景下逐步建立並健全。1965年1月，中共中央批轉了衛生部黨組《關於城市組織巡迴醫療隊下農村配合社會主義教育運動，防病治病的報告》，各地醫院和解放軍醫院紛紛組織醫療隊開展下鄉巡迴醫療，同時幫助農村培養半農半醫的衛生員，也就是「赤腳醫生」。

1979年12月，衛生部發布《全國城市街道衛生院工作條例（試行草案）》（以下簡稱《條例》）。《條例》提出街道衛生院是中國城市醫療預防網的基層醫療衛生機構，辦好街道衛生院，具有重要意義。《條例》明確了街道衛生院的性質、領導體制、規章制度等。1983年8月，衛生部發布《關於組織城市醫療衛生機構支援農村衛生事業建設若干問題的意見》，提出組織城鄉掛勾，實行對口支援，鼓勵城市醫務人員支援農村等支援措施。

改革之初的20世紀80年代，國家對農村醫療衛生事業投入不足，甚至呈現下滑的趨勢。農村衛生技術人才大量流失，三級醫療預防保健網受到嚴重衝擊，不少地方的農村基層衛生機構和合作醫療保健制度解體。同時，個體行醫和社會辦醫失去控制，亂收費、高收費，群眾承擔不起醫藥費用，缺醫少藥狀況較嚴重。在這樣的背景下，1991年1月，國務院批轉衛生部、農業部、國家計委、國家教委、人事部《關於改革和加強農村醫療衛生工作的請示》，提出：鞏固發展三級醫療預防保健網，完善農村衛生服務體系，三級醫療預防保健網是適合中國國情的，各地要按照統一規劃、合理佈局的原則，逐步健全和完善以縣級醫療衛生機構為技術指導中心，以鄉（鎮）衛生院為樞紐，以村衛生室（所）為基礎的衛生服務體系；解決農村衛生技術人才缺乏的問題，穩定、充實和提高農村衛生技術隊伍。同年9月，衛生部發布

《關於進一步加強城市醫院支援農村衛生事業建設的意見》，提出建立和完善固定的技術合作和逐級指導的關係，建立起雙向轉診制度；支援工作重點放在人才培訓、技術建設和提高管理水準；城市醫療技術人員下基層。1991年全國中醫工作廳局長會議上提出「一網多用」，即在現有農村三級醫療預防保健網的基礎上，形成一個以縣中醫醫院為龍頭，鄉（鎮）衛生院中醫科、中醫醫院、中醫專科醫院為樞紐，村衛生所（室）的中醫藥人員為基礎，三級有機結合，層層有醫有藥的農村中醫醫療預防保健服務網絡。1993年11月，國家中醫藥管理局發布《關於農村中醫工作試點縣中醫醫院指導基層中醫工作的意見》，提出加速農村中醫藥人才的培養，積極推廣科技成果和適宜技術，積極建設農村中醫服務網絡等措施。

為落實《中共中央、國務院關於衛生改革與發展的決定》，提出了「城市衛生技術人員在晉升主治醫師和副主任醫師之前必須分別到縣或鄉衛生機構工作半年至一年」的規定，1998年3月衛生部發布《關於城市衛生技術人員到縣或鄉衛生機構定期工作的意見（試行）》，明確了城市衛生技術人員到農村定期工作的人員選派、工作任務及組織管理。

1999年7月，衛生部、國家發展計劃委員會、教育部、民政部、財政部、人事部、勞動和社會保障部、建設部、國家計劃生育委員會、國家中醫藥管理局發布《關於發展城市社區衛生服務的若干意見》（以下簡稱《意見》）。《意見》指出社區衛生服務是社區建設的重要組成部分，是在政府領導、社區參與、上級衛生機構指導下，以基層衛生機構為主體，全科醫師為骨幹，合理使用社區資源和適宜技術，以人的健康為中心、家庭為單位、社區為範圍、需求為導向，以婦女、兒童、老年人、慢性病人、殘疾人等為重點，以解決社區主要衛生問題、滿足基本衛生服務需求為目的，融預防、醫療、保健、康復、健康教育、計劃生育技術服務等為一體的，有效、經濟、方便、綜合、連續的基層衛生服務。《意見》提出發展社區衛生服務的目標是：到2000年，基本完成社區衛生服務的試點和擴大試點工作，部分城市應基本建成社區衛生服務體系的框架；到2005年，各地基本建成社區衛生服務體系的框架，部分城市建成較為完善的社區衛生服務體系；到2010年，在全國範圍內，建成

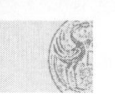

較為完善的社區衛生服務體系，成為衛生服務體系的重要組成部分，使城市居民能夠享受到與經濟社會發展水準相適應的衛生服務，提高人民健康水準。《意見》提出應加強政府對社區衛生服務的領導，健全社區衛生服務體系和加強社區衛生服務的規範化管理等。

改革開放以後，在衛生事業發展中存在醫療資源過分集中於城市大醫院的問題，農村醫療衛生和城市社區醫療衛生服務資源短缺、服務能力不足，無法滿足廣大人民群眾的基本醫療服務需求。這一時期，政府雖然採取了一些措施，試圖重建農村三級衛生服務網絡，加強基層醫療衛生服務體系建設，但由於各級醫療衛生機構的功能和定位不明確，政府責任缺失和投入不足，醫療保障不到位，缺乏頂層設計與規劃，缺乏醫院改革、薪酬激勵、從業人員隊伍建設、服務價格制定、藥品流通使用等配套措施的配合，政策實施效果並不明顯，基層醫療服務水準低、人員流失嚴重、設施差、設備不足、群眾不信任等問題仍然突出。

3. 基層醫療服務制度重構期（2001—2008 年）

為促進醫療衛生資源城鄉間、醫院和基層服務機構間合理分佈，加強基層醫療衛生投入和建設，提高基層醫療衛生服務的水準和效率，落實基本醫療服務的公益性和公平性，2001 年起，國家陸續出台了一系列旨在加強農村醫療服務和城市基層醫療服務體系建設的政策文件。

2001 年 5 月，國務院辦公廳轉發國務院體改辦、國家計委、財政部、農業部、衛生部《關於農村衛生改革與發展的指導意見》，提出全面落實初級衛生保健工作；改革衛生管理體制，各級衛生行政部門對農村衛生工作實行全行業管理；鄉鎮衛生院可以由政府和集體投資舉辦，也可以合作經營，允許社會、個人投資舉辦醫院和醫療診所，村衛生室可以集體舉辦、村醫聯辦，也可以個體承辦；健全衛生服務網絡；推進鄉鎮衛生院改革；完善衛生經濟政策；加強藥品供應與使用的管理。

2002 年 10 月，中共中央、國務院發布《關於進一步加強農村衛生工作的決定》（以下簡稱《決定》），提出建立新型農村合作醫療制度，對縣、鄉、村級衛生機構的地位和職能進行了明確說明，標誌著農村醫療衛生制度進入重

## 第三章　醫療服務制度變遷

構期。《決定》提出到 2010 年，在全國農村基本建立起適應社會主義市場經濟體制要求和農村經濟社會發展水準的農村衛生服務體系和農村合作醫療制度。其主要包括：建立基本設施齊全的農村衛生服務網絡，建立具有較高專業素質的農村衛生服務隊伍，建立精干高效的農村衛生管理體制，建立以大病統籌為主的新型合作醫療制度和醫療救助制度，使農民人人享有初級衛生保健，主要健康指標達到發展中國家的先進水準。針對農村衛生服務體系建設，提出的主要措施包括：建設社會化農村衛生服務網絡，農村衛生服務網絡由政府、集體、社會、個人舉辦的醫療衛生機構組成；政府舉辦的縣級衛生機構是農村預防保健和醫療服務的業務指導中心，承擔農村預防保健、基本醫療、基層轉診、急救以及基層衛生人員的培訓及業務指導職責，鄉（鎮）衛生院以公共衛生服務為主，綜合提供預防、保健和基本醫療等服務，村衛生室承擔衛生行政部門賦予的預防保健任務，提供常見傷、病的初級診治；推進鄉（鎮）衛生院改革，調整現有鄉（鎮）衛生院佈局，在鄉（鎮）行政區劃調整後，原則上每個鄉（鎮）應有一所衛生院。2002 年 12 月，衛生部、國家中醫藥管理局、總後勤部衛生部、國家發展計劃委員會、財政部、農業部、國務院扶貧辦發布《關於城市衛生支援農村衛生工作的意見》。2003 年 2 月，財政部、國家計委、衛生部發布《關於農村衛生事業補助政策的若干意見》，提出加大農村衛生投入，要求各級人民政府努力增加衛生事業投入，增長幅度不低於同期經常性財政支出增長幅度，並積極調整衛生支出結構，從 2003 年起到 2010 年，各級人民政府增加的衛生投入主要用於發展農村衛生事業。為提高鄉村醫生的職業道德和業務素質，加強鄉村醫生從業管理，保護鄉村醫生的合法權益，保障村民獲得初級衛生保健服務，2003 年 8 月，國務院發布《鄉村醫生從業管理條例》（以下簡稱《條例》）。《條例》規定鄉村醫生執業實行註冊，鄉村醫生經註冊取得執業證書後，方可在聘用其執業的村醫療衛生機構從事預防、保健和一般醫療服務；鄉村醫生應當協助有關部門做好初級衛生保健服務工作；衛生行政主管部門制定鄉村醫生基本用藥目錄，鄉村醫生應當在鄉村醫生基本用藥目錄規定的範圍內用藥。2004 年 4 月，衛生部、人事部發布《關於城市醫療衛生機構新聘人員取得醫師執業

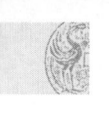

證書後定期到農村服務的規定》，提出城市醫療衛生機構新聘人員定期到農村從事醫療衛生服務的要求。三級醫院和國家、省級疾病預防控制機構有關人員重點到縣級醫療衛生機構服務，二級醫院和市、縣級疾病預防控制機構的有關人員重點到鄉鎮醫療衛生機構服務。城市醫師在晉升主治醫師前必須到農村服務一年。

2005年12月31日，中共中央、國務院發布《關於推進社會主義新農村建設的若干意見》，明確提出要積極發展農村衛生事業。積極推進新型農村合作醫療制度試點工作，從2006年起，中央和地方財政較大幅度提高補助標準，到2008年在全國農村基本普及新型農村合作醫療制度；加強以鄉鎮衛生院為重點的農村衛生基礎設施建設，健全農村三級醫療衛生服務和醫療救助體系；建立與農民收入水準相適應的農村藥品供應和監管體系；增加農村衛生人才培養的經費預算，組織城鎮醫療機構和人員對口支持農村，鼓勵各種社會力量參與發展農村衛生事業。

2006年8月，衛生部、國家中醫藥管理局、國家發展和改革委員會、財政部發布《農村衛生服務體系建設與發展規劃》（以下簡稱《規劃》），提出通過加大投入，改善農村衛生機構的基礎設施條件，改革管理體制和運行機制，加強衛生技術人員的培養等措施，到2010年，建立起基本設施比較齊全的農村衛生服務網絡、具有一定專業素質的農村衛生服務隊伍、運轉有效的農村衛生管理體制和運行機制，與建立和完善新型農村合作醫療制度和醫療救助制度協同發展，滿足農民群眾人人享有初級衛生保健服務需求的發展目標。《規劃》明確了農村衛生服務體系框架，農村衛生服務體系由縣、鄉、村三級醫療衛生機構組成，以縣級醫療衛生機構為龍頭，鄉（鎮）衛生院為中心，村衛生室為基礎；明確了各級農村衛生服務機構功能；明確了建設任務、建設標準、資金籌集和中央投資安排；提出改革鄉（鎮）衛生院管理體制和運行機制，2006年年底完成鄉（鎮）衛生院的人員、業務、經費劃歸縣級管理；提出加大農村適用衛生技術人才的培養力度，建立城市衛生支援農村衛生工作的制度，實行城市二、三級醫院和疾病預防控制機構取得執業醫師資格證書的新聘用人員，以及城市醫生在晉升主治醫師或副主任醫師前到農村

## 第三章 醫療服務制度變遷

服務一年的制度，建立健全繼續教育制度，對農村各類衛生專業技術人員和管理人員開展業務知識和技能培訓；各級政府要建立穩定的農村衛生投入機制，各級財政對衛生投入增長速度不低於同期財政經常性支出增長速度，新增衛生事業經費主要用於發展農村衛生事業，其中用於縣以下的比例不低於70%。2006年12月，衛生部辦公廳發布《關於開展農村衛生機構業務合作試點工作的指導意見》，試點探索建立技術合作制度、衛生技術人員培訓制度、雙向轉診制度和績效考核評價制度。

為深化城市醫療衛生體制改革，發展社區衛生服務，滿足群眾的基本衛生服務需求，2006年2月，國務院發布《關於發展城市社區衛生服務的指導意見》（以下簡稱《意見》）。《意見》提出到2010年，全國地級以上城市和有條件的縣級市要建立比較完善的城市社區衛生服務體系。具體目標是：社區衛生服務機構設置合理，服務功能健全，人員素質較高，運行機制科學，監督管理規範，居民可以在社區享受到疾病預防等公共衛生服務和一般常見病、多發病的基本醫療服務。《意見》提出堅持公益性質，完善社區衛生服務功能；堅持政府主導，鼓勵社會參與，建立健全社區衛生服務網絡，地方政府要制定發展規劃，有計劃、有步驟地建立健全以社區衛生服務中心和社區衛生服務站為主體，以診所、醫務所（室）、護理院等其他基層醫療機構為補充的社區衛生服務網絡。《意見》第一次在國家文件中提出要建立「分級診療和雙向轉診制度，探索社區首診制度試點」，實行社區衛生服務機構與大中型醫院多種形式的聯合與合作，由社區衛生服務機構逐步承擔大中型醫院的一般門診、康復和護理等服務。為落實具體工作，國務院隨即成立城市社區衛生工作領導小組。為提高城市社區衛生服務水準，推動城市公立醫院支援社區衛生服務工作，2006年6月，衛生部、國家中醫藥管理局發布《公立醫院支援社區衛生服務工作意見》。具體措施包括：醫院要根據社區衛生服務機構的需求，制訂支援社區衛生服務工作的年度工作計劃，培訓、安排具有相應工作資歷的有關專業衛生技術人員定期和不定期到社區衛生服務機構出診、會診並進行技術指導，接受、安排社區衛生服務機構的衛生技術、管理人員到本醫療機構進修、學習；鼓勵離退休衛生技術人員到社區衛生服務機構工

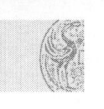

作；各地市級地方衛生行政部門要指定有條件的綜合醫院、中醫院等負責轄區社區醫療與護理的培訓工作；各地要根據本地實際情況，探索建立醫院與社區衛生服務機構定點協作關係和有效的雙向轉診信息溝通渠道等。當月，衛生部、國家中醫藥管理局發布《城市社區衛生服務中心、站基本標準》，衛生部、國家中醫藥管理局發布《城市社區衛生服務機構管理辦法（試行）》。同月，國家中醫藥管理局、衛生部發布《關於在城市社區衛生服務中充分發揮中醫藥作用的意見》，提出開展社區中醫藥服務，社區衛生服務機構要充分發揮中醫藥的特色優勢，開展中醫藥預防、保健、康復、計劃生育技術服務、健康教育和常見病、多發病的診療服務。7月，財政部、國家發展和改革委員會、衛生部發布《關於城市社區衛生服務補助政策的意見》。8月，中央編辦、衛生部、財政部、民政部發布《城市社區衛生服務機構設置和編制標準指導意見》，提出政府舉辦的社區衛生服務機構為公益性事業單位，按其公益性質核定的社區衛生服務機構編制為財政補助事業編制；社區衛生服務機構以社區、家庭和居民為服務對象，主要承擔疾病預防等公共衛生服務和一般常見病、多發病的基本醫療服務；社區衛生服務中心主要通過對現有一級、部分二級醫院和國有企事業單位所屬醫療機構等進行轉型或改造設立，也可由綜合性醫院舉辦；社區衛生服務站舉辦主體可多元化。11月，國家發展和改革委員會、衛生部發布《加強城市社區衛生服務機構醫療服務和藥品價格管理意見》。主要措施包括：社區衛生服務機構開展的基本醫療服務實行政府指導價管理；社區衛生服務的收費可以實行按項目收費，也可以對一般常見病、多發病採取按病種收費等方式；進一步降低社區衛生服務機構銷售藥品的實際加價率；等等。

  2007年9月，衛生部、國家中醫藥管理局發布《社區衛生服務機構用藥參考目錄》。2008年8月，衛生部發布《鄉村醫生考核辦法》。

  這一時期是中國基層醫療衛生服務體系的重構期，政府加大了對基層醫療衛生服務尤其是農村醫療衛生服務的投入，明確了縣醫院、鄉鎮衛生院、村衛生室的地位和職能，規範了鄉村醫生的管理，提出通過分級診療的方式發展城市社區衛生服務的思路。

4. 新醫改背景下的基層醫療服務制度全面建設時期（2009年之後）

為貫徹落實《中共中央 國務院關於深化醫藥衛生體制改革的意見》（中發〔2009〕6號）和國務院《醫藥衛生體制改革近期重點實施方案（2009—2011年）》（國發〔2009〕12號），政府陸續出台了一系列加強基層醫療衛生制度建設和改革的政策文件。

2009年6月，衛生部發布《縣醫院、縣中醫院、中心鄉鎮衛生院、村衛生室和社區衛生服務中心等5個基層醫療衛生機構建設指導意見》。為進一步規範鄉村醫生隊伍管理，2010年1月衛生部發布《關於加強鄉村醫生隊伍建設的意見》。2010年3月，國家發展改革委、衛生部、中央編辦等發布《以全科醫生為重點的基層醫療衛生隊伍建設規劃》，提出大力培養全科醫生，向個人和家庭提供集預防、保健、診斷、治療、康復、健康管理一體化的，連續協調、方便可及的主動服務，為基層醫療衛生服務培養知識全面、經驗豐富、素質較高的人才隊伍，已經成為當前中國深化醫藥衛生體制改革非常緊迫的重要任務。具體提出：深化面向基層衛生人才培養的高等醫學教育改革，加快建立全科醫生的培養制度，進一步開展基層醫療衛生人員的在職繼續教育等。2010年12月，國務院辦公廳發布《關於建立健全基層醫療衛生機構補償機制的意見》，提出建立健全穩定長效的多渠道補償機制。具體措施包括：政府負責其舉辦的鄉鎮衛生院、城市社區衛生服務機構按國家規定核定的基本建設經費、設備購置經費、人員經費和其承擔公共衛生服務的業務經費；按扣除政府補助後的服務成本制定醫療服務價格，體現醫療服務合理成本和技術勞務價值，並逐步調整到位；補償後出現的經常性收支差額由政府進行績效考核後予以補助。同月，財政部、衛生部發布《基層醫療衛生機構財務制度》，明確規定了基層醫療衛生機構的預算管理、收入支出管理、資產負債管理等。主要內容包括：政府對基層醫療衛生機構實行「核定任務、核定收支、績效考核補助、超支不補、結餘按規定使用」的預算管理辦法；醫療收入依據政府確定的付費方式和付費標準確認。

2011年7月，國務院發布《關於建立全科醫生制度的指導意見》（以下簡稱《意見》）。《意見》指出建立全科醫生制度有利於充分落實預防為主方針，

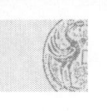

有利於提高基層醫療衛生服務水準，有利於優化醫療衛生資源配置、形成基層醫療衛生機構與城市醫院合理分工的診療模式，有利於為群眾提供連續協調、方便可及的基本醫療衛生服務，緩解群眾「看病難、看病貴」的狀況。總體目標是到2020年，初步建立起全科醫生制度，基本形成統一規範的全科醫生培養模式和「首診在基層」的服務模式，基本實現城鄉每萬名居民有2~3名合格的全科醫生。《意見》指出：逐步建立統一規範的全科醫生培養制度，將全科醫生培養逐步規範為「5+3」模式，即先接受5年的臨床醫學（含中醫學）本科教育，再接受3年的全科醫生規範化培養；近期多渠道培養合格的全科醫生，大力開展基層在職醫生轉崗培訓；改革全科醫生執業方式，引導全科醫生以多種方式執業，可多點註冊執業，推行全科醫生與居民建立契約服務關係；建立全科醫生的激勵機制，按簽約服務人數收取服務費；等等。同月，國務院辦公廳發布《關於進一步加強鄉村醫生隊伍建設的指導意見》，提出按照保基本、強基層、建機制的要求，從實際出發，明確鄉村醫生職責，改善執業場所，實現村衛生室和鄉村醫生全覆蓋；將村衛生室納入基本藥物制度和新型農村合作醫療門診統籌實施範圍，完善鄉村醫生補償、養老政策，健全培養培訓制度，規範執業行為，強化管理指導，提高鄉村醫生服務水準，為農村居民提供安全有效、方便價廉的基本醫療衛生服務。

2011年7月，國務院辦公廳轉發發改委、財政部、衛生部《關於清理化解基層醫療衛生機構債務意見》，提出按照「制止新債、鎖定舊債、明確責任、分類處理、逐步化解」的總體要求，在嚴格制止發生新債的基礎上，用兩年左右時間全面完成基層醫療衛生機構長期債務的清理化解工作。為加強和規範鄉鎮衛生院管理，同年7月，衛生部、國家發展改革委、財政部、人力資源和社會保障部、農業部發布《鄉鎮衛生院管理辦法（試行）》，指出鄉鎮衛生院是農村三級醫療衛生服務體系的樞紐，是公益性、綜合性的基層醫療衛生機構。政府在每個鄉鎮辦好一所衛生院。同月，衛生部辦公廳發布《社區衛生服務機構績效考核辦法（試行）》，確定績效考核內容包括機構管理、公共衛生服務、基本醫療服務、中醫藥服務及服務對象和衛生技術人員滿意度，考核結果作為社區衛生服務機構資金撥付和負責人聘任的重要依據。

## 第三章 醫療服務制度變遷

　　2012年4月，衛生部、國家發展和改革委員會、財政部發布《關於推進新型農村合作醫療支付方式改革工作的指導意見》。7月，衛生部發布《全科醫生規範化培養標準（試行）》。9月，衛生部、教育部發布《助理全科醫生培訓標準（試行）》。2013年4月，國家衛生和計劃生育委員會辦公廳發布《關於開展鄉村醫生簽約服務試點的指導意見》，提出在農村地區探索開展鄉村醫生簽約服務試點。8月，國家衛生和計劃生育委員會發布《關於進一步完善鄉村醫生養老政策提高鄉村醫生待遇的通知》。10月，國家衛生和計劃生育委員會、國家發展和改革委員會、教育部、財政部、國家中醫藥管理局發布《全國鄉村醫生教育規劃（2011—2020年）》，提出以實用技能和全科醫學基本知識為重點，大力開展以在職培訓為主要形式的繼續醫學教育，繼續推進在職鄉村醫生學歷教育，不斷提升後備人才受教育程度和專業水準，加快鄉村醫生隊伍向執業（助理）醫師轉化。到2020年，各省（自治區、直轄市）建立健全與全面建成小康社會目標要求相適應的鄉村醫生教育培訓制度，建立一支以中職（中專）及以上學歷、執業（助理）醫師為主體、整體素質基本滿足村級衛生服務需求的合格鄉村醫生隊伍。

　　2015年3月，國務院辦公廳發布《關於進一步加強鄉村醫生隊伍建設的實施意見》，提出通過10年左右的努力，力爭使鄉村醫生總體具備中專及以上學歷，逐步具備執業助理醫師及以上資格，鄉村醫生各方面合理待遇得到較好保障，基本建成一支素質較高、適應需要的鄉村醫生隊伍，促進基層首診、分級診療制度的建立，更好保障農村居民享受均等化的基本公共衛生服務和安全、有效、方便、價廉的基本醫療服務。具體措施包括：明確鄉村醫生職責，合理配置鄉村醫生，原則上按照每千服務人口不少於1名的標準配備鄉村醫生；加強鄉村醫生管理，嚴格鄉村醫生執業准入；優化鄉村醫生學歷結構，加強繼續教育，實施訂單定向培養；拓寬鄉村醫生發展空間，規範開展鄉村醫生崗位培訓；轉變鄉村醫生服務模式，開展契約式服務，建立鄉村全科執業助理醫師制度；保障鄉村醫生合理收入，切實落實鄉村醫生多渠道補償政策；建立健全鄉村醫生養老和退出政策；改善鄉村醫生工作條件和

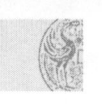

執業環境，加強村衛生室建設。為加強村衛生室管理，明確村衛生室功能定位和服務範圍，2014年6月，國家衛生和計劃生育委員會、國家發展和改革委員會、教育部等發布《村衛生室管理辦法（試行）》，規定原則上一個行政村設置一所村衛生室；村衛生室登記的診療科目為預防保健科、全科醫療科和中醫科（民族醫學科）；原則上按照每千服務人口不低於1名的比例配備村衛生室人員。

2015年11月，國家衛生和計劃生育委員會、國家中醫藥管理局發布《關於進一步規範社區衛生服務管理和提升服務質量的指導意見》，提出規範社區衛生服務機構設置與管理，首次提出在城市新建居住區或舊城改造過程中，要按有關要求同步規劃建設社區衛生服務機構，鼓勵與區域內養老機構聯合建設；充分發揮社會力量辦醫的積極作用；規範全科醫生執業註冊；改善社區衛生服務環境；提升社區醫療服務能力，重點加強全科醫學及中醫科室建設，提高常見病、多發病和慢性病的診治能力，可根據群眾需求，發展康復、口腔、婦科（婦女保健）、兒科（兒童保健）、精神（心理）等專業科室；支持社區衛生服務機構與公立醫院之間建立固定協作關係，探索推動醫療聯合體建設；加強簽約醫生團隊建設，大力推行基層簽約服務。

2016年5月，國務院醫改辦、國家衛生和計劃生育委員會、國家發展和改革委員會、民政部、財政部、人力資源和社會保障部、國家中醫藥管理局發布《推進家庭醫生簽約服務指導意見》（以下簡稱《意見》）。《意見》提出：到2017年，家庭醫生簽約服務覆蓋率達到30%以上，重點人群簽約服務覆蓋率達到60%以上；到2020年，力爭將簽約服務擴大到全人群，形成長期穩定的契約服務關係，基本實現家庭醫生簽約服務制度的全覆蓋。具體措施包括：明確家庭醫生為簽約服務第一責任人，逐步形成以全科醫生為主體的簽約服務隊伍，實行團隊簽約服務，家庭醫生團隊主要由家庭醫生、社區護士、公共衛生醫師（含助理公共衛生醫師）等組成；明確簽約服務內容，家庭醫生團隊為居民提供基本醫療、公共衛生和約定的健康管理服務；增強簽約服務吸引力，各地要採取多種措施，在就醫、轉診、用藥、醫保等方面對

簽約居民實行差異化政策，引導居民有效利用簽約服務；健全簽約服務收付費機制，家庭醫生團隊為居民提供約定的簽約服務，根據簽約服務人數按年收取簽約服務費，由醫保基金、基本公共衛生服務經費和簽約居民付費等分擔；完善家庭醫生收入分配機制，完善綜合激勵政策；加強簽約服務績效考核；強化簽約服務技術支撐，整合二級以上醫院現有的檢查檢驗、消毒供應中心等資源，向基層醫療衛生機構開放，探索設置獨立的區域醫學檢驗機構、病理診斷機構、醫學影像檢查機構等，實現區域資源共享，為家庭醫生團隊提供技術支撐。

2016年4月，國家衛生和計劃生育委員會、國家發展和改革委員會、教育部等發布《助理全科醫生培訓實施意見（試行）》，提出從2016年起，以經濟欠發達的農村地區鄉鎮衛生院為重點開展助理全科醫生培訓工作，兼顧有需求的村衛生室等其他農村基層醫療機構；到2020年，原則上所有新進農村基層醫療機構全科醫療崗位的高職（專科）學歷的臨床醫學畢業生均需接受助理全科醫生培訓；到2025年，初步形成以「5+3」全科醫生為主體、以「3+2」助理全科醫生為補充的全科醫生隊伍，全面提升農村基層全科醫療衛生服務水準。

在新醫改和「健康中國」建設的背景下，政府對基層醫療衛生服務制度體系建設進行了頂層設計和總體規劃，各項配套改革措施推向縱深，更加具體化和細緻化，涉及鄉村醫生、全科醫生、補償機制等各個方面，改革成效日益凸顯，基層醫療衛生服務公益性和可及性得到了大幅提升，人民群眾看病難、看病貴問題得到了一定程度的緩解。

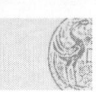

## 第三節　醫療服務制度變遷的動因

### 一、經濟體制改革、國家戰略轉變對醫療服務制度的引導

1984年10月召開的黨的十二屆三中全會通過了《中共中央關於經濟體制改革的決定》（以下簡稱《決定》）。《決定》系統總結了黨的十一屆三中全會以來的改革開放經驗，在諸如商品經濟、價值規律等重大理論和現實問題上實現了突破，就全面經濟體制改革進行了系統闡述，為開展全面經濟體制改革指明了方向。《決定》提出「進一步貫徹執行對內搞活經濟、對外實行開放的方針，加快以城市為重點的整個經濟體制改革的步伐」。在國家經濟體制改革的大背景下，中國衛生工作改革正式開啓，1985年4月，國務院批轉衛生部《關於衛生工作改革若干政策問題的報告》，提出「擴大衛生機構的自主權」「對醫院的財政補助，實行定額包干」等措施。1990年1月，國務院批轉衛生部、財政部、人事部、國家物價局和國家稅務局發布的《關於擴大醫療衛生服務有關問題的意見》，提出「積極推行各種形式的承包責任制」。在改革目標明確為建立社會主義市場經濟體制的大背景下，衛生醫療體制改革也朝著市場化的方向展開。這一階段醫療衛生服務制度改革主要參照國企改革的做法，強調「讓權放利」。

改革開放後，由於過度強調市場化，忽視基本醫療服務的公益性，政府在提供基本醫療服務中的主體責任不明確，以致政府對醫療衛生投入不足，儘管政府衛生投入絕對額不斷增加，但政府投入在總體衛生費用中的占比卻逐年下滑。同時由於醫療衛生資源建設和使用缺乏規劃，醫療衛生資源在地區之間、城鄉之間、大醫院和基層醫療衛生機構間分佈極不均衡。群眾「看病難、看病貴」問題突出。2003年「非典」的爆發，不僅暴露了中國公共衛生和基本醫療服務體系建設薄弱的問題，同時也凸顯了政府在衛生事業中的

缺位，促使政府重新定位自身的醫療衛生責任。2009 年 3 月，《中共中央、國務院關於深化醫藥衛生體制改革的意見》的發布標誌著新一輪醫改正式啓動。新一輪醫改明確公共醫療衛生的公益性，強化政府責任和投入，以建立健全覆蓋城鄉居民的基本醫療衛生制度為目標。在此目標指引下，一系列旨在健全基層醫療衛生服務體系、規範藥品和醫療服務價格的公立醫院改革的政策文件相繼出台。

2016 年 10 月，中共中央、國務院印發《「健康中國 2030」規劃綱要》，將人民健康提升到國家戰略的高度。「健康中國 2030」戰略提出立足於全人群和全生命週期，把健康融入所有政策。醫療衛生制度的制定更加注重頂層設計、多部門協同、多項政策配合，突出政策的一致性和長期性。

## 二、收入提高和醫保完善對醫療服務制度變革的推動

2016 年，中國居民人均可支配收入達到 23,821 元，醫療支出達到 2,586.5 元。但中國醫療支出在 GDP 中的比重仍然很低。根據世界銀行數據，美國衛生總支出超過 GDP 的 17%，而中國則只有 6%，中國醫療衛生服務增長潛力巨大。隨著中國居民收入水準的進一步提高，對醫療服務不論是在數量上還是在質量上都會提出更高的要求。

中國自 1998 年先後建立了城鎮職工基本醫療保險、城鎮居民基本醫療保險與新型農村合作醫療制度，醫保制度基本實現了全覆蓋，保障水準不斷提高。伴隨醫療保障的持續完善，醫療服務需求得到了進一步釋放，人民群眾對優質高效、個性化、多層次的醫療服務的需求日益增長。

為滿足優質高效、個性化的醫療服務需求，中國開始探索符合中國醫療衛生體系特點的全科醫生制度及家庭醫生簽約制度建設。全科醫生在發達國家醫療衛生服務體系中發揮著非常重要的作用，主要承擔預防保健、常見病多發病診療和轉診、病人康復和慢性病管理、健康管理等一體化服務，被稱為居民健康的「守門人」。為落實全科醫生制度，2010 年 3 月，國家發展改

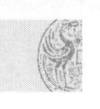

革委、衛生部、中央編辦等發布《以全科醫生為重點的基層醫療衛生隊伍建設規劃》，提出大力培養全科醫生，向個人和家庭提供集預防、保健、診斷、治療、康復、健康管理為一體的，連續協調、方便可及的主動服務；2011年7月，國務院發布《國務院關於建立全科醫生制度的指導意見》，提出了建立全科醫生制度的指導思想、基本原則和總體目標；2015年9月，國務院辦公廳發布《關於推進分級診療制度建設的指導意見》，提出通過多種方式培養全科醫生；2015年5月，國務院辦公廳發布《關於城市公立醫院綜合改革試點的指導意見》，提出落實基層首診，基層醫療衛生機構提供基本醫療和轉診服務，注重發揮全科醫生作用，推進全科醫生簽約服務。為落實家庭醫生簽約制度，2016年5月，國務院醫改辦、國家衛生和計劃生育委員會等七部門發布《推進家庭醫生簽約服務指導意見》；2016年8月，國家衛生和計劃生育委員會、國家中醫藥管理局發布《關於推進分級診療試點工作的通知》，要求進一步提升基層服務能力，推進家庭醫生簽約服務；2017年1月，國務院辦公廳發布《中國防治慢性病中長期規劃（2017—2025年）》，提出優先將慢性病患者納入家庭醫生簽約服務範圍。

社會辦醫有利於滿足人民群眾多樣化、差異化、個性化的醫療服務需求，中國在改革開放初期就出台了一系列政策鼓勵社會辦醫 。1990年1月，為了深化衛生工作改革，國務院批轉衛生部、財政部、人事部、國家物價局和國家稅務局發布的《關於擴大醫療衛生服務有關問題的意見》，提出積極推行各種形式的承包責任制；1992年9月，衛生部發布《關於深化衛生改革的幾點意見》，提出為滿足社會不同層次的醫療保健需求，在確保提供基本服務的前提下開展特殊服務，如專家門診、特約會診、高檔病房、特需護理、上門服務和開展整形、美容、正畸、藥膳等服務項目；2009年3月，發布《中共中央、國務院關於深化醫藥衛生體制改革的意見》，提出加快形成多元化辦醫格局，鼓勵民營資本舉辦非營利性醫院；2013年12月，國家衛生和計劃生育委員會、國家中醫藥管理局發布《關於加快發展社會辦醫的若干意見》，要求持續提高社會辦醫的管理和質量水準，引導非營利性醫療機構向規模化多層次

方向發展，實現公立和非公立醫療機構分工協作、共同發展；2015 年 6 月，國務院辦公廳發布《關於促進社會辦醫加快發展若干政策措施》；2017 年 5 月，國務院辦公廳發布《關於支持社會力量提供多層次多樣化醫療服務的意見》，提出支持社會力量提供多層次多樣化醫療服務。

### 三、人口結構和疾病譜變化導致醫療服務制度變化

新中國成立初期，傳染病肆虐，中國人口平均壽命是男性 39 週歲，女性 42 週歲，醫療衛生事業以預防、基礎醫療服務為重點。1950 年召開的第一屆全國衛生工作會議確定了新中國衛生工作的方針為「面向工農兵」「預防為主」「團結中西醫」。1961 年 2 月，中共中央批轉衛生部《關於防治當前主要疾病的報告》，指出當前必須抓緊治療浮腫病、婦女病和小兒營養不良病。

伴隨中國人口結構和疾病譜的變化，慢性病已經成為嚴重威脅中國居民健康的一類疾病。2017 年 1 月，國務院辦公廳發布《中國防治慢性病中長期規劃（2017—2025 年）》。對慢性病的持續管理有賴於全科醫生制度的建設。

## 第四節　醫療服務發生的變化和基本情況

### 一、醫療服務能力顯著增強

新中國成立之初，醫院主要來源於民國時期的公立醫院、教會醫院和解放區建設的醫院及野戰醫院，基礎薄弱。經過 70 年的發展，醫院醫療服務能力得到了顯著的提高。綜合醫院由 1950 年的 2,692 所增加到 2016 年的 18,020 所，

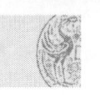

中醫醫院由 1950 年的 4 所增加到 2016 年的 3,462 所，專科醫院由 1950 年的 85 所增加到 2016 年的 6,642 所。如圖 3.7 所示。

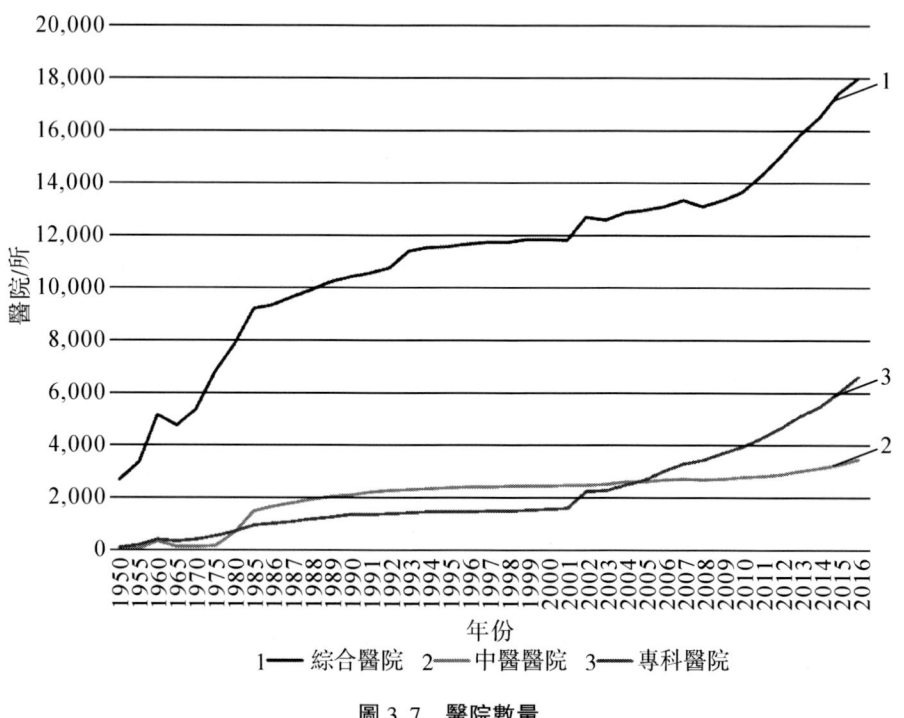

圖 3.7 醫院數量

資料來源：中國衛生統計年鑒。

綜合醫院床位數由 1950 年的 8.46 萬張增長到 2016 年的 392.79 萬張，中醫醫院床位數由 1950 年的 0.01 萬張增長到 2016 年的 76.18 萬張，專科醫院床位數由 1950 年的 0.74 萬張增長到 2016 年的 84.46 萬張。如圖 3.8 所示。同時，總診療人次數和入院人數也得到了顯著的增長（如表 3.1 所示）。

第三章　醫療服務制度變遷

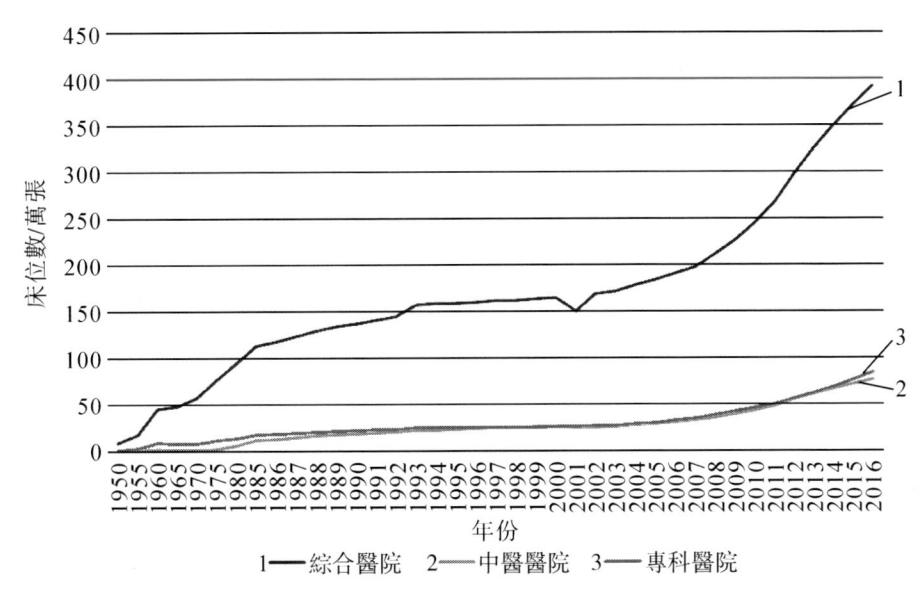

圖 3.8　醫院床位數（萬張）

數據來源：中國衛生統計年鑒。

表 3.1　總診療人次數和入院人數

| 機構分類 | 2010 年 | 2012 年 | 2013 年 | 2014 年 | 2015 年 | 2016 年 |
| --- | --- | --- | --- | --- | --- | --- |
| 總診療人次數（萬人次） | 583,761.6 | 688,832.9 | 731,401.0 | 760,186.6 | 769,342.5 | 793,170.0 |
| 入院人數（萬人） | 14,174 | 17,857 | 19,215 | 20,441 | 21,053 | 22,728 |

資料來源：中國衛生統計年鑒。

## 二、基層醫療服務機構建設減量擴容

1960 年中國有鄉鎮衛生院 24,849 所，1970 年增加到 56,568 所，1994 年為 51,929 所，1995 年後逐年下降，2016 年中國有鄉鎮衛生院 36,795 所。鄉鎮衛生院數量的減少，一方面源於撤鄉並鎮，部分鄉鎮衛生院撤銷；另一方面是因為伴隨城市化，部分鄉鎮衛生院轉為社區衛生服務中心。1985 年中國設有 777,674 個村衛生室，1995 年後村衛生室的數量呈逐年下滑趨勢，2003

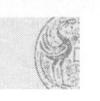

年村衛生室的數量下滑至514,920個,之後逐漸回升,2016年回升至638,763個。診所(包括門診部)發展較快,由1950年的3,356個增長到2016年的216,187個。社區衛生中心數量穩步增長,由2002年的8,211個增長到2016年的43,427個。如圖3.9所示。

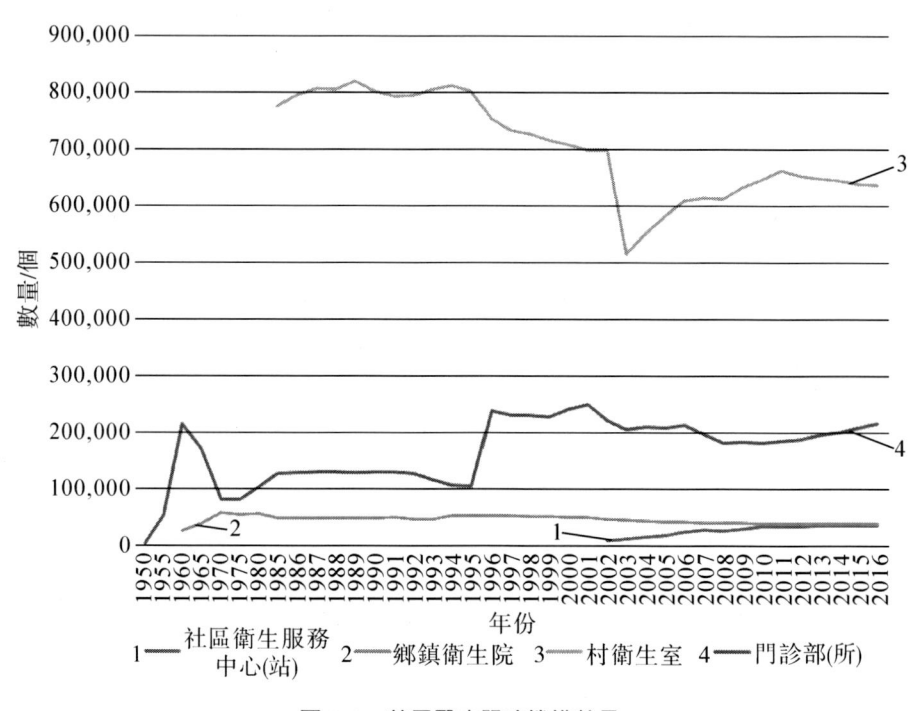

圖3.9 基層醫療服務機構數量

資料來源:中國衛生統計年鑒。

近70年來,基層醫療衛生機構服務能力得到了很大的提升。鄉鎮衛生院的床位數由1960年的4.63萬張發展到了2016年的122.39萬張,鄉鎮衛生院數量的減少並沒有降低其服務能力;社區衛生服務中心(站)的床位數由2002年的1.2萬張發展到了2016年的20.27萬張。如圖3.10所示。

第三章　醫療服務制度變遷

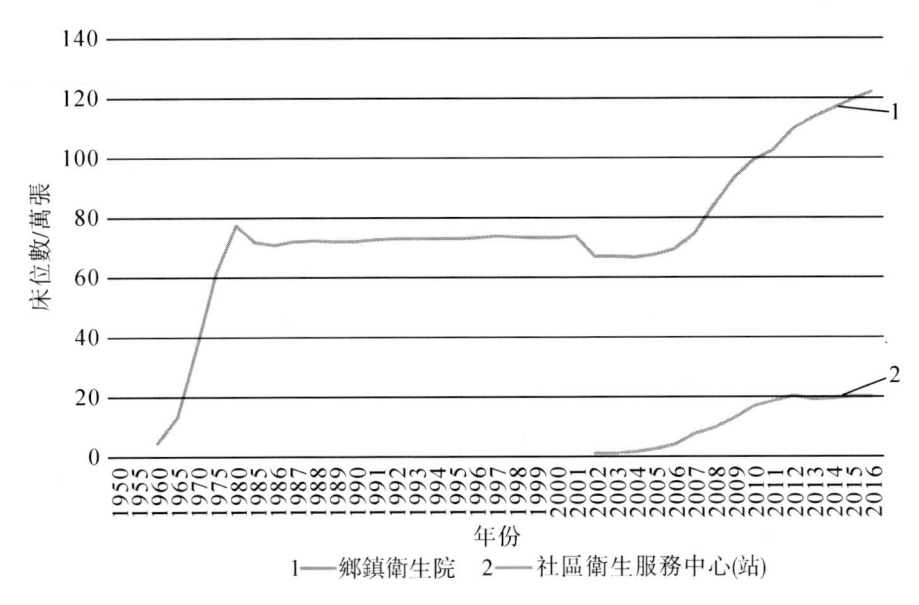

圖 3.10　基層醫療服務機構床位數

資料來源：中國衛生統計年鑒。

### 三、醫療服務人員數量穩步增長，結構更趨合理

近 70 年來，中國醫護人員的數量增長顯著。執業（助理）醫師數由 1950 年的 38.08 萬人上升到 2016 年的 319.10 萬人，註冊護士由 1950 年的 3.78 萬人上升到 2016 年的 350.72 萬人。如圖 3.11 所示。每千人執業（助理）醫師數由 1949 年的 0.67 人上升到 2016 年的 2.31 人，註冊護士由 1949 年的 0.06 人上升到 2016 年的 2.54 人。如圖 3.12 所示。

長期以來存在的醫護比例倒置問題近年來得到根本扭轉，醫護比由新中國成立初的 1∶0.10 到 2010 年的 1∶0.85 再到 2016 年的 1∶1.10。農村（含縣城、縣級市）護士人員增長迅速，醫護比缺口呈縮小趨勢。如圖 3.13 所示。

图 3.11 醫護人員數

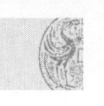

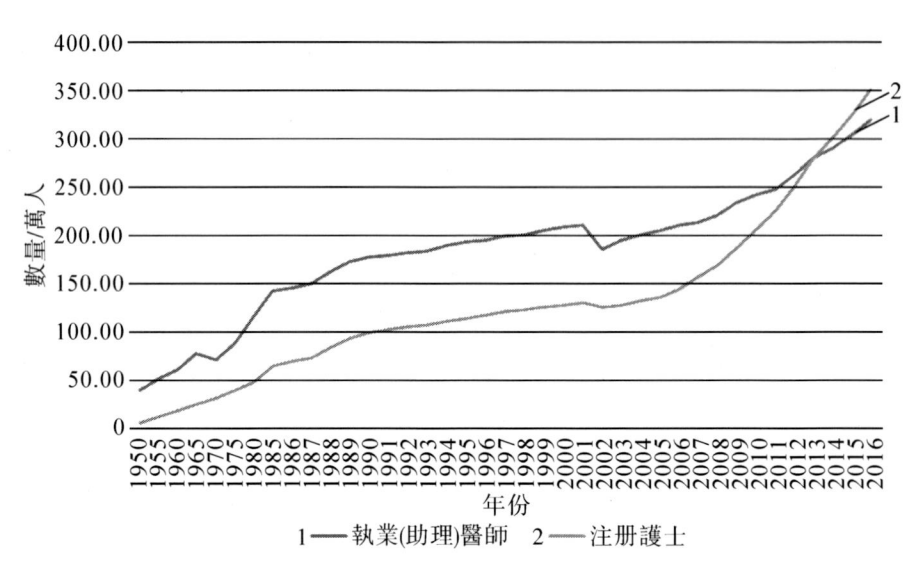

資料來源：中國衛生統計年鑒。

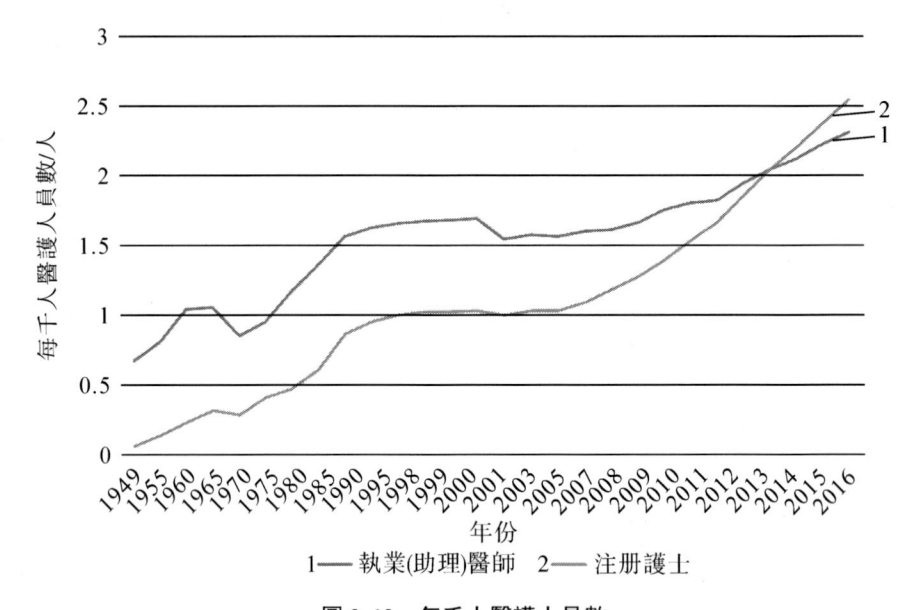

图 3.12 每千人醫護人員數

資料來源：中國衛生統計年鑒。

第三章 醫療服務制度變遷

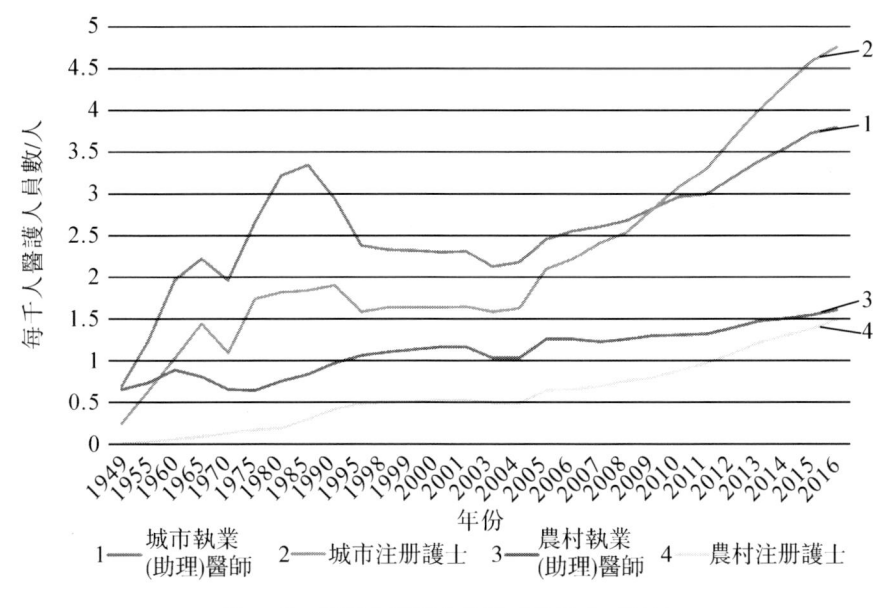

圖 3.13 每千人醫護人員數（分城市/農村）

資料來源：中國衛生統計年鑒。

## 四、全科醫生制度建設初見成效

2011年，國務院發布《關於建立全科醫生制度的指導意見》，提出通過逐步建立統一規範的全科醫生培養制度和近期多渠道培養合格的全科醫生兩種途徑建立全科醫生隊伍。2016年，註冊為全科醫學專業及取得全科醫生培訓合格證的人數已經達到209,083人，且主要分佈在基層醫療衛生機構。如圖3.14所示。

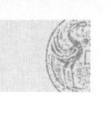

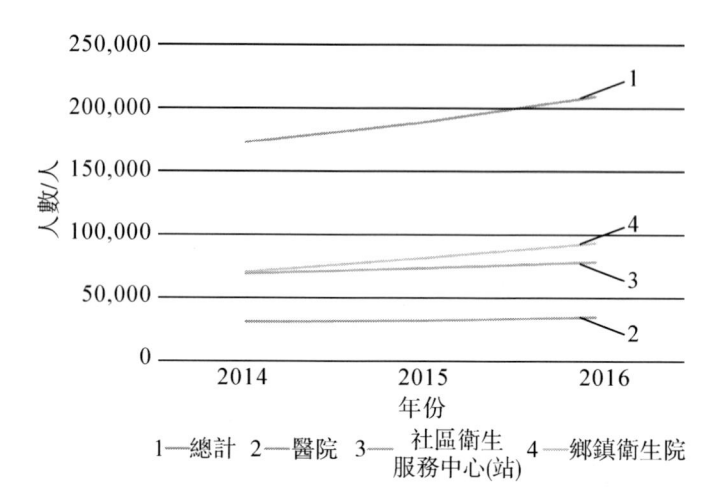

圖 3.14　註冊為全科醫學專業及取得全科醫生培訓合格證的人數變化

## 五、政府、社會衛生投入不斷加大，個人支出總費用占比減小

新中國成立後，衛生支出不斷增加，由 1980 年的 143.23 億元增長到 2016 年的 46,344.9 億元。其中，政府衛生支出由 1980 年的 51.91 億元增長到 2016 年的 13,910.3 億元，社會衛生支出由 1980 年的 60.97 億元增長到 2016 年的 19,096.7 億元，個人衛生支出由 1980 年的 30.35 億元增長到 2016 年的 13,337.9 億元。如圖 3.15 所示。

儘管政府衛生投入絕對額持續增長，政府支出在衛生總費用中的占比在改革開放後卻呈現下滑的趨勢，一度由 1980 年的 36.24% 下滑到 2000 年的 15.47%。這種趨勢直到 2009 年新醫改落實政府投入責任後才得倒扭轉，近幾年政府衛生支出占比基本恢復並穩定在 30% 的水準。與政府投入變化相對應的是個人投入比重的變化，個人投入比重一度由 1980 年的 21.19% 大幅增長到 2001 年的 59.97%，之後逐年收窄，尤其是在新醫改後開始大幅收窄，2016 年個人衛生投入在整個衛生總費用中的比重降至 28.78%。社會衛生支出占比自 20 世紀 80 年代同樣呈現先降後升的趨勢。如圖 3.16 所示。

## 第三章 醫療服務制度變遷

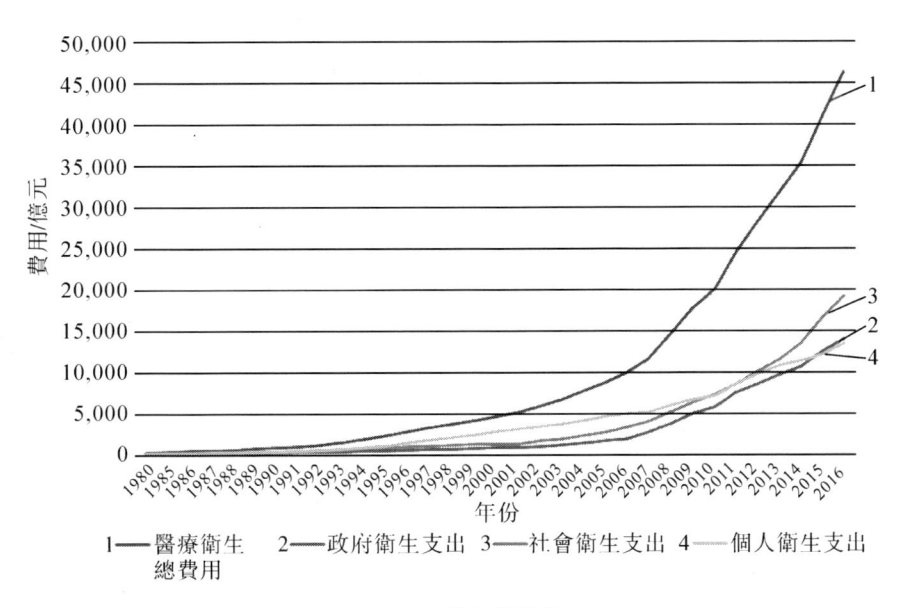

圖 3.15 衛生總費用

資料來源：中國衛生統計年鑒。

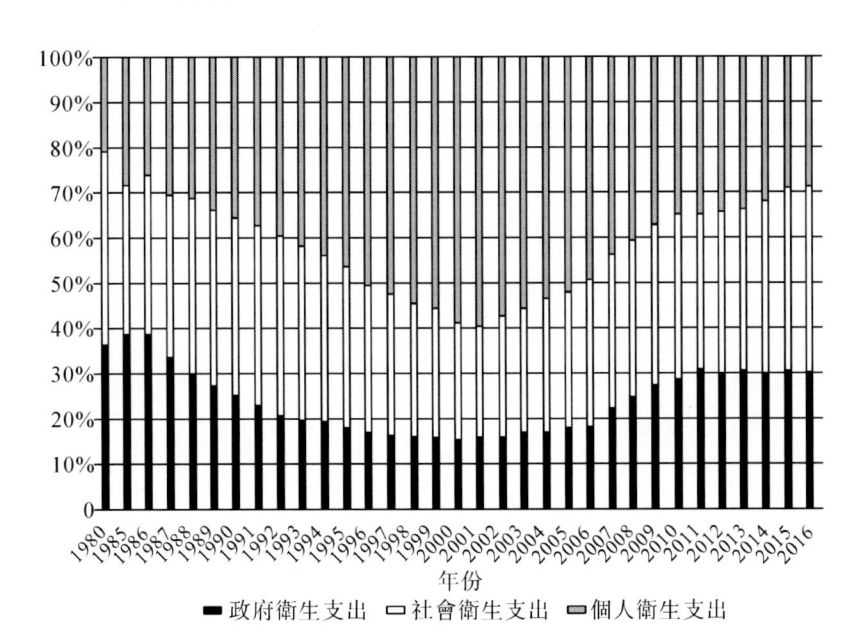

圖 3.16 衛生總費用構成

資料來源：中國衛生與計劃生育統計年鑒。

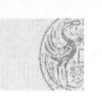

## 第五節　醫療衛生服務制度未來發展趨勢

### 一、改變服務模式，實現以人為本的整合型衛生服務

以人為本的衛生服務是讓個人、家庭和整個社區共同參加到衛生服務中，將他們視為受益人。他們同時也是參與者。他們對服務體系充滿信任，同時服務體系也能夠以人性化的方式，根據他們的需要和偏好提供服務。以人為本的衛生服務體系的中心是個人的健康需求和期望，而不是疾病。整合型衛生服務是指將包括健康促進、疾病預防、診斷、治療、康復和臨終關懷等在內的各種醫療衛生服務的管理和服務提供整合在一起的衛生服務體系[1]。整合型衛生服務根據個人健康需要，協調各級各類醫療機構為患者提供終生連貫的服務。

以人為本的整合型衛生服務（People Centered Integrated Care，PCIC）符合中國衛生服務體系獨特性和多元性的特點，可以確保患者獲得適當、及時和可負擔的高質量衛生服務。PCIC 的建立要求重構醫療服務模式，轉變醫院的角色，同時加強基層衛生機構服務的能力。其中，基層衛生服務是 PCIC 的基礎。只有建立起強有力的基層服務體系，才能夠以較低的成本提供優質有效、以人為本的一體化服務。基層衛生服務應圍繞個人和社會的健康需要，不能僅僅關注疾病治療。隨著基層衛生服務的加強，PCIC 模式得以落實，很多服務就會從醫院轉到門診機構和基層衛生服務機構。醫院將成為複雜病例的臨床治療中心。

目前，中國衛生服務體系仍呈碎片化的特點，尚未有效實現縱向一體化（各級供方之間）和橫向一體化建設（健康促進、預防、治療和臨終關懷等各

---

[1] World Bank. Deepening health reform in China: building high-quality and value-based service delivery – policy summary [R]. 2016.

類服務之間）。通過推進家庭醫生簽約服務和加強守門人制度，提高患者對基層衛生機構的信任，最終實現基層首診，基層可有效滿足大多數患者的醫療需求。通過建立包括醫生、護士、藥劑師、社會工作者組成的跨學科團隊為患者提供綜合性協調服務。通過加強基層、二級和三級醫療機構之間的溝通和協調，重新界定這些機構（特別是醫院）的職能及其相互之間的關係，實現分級診療。通過建立統一的臨床路徑加強各級機構的服務一體化，建立一體化的醫療機構服務網絡（例如醫聯體等），推進雙向轉診制度。綜合以上措施，實現服務的縱向和橫向一體化，建立以人為本的整合型衛生服務。

## 二、不斷完善現代醫院管理制度

中國的公立醫院亟須加強治理和管理，提高醫療質量和效率，推進服務一體化，破除不利於公立醫院發揮公益性的舊有體制機制。公立醫院改革雖然在一些試點地區已經取得了顯著進展，但公立醫院改革在改革管理體制、實行管辦分開、提高管理水準、改善服務效率、調整服務價格、完善補償機制和實行支付制度改革使服務收入和醫生獎金與服務量脫鉤等方面仍需要進一步加強。

2017年7月，國務院辦公廳發布《關於建立現代醫院管理制度的指導意見》，提出到2020年，基本形成維護公益性、調動積極性、保障可持續的公立醫院運行新機制和決策、執行、監督相互協調、相互制衡、相互促進的治理機制，促進社會辦醫健康發展，推動各級各類醫院管理規範化、精細化、科學化，基本建立權責清晰、管理科學、治理完善、運行高效、監督有力的現代醫院管理制度。

建立現代醫院管理制度，需要在以下方面有所突破：為實現自主管理的公立醫院建立有力的問責機制，以提高績效；建立與公眾目標及問責制度相一致的激勵機制；建立良好的公立醫院治理組織架構；逐漸把更多的決策權下放給醫院並加強醫院職業化管理能力。

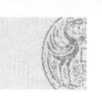

### 三、加強衛生人力建設，提升基層醫療衛生服務能力

衛生人力問題是中國在努力加強公共衛生和基層衛生服務方面遇到的主要障礙。中國專科醫生的數量超過全科醫生，基層衛生機構的人員短缺，報酬水準沒有吸引力，醫生與醫院的激勵補償機制不合理。衛生人力的治理以人員編制為特點、醫生行醫執照與醫療機構掛勾導致了人力資源管理僵化並限制了人員的合理流動。醫療機構聘用醫務人員的自主權很小，造成對醫務人員的需求與在編人員的技能不匹配。

相當長的時間內，中國基層醫療衛生隊伍建設沒有得到充分的重視，全科醫生嚴重缺乏。經過近幾年的發展，全科醫生數量得到增長，但仍遠遠無法滿足基層醫療服務的需求。《全國醫療衛生服務體系規劃綱要（2015—2020年）》規劃每萬常住人口全科醫生數 2 人，但 2013 年中國每萬常住人口全科醫生只有 1.07 人。

為加強衛生人力建設、提升基層醫療衛生服務能力，需要將全科醫療作為一種專業（比如家庭醫生），與其他醫學專業具備同等的地位，從而提高基層衛生服務人員的地位；引入專門面向基層衛生服務的職業發展路徑，以便培養基層衛生服務隊伍並為其提供激勵，包括為全科醫生、護士、中級醫務人員和社區衛生工作者提供各自的職業路徑，為從事基層衛生服務的人員提供職業發展空間；提高基層衛生服務人員的薪酬水準，使之與其他專科相匹配，從而增強基層衛生服務工作的吸引力和競爭力，加大對基層衛生服務人員的招聘，穩定基層隊伍，並提高他們的工作積極性。

### 四、全面發展「互聯網+醫療服務」

雲計算、物聯網、移動互聯網、大數據等信息化技術的快速發展，為優化醫療衛生業務流程、提高服務效率提供了條件，必將推動醫療衛生服務模式和管理模式的深刻轉變。

醫療服務提供機構借助「互聯網+」應用，拓展醫療服務的時間空間，有

效對接醫療服務的需求與供給，為廣大患者在線提供常見病、慢性病處方，探索患者在家復診方式，實現慢性病、老年性疾病在家護理和康復。跨區域整合配置醫療資源，將優質醫療資源下沉對接至社區。通過「互聯網+」的方式，促使醫療衛生資源在城鄉和不同地區間實現更加合理的配置。借助「互聯網+」、智能穿戴產品及人工智能算法逐步實現全程全生命週期健康管理模式，實現健康管理的精準化和私人訂制。通過物聯網等數據採集方式，全面記錄個人運動、生理、生活作息等數據，通過建立個人健康管理信息平臺，患者可隨時和家庭醫生交流，家庭醫生通過平臺對簽約客戶提供健康諮詢、預約診療、慢性病管理等服務。

### 五、充分發揮中醫服務在慢性病管理方面的優勢

中醫藥發展戰略規劃綱要（2016—2030 年）提出到 2020 年，實現人人基本享有中醫藥服務，中醫藥健康服務能力明顯增強，服務領域進一步拓寬，中醫醫療服務體系進一步完善，每千人口公立中醫類醫院床位數達到 0.55 張，中醫藥服務可得性、可及性明顯改善；中醫藥人才教育培養體系基本建立，凝聚一批學術領先、醫術精湛、醫德高尚的中醫藥人才，每千人口衛生機構中醫執業類（助理）醫師數達到 0.4 人。到 2030 年，中醫藥治理體系和治理能力現代化水準顯著提升，中醫藥服務領域實現全覆蓋，中醫藥健康服務能力顯著增強，在治未病中的主導作用、在重大疾病治療中的協同作用、在疾病康復中的核心作用得到充分發揮；中醫藥科技水準顯著提高，基本形成一支由百名國醫大師、萬名中醫名師、百萬中醫師、千萬職業技能人員組成的中醫藥人才隊伍。

在 2017 年，全國共 9.1 億人次接受中醫診療，中醫藥整體服務能力和水準進一步提升，人們對中醫治療手段的認可度普遍提高，中醫應在基層醫療服務尤其是慢性病管理方面發揮更大的作用。

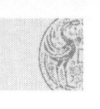

## 六、推動社會辦醫多層次多元化發展

中國的醫療衛生服務體系已經從原來那種純粹由政府經營的體系轉向一種分權化管理、向社會力量辦醫開放的體系。社會力量參與醫療產品和醫療服務的生產、籌資與提供的基礎可以說從 20 世紀 70 年代末的經濟改革初期就已打下，但社會力量真正關注這個行業還是在 20 世紀 90 年代衛生部明確放寬對醫療衛生行業的投資限制之後。2000 年，這方面的改革又邁出了重要的一步，中國政府開始允許外資在民營醫療投資項目中占不超過 70% 的股份。從 2009 年醫改開始之初，政策導向就支持社會資本參與醫療事業，進一步確定了社會力量在醫療行業的地位。

2015 年 6 月，國務院辦公廳發布《關於促進社會辦醫加快發展若干政策措施》，提出一系列措施促進社會辦醫發展。具體措施包括：進一步放寬准入，明確並向社會公開公布舉辦醫療機構審批程序、審批主體和審批時限，完善機構設立審批的屬地化管理，減少運行審批限制；公開區域醫療資源規劃情況，並將社會辦醫納入相關規劃；加強財政資金扶持，豐富籌資渠道，優化融資政策；促進大型設備共建共享，推進醫師多點執業。

未來，可以通過在所有地區均衡同步實施該系列措施來解除醫保對民營醫療機構報銷方面的限制，使他們能有與公立機構一樣的參與空間，並服務相同的客戶群體。有必要對公立和民營機構採用同樣的合同標準和支付原則，以建立公平的競爭環境，促進公立和民營醫療服務機構的共同發展。

# 第四章
## 醫療保障制度變遷

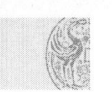

## 第一節　醫療保障制度

### 一、相關概念

醫療保障是社會保障的重要組成部分，以國家或政府為主體，多渠道籌措資金，為全體社會成員提供基本醫療服務，主要包括基本醫療保險和醫療救助等。現階段中國醫療保障的主要表現形式是社會基本醫療保險。醫療保險分社會醫療保險和商業醫療保險兩種形式，是補償被保人直接醫療費用的一種保險。中國現階段的醫療保險分基本醫療保險和補充醫療保險兩個層次。依照國家相關規定，基本醫療保險由個人和用人單位或政府共同承擔費用，為社會成員提供基本醫療服務，包括城鎮職工基本醫療保險、城鎮居民基本醫療保險（簡稱城居保）和新型農村合作醫療保險（簡稱新農合）[①]。補充醫療保險以自願為基礎，由個人或用人單位按需購買，為被保人提供更好的醫療服務，主要包括大病醫療保險、商業健康保險和長期照護保險等。

### 二、研究背景

改革開放以來，中國的醫療保障制度經過了長時間的探索和發展。學術界的先期研究主要分三種：第一種是探討國外的經驗和教訓，以創新和完善中國的醫療保障制度；第二種是有針對性地討論中國醫療保障制度中的一部分，如城市基本職工醫療保險、新型農村合作醫療等；第三種是評估醫療保障對社會民生的影響，如自付比例、醫療服務的使用、經濟負擔等。

本章在先期研究成果的基礎上，集中探討中國現行醫療保障制度中包含

---

[①] 郭有德，王煥華. 中國醫療保險制度改革的再思考 [J]. 人口與經濟，2002（S1）：159-161.

的醫療保險、醫療救助及長期照護保險，將制度變化的動態分析作為研究的重點，從社會意義與經濟意義的角度解析制度變遷的動因。

### 三、研究框架

本章將以政策梳理為主，分五個部分進行研究：①醫療保障制度；②中國醫療保障制度的變遷；③中國醫療保障制度的變遷動因；④當前中國醫療保障制度的基本情況；⑤中國醫療保障制度的未來發展趨勢。其中中國醫療保障制度的變遷過程為本章重點。我們首先按照時間順序梳理醫療保障制度，然後對七種主要的醫療保障類型進行進一步的歸納分析，包括城鎮職工基本醫療保險、新型農村合作醫療、城鎮居民基本醫療保險、商業健康保險、大病醫療保險、社會醫療救助和長期照護保險。

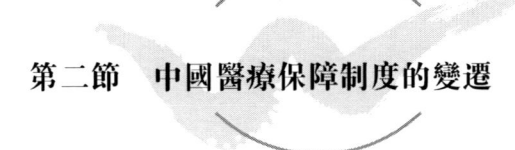

## 第二節　中國醫療保障制度的變遷

### 一、中國醫療保障制度的整體變遷階段

中國的經濟發展在1978年（改革開放）前後經歷了兩個發展階段，從計劃經濟（1949—1978年）過渡為市場經濟（1978年至今）。對應此時間節點，中國醫療保障制度的發展變遷可以分為醫療保障制度的建立實施與醫療保障制度的改革兩個階段（見表4.1）。

表 4.1　中國醫療制度發展歷程

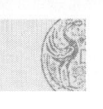

| 階段 | 時間 | 醫療制度發展 |
| --- | --- | --- |
| 改革開放前 | 1951 年 | 勞保醫療制度正式建立 |
| | 1952 年 | 公費醫療制度正式建立 |
| | 20 世紀 60 年代中期 | 農村合作醫療制度逐步確立 |
| 改革開放後 | 1994 年 | 「兩江」試點 |
| | 1996 年 | 56 個城市擴大試點 |
| | 1998 年 | 城鎮職工基本醫療保險制度建立 |
| | 2002 年 | 新型農村合作醫療保險制度建立 |
| | 2007 年 | 城鎮居民基本醫療保險建立 |

（一）中國醫療保障制度的建立（1949—1978 年）

新中國成立至改革開放，中國實行計劃經濟體制，公費醫療、勞保醫療及農村合作醫療構成此時期的三大醫療保障制度（見表 4.2）。

1951 年 2 月，中央政府頒發了《中華人民共和國勞動保險條例》，規定全民所有制和集體企業職工享有勞保醫療。1952 年 6 月，頒發了《中央人民政府政務院關於全國各級人民政府、黨派、團體及所屬的事業單位的國家工作人員實行公費醫療的預防指示》，其中將各級黨政團體和事業單位的工作人員及殘廢軍人作為公費醫療的受益對象，其待遇與勞保醫療基本相同。此階段中國城鎮職工醫療保障主要包括勞保醫療和公費醫療。到 20 世紀 60 年代中期，農村合作醫療制度逐步確立，農村廣大地區納入醫療服務範圍。到 1978 年，合作醫療覆蓋率達到 90% 以上，農村居民健康狀況得到很大改善。

表 4.2　三種醫療制度比較

| | 勞保醫療 | 公費醫療 | 農村合作醫療 |
| --- | --- | --- | --- |
| 推行時間 | 1951 年 | 1952 年 | 1965 年 |
| 受益對象 | 全民所有制和集體企業職工 | 各級黨政團體和事業單位的工作人員及殘廢軍人 | 農村居民 |

表4.2(續)

| | 勞保醫療 | 公費醫療 | 農村合作醫療 |
|---|---|---|---|
| 覆蓋率 | 大部分 | 全部 | 1976年：90%<br>1991年：10% |
| 經費來源 | 企業勞保福利費開支 | 各級政府財政撥款 | 個人和社區集體共同負擔 |
| 籌資範圍 | 企業單位 | 縣、市、省及中央財政 | 社區，主要為村 |
| 家屬覆蓋面 | 家屬可報銷50%醫療費 | 不含家屬 | |
| 就醫程序 | 單位醫療站(院)—指定醫院 | 單位醫療站(院)—指定地方醫院 | 村醫療站—鄉鎮醫院—縣醫院 |
| 患者付費面 | 交通費、掛號費、伙食費 | 交通費、掛號費、伙食費 | 交通費、掛號費、伙食費、部分醫療費 |

1. 勞保、公費醫療制度的建立

新中國成立初期，經濟發展水準較低，生產生活資料匱乏，考慮到廣大農民有土地保障，與城市職工相比，社會保障需求較低。因此，中國醫療保障制度建立的最初目的是為了減輕城市職工的生活壓力。基於當時的現實狀況，在1949年9月底起草並準備提交中國人民政治協商會議討論的《共同綱領》時，毛澤東主席指出：「全國解放了，農民得到了土地，享受到了革命勝利的果實。現在我們進城了，企業職工生活困難怎麼辦，馬上提高工資尚沒有條件，當前最主要的任務是恢復生產。但是，職工當中的生、老、病、死、殘問題還是可能解決或減輕的吧！而且東北地區實行勞動保險的效果很好，全國也可以實行嘛。」有了思想指導和現實狀況的雙重背景，針對城市職工的勞保醫療制度與公費醫療制度應運而生。

勞保醫療制度源於勞動保險制度的建立。早在1922年中國共產黨第二次全國代表大會上就提出通過實行保險的方式保障工人的權益，建議在工廠配備基本的衛生設備，設立工人醫院，以提升工人的生活水準。基於只有美好願景，缺乏本國實踐經驗，共產黨當時在根據地模仿蘇聯模式建立了社會保障制度。本著保障工人權益與提升工人生活水準的目標，初期的社會保障制

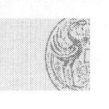

度設置的待遇較高，由於當時的經濟發展水準與物質條件還不足以支撐如此高待遇的保障程度，這一探索以失敗告終。吸取了這一失敗經驗，東北解放區於1948年12月推出並實行了《東北公營企業戰時暫行勞動保險條例》，並於1949年7月推廣至東北解放區所有公營企業，這是人民政權建立的第一個統一管理的勞動保險制度。緊接著，1951年2月，中央政府頒發了《中華人民共和國勞動保險條例》，這是新中國成立後的第一部關於勞動保險制度的立法，勞保醫療制度作為勞動保險制度的重要組成部分，在其中也有涉及，規定全民所有制和集體企業職工享有勞保醫療。1953年和1994年，關於勞動保險制度的立法規定進一步豐富完善。

公費醫療制度建立之初是為了保障軍人利益。早在1933年，中央軍委頒布的《中央革命軍事委員會訓令》中對軍人的醫療費用規定就進行了明確說明，文件指出對醫院實行定額包干，軍人的醫療費用及醫療服務全部免費，對軍人權益的保障具有重要意義。直到1952年，中央政府頒發了《中央人民政府政務院關於全國各級人民政府、黨派、團體及所屬的事業單位的國家工作人員實行公費醫療的預防指示》，將各級黨政團體和事業單位的工作人員納入保障對象，主要經費來源為各級政府財政撥款。據此，全國各地方開始實施國家幹部公費醫療制度。1956年，勞保醫療制度和公費醫療制度基本建立。1989年8月9日，《衛生部、財政部關於印發〈公費醫療管理辦法〉的通知》與《公費醫療管理辦法》發布，此辦法對公費醫療內容作了補充和規範，同日廢止與這個辦法相抵觸的規定。此行政法規仍為目前公費醫療管理的主要依據。

2. 農村合作醫療制度的建立

農村合作醫療制度建立的目的是解決廣大農村居民的醫療保障問題。被世界衛生組織（WHO）認為是世界上以最廉價的支付，為一個國家的大多數人群提供有效醫療服務的醫療保障制度。

農村合作醫療的出現與農業合作化運動密切相關，「合作」一詞反應了集體的重要性。農村合作醫療制度的受益對象為農村居民，該制度致力於為農村居民提供基本醫療保障服務，經費來源為集體和個人集資，即個人和社區

集體共同負擔，本質上是一種互助共濟型醫療保障制度。

　　農村合作醫療制度的最早形態是農業合作社保健站，隨著人民公社的成立，集體的作用日趨明顯，以「生產大隊」為單位建立起來的集體福利基金是此時期合作醫療的財務來源。土地改革後，部分農村地區基於農業合作化運動的影響，由廣大群眾自主集資成立了具有公益性質的保健站或醫療站，形成了此時期合作醫療的社會基礎。1956年，全國人民代表大會一屆三次會議通過的《高級農業生產合作社示範章程》中對集體責任做出了明確規定，對於因公負傷或因公致病的社員，合作社應承擔其醫療費用，對於社員因接受醫療救治而無法參與勞動的損失要給予補償。

　　1965年6月，毛澤東主席發表了著名的「六・二六指示」，強調了農村醫療衛生工作的重要性，明確提出「將醫療衛生工作的重點放到農村去」。1965年9月，衛生部黨組的《關於把衛生工作重點放到農村的報告》得到了中央政府的批准，該報告提出要重視並加強農村基層衛生保健工作，對於農村合作醫療事業的發展及農村合作醫療制度的建立推行具有重要意義。至1965年年底，全國包括山西、湖北、江西、江蘇、福建、廣東、新疆等10多個省、自治區、直轄市的一部分市縣的農村地區已經實行了合作醫療制度。1975—1978年，農村合作醫療的發展達到頂峰，受益對象覆蓋90%的農村居民，使廣大農民看病難的問題得到了有效解決。由於農村合作醫療制度的經費來源為個人和集體共同分擔，與中國當時的經濟發展狀況相適應，很多人認為，這種籌資形式是中國得以成功完成「第一次衛生革命」的關鍵因素，農村合作醫療的推行使得廣大農村居民享受到了基本的醫療衛生服務，尤其是疾病預防和初級衛生保健。據統計，從1949年至1973年，嬰兒死亡率從200‰下降至47‰，人口平均預期壽命從35週歲提高到約65週歲。

　　3. 該時期醫療保障的特點

　　新中國成立至改革開放的這一時期，中國實行計劃經濟體制，此階段中國醫療制度的發展也與這種高度集中的經濟體制相適應，主要表現為政府的資源配置作用及醫療經費來源主要為政府財政支持，由政府財政或集體基金支付患者的主要醫療費用，減輕患者及相關醫療機構的負擔，費用控制政策

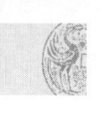

方面實行統收統支、收支平衡。這一時期，除部分私人診所外，嚴格控制甚至禁止外資和私人資本通過舉辦私立醫院的形式進入醫療服務市場。醫務人員的工資由人事部門按行政級別和統一標準核定。

該時期的供給制度特點主要有：第一，醫療衛生機構的提供符合當時高度集中的政治經濟體制，即主要由政府主管提供，包括醫療機構的設立、醫療資源的投資及醫務人員的准入；第二，根據行政隸屬和生產組織特點按城鄉建立了三級醫療服務機構，包括隸屬於各級政府的公立醫院、隸屬於國有或集體工礦企業和事業單位的職工醫院，醫務科室以及隸屬於縣鄉政府的農村衛生院、醫務室等；第三，醫療衛生機構的組織形式與行政組織較為相似，不同的醫療衛生機構具有相對應的行政級別。其中，醫務人員的培養與分配由國家統一管理。

農村地區於20世紀60年代中期開始廣泛推行農村合作醫療制度，構建了包括縣、鄉、村的三級預防醫療保健網。在農村醫療衛生服務發展發面，以「赤腳醫生」為代表的村衛生員為村民提供了便捷高效的醫療服務，推動了農村醫療衛生體系的完善。20世紀70年代，世界銀行和世界衛生組織把中國的農村合作醫療稱為「發展中國家解決衛生經費的唯一典範」，意味著中國農村合作醫療制度的發展模式得到認可。

籌資方面，勞保醫療的經費來源為企業勞保福利費開支，公費醫療的經費為各級政府財政撥款，農村合作醫療的經費由個人和社區集體共同負擔。可見，三種醫療衛生制度的籌資大部分由集體經濟、國有企業和政府財政承擔。另外，實行價格或費用管制。為防止市場壟斷定價，維護公平有效的交易秩序，政府採取了價格或費用管制措施。由各級衛生行政管理和財政部門制定醫療服務收費標準，由物價部門核定價格，並經各級政府批准在各自轄區內執行。

這一階段的醫療衛生監管主要表現為政府集中監管，以行政手段直接控制為主。包括准入控制和質量控制，准入控制是以行政手段直接控制醫療機構的設立、醫務人員及醫療技術和設備的准入；質量控制則主要有以下體現：利用行政手段控制醫療服務市場的投資，除部分私人診所外，嚴格控制甚至

# 第四章 醫療保障制度變遷

禁止外資和私人資本通過舉辦私立醫院的形式進入醫療服務市場。醫療服務價格由政府直接定價，政府對公立醫療機構進行適當補貼。另外，對公立醫療機構的微觀經濟活動進行直接的監管。

4. 該時期醫療保障制度的困境

醫療保障制度的建立和實施對於保障勞動者健康發揮了重要作用。伴隨著改革開放進程的推進，中國經濟體制逐漸由計劃經濟體制轉為市場經濟體制，原來計劃經濟體制下的三大醫療保險制度的弊端日漸顯露，主要表現為：

籌資制度不合理。勞保醫療的經費來源為企業勞保福利費開支，公費醫療的經費為各級政府財政撥款，另外，勞保醫療覆蓋範圍涵蓋大部分受益對象，公費醫療覆蓋範圍包括全部受益對象，農村合作醫療的覆蓋範圍也囊括了90%的農村居民，受益對象人數眾多，覆蓋面較廣，給企業和國家財政造成沉重負擔。

醫療費用膨脹、醫療資源浪費現象嚴重。改革開放以來，全國職工醫療費用大幅增長，且增長幅度高於平均工資的增長幅度，許多企事業單位面臨日益嚴重的醫療費用超支問題。加之保障項目較多，保障力度較大，造成醫療資源浪費現象，主要表現為：①藥品的不合理使用，更傾向於使用進口藥、名貴藥、高價藥，低價藥品使用率低；②醫療資源城鄉配置不合理，城鎮地區醫療資源過剩，利用效率較低，而廣大農村地區醫療資源則普遍嚴重匱乏。

缺乏風險分擔機制。一方面由於籌資機制不健全，使得籌資來源狹窄，企業和國家財務負擔較重；另一方面，企、事業單位與地方政府之間沒有明確的風險承擔比例，與政府相比，企、事業單位的財務穩定性較差，如果企、事業單位出現財務困難，就無法補償其職工的醫療支出，致使職工的醫療保障穩定性受影響。

影響企業的市場競爭力。由於勞保醫療基本上是各單位的自保形式，社會化程度低，因而各單位之間經濟效益的好壞，是關係單位職工獲得醫療保障的關鍵要素。這種現象易降低社會人力資源的流動性，不利於企業在市場中的競爭。

此外，受當時「先生產、後生活」的指導思想的影響，國家大力發展經

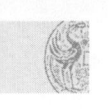

濟生產建設，各級財政對醫療衛生事業的投入相對不足，致使各級醫療機構面臨財政撥款短缺的困境。到 20 世紀 70 年代末期，大部分醫療衛生機構的基本建設、醫療服務水準及醫療資源技術設備已經無法滿足廣大城鎮職工和農村居民日益增長的醫療服務需求，致使老百姓「看病難、住院難、手術難」的「三難」現象開始出現，並逐漸成為當時的主要社會問題之一。諸多問題表明原有醫療保障體系已不再適應目前經濟發展形勢，亟須進行改革。

（二）中國醫療保障制度的改革（1979 年至今）

改革開放後，中國經濟體制逐漸由計劃經濟體制轉變為市場經濟體制，醫療保障制度也經歷了不同程度的改革以適應市場經濟。改革開放前的三大醫療制度包括針對城鎮職工的勞保醫療制度、公費醫療制度以及針對農村居民的合作醫療制度，1992 年之前，公費醫療制度的改革重點是醫療經費的管理，控制醫療費用以減輕國家財政負擔，勞保醫療制度改革的重點則在尋求職工大病醫療費統籌和離退休人員醫療費社會統籌的有效形式和管理辦法，農村合作醫療也隨著改革開放的進程受到衝擊，覆蓋率大幅度下降，大部分農民又重新回到沒有任何醫療保障的困境中，恢復與重建農村合作醫療制度也成為政府各項決策中的重中之重。醫療保障制度由於其複雜性與特殊性，一直是改革的重點與難點，改革開放後，對醫療保障制度的發展進行了進一步的探索與調整。

1. 轉型期（1979—2003 年）

這一時期中國醫療保障制度的轉型與國家經濟體制改革密不可分，其間進行了中國第一次和第二次醫療衛生體制改革。經過第一次改革，成功將經濟部門「放權讓利」的改革思想引入衛生領域。1997 年，基於經濟部門制度創新的大背景，隨著《中共中央、國務院關於衛生改革與發展的決定》的頒布，進行了第二次醫療衛生改革，主要目的是醫療行業的市場導向。這兩次改革都是在中國改革開放進程不斷深入的背景下產生的，即經濟體制由計劃經濟轉為市場經濟，在醫療衛生制度方面則表現為逐漸從計劃模式轉向市場模式。

1979 年 4 月，財政部、衛生部與國家勞動總局聯合發出《關於加強醫院

## 第四章 醫療保障制度變遷

經濟管理試點工作意見的通知》，對醫院實行定任務、定床位、定編制、定業務技術指標、定經濟補助、完成任務獎勵，即「五定一獎」的管理模式，並運用經濟手段對醫院實行「定額補助、經濟核算、考核獎懲」，以提高醫院的服務效率。

1980年9月，衛生部發布《關於允許個體開業行醫問題的請示報告》，該報告的出台意味著醫療機構供給的重大改革，正式把個體開業行醫納入醫療制度管理體系，醫療機構的供給由國有、集體醫療機構轉變為國有、集體醫療機構和個體開業行醫並存，形成多種所有制形式並存的醫療服務機構。報告中提出「隨著城鄉經濟放寬政策，興旺發展，各地廣開門路安排閒散人員就業，許多地方又陸續出現了個體開業行醫人員」，「同時，各地反應和群眾來訪中要求個體開業的也日漸增多」。反應了當時個體開業行醫的發展勢頭以及人民群眾對個體開業行醫的醫療需求。改革開放初期，中國大力發展農業生產，隨著家庭聯產承包責任制等一系列政策的推行，農業生產水準得到大力提升，農民生活水準顯著提高，收入增加、醫療服務需求也隨之提高，與此同時政府卻減少了對農村合作醫療體系的財政支持，自改革開放以來，農村合作醫療制度的覆蓋率驟降，農民經濟條件越來越好的同時卻伴隨著醫療狀況越來越差，看病難、看病貴仍然是一大難題。如今，政府允許個體開業行醫並加以保護支持，擴充了醫療供給來源，使廣大群眾的醫療需求得到有效滿足。

1981年2月，國務院批轉了衛生部《關於解決醫院賠本問題的報告》，這也是改革開放以來第一個涉及醫療服務價格的政策文件。在該文件中對收費標準進行了劃分，提出了兩種收費標準，對公費醫療和勞保醫療的保障人群試行按不包工資的成本收費，對這兩種醫療保障制度之外的群眾的醫療費用仍然按照原來的低標準收費。

1985年4月，基於當時醫療機構供需不平衡、醫療經費短缺、投入不足、醫療收費標準過低、政策上限制過嚴以及吃「大鍋飯」等現實狀況，國務院批轉衛生部頒布了《關於衛生工作改革若干政策問題的報告》，報告中強調「放寬政策，簡政放權，多方集資，開闊發展衛生事業的路子」。在支持國有

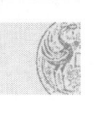

機構辦醫的同時積極鼓勵非國有醫療機構提供醫療資源，發展醫療衛生事業。對醫療機構的自主權實行全民所有制，在責任管理方面實行院長、所長、站長負責制、幹部聘任制和工人合同制，採取責權相結合的管理責任制。國家對醫院進行適當補貼，除了大修理和大型設備購置外，對醫院的補助經費實行定額包干。該文件的出台改變了醫療行業單一的辦醫形式，包括非國有醫療機構辦醫等多種辦醫模式逐步發展起來，有效改善了醫療服務供給不足的局面。

1989年黨的十三屆四中全會以後，中國經濟體制有了新發展，提出實行計劃經濟與市場經濟相結合的經濟體制。針對當時醫療機構數量少、醫療服務質量低、醫療技術設備缺乏等現實狀況，為了擴大醫療衛生服務範圍，進一步緩解「看病難、住院難、手術難」的困境，1989年國務院批轉了衛生部等三部二局《關於擴大醫療衛生服務有關問題的意見》的報告，報告中對於醫療服務市場化的具體措施表述為：「積極推行醫療機構各種形式的承包責任制」「允許有條件的單位和醫療衛生人員從事有償業餘服務」「允許衛生防疫、婦幼保健、藥品檢驗等單位對各項衛生檢驗、監測和諮詢工作實行有償服務」等。該報告提出了醫改的市場化方向，鼓勵政府放權讓利，強調醫療機構的自主權，順應國家的經濟體制與財政預算管理體制。隨著一系列改革措施的逐步推進，到20世紀80年代末，城鄉居民「看病難、住院難、手術難」的問題得到有效緩解。

1992年，黨的十四大提出發展社會主義市場經濟，到20世紀90年代末，市場經濟體制已得到初步發展，醫療制度的發展也要適應市場經濟環境。1992年9月，國務院下發《關於深化衛生醫療體制改革的幾點意見》，進一步強調了醫療機構的自主權，提出醫療機構根據屬地進行分級管理負責，文件具體表述為：「進一步擴大醫療衛生單位的自主權，包括勞動人事安排權、業務建設決策權、經營開發管理權和工資獎金分配權」「繼續推行各種形式的責、權、利相結合的目標管理責任制」「鼓勵公平競爭，打破平均主義的分配方式」。這些激勵措施是一把雙刃劍，一方面可以調動醫療機構的服務積極性，提高服務效率，擴大醫療服務覆蓋面，有效緩解群眾「看病難」的問題；

# 第四章 醫療保障制度變遷

另一方面，容易引發誘導醫療需求的問題，表現為醫療機構為了提高經濟收益更加注重醫療服務數量而忽視了群眾需求和服務質量，出現開高價藥、不合理收費以及藥品回扣等不良現象。長此以往，就會造成醫療費用的過快增長，超過居民的工資增長幅度，國家、社會及個人的財務負擔加重，醫患關係日益緊張，群眾的醫療服務需求不能得到合理有效滿足，「看病貴」問題日益顯現。

20世紀90年代中後期至21世紀初期，中國進行了第二次醫療體制改革，核心是市場化導向，公立醫院作為重要的改革點，其在經濟體制變化背景下的發展主要有以下特點：①對於政府和醫院的權利、責任和義務進行合理規範。相關的政策文件為1997年的《中共中央、國務院關於衛生改革與發展的決定》，該決定指出「衛生工作實行分級負責、分級管理……各級地方政府對本地區衛生工作全面負責，將其作為領導幹部任期目標責任制和政績考核的重要內容」，將政府的管理責任進行了明確規定。②公立醫院轉換經營機制。在營運方面凸顯公立醫院的自主權，同時，為了提高經營效率，防止浪費現象的發生，醫院內部的激勵機制和約束機制要更加完善。另外，深化醫療機構人事制度和分配制度改革。③對醫療服務和藥品價格實行放開原則。不同級別的醫療機構實行不同的收費標準，且收費定價要適當拉開距離，目的是引導患者合理分流，平衡供需。對於基本醫療服務的定價，應該在成本中去除財政經常性的補貼；非基本醫療服務由於沒有財政補助，應根據略高於成本的價格定價。④實行醫療機構分類管理。分為非營利性醫療機構和營利性醫療機構，國家制定並實施不同的財稅、價格政策。之後，2000年2月出台《關於城鎮醫藥衛生體制改革的指導意見》，2000年7月頒布《衛生部、國家中醫藥管理局、財政部、國家計委關於印發〈關於城鎮醫療機構分類管理的實施意見〉的通知》《國家計委印發關於改革藥品價格管理的意見的通知》《國家計委、衛生部印發關於改革醫療服務價格管理意見的通知》等，這一系列文件表明了不同類型的醫療機構實行不同的財稅、價格管理政策。此階段公立醫院的措施可以概括為：醫療機構分類管理，公立醫院轉換營運機制，醫療服務和藥品價格實行放開原則，規範財政補助範圍和方式，不同級別的

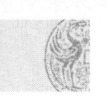

醫療機構實行不同的收費標準，建立適應社會主義市場經濟體制的醫療機構補償機制，控制醫藥費用的過快增長。

1979—2003 年，醫療制度改革的重要舉措是實施衛生體制、藥品流通體制和城鎮職工醫療保障制度三項改革。1998 年 12 月出台了《國務院關於建立城鎮職工基本醫療保險制度的決定》，對原有的城鎮醫療保障制度進行了改革，全面推行城鎮職工基本社會醫療保險制度，在籌資方面體現為：由企業與個人共同籌集醫療保險基金，一定程度上減輕了國家財政負擔。

2. 重構期（2003 年至今）

由於醫院過度追求經濟效益，加之政府的財政投入降低，「看病難、看病貴」的問題日趨嚴重，問題背後隱藏的是制度、體制問題，亟須改革。

2002 年 10 月，針對農村醫療保障缺位的狀況，國務院發布《關於進一步加強農村衛生工作的決定》，文件提出要在農村地區建立醫療救助制度，救助對象優先考慮農村五保戶和貧困農民家庭，救助形式以大病補償為主，同時對貧困家庭參加合作醫療給予資金補助。文件對農村的新型合作醫療制度和醫療救助制度提出發展目標，到 2010 年，以大病統籌為主的醫療救助和醫療服務範圍基本覆蓋全國農村，農民的基本醫療需求得到滿足，健康狀況有所改善，表現為主要健康指標達到發展中國家的先進水準。2003 年 1 月，出台《國務院辦公廳轉發衛生部等部門關於建立新型農村合作醫療制度意見的通知》，決定對農村合作醫療制度進行改革，建立社會主義市場經濟體制下的以大病統籌為主的新型農村合作醫療制度，提出由政府組織、支持、引導，農民自願參加，保險基金由政府、集體和個人共同承擔，其本質是一種農民醫療互助共濟制度。直至 2006 年，據統計，農村民政部門醫療救助 286.8 萬人次，資助參加新型農村合作醫療 984.4 萬人次，累計 1,271.2 萬人次，農村醫療救助支出 8.9 億元。城市醫療救助制度的建立標誌是 2005 年《關於建立城市醫療救助制度試點工作意見》的頒布，該意見指出先在部分縣、市、區進行試點，再推廣至各省、自治區、直轄市，逐漸在全國建立起管理制度化、操作規範化的城市醫療救助制度。

2003 年 10 月，中國共產黨召開第十六屆中央委員會第三次全體會議，會

## 第四章　醫療保障制度變遷

議通過了《中共中央關於完善社會主義市場經濟體制若干問題的決定》，該文件的頒布意味著社會主義市場經濟體制的進一步發展，為了適應日益完善的市場經濟體制，針對城市地區，2006年2月，國務院召開了全國城市社區衛生工作會議，頒布了《國務院關於發展城市社區衛生服務的指導意見》，強調了發展城市社區衛生服務、加大城市醫療資源供給的重要性，目的是進一步深化城市醫療制度改革，優化城市醫療資源結構，滿足廣大居民的醫療服務需求。該文件的頒布有效緩解了城市居民「看病難、看病貴」的問題。醫療制度的變遷與國家經濟體制的轉變密切相關，隨著國家經濟體制的變革，醫療體制由政府導向轉向市場化方向，逐漸適應社會主義市場經濟體制。

2007年7月，國務院發布《關於開展城鎮居民基本醫療保險試點的指導意見》，正式開展城鎮居民基本醫療保險的試點工作。2007年開始小範圍試點，2008年試點城市增加，2009年試點範圍擴展至80%的城市地區，2010年在全國全面推行，逐步覆蓋全體城鎮非從業居民。通過試點推行，逐步建立起以大病統籌為主的城鎮居民基本醫療保險制度，進一步豐富完善了中國醫療保障制度。

2014年12月，人力資源和社會保障部、財政部發布《關於進一步做好基本醫療保險異地就醫醫療費用結算工作的指導意見》，要求自2016年底，基本實現全國聯網，啟動住院醫療費用直接結算工作，涉及人員由跨省異地安置退休人員擴大到符合轉診規定人員，並逐步覆蓋異地長期居住人員和常駐異地工作人員。國家醫療保障局最新統計數據顯示，截至2019年8月底，全國跨省異地就醫住院醫療費用直接結算人次突破300萬人，累計結算人次達到318萬人，跨省異地就醫定點醫療機構數量超過2萬家。

2016年1月，國務院發布《關於整合城鄉居民基本醫療保險制度的意見》，正式開展城鎮居民基本醫療保險和新型農村合作醫療的整合工作。要求各統籌地區在2016年6月底之前對整合工作進行規劃和部署，並在同年12月底之前出台具體實施方案。截至2018年年底，除了安徽、遼寧、吉林、貴州、陝西、西藏、海南7個省份的城鄉整合工作尚未進行，其餘省份均進行了城鄉整合工作。

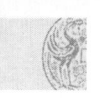

## 二、中國醫療保障制度的變遷

伴隨著中國經濟制度的變革以及改革開放程度的不斷深入，醫療保障制度也經歷了一系列變革。農村集體經濟在改革浪潮的衝擊和經濟利益的驅動下逐漸瓦解，由於農村合作醫療的經費來源為個人和集體共同負擔，隨著集體經濟的衰落及醫療費用的快速增長，個人和家庭醫療負擔不斷加重，直至無法承擔。1988年衛生部對全國16個省、20個縣（市）的6萬多農民進行調查，結果顯示，部分農民因經濟困難無法承擔醫療費用而不能及時就醫甚至不去就醫。從1976年至20世紀90年代初期，農村合作醫療的覆蓋率從90%下降至不足10%，自費醫療在20世紀90年代初期成了中國農村主要的醫療制度，農村合作醫療制度隨之土崩瓦解。城鎮醫療保障同樣不容樂觀，公費醫療和勞保醫療費用超支及浪費嚴重，改革開放至20世紀90年代，中國公費醫療和勞保醫療費用增長幅度遠超財政投入增長幅度及居民工資增長幅度，長此以往，不利於國家經濟發展。

因此，伴隨國家經濟體制的變革，中國的醫療保障制度也由計劃經濟體制下的勞保醫療、公費醫療及農村合作醫療制度逐漸轉向市場經濟體制下的城鎮職工基本醫療、新型農村合作醫療及城鎮居民基本醫療保險制度。三大基本醫療保險比較見表4.3。

表4.3　三大基本醫療保險比較

| 比較內容 | 城鎮職工基本醫療保險 | 城鎮居民基本醫療保險 | 新型農村合作醫療保險 |
| --- | --- | --- | --- |
| 參保對象 | 城鎮所有企業、機關事業單位、社會團體、民辦非企業單位在職職工以及退休人員 | 本地城鎮老年居民、未成年居民（含農民工子女）和低保人員、殘疾人、大學生 | 本地戶籍農民 |
| 參保原則 | 強制 | 自願 | 自願 |
| 保障範圍 | 門診和住院醫療服務費用 | 門診大病醫療和住院費用 | 大病統籌兼顧基本醫療和住院費用 |

表4.3(續)

| 比較內容 | 城鎮職工基本醫療保險 | 城鎮居民基本醫療保險 | 新型農村合作醫療保險 |
| --- | --- | --- | --- |
| 籌資機制 | 以用人單位和職工共同繳納為主 | 以家庭繳費為主,政府給予適當補助,有稅收鼓勵政策 | 個人繳費,集體扶持和政府資助相結合 |
| 統籌層次 | 原則上地級以上行政區統籌,也可以市級統籌 | 以市為單位統籌 | 以縣(市)為單位統籌為主,落後地區可以鄉(鎮)為單位進行統籌 |
| 管理機構 | 由人力資源和社會保障部門管理 | 由人力資源和社會保障部門管理 | 目前由衛生部門管理(也有多地移交至社保部門) |

(一) 城鎮職工基本醫療保險制度的建立與發展

從新中國成立至今,中國城市的醫療保障制度的發展可以分為無償醫保階段和制度創新兩個階段。無償醫保階段從新中國成立開始,運行至1994年結束。此階段,公費醫療和勞保醫療制度構成城市醫療保障體系,公費醫療制度建立之初是為了保障軍人利益,後將各級黨政團體和事業單位的工作人員納入保障對象,主要經費來源為各級政府財政撥款;勞保醫療的受益對象包括大部分全民所有制和集體企業職工,經費來源為企業勞保福利費開支。上述兩種醫療保障制度的保障人群是體制內人員,其餘的城市居民則需完全自費醫療。可見該時期的城市醫療保障對於保障人群實行無償供給,具有階級選擇性和福利主義色彩,但並沒有完全覆蓋城市居民,其實質是二元社會醫療保險制度。此後,展開了對城市醫療保障制度的改革與完善,1988年開始,城鎮職工基本醫療保險進入初步改革階段,基於國家財政負擔,提出城市職工醫療保障的籌資形式為國家、單位和個人共同分擔,同時涵蓋更多保障人群,合理有效多層次保障。1989年中央決定在株洲、丹東、黃石、四平四個城市開展改革試點。

城鎮職工基本醫療保險改革的第二階段始於1994年,該階段的目標是創新建立「統帳結合」的醫療保障制度。提出統籌醫保與個人醫保帳戶相結合,醫保基金的籌集由社會統籌帳戶與個人帳戶共同分擔,探索合理的分攤比例

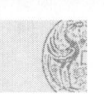

以及醫療費用的支出範圍，將社會統籌共計與個人自我保障有機結合，共同發揮醫療保障作用。這是根據中國現階段實際情況進行的制度創新探索。同年，中國展開了「兩江」試點的改革工作，選取江蘇省鎮江市和江西省九江市，進行試點改革。此次試點改革的主要任務有兩項：第一，將公費醫療和勞保醫療的保障人群根據屬地原則按城市進行合併，參加統一的醫療保險，統一管理，共同享受醫療保障政策；第二，擴大保障人群範圍，保障人群除了體制內人員，也包括三資企業、個體自營職業者等。至此，城鎮職工基本醫療保險制度改革正式拉開帷幕。1994 的「兩江」試點改革取得成功後，1996 年，國內 50 多個城市也紛紛進行醫保制度改革試點，在探索「統帳結合」的道路上不斷努力。

城市職工醫療保障制度在改革過程中由於政府財政支持不足，保障人群範圍被縮減，職工供養的直系親屬被排除在保障範圍之外，1994 年國務院在《關於江蘇省鎮江市、江西省九江市職工醫療保障制度改革試點方案的批覆》中明確提出：「關於職工供養的直系親屬的醫療保障問題……暫不納入職工醫療保障制度改革試點範圍。各企、事業單位可按現行辦法執行。」醫療保障制度的覆蓋範圍逐漸分化。

1998 年 12 月，《國務院關於建立城鎮職工基本醫療保險制度的決定》出台，提出擴大職工醫療保障的覆蓋面，基本涵蓋全國範圍內的全體城鎮職工，籌資方式仍然推行社會統籌和個人帳戶相結合，共同承擔保險基金。該政策文件的頒布是中國職工醫療保障的制度創新，意味著中國城鎮職工醫療保障制度改革進展顯著，基本形成了以此文件為核心的醫療保障制度體系，這一政策體系的確立為中國城鎮職工醫療保障制度的建立及平穩發展提供了政策支持。中國城鎮職工醫療保障由原先的國家與單位保障的「公費醫療」和「勞保醫療」，逐漸轉向由國家、單位和個人共同負擔的「統帳結合」保險制度。到 2000 年，中國大部分城市地區相繼推行了城鎮職工醫療保障，2002—2004 年，城鎮職工醫療保障進一步擴大保障範圍，將靈活就業人員、混合所有制企業和非公有制經濟組織從業人員納入保障人群。2010 年，全國人大常委會頒布《中華人民共和國社會保險法》，城鎮職工基本醫療保險制度由此邁

第四章　醫療保障制度變遷

入法制化的發展軌道。

在經濟轉型的過程中，城鎮職工醫療保障制度始終要適應不斷變化的經濟體制以及不斷發展變化的經濟環境，發展弊端也逐漸顯現。第一，職工醫療保障制度的建設只是根據制度環境的變化被動地對制度凸顯出來的問題進行小修小補，實行出現什麼問題就解決什麼問題的方式，沒有對制度的長遠發展進行合理預想與規劃。例如，城市職工醫療保障制度在改革過程中由於政府財政支持不足，將職工供養的直系親屬被排除在保障範圍之外，但是對排除在保障人群之外的群體並沒有進行合理的制度安排及補償，體現了政府責任的缺失以及缺乏對制度長遠發展的考慮。第二，城市職工醫療保障制度的運行存在區域差異性，各個地區的醫療保障繳費標準及繳費年限的設置不盡相同，不利於醫療保障待遇的轉移與交接，影響流動人群的就業與醫療保障水準的維護[1]。第三，缺乏完善的信息建設與信息共享系統，信息呈現碎片化的狀態，無法實現用戶數據的共享，導致各地重複參保現象嚴重。第四，保障人群有遺漏，沒有將非正規就業部門職工納入保障範圍，尤其是農民工，其權益得不到保障[2]。第五，個人帳戶的設置不盡完善，致使醫療保險基金不能被充分利用，大部分個人帳戶只用於支付起付線以下的門診費用，以及在藥店購藥的費用，只有極少數地區允許將個人帳戶資金用於門診大病統籌費用以及住院起付線以下費用，導致基金大量沉澱。第六，對於城市職工醫療保障制度的運行缺乏有效監管，且監管力度不夠[3]。

由此，迫切需要突破原有制度的桎梏，實現城鎮職工醫療保障制度的完善與優化。

(二) 新型農村合作醫療保險制度的建立與發展

傳統的農村合作醫療制度自新中國成立後就在中國農村地區實行，其受益對象為農村居民。該制度致力於為農村居民提供基本醫療保障服務，經費

---

[1] 封進. 中國城鎮職工社會保險制度的參與激勵 [J]. 經濟研究, 2013 (7): 104-117.
[2] 秦立建, 陳波. 醫療保險對農民工城市融入的影響分析 [J]. 管理世界, 2014 (10): 91-99.
[3] WAGSTAFF A, LINDELOW M. Can insurance increase financial risk? The curious case of health insurance in China [J]. Journal of Health Economics, 2008, 27 (4): 990-1005.

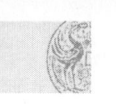

來源為集體和個人集資，即個人和社區集體共同負擔，本質上是一種互助共濟型醫療保障制度，被世界衛生組織認為是世界上以最廉價的支付，為一個國家的大多數人群提供有效醫療服務的醫療保障制度。農村合作醫療的廣泛推行使廣大農民的基本醫療服務需求得到滿足，醫療保健權益得到有效保障，解決了當時歷史背景下農村缺醫少藥的問題，並獲得了社會的普遍認可。1975—1978年，農村合作醫療的保障人群已涵蓋90%的農村居民，使廣大農民看病難的問題得到了有效解決。

1978年，十一屆三中全會召開，意味著改革開放的實行與經濟體制的轉變。改革開放初期，中國大力發展農業生產，隨著家庭聯產承包責任制等一系列政策的推行，農業生產水準得到大力提升，農民生活水準顯著提高，收入增加、醫療服務需求也隨之提高，與此同時，農村集體經濟隨著社會主義市場經濟的發展逐漸瓦解，由於農村合作醫療的經費來源為個人和集體共同負擔，隨著集體經濟的衰落及醫療費用的快速增長，傳統合作醫療難以為繼。到20世紀90年代初期，農村合作醫療的覆蓋率已不足10%。大多數農民重新陷入沒有醫療保障的困境，引起政府關注，恢復與重建農村醫療保障制度提上日程。

1997年1月，中共中央、國務院發布《關於衛生改革與發展的決定》，指出中國的醫療衛生工作要「以農村為重點，預防為主」，加強農村衛生工作。由於農村集體經濟在改革浪潮的衝擊和經濟利益的驅動下逐漸瓦解，農民在農村合作醫療中的自費比例相應加大，個人和家庭醫療負擔不斷加重，甚至無法承擔，出現部分農民因經濟困難無法承擔醫療費用而不能及時就醫甚至不去就醫的狀況，嚴重影響了農村地區整體醫療保障水準及農民身體健康水準。因此，在「看病貴」「因病致貧、因病返貧」等現實背景下，新的農村合作醫療保障制度亟須建立。

2001年5月，中共中央、國務院頒布《關於農村衛生改革與發展的指導意見》，提出以縣為單位實行大病統籌醫療保險，目的是減輕農民經濟負擔，保障大病風險。2002年10月，國務院發布《關於進一步加強農村衛生工作的決定》，重點關注農村「因病致貧、因病返貧」現象，提出逐步建立以大病統

## 第四章　醫療保障制度變遷

籌為主的、適應社會主義市場經濟體制和農村經濟發展環境的新型農村合作醫療保障制度。到 2002 年年底，中國農村合作醫療保障制度恢復與重建的試點工作取得成效，已有浙江、雲南、湖北、吉林四省成功恢復農村合作醫療制度，並以「新型農村合作醫療」命名這一新制度。

2003 年 1 月，國務院辦公廳轉發衛生部等部門《關於建立新型農村合作醫療制度意見的通知》，指出要建立新型農村合作醫療制度，並對該制度的覆蓋率提出要在 2010 年基本涵蓋全國農村居民。各省、自治區、直轄市先在部分縣、市進行試點，目的是找出問題總結經驗，之後逐步在全國推廣實行。2004 年 7 月，胡錦濤主席和溫家寶總理對恢復與重建農村合作醫療的工作做出批示，提出將廣大農民群眾的意願與需求放在首位，加快完善新型農村合作醫療試點方案。2006 年 3 月，溫家寶總理在十屆全國人大四次會議上再次強調了建立新型農村合作醫療制度的重要性，不僅有利於改善占中國人口大多數的農民群眾的健康狀況，更有利於推動「三農」問題的解決。2007 年，衛生部、財政部頒發了《關於完善新型農村合作醫療統籌補償方案的指導意見》，2008 年，財政部、衛生部出台了《新型農村合作醫療基金財務制度》等，同年，黨的十七屆三中全會上通過了《關於推進農村改革發展若干重大問題的決定》，指出要進一步推廣完善新型農村合作醫療制度，以大病住院保障為主、兼顧門診醫療保障，注重提高保險基金的籌資標準，同時加大政府財政支持力度。2009 年，衛生部等部門聯合下發了《關於鞏固和發展新型農村合作醫療制度的意見》，這些政策文件構成了新型農村合作醫療制度的基本政策框架。

傳統合作醫療保險制度的經費來源為個人和社區集體共同負擔，缺乏國家財政支持，其實質是農村居民的互助共濟制度。農村合作醫療保障從一開始就是政府財政缺位情況下的農民自費醫療制度，表明國家醫療保障制度設計之初，保障人群就不包括廣大農民群眾，與受國家財政大力支持的城鎮職工醫療保障制度有很大差異，至此也就開始了城鄉二元的醫療保險制度，城鄉勞動者享受的醫療保險待遇差異明顯。從制度變遷的角度理解傳統農村合作醫療保障制度到新型農村合作醫療保障制度的發展變化，可以發現，這個

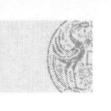

變化過程反應了制度變遷主體對制度變遷預期收益的追求以及制度環境的變化對制度變遷的影響：傳統農村合作醫療保障制度的運行很大程度上依靠集體經濟的支持，隨著改革開放的不斷深入以及社會主義市場經濟的發展，集體經濟逐漸衰落瓦解，導致傳統農村合作醫療制度無法持續穩定運行，農民失去了集體經濟的支撐，只能依靠個人和家庭承擔醫療費用，經濟負擔加重，因此對新的醫療制度產生了制度需求；另一方面，對於政府而言，廣大農民因高額醫療費用導致「因病致貧、因病返貧」現象嚴重，不利於農民整體健康水準的提升及農村經濟的發展，基於此現實背景，相應的制度安排被賦予很大的預期收益，新型農村合作醫療保障制度的建立也是為了滿足農民和政府的制度需求。

新型農村合作醫療保障制度的建立與推廣保障了農民的權益，改善了農民整體的健康狀況，促進了農村經濟的發展，也維護了社會穩定[1][2][3]。但同時，新農合是對傳統農村合作醫療制度的恢復與重建，有一定的制度依賴性，受傳統農村合作醫療制度「互助共濟」的定位影響，在試點推廣過程中面臨困境：①農民參與度不高，保險基金籌資困難。農民經歷了傳統農村合作醫療的失敗，在對新農合瞭解不夠的情況下缺乏信心，影響參與度。另一方面，資金籌集方式不當，新農合的資金籌集以縣、市為單位，資金存量較少，因此對大病高額補償的能力較弱[4]。同時，在新農合的實施過程中缺乏有效監督，無法有效識別及防止醫療服務供需雙方存在的道德風險[5]。另外，以農民工為代表的流動人口缺乏明確的政策規定，若在戶口所在地交費參加新農合存在地理性障礙，而在務工所在地參加新農合又受到戶口限制的政策性障

---

[1] 高夢滔. 新型農村合作醫療與農戶儲蓄：基於8省微觀面板數據的經驗研究 [J]. 世界經濟, 2010 (4)：121-133.

[2] 程令國, 張曄. 「新農合」：經濟績效還是健康績效？[J]. 經濟研究, 2012 (1)：120-133.

[3] LIU K. Insuring against health shocks: Health insurance and household choices [J]. Journal of Health Economics, 2016, 46：16-32.

[4] 封進, 李珍珍. 中國農村醫療保障制度的補償模式研究 [J]. 經濟研究, 2009 (4)：103-115.

[5] 朱信凱, 彭廷軍. 新型農村合作醫療中的「逆向選擇」問題：理論研究與實證分析 [J]. 管理世界, 2009 (1)：79-88.

第四章　醫療保障制度變遷

礙[①]。②保障項目不完全，無法滿足農民參合期望。新農合制度主要對農民的大病高額費用進行保障，而缺乏對小病及基本醫療費用的保障[②]。③基金運行的管理監督模式有待改善。新農合在實施過程中由政府組織進行籌資，保險基金由財政部門進行統一管理，定點醫院則負責提供醫療服務，而下設在衛生行政管理部門的新農合管理辦公室則是主要負責醫療補償款的支付及審核等工作。可以看出，衛生部門既要負責合作醫療的運行管理又要兼任監管工作，導致實際意義上監督的缺位。

基於以上新農合實施過程中面臨的困境，加之新農合的參與是非強制的「自願參加原則」，參與率無法保證，難以覆蓋全體農民。由此可見，新農合制度的運行監管及目標覆蓋面都有待改進，在城鄉一體化的必然趨勢下，應加快城鄉醫保的一體化發展，實現城鄉醫保統籌，構建並完善全民基本醫療保險體系，對此，2016年1月，國務院印發《關於整合城鄉居民基本醫療保險制度的意見》，將新型農村合作醫療與城鎮居民醫保進行整合，建立統一的城鄉居民基本醫療保險，有利於促進城鄉經濟的全面發展，構建社會主義和諧社會。

（三）城鎮居民基本醫療保險制度的建立與發展

1994年，城市職工醫療保障制度在改革過程中由於政府財政支持不足，將職工供養的直系親屬排除在保障範圍之外，但是當時對排除在保障人群之外的群體並沒有進行合理的制度安排及補償，由此這一部分社會成員便失去了醫療保障，這是城鎮居民基本醫療保險制度的建立背景。2007年，據相關部門的數據顯示，全國仍有超過一半的城鎮居民沒有任何醫療保障，同年7月，國務院發布《關於開展城鎮居民基本醫療保險試點的指導意見》，規定城鎮居民基本醫療的保障對象為排除在城鎮職工基本醫療保障範圍外的城鎮學齡前兒童、在校學生、到退休年齡卻沒有退休金的老年人以及其他沒有工

---

[①] 牛建林. 人口流動對中國城鄉居民健康差異的影響 [J]. 中國社會科學, 2013, 2: 46-63.
[②] ZHANG A, NIKOLOSKI Z, MOSSIALOS E. Does health insurance reduce out-of-pocket expenditure? Heterogeneity among China's middle-aged and elderly [J]. Social Science & Medicine, 2017, 190: 11-19.

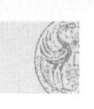

作的居民。城鎮居民基本醫療保險制度是對中國醫療保障制度的重要補充，更多人被納入醫療保障範圍，推動了中國醫療保障制度的不斷發展與完善。

2007年7月，隨著政策文件《關於開展城鎮居民基本醫療保險試點的指導意見》的頒布，試點工作正式啓動。文件提出城鎮居民基本醫療制度在試行過程中要遵守以下要求：①由於醫保資金由個人繳費為主，政府補貼為輔，故該制度實行非強制性，即城鎮居民自願參與；②基於各地區經濟發展水準的差異性，保險基金的籌資方式、籌資水準以及待遇水準應與當地經濟發展水準相適應；③不同的保障項目擁有的保障基金要合理分配，以大病保障為主，適當兼顧門診；④堅持屬地管理原則，各地區統籌要以省轄市、區和縣（市）為單位進行；⑤對於醫保基金的管理，應實行「以收定支，收支平衡，略有結餘」；⑥為保證制度的可持續性運行，相關的醫療保障政策之間要相互配合，有連貫性。另外，要重視社區的作用，城鎮居民基本醫療保險制度的推廣試行要依託社區展開，與提高社區衛生服務機構的醫療衛生服務水準有機結合。同時，各地政府部門在管理當地定點醫療機構的過程中應充分利用社區衛生服務的醫療資源和管理優勢，將符合條件的社區衛生服務機構納入定點醫保單位的範圍中，同時以社區為單位有效推進制度的推廣和落實。

2008年，城鎮居民基本醫療保險制度進一步擴大試點範圍，試點城市已經超過80%。各省市相應出台政策文件推動制度試行，例如，江蘇省各地級市出台了一系列適應本地區的政策文件，進一步推行城鎮居民基本醫療保險制度。常州市根據戶籍在市本級進行統籌，將城鎮職工基本醫療保險以及新型農村合作醫療保險覆蓋範圍之外的城鎮非從業人員納入城鎮居民基本醫療保險保障範圍，且有年齡要求，即男18~60週歲，女10~50週歲；另外，若戶籍不在市本級統籌區，但在市本級統籌區大專以下學校（不含大專和幼兒園）讀書的學生，也納入城鎮居民基本醫療保障範圍。其他地市也出台了相應措施推動城鎮居民基本醫療保障制度進一步推廣。2010年，全國各地區實行城鎮居民基本醫療保險制度，更多的城鎮非從業居民納入保障範圍。截至2011年，各地均出台了城鎮居民醫保政策並已經啓動實施，實現了中國醫療保障制度對城鎮居民的全覆蓋。

## 第四章 醫療保障制度變遷

2009 年，國務院辦公廳印發《關於將大學生納入城鎮居民基本醫療保險試點範圍的指導意見》，在原有保障人群的基礎上，將大學生納入城鎮居民醫療保障範圍。文件對符合參保要求的大學生進行了明確規定，包括省區域內各類全日制高等學校、科研院所中接受普通高等學歷教育的全日制本專科生以及全日制研究生。由大學生學校所在地城鎮居民基本醫療保險支付大學生住院、門診以及大病醫療等產生的費用，規定參保學生的待遇水準應不低於當地城鎮居民。至 2012 年年底，城鎮居民基本醫療保險制度已推廣至全國所有地級城市。

城鎮居民基本醫療保險制度的建立填補了中國醫療保障制度的空白，標誌著「全民醫保」的制度框架初步形成。隨著城鎮居民基本醫療保險制度的推廣發展，醫保待遇也在逐漸提高，2017 年，人社部、財政部頒布《關於做好 2017 年城鎮居民基本醫療保險工作的通知》，提出 2017 年城鎮居民醫保各級財政人均補助標準在 2016 年基礎上增加 30 元，平均每人每年達到 450 元。更多的城鎮居民享受到更好的醫療保障，在減輕個人及家庭經濟負擔的同時也推動了城市衛生事業的發展[1][2][3]。

但是，城鎮居民基本醫療保險制度的發展也有其弊端。一方面，從保障人群來看，城鎮居民基本醫療保險制度是城鎮職工醫療保險制度和新型農村合作醫療制度的補充，不利於醫療保障制度的整合，加劇了城鄉分立的二元醫療保障狀況。另一方面，城居保實行居民自願參與原則，政府要設計有利於參保人群的政策條款來吸引居民參保，提高參保率，由此產生的「逆向選擇」問題不可避免，影響醫療保障覆蓋率，造成少數居民福利的損失[4]。另

---

[1] 臧文斌, 劉國恩, 徐菲, 等. 中國城鎮居民基本醫療保險對家庭消費的影響 [J]. 經濟研究, 2012 (7): 75-85.
[2] 潘杰, 雷曉燕, 劉國恩. 醫療保險促進健康嗎?: 基於中國城鎮居民基本醫療保險的實證分析 [J]. 經濟研究, 2013 (4): 130-142.
[3] LIU H, ZHAO Z. Does health insurance matter? Evidence from China's urban resident basic medical insurance [J]. Journal of Comparative Economics, 2014, 42 (4): 1007-1020.
[4] 周欽, 田森, 潘杰. 均等下的不公——城鎮居民基本醫療保險受益公平性的理論與實證研究 [J]. 經濟研究, 2016 (6): 172-185.

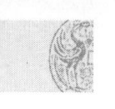

外，與新農合相比，城居保的個人繳費額更高，由於兩種制度不是統一管理，當新農合提高報銷比例時，城居保的報銷標準也相應提高，加重醫保基金負擔。

總之，城鎮居民基本醫療保險制度的建立意味著中國已經形成了覆蓋全民的醫療保障體系。儘管三項制度的具體保障內容與待遇等方面存在差異，但卻有相同的制度變遷趨勢，即擴大保障人群，提高待遇標準。整個醫療保障制度體系在朝著覆蓋全民的方向發展，並逐步趨於一體化的制度設計。

(四) 商業健康保險制度的建立與發展

關於商業健康保險的定義，2006 年 8 月 7 日，中國保險監督管理委員會 (簡稱保監會) 公布《健康保險管理方法》，規定健康保險為：「保險公司通過疾病保險、醫療保險、失能收入損失保險和護理保險等方式對因健康原因導致的損失（賠償）或給付保險金的保險。」[1] 2014 年 10 月，國務院發布《關於加快發展商業健康保險的若干意見》，指出商業健康保險涵蓋醫療保險、疾病保險、失能收入損失保險、護理保險以及相關的醫療意外保險、醫療責任保險等，是由商業保險機構對因健康原因和醫療行為導致的損失給付保險金的保險。

醫療衛生體制的改革及商業保險市場的日漸完善有效推動了中國商業保險的發展。2002 年頒布《關於加快健康保險發展的指導意見》，規範健康保險的經營，要求保險公司建立專業化的經營組織；2006 年第一部專門法規《健康保險管理辦法》的出台，進一步規範了中國商業健康保險的監管；2008 年《關於深化醫藥衛生體制改革的意見》及 2014 年《關於加快發展現代保險服務業的若干意見》的頒布強調了商業健康保險的作用；2014 年頒布《關於加快發展商業健康保險的若干意見》，進一步明晰中國商業健康保險的發展規劃，提出擴大商業健康保險供給，推動完善醫療保障服務體系，提升管理和服務水準，完善政府政策支持網絡。

近年來，商業健康保險發展的制約因素日漸突出，可從需求、供給和環

---

[1] 中國會計學會.健康保險管理辦法 [J].陝西省人民政府公報，2006 (18)：23-27.

## 第四章　醫療保障制度變遷

境三個方面進行分析。

需求方面，隨著三大基本醫療保險的發展完善，實現了城鄉居民參保率的大幅提升，但由於不同保險種類保障待遇水準不同，尤其是城鄉居民基本醫療保險制度保障待遇水準較低，導致部分參保病人的自付比例較高，醫藥費用負擔較重，經濟壓力大[1][2]。因此，為了減輕該部分居民的就醫壓力，彌補基本醫療保險的保障力度不足等缺陷，補充性保險的發展迫在眉睫。但問題在於對補充性保險需求較高的居民群體收入不高且保費支付能力不強，在繳納了基本醫療保險費之後，很難再拿出一筆資金購買商業保險機構的醫療保險，因此，該群體的實際補充性醫療保險需求由於受到經濟約束難以形成有效的保險需求[3][4][5][6]。另外，對於參加基本醫療保險和公務員醫療補助的居民群體，由於基本醫療保險待遇逐漸提升，基本滿足預期，故該群體雖有經濟能力購買補充性醫療保險，但是需求不夠強烈，難以形成有效的保險需求。基於以上兩方面，商業健康保險的發展面臨需求與經濟實力不匹配的狀況，即需要商業健康保險的人無力購買，有能力購買商業健康保險的人積極性不高。

供給方面，保險業界缺乏對商業健康保險的供給經驗、技術及專業人才，尤其是缺乏可信的經驗數據，無法精準獲悉中國主要疾病的風險損失分佈，致使缺乏針對性的健康保險產品。另外，商業保險機構將主要精力投入代辦基本醫療保險業務和「城鄉居民大病保險」等方面，造成補充性醫療保險產

---

[1] LI X, ZHANG W. The impacts of health insurance on health care utilization among the older people in China [J]. Social Science & Medicine, 2013, 85 (Complete): 59-65.

[2] YE L, QUNHONG W, Chaojie L, et al. Catastrophic Health Expenditure and Rural Household Impoverishment in China: What Role Does the New Cooperative Health Insurance Scheme Play? [J]. PLoS ONE, 2014, 9 (4): e93253.

[3] HONG L, SONG G, RIZZO J A. The expansion of public health insurance and the demand for private health insurance in rural China [J]. China Economic Review, 2011, 22 (1): 28-41.

[4] 劉宏, 王俊. 中國居民醫療保險購買行為研究：基於商業健康保險的角度 [J]. 經濟學（季刊），2012, 11 (4): 1525-1548.

[5] 臧文斌, 趙紹陽, 劉國恩. 城鎮基本醫療保險中逆向選擇的檢驗 [J]. 經濟學：季刊, 2013, 12 (1): 47-70.

[6] 何文炯. 商業健康保險的定位與發展 [J]. 中國醫療保險, 2016 (6): 10-13.

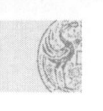

品的開發及服務短缺。此外，殘疾收入補償保險類產品在保險市場上很少見到。

環境方面，醫療衛生體制改革和藥品流通體制改革的滯後性，以及誠信制度的缺失，使商業保險機構的發展缺乏有效的制度支持，影響其提供商業健康保險的積極性。即使有良好的健康保險產品，醫院、醫護人員、藥商和被保險病人的配合度，在制度滯後及政策支持不到位的情況下也難以有效推行。

針對上述制約因素，政府部門和商業保險機構都應該有所行動。

政府需要做好兩件事情：第一，恪守「保基本」的原則，保持基本醫療保險的適度保障水準。第二，加快推進醫藥衛生體制改革，為商業健康保險創造良好環境。近年來，醫療衛生改革在醫保制度建設及保障待遇方面取得一定進展，但公立醫院改革和藥品流通體制改革仍然存在滯後性，一方面造成基本醫療保險基金的浪費現象，另一方面不利於商業保險機構與醫藥服務機構的合作，致使健康保險業務難以順利開展。因此，政府部門應加快推進醫療機構和藥品供應機構的改革，以進一步改善商業保險機構開展健康保險業務的環境。

商業保險機構方面：第一，要明確商業健康保險的需求對象。由於基本醫療保險的普及，幾乎人人享有基本醫療保險，但並非人人都有補充性醫療保險，保險公司的服務對象應定位於中等收入及以上人群，分析該群體在繳納基本醫療保險費的情況下對其他健康保險的經濟購買力，以及在享有基本醫療保障的基礎上，還有什麼健康保險需求。考慮因素包括基本醫療保險目錄之外的醫藥費用情況、在非定點醫藥機構的醫藥消費情況、在定點醫藥機構消費的基本醫療保險目錄之內的醫藥費用不能在基本醫療保險基金中支付的費用情況、不在基本醫療保險範圍內的風險保障項目（例如因意外傷害或疾病引起的勞動收入下降風險、非醫療性照護服務費用風險等）。第二，設計提供具有針對性的健康保險產品。在社會醫療保險部門和衛生行政部門的幫助下獲取數據以計算各風險類型的損失分佈，進而設計具有針對性的健康保險產品。同時也要考慮到保障人群的健康水準及收入水準，提供不同的疾病

風險保障服務。第三,完善規範代辦的基本醫療保險業務和「城鄉居民大病保險」業務。第四,引進與培育商業健康保險的專業化經營管理人才,在產品設計、核保、銷售、理賠及後臺支撐等各個環節提升專業素質。

(五) 大病醫療保險制度的建立與發展

中國的大病醫療保險包括新農合大病醫療保障、城鄉居民大病醫療保險以及商業大病補充醫療保險,另外,城鎮職工基本醫療保險中也包括補充醫療保險,1988年,《關於建立城鎮職工基本醫療保險制度的決定》提出,企業補充醫療保險建立的目的是保證一些特定行業職工現有的醫療消費水準,規定超過最高支付限額的醫療費用,可以通過商業醫療保險等途徑解決。

不同類型大病醫療保險政策在保障對象、大病判斷標準、保險屬性、與基本醫保的銜接等方面均有不同,見表4.4。

表4.4 不同類型大病醫療保險政策的不同點

| 保險類型 | 保障對象 | 大病判斷標準 | 保險屬性 | 政策實施時機 | 與基本醫保的銜接 |
|---|---|---|---|---|---|
| 新農合大病醫療保障 | 參加新農合的農村居民 | 按病種 | 基本醫保 | 符合病種標準的直接進入大病保障政策 | 緊密,基本醫保的延伸 |
| 城鄉居民大病醫療保險 | 參加城鎮居民基本醫保、新農合的城鄉居民 | 按費用 | 基本醫保 | 個人付費額超過一定標準再進入大病保障政策 | 緊密,基本醫保的延伸 |
| 商業大病補充醫療保險 | 自願參加商業保險的單位和個人 | 按費用 | 商業補充保險 | 簽訂商業大病保險合同,按規定補償 | 具有獨立性,基本醫保的補充 |
| 城鎮職工補充醫療保險 | 參加城鎮職工醫療保險的職工 | 按費用 | 社會或商業補充保險 | 在基本保障政策之上,根據病種或費用標準進行繳費和補償 | 較緊密,基本醫保的補充 |

關於大病醫療保險的屬性有兩種觀點:①認為大病醫療保險是基本醫療保險制度的延伸;②認為大病醫療保險是基本醫療保險制度的補充。

持大病醫療保險是基本醫療保險制度的延伸觀點的主要有以下幾點原因:第一,新農合大病醫療保障及城鄉居民大病醫療保險是從新農合和城居保基

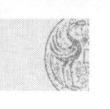

金中劃出一定比例或額度作為大病保險資金，即大病醫療保險的基金來源為國家基本醫療保險基金，並非參保者個人或單位；第二，大病醫療保險的籌資制度及就醫補償由政府主管制定，並通過政府招標選定承辦大病保險的商業保險機構；第三，參加大病醫療保險的人群與參加基本醫療保險的人群難以完全分開，通常有基本醫療保險的人都有大病保險，並非參保者自願投保大病醫療保險[1][2]。基於上述原因可以認為在新農合制度和城鎮居民醫保制度下開展的大病保險是國家基本醫療保險制度的延伸。

另有觀點認為大病醫療保險是基本醫療保險制度的補充保險，尤其是非營利性的城鎮職工補充醫療保險，以及營利性的商業大病補充醫療保險。所謂補充保險是指對某一主體醫療保險的各種補充形式，它不僅可以滿足城鎮職工對不同層次醫療服務需求，也可以平衡醫療費用的風險共擔及控制道德損害[3]。一般認為參保居民的主體保險為基本醫療保險（城鎮職工基本醫療保險、城鎮居民基本醫療保險、新型農村合作醫療保險），在基本醫療保險之後自願參加的各種補償形式都可認為是補充醫療保險。補充醫療保險在主體保險關注公平的基礎上更加重視醫療服務的效率，因其自願參與的屬性，市場性較為明顯，通過需方選擇與市場競爭，提高醫療服務效率。基於上述原因可以認為城鎮職工補充醫療保險和商業大病補充醫療保險是國家基本醫療保險制度的補充。

大病醫療保險在中國實施時間還不長，其保障人群、與國家基本醫療保險的界定、保險屬性等都需進一步規範。在之後的完善過程中需從政策環境、制度本身及管理能力等方面加以改進。

政策環境方面，第一，完善信息公開制度，消除政策歧視，使不同類型的保險經辦機構擁有公平的政策支持力度及市場競爭環境；第二，政府在提供政策支持的同時要加強對保險經辦機構的監管，進一步規範相關醫療保險機構、管理人員及參保人員行為，建立大病醫療保險的准入和退出機制，根

---

[1] 何文炯. 商業健康保險的定位與發展 [J]. 中國醫療保險, 2016 (6)：10-13.
[2] 楊854. 中國大病醫療保險制度及其發展策略 [J]. 中國衛生政策研究, 2013, 6 (6)：35-38.
[3] 王珺, 高峰, 冷志卿. 健康險市場道德風險的檢驗 [J]. 管理世界, 2010 (6)：50-55.

據參保人員的滿意度及大病醫療保險的保障程度等指標對商業保險機構進行考核，對不合法行為加大懲處力度，提高醫療服務質量及利用率。

制度本身方面，進一步明晰大病醫療保險的定位，使大病醫療保險的自願性、選擇性與基本醫療保險的共濟性、普惠性相結合。新農合大病醫療保障及城鄉居民大病醫療保險作為國家基本醫療保險制度的延伸，在設計實施過程中要遵循政府主導原則，其籌資制度的建立應考慮不同地區的經濟發展水準、人均收入狀況、醫療服務價格等因素，對籌資方式、產品價格、補償程度等進行統籌確定，制定科學的籌資水準，健全招標機制，規範招標程序，依法進行招標。商業大病補充醫療保險及城鎮職工補充醫療保險作為國家基本醫療保險制度的補充，政府應在制度的實施過程中加強監管，規範不同類型保險機構的經營，提高大病醫療保險的保障水準，減輕居民的大病負擔，實現互助共濟和可持續發展。

管理能力方面，保險經辦機構應提升自身管理及服務能力，建立專業團隊，提供精算、財務、信息等技術支持，確保服務質量及基金效率。加強醫療服務機構與保險經辦機構的合作服務，成立服務團隊，進一步豐富深化健康服務，滿足參保人群的醫療需求，改善健康狀況，減輕基金壓力，從基金管理向健康管理轉化。

(六) 社會醫療救助制度的建立與發展

醫療救助（Medical Assistance）是政府通過提供資金、政策與技術支持，或社會通過各種慈善行為，對因患病而無經濟能力治療的貧困人群，實施專項幫助和經濟支持的一種醫療保障制度[1]。

新中國成立初期，醫療救助只是社會救濟制度的一部分，並無獨立建制。改革開放後，伴隨家庭聯產承包責任制的建立和經濟體制的轉變，農村集體經濟逐漸瓦解，傳統合作醫療難以為繼，農民的醫療需求無法滿足，「看病難、看病貴」等問題引起社會及政府廣泛關注。改革開放初期，醫療救助的

---

[1] 陳填吹，姚嵐. 2005—2010年中國醫療救助籌資與補助狀況分析 [J]. 醫學與社會，2011 (5)：49-51.

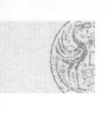

關注點主要是農村扶貧，20世紀末，隨著貧困人口數量的增加，政府開始將貧困人口的醫療救助納入政府職責範圍，並出台相關法律文件。1990年，上海市民政局、衛生局和財政局聯合制定了《上海市城市貧困市民急病醫療困難補助辦法》，針對孤寡老人、孤殘人員及社會困難戶展開醫療救助。2000年，針對貧困農民的醫療救助與新農合的試點工作同時實行，2003年11月，《農村醫療救助制度實施意見》頒布，2004年，《城市家庭醫療救助政策及相關資金管理意見》頒布。醫療救助逐漸在城鄉地區推廣實行。

醫療救助與醫療保險二者相互補充，醫療保險的覆蓋範圍涵蓋了絕大部分城鄉居民，醫療救助的保障對象為低收入、無收入人群、老年人群及失去勞動能力的人群，為極度貧困人群解決不能參與醫療保險的困難，保障其最基本的醫療需要，是醫療保險的有效補充。二者的主要區別在於：醫療救助的被救方並無繳費，政府與救助人群的權利與義務是單向的，而醫療保險的參保人要先履行繳費義務，再享受醫療保險。

(七) 長期照護保險制度的建立與發展

長期照護保險（Long-term Care Insurance）是針對長期照護的保險。根據美國公共與衛生服務部的定義，長期照護向因重病、重傷、殘疾或衰老而不具備基本生活能力的人群提供幫助[1]。長期照護主要服務於老年人口，需求巨大[2]。

長期照護理念引入中國的初期，以政府補貼為主，屬基本醫療保險的一部分。現階段中國的長期照護保險向日本模式靠攏，逐步從基本社會醫療保險中剝離出來，建立一種獨立的社會保險制度。強調長期照護保險的獨立性有著重要的經濟意義和社會意義。中國老齡人口與其醫療支出都急遽增加，且醫療保險對減輕家庭財政負擔、提高及時就醫率和延長壽命都有著重要的

---

[1] 六項基本生活能力（Activities of Daily Living, ADLs）包括：洗澡、穿衣、短距離移動、進食及自主排泄。https://longtermcare.acl.gov/the-basics/glossary.html#incontinence, Accessed 11/05/2018.

[2] FUKUI T, IWAMOTO Y. Policy Options for Financing the Future Health and Long-Term Care Costs in Japan [C]. 2006.

影響①②。2010 年至 2015 年,中國老年人口數量增幅為 21%,城鎮職工基本醫療保險的參保退休人員同期增加 27%,城鎮職工基本醫療保險支出同期增長 163%③④。將長期照護保險從基本醫療保險中剝離出來,有助於緩解醫保資金籌措壓力。

全國範圍的長期照護保險的制度始於 2016 年 6 月,人社部辦公廳發布《關於開展長期護理保險制度試點的指導意見》,確定 15 個省市開展長期護理保險制度試點。該文件出台後,北京市海澱區自願加入。截至 2017 年,16 個省(自治區、直轄市)的試點政策落地,覆蓋 3,800 萬人(楊菊華 等,2018)⑤。

保險細則因地而異。覆蓋方式分三種:①部分城鎮職工基本醫療保險參保人;②部分城鎮職工基本醫療保險參保人和部分城鎮居民基本醫療保險參保人;③全部城鎮職工基本醫療保險參保人和全部城鎮居民基本醫療保險參保人。支付方式為混合式,以醫保統籌基金為主,結合單位繳費、政府補貼、個人繳費和社會捐贈。失能程度鑒定標準、待遇支付、報銷比例及上限等各地也有所不同。

長期照護險在中國試點時間較短,許多地方需要改進:一是如何提高覆蓋率。2017 年城鎮職工基本醫療保險參保人數為 3 億,城鎮居民基本醫療保險參保人數為 9 億,而長期照護險只覆蓋了其中的 3,800 萬,缺口太大⑥⑦。二是如何建立獨立的長期照護險。16 個試點省、區、市中,有 15 個使用醫保統籌基金,長期照護險需要建立獨立的和穩定的資金籌措渠道。三是如何兼

---

① 黃楓,甘犁.過度需求還是有效需求?:城鎮老人健康與醫療保險的實證分析[J].經濟研究,2010.
② 劉國恩,蔡春光,李林.中國老人醫療保障與醫療服務需求的實證分析[J].經濟研究,2011.
③ 數據來源:http://theory.people.com.cn/n1/2016/1112/c217905-28855750.html, Accessed 11/05/2018.
④ 數據來源:國家統計局。
⑤ 楊菊華,王蘇蘇,杜聲紅.中國長期照護保險制度的地區比較與思考[J].中國衛生政策研究,2018, 11 (4):5-11.
⑥ 數據來源:國家統計局。
⑦ 楊菊華,王蘇蘇,杜聲紅.中國長期照護保險制度的地區比較與思考[J].中國衛生政策研究,2018, 11 (4):5-11.

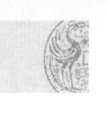

顧地區差異。試點地區的細則差異較大，一定程度上反應了各地區的不同需求，未來如何制定國家層面的制度標準，現行基本醫療保險和養老保險的制度是否值得借鑑，也值得思考。四是如何將長期照護險商業化。在中國老齡化加速的大背景下，長期照護的相關產業需求大、缺口大，有帶動就業的潛力，如何將長期照護險推向市場，追求效率的同時兼顧公平，也是未來需要研究的問題。

## 三、中國醫療保障制度變遷的特徵

（一）擴大保障人群覆蓋面

新中國成立至改革開放時期，中國實行公費醫療、勞保醫療及農村合作醫療，保障人群主要為全民所有制和集體企業職工、各級黨政團體和機關事業單位的工作人員、殘廢軍人及部分自願參加的農民。其中公費醫療和勞保醫療得到政府財政支持，而農村合作醫療則由個人和社區集體共同負擔，可以看出，計劃經濟時期的醫療保障制度主要針對體制內人群，眾多城市非從業人員以及非國有企業及機關事業單位人員並不在保障人群之內。改革開放後的一段時間裡這種狀況仍然持續。

20世紀90年代末，城鎮職工基本醫療保障制度建立，在原有保障人群的基礎上加入三資企業、民營企業、個體自營職業的人群。2002年，新型農村合作醫療展開試點，將更多的農民納入保障範圍，隨著該制度的推廣試行，農民參合率持續上漲。2007年，開始推行城鎮居民醫療保險，保障人群覆蓋排除在城鎮職工基本醫療保障範圍外的城鎮學齡前兒童、在校學生，到退休年齡卻沒有退休金的老年人以及其他沒有工作的居民。改革開放後，隨著這三大醫療保障制度的推行，保障人群已基本覆蓋城鄉全體居民。

2016年1月，國務院印發《關於整合城鄉居民基本醫療保險制度的意見》，提出將城鎮居民醫療保險和新型農村合作醫療進行制度整合，2017年5月，人社部發布《2016年度人力資源和社會保障事業發展統計公報》，報告顯示，至2017年3月底，人社部門管理的基本醫療保險參保人數達到了

10.12億人，比2016年末增加了26,808萬人，增幅為36.04%。至此，中國的醫療保障制度已幾乎覆蓋城鄉各層居民。

(二) 改革目標從服務於企業改革轉為以人為本

勞保醫療的經費來源為企業勞保福利費開支，且保障範圍較廣，除國有企業職工以外，家屬可報銷50%的醫療費，故企業醫療保障開支較大。改革開放前期，醫療保障制度改革的目的是減輕企業負擔，讓企業在減輕社會責任的情況下努力提高生產效率，促進經濟增長，使企業的目標單一化。據此，國有企業將醫療保障制度改革作為企業改革的一部分，將勞保醫療的純企業保障轉變為社會保障，減少企業醫療保障開支。

21世紀初，隨著中共十六大和十六屆三中全會、四中全會的召開，構建社會主義和諧社會成為國家主要的戰略任務。在這個大背景下，醫療保障制度改革的目的發生了變化，不再單純為了企業利益，而在於構建和諧社會的重要目標。

城鎮居民基本醫療保險的受益人群為城鎮非從業人員，特別是中小學生、少年兒童、老年人、殘疾人等群體，與城鎮職工基本醫療保險的保障人群僅包括企業職工相比，是突破性的進展，意味著醫療保障制度改革的目的逐漸從服務於企業改革轉變為以人為本，從整體社會利益的角度出發，更加注重人民群眾的切身利益。同樣，新型農村合作醫療制度實行的目的是保障廣大農民群眾的權益，與企業改革無關。

(三) 保障性質從福利待遇轉變為社會保障

計劃經濟時期，中國實行的公費醫療與勞保醫療的保障對象為國有企業職工及各級黨政團體和事業單位的工作人員，不包括弱勢群體，保障人群較少，且保障待遇高，是基於身分的少數人的高福利，不是真正意義上的社會保障。

隨著新型農村合作醫療和城鎮居民基本醫療保險的建立，更多的農民及城鎮非就業人員等弱勢群體被納入保障範圍，醫療保障的性質逐漸由福利待遇轉為社會保障。其關注的焦點從並非弱勢群體的利益集團轉移到社會弱勢群體。

(四）發揮企業的籌資作用

1994年，中國展開了「兩江」（江蘇省鎮江市和江西省九江市）試點的改革工作，此次試點改革將公費醫療和勞保醫療的保障人群根據屬地原則按城市進行合併，參加統一的醫療保險，統一管理，共同享受醫療保障政策；同時，擴大保障人群範圍，保障人群除了體制內人員，也包括三資企業、個體自營職業者等。至此，醫療保障制度改革正式拉開帷幕，全國各個省市也紛紛進行醫保制度改革試點。北京、武漢將「大病統籌」作為改革重點，上海提出「總量控制、結構調整」，海南、深圳推行「板塊式」模式等。這些省、市在醫療保障制度的改革過程中的共同點是：以企業為單位進行籌資。由於企業本身要承擔社會責任，具有社會保障的一些功能，克服了以個人為單位進行籌資時出現的籌資成本較高、難以統一管理等問題。

(五）堅持以大病統籌為主，分散大病風險

在醫療保障制度的發展變遷中不難發現，城鎮職工基本醫療保險、新型農村合作醫療和城鎮居民基本醫療保險都是以大病統籌為主，即以統籌的方式保障城鄉居民的大病風險。首先在門診和大病保險中選擇保大病，從保險的角度來看，保險的目的在於分散風險，當損失事件發生後，給予當事人一定數額的經濟補償，補償金額的多少取決於保險事故的損失額。若其他因素不變，保險事故的損失額與補償額呈正相關。因此，為了分散大病風險，減輕城鄉居民的經濟負擔，醫療保險應該保大病。同時，由於大病的醫療花費更多，故應採用統籌的方式。

(六）結合國情，堅持漸近式改革，減小阻力

社會保障的本質是保障弱勢群體的利益，應在先保障了弱勢群體利益的基礎上再逐漸涵蓋其他人群，醫療保障作為社會保障的一部分理應如此。然而中國醫療保障覆蓋範圍的推廣卻正好相反，這與中國國情有關，20世紀90年代末，實施城鎮職工基本醫療保險制度，主要保障國有企業職工的基本醫療，後進一步納入三資企業、個體自營職業者等人群；2003年，針對廣大農民群眾的新型農村合作醫療制度進行試點推廣，作為弱勢群體的農民的基本醫療有了保障；緊接著，2007年，城鎮居民基本醫療保險展開試點工作，將

# 第四章 醫療保障制度變遷

城鎮非就業人員納入保障範圍。由此可知，中國醫療保障的覆蓋範圍是由非弱勢群體逐漸推廣至弱勢群體。這種漸近式的改革結合中國國情，尊重既得利益，故阻力較小。

(七) 積極推行試點法

試點法在中國醫療保障制度發展變遷的過程中被廣泛運用。

在城鎮職工基本醫療保險制度推行的過程中，1988年開始，城鎮職工基本醫療保險進入初步改革階段，基於國家財政負擔，提出城市職工醫療保障的籌資形式為國家、單位和個人共同分擔，同時涵蓋更多保障人群，合理有效多層次保障；1989年中央決定在株洲、丹東、黃石、四平這四個城市開展改革試點；1994年，展開了「兩江」試點的改革工作，選取江蘇省鎮江市和江西省九江市，進行試點改革；1996年，國內50多個城市也紛紛進行醫保制度改革試點，在探索「統帳結合」的道路上不斷努力。為了建立城鎮居民基本醫療保險，2007年7月國務院決定在79個城市進行試點。新型農村合作醫療制度也是在大量試點基礎上推廣的。

在新型農村合作醫療保險制度的推行的過程中，2002年10月，國務院發布《關於進一步加強農村衛生工作的決定》，提出展開新型農村合作醫療的試點工作；到2002年底，已有浙江、雲南、湖北、吉林四省展開試點工作並成功實現農村合作醫療制度的恢復與重建；2003年1月，國務院辦公廳轉發衛生部等部門《關於建立新型農村合作醫療制度意見的通知》，提出新農合的覆蓋率要在2010年基本涵蓋全國農村居民，各省、自治區、直轄市先在部分縣、市進行試點，目的是找出問題總結經驗，之後逐步在全國推廣實行。

城鎮居民基本醫療保險制度的試點工作始於2007年。2007年7月，隨著政策文件《關於開展城鎮居民基本醫療保險試點的指導意見》的頒布，試點工作正式啟動，國務院決定在79個城市進行試點；2008年，城鎮居民基本醫療保險制度進一步擴大試點範圍，試點城市已經超過80%。

由此可見，一項制度在正式實施之前一定要經過試點工作的檢驗，目的是發現問題、解決問題，克服經驗主義和教條主義。

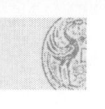

## 第三節　醫療保障制度變遷的動因

### 一、制度設計層面

第一，醫療保障制度關係民眾的健康權益，其發展和完善應基於全民共識的基礎，需要民眾公共意識的培育和發展。也就是說，並不是簡單化的原有制度的大雜燴或者簡單的制度並軌所能夠實現的。而現有制度中城鎮居民基本醫療保險制度和新型農村合作醫療制度實行居民自願參與原則，且個人繳費是保險基金額的組成部分，故從經濟角度來看，排除了相對貧困的居民。第二，民眾參與度不高。農民經歷了傳統農村合作醫療的失敗，在對新農合瞭解不夠的情況下缺乏信心，影響參與度；城鎮非就業人員由於無穩定收入來源，且之前沒有參加過保險，公眾意識缺乏，參保率有待提升。基於「自願參加」的參保原則，容易出現一些居民放棄參加基本醫療保險的現象，形成了實際上的制度覆蓋空白區。第三，自願參保原則難以穩定參保率，籌資壓力較大。在「自願參加」的原則下，難以保證參保率的穩定性，易出現道德風險和逆向選擇問題，健康狀況差的居民選擇參保，而健康狀況良好者不願參保或選擇生病時再參保，導致參保人員生病人口比例不斷提升，加重了保險基金負擔。第四，自願參保原則難以體現「人人公平享有」的保障性質，缺乏公平性和普遍性。

### 二、制度運行層面

在中國，存在城鄉二元化現象，具體表現在醫療資源分配以及政府財政支持力度等方面存在差異，城鄉差距較大，這些差異實際存在並不斷加劇，使醫療制度的整合過程更加艱難。

二元結構下，中國城鄉醫療保障水準存在差異。首先，城鄉醫療資源分

第四章　醫療保障制度變遷

配不均，城市醫療資源相對集中，而農村地區的醫療資源供給卻難以滿足廣大農民需求，有數據顯示，占全國人口70%的農村人口只能享受20%的醫療資源，這種醫療資源供給分配不均的現象會進一步拉大城鄉醫療保障水準的差異。其次，政府對於城鄉的醫療保障財政投入具有差異性。城鎮地區的財政投入較多，農村相對較少，故不同的財政支持力度導致不同的報銷力度和報銷金額，形成城鄉醫療保障水準的差異化。由於長期存在已經根深蒂固的制度性安排，城鄉、地區之間發展的不平衡現象依然存在，而且呈現逐漸擴大的趨勢。久而久之，形成農村地區醫療條件差、農民保障水準低、城鄉籌資額差距巨大等現象，妨礙了城鄉醫療保障制度的整合進程。同時，城鄉居民獲得醫療服務的質量不同，主要表現在醫療人力資源和醫療設施兩方面。醫療人力資源根據每千人職業醫師數和每千人註冊護士數進行衡量，在中國，就地區分佈而言，優秀人才和先進設備一般集中在東部發達地區，中西部人才和設備配置都要低於東部地區。就城鄉分佈而言，城鎮地區的職業醫師、護士數量及醫療技術設備要優於農村地區，這兩方面的弱勢使農村居民更難獲得高質量的醫療服務，因此，城鄉醫療保障水準也有所差異，影響城鄉醫療保障制度的整合進程。另外，相對於城鎮居民，農民的支付能力較弱，制度的設計和實施層面上，農村地區的居民的收益是遠小於城鎮居民的收益的，這在一定程度上降低了醫保的效率與效果。

　　綜上分析，城鄉、區域醫療資源配置不均，城鄉居民獲得醫療服務的質量有所差異。「擁有或佔有較大份額的衛生資源的人群或地區，人們的健康狀況普遍良好，反之，佔有較少衛生資源份額的人群或地區健康狀況低下」，這與社會保障的公平性原則相違背，不利於全民基本醫療保險的制度推進。基於上述狀況，中國在醫療制度的改革過程中應注重城鄉醫療資源的合理配置，並對其進行有效整合。

## 三、制度供給層面

　　制度的發展變遷具有路徑依賴特徵，即先前運行的舊制度的模式決定著

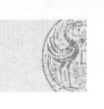

新制度的運行模式及發展走向，譬如新型農村合作醫療制度是在傳統農村合作醫療制度的基礎上建立起來的，其運行模式在一定程度上依賴傳統農村合作醫療制度。反之，制度的路徑依賴性也決定了制度變遷的長期性。受計劃經濟體制及傳統生產模式的影響，中國形成了城鄉二元化的醫療保障結構。現行制度的實施力度和運行強度很大程度上取決於初始制度的制度設計及運行狀況，因為現行制度大多是對初始制度的不斷修改與完善。若完全拋棄舊制度再去另闢路徑設計一項新制度，即捨棄制度的路徑依賴性，不僅設計成本過高，制度的合理有效性也不能得到保證。因此，基於路徑依賴特徵，初始制度的選擇尤為重要，倘若能夠正確選擇初始制度，則該制度的慣性將推動社會經濟發展；反之，如果初始制度選擇是錯誤的，其所產生的慣性將阻礙經濟發展。

對於中國的醫療保障制度而言，城鎮職工基本醫療保險制度、新型農村合作醫療保險制度以及城鎮居民基本醫療保險制度的碎片化現象仍然存在，制度設計和保障力度存在差異，有損制度的公平和持續性，但是制度整合的過程是漸進的，2016年1月，國務院印發《關於整合城鄉居民基本醫療保險制度的意見》，提出將新型農村合作醫療保險制度和城鎮居民基本醫療保險制度進行整合，實行統一的城鄉居民基本醫療保險制度，新制度的政策制定及運行模式有兩項舊制度的邏輯慣性，即醫療保障制度的路徑依賴會將制度創新牽引到舊的軌道上，不利於制度創新。

另外，制度變遷涉及利益與權力的再分配，一項新制度的順利產生不僅要衡量該制度帶來的收益與成本，同時也要考慮制度創新過程中的利益分配問題，因為利益與權利的再分配的不合理處理會影響制度變遷進程。由於醫療保險具有福利剛性的特點，由低入高易，由高入低難。對於中國的醫療保障制度而言，推進制度長遠發展的有效方法是讓每個人都能公平地獲得一份基本醫療保險。但考慮到權力與利益的再分配問題，原本醫療保障水準較高的地區只會根據慣性不斷提高保障水準，與原本醫療保障水準較低的地區相比，將進一步拉大差距，不利於制度的整合與推進，需要伴隨著補充醫療保險制度的建立和完善來分解原有的高標準醫療保障水準。由此可見，新制度

的產生過程始終伴隨著各方的利益博弈，避免不了博弈過程中的摩擦及矛盾。另外，制度變遷的利益調整過程並不完全是帕累托改進，也存在非帕累托改進，即各方並不都是受益者，可能存在利益受損者，如果制度的設計實施不能有效補償部分利益受損者的損失，則不利於新制度的運行，造成制度平穩過渡的「休克」障礙，影響制度變遷進程。

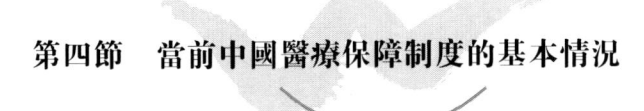

## 第四節　當前中國醫療保障制度的基本情況

### 一、覆蓋情況

城鎮職工基本醫療保險自 1994 年試點實施，覆蓋人數逐年上升。截至 2017 年年底，覆蓋人數達到 3.03 億人（見圖 4.1）。

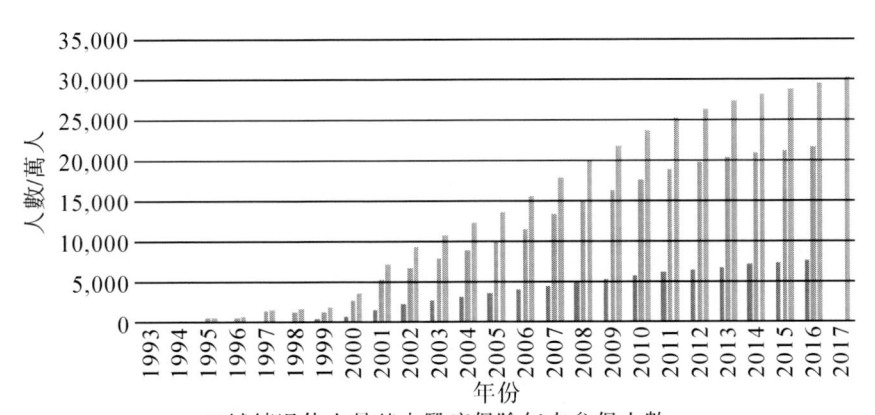

圖 4.1　城鎮職工基本醫療保險覆蓋情況

數據來源：國家統計局網站數據。

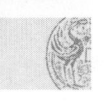

新型農村合作醫療的覆蓋人數在 2010 年時達到了頂峰，有 8.36 億人。隨後因為各地試點整合三大基本醫療保險，覆蓋人數有所下降。但是覆蓋率仍然穩定上升，至 2017 年年底，覆蓋率達到 99.4%（見圖 4.2）。

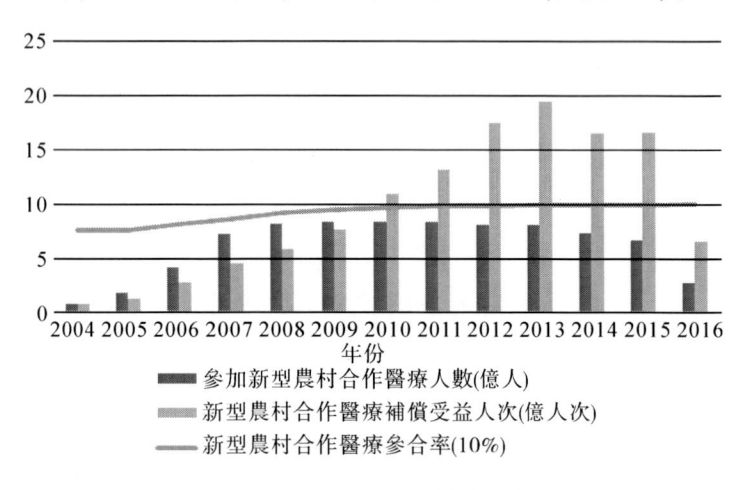

**圖 4.2　新型農村合作醫療覆蓋情況**

數據來源：《2017 中國衛生和計劃生育統計年鑒》。

城鎮居民基本醫療保險自 2007 年建立以來，覆蓋人數穩步上升，尤其是部分地區將新型農村合作醫療整合進城鎮居民基本醫療保險之後，參保人數急遽上升。2017 年年底，參保人數達到峰值 8.73 億人（見圖 4.3）。

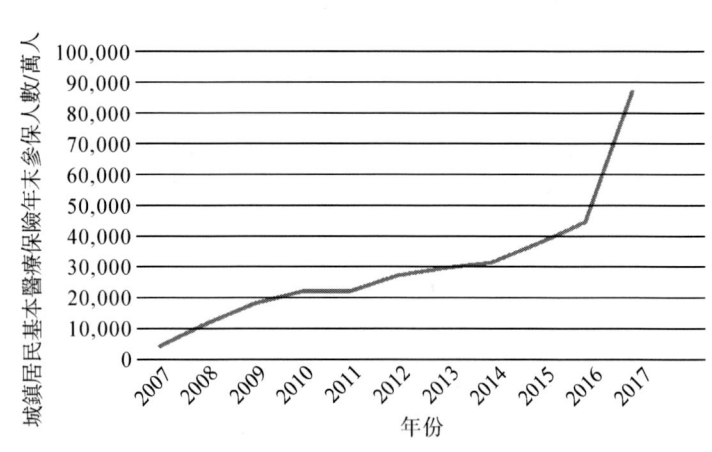

**圖 4.3　城鎮居民基本醫療保險覆蓋情況**

數據來源：《2012 中國衛生統計年鑒》《2009 中國衛生統計年鑒》。

## 第四章 醫療保障制度變遷

根據中國家庭金融調查 2011 年和 2013 年的數據，商業健康保險參保率較低，參保人多為中等文化程度、中等收入、中等健康狀況的中年人（見圖 4.4）。

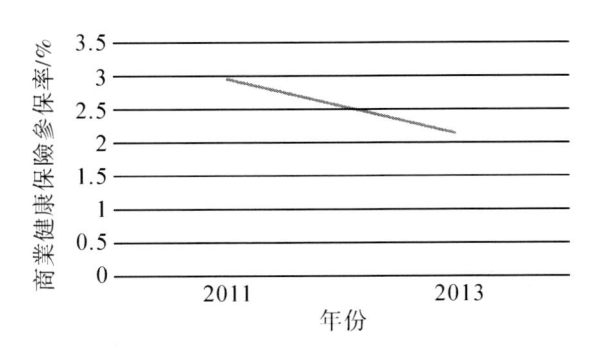

圖 4.4 商業健康保險覆蓋情況

數據來源：中國家庭金融調查數據。

根據《2017 中國衛生和計劃生育統計年鑒》及《2012 中國衛生統計年鑒》數據，醫療救助覆蓋情況良好，其中直接醫療救助人次穩步上升（見圖 4.5）。

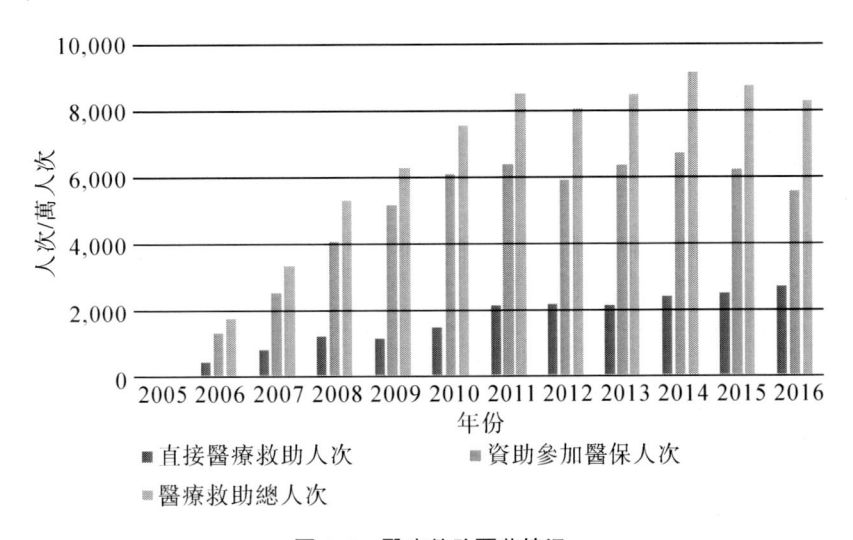

圖 4.5 醫療救助覆蓋情況

數據來源：《2017 中國衛生和計劃生育統計年鑒》《2012 中國衛生統計年鑒》。

長期照護保險在 2016 年之前，大多以商業保險的形式存在，參保率極低，參保人群以中等文化程度、中等收入、健康狀況中等的中年人為主（見

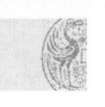

圖4.6）。2016年6月人社部辦公廳發布《關於開展長期護理保險制度試點的指導意見》之後，15個城市（地區）開始了不同形式的社會長期照護保險的試點，覆蓋人群也有所不同（見表4.5）。

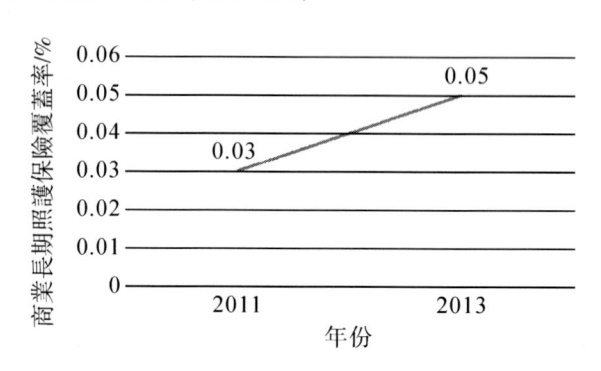

**圖4.6　商業長期照護保險覆蓋情況**

數據來源：中國家庭金融調查數據。

**表4.5　長期照護險試點情況**

| 地區 | 覆蓋人群 |
| --- | --- |
| 青島市 | 城鎮職工基本醫療保險、城鄉居民醫療保險參保人員 |
| 長春市 | 城鎮職工基本醫療保險、城鄉居民醫療保險參保人員 |
| 廣州市 | 本市職工社會醫療保險 |
| 寧波市 | 市本級、海曙區、江北區、鄞州區參加本市職工基本醫療保險的參保人員（不含參加住院醫療保險人員） |
| 安慶市 | 本市城鎮職工基本醫療保險參保人員 |
| 齊齊哈爾 | 本市（不含梅里斯區）城鎮職工基本醫療保險參保人員（含靈活就業人員） |
| 重慶市 | 城鎮職工醫療保險參保人群 |
| 承德市 | 市級城鎮職工基本醫療保險參保人員 |
| 上饒市 | 城鎮職工基本醫療保險參保人員 |
| 成都市 | 城鎮職工基本醫療保險參保人員 |
| 上海市 | 本市職工基本醫療保險、60週歲及以上的城鄉居民基本醫療保險的參保人員 |
| 南通市 | 市區（崇川區、港閘區、市經濟技術開發區）職工基本醫療保險和居民基本醫療保險的參保人員 |

表4.5(續)

| 地區 | 覆蓋人群 |
|---|---|
| 荊門市 | 城鎮職工基本醫療保險、城鄉居民醫療保險參保人員 |
| 蘇州市 | 市職工基本醫療保險、城鄉居民基本醫療保險參保人員 |
| 石河子市 | 市級城鎮職工基本醫療保險、本地戶籍居民醫療保險參保人員 |
| 北京市海澱區 | 年滿18週歲（在校學生除外）以上的城鄉居民及在本行政區域內各類合法社會組織工作的具有本市戶籍的人員 |

來源：楊菊華，王蘇蘇，杜聲紅. 中國長期照護保險的地區比較與思考［J］. 中國衛生政策研究，2018，11（4）：1-7。

## 二、資金情況

城鎮職工基本醫療保險的收入、支出與累計結餘都呈上升趨勢（見圖4.7）。

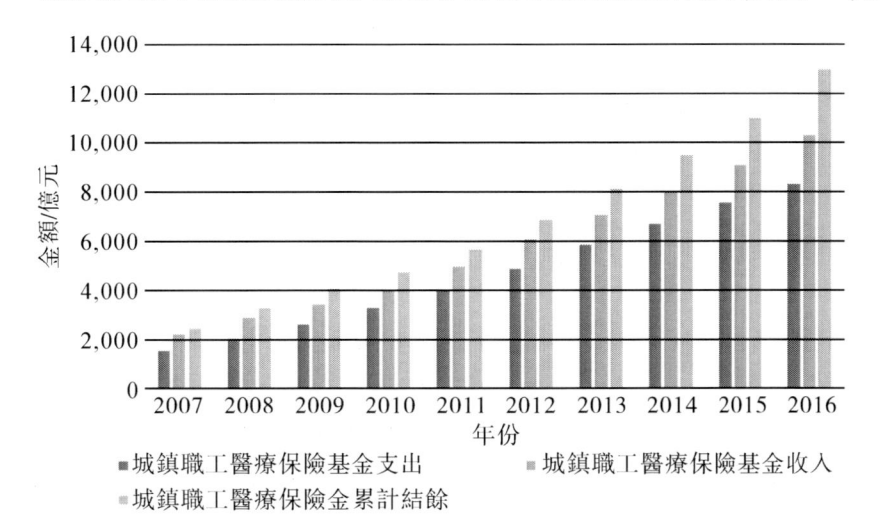

圖4.7 城鎮職工基本醫療保險資金情況

數據來源：國家統計局數據。

新型農村合作醫療的個人籌資總額略大於同期的基金支出總額，但是與其他兩種社會基本醫療保險相比，結餘略少。由於部分地區將新農合整合進城居保，參保人數自2011年起有所下降，但同時受益人數仍在增加，個人籌資和基金支出都緩步上升（見圖4.8）。

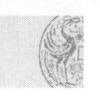

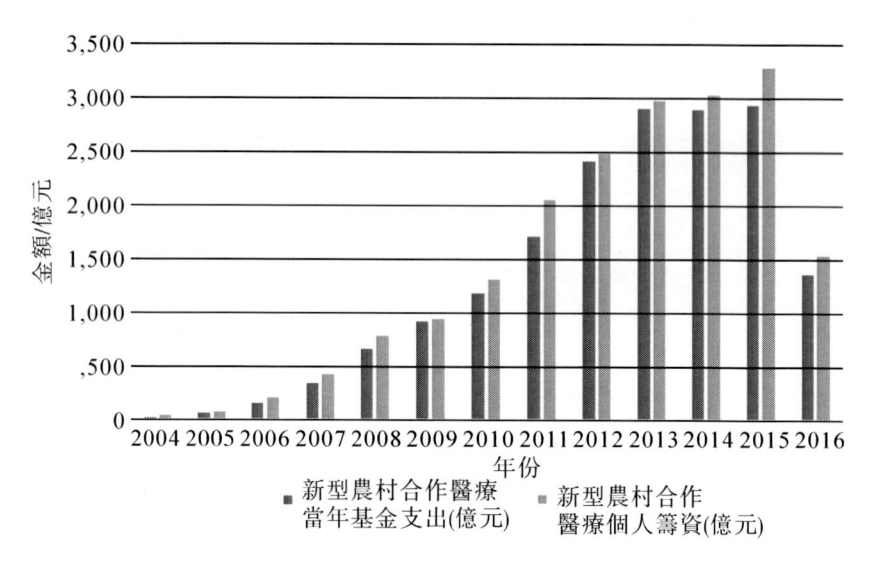

图 4.8 新型農村合作醫療資金情況

數據來源：國家統計局數據。

註：個人籌資金額等於「新型農村合作醫療人均籌資（元）」乘以「參加新型農村合作醫療人數（億人）」。

城鎮居民基本醫療保險的基金支出、基金收入和基金累計結餘都緩步上升（見圖4.9）。

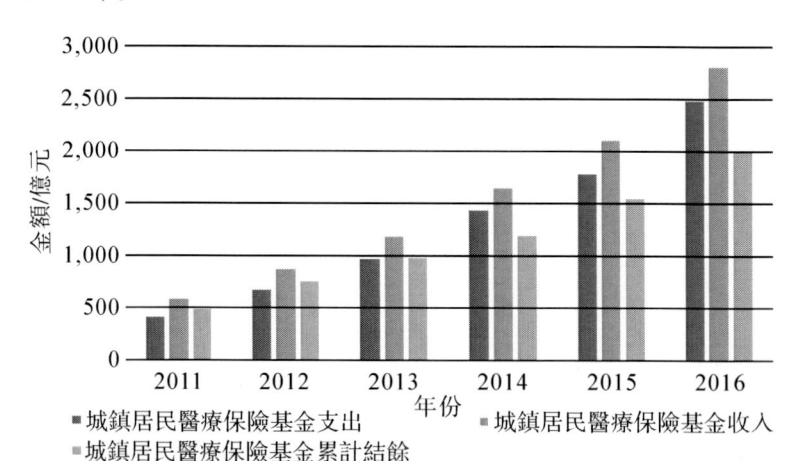

圖 4.9 城鎮居民基本醫療保險資金情況

數據來源：國家統計局數據。

## 第四章 醫療保障制度變遷

根據中產商業研究院發布的《2018年中國商業健康保險市場前景研究報告》，商業健康保險的保費收入和賠付支出都逐年上漲，但是保費-賠付支出的比例過低（見圖4.10）。

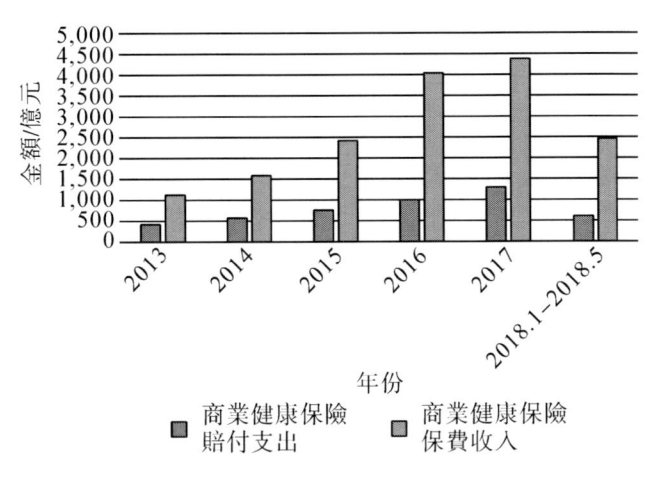

圖4.10　商業健康保險資金情況

數據來源：中商產業研究院《2018年中國商業健康保險市場前景研究報告》。

儘管醫療救助的人數有所波動，醫療救助投入的資金仍穩步上升（見圖4.11）。

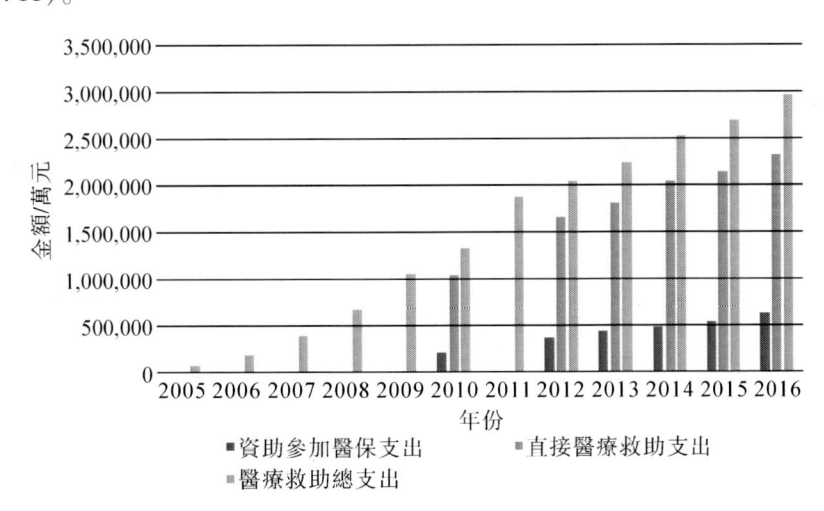

圖4.11　醫療救助資金情況

數據來源：《2017中國衛生與計劃生育統計年鑒》《2012中國衛生與計劃生育統計年鑒》。

各試點城市（地區）的資金來源有所不同，但是以醫保統籌基金為主，其他繳費/補助為輔（見表4.6）。

表4.6 長期照護險資金來源

| 地區 | 資金來源 |
| --- | --- |
| 青島市 | 醫保統籌基金劃轉 |
| 長春市 | 醫保統籌基金劃轉 |
| 廣州市 | 醫保統籌基金劃轉 |
| 寧波市 | 醫保統籌基金劃轉 |
| 安慶市 | 醫保統籌基金劃轉、個人繳費 |
| 齊齊哈爾 | 醫保統籌基金劃轉、個人繳費 |
| 重慶市 | 醫保、財政補助、個人繳費 |
| 承德市 | 醫保、財政補助、個人繳費 |
| 上饒市 | 醫保、單位繳費、個人繳費 |
| 成都市 | 醫保、單位繳費、個人繳費 |
| 上海市 | 醫保、單位繳費、個人繳費 |
| 南通市 | 醫保、財政補助、個人繳費 |
| 荊門市 | 醫保、財政補助、個人繳費 |
| 蘇州市 | 醫保、財政補助、個人繳費 |
| 石河子市 | 醫保、財政補助、福彩公益金 |
| 海澱區 | 財政補助、個人繳費、服務機構繳費 |

來源：楊菊華，王蘇蘇，杜聲紅. 中國長期照護保險的地區比較與思考［J］. 中國衛生政策研究，2018, 11 (4)：1-7.

## 第五節　中國醫療保障制度的未來發展趨勢

中國醫療保障制度的改革必須要有公平正義的制度導向，在此過程中，需要政府的責任、能力及資源來進行制度建構，滿足人們對醫療保障的需求。因此基於制度變遷過程中存在的制度障礙，要把好制度設計關，建立穩定持久的籌資機制，提高醫保統籌層次，加強基本醫療保險立法，奠定基本醫療保險的基本權利，有效整合地區、城鄉醫療資源，實現資源合理配置。

### 一、堅持正義理念，重視制度設計

制度的設計和實施安排需要理念支持，醫療保障作為社會保障的一部分，就要遵循社會保障公平正義的實施理念。因此，醫療保障制度的發展改革以及醫療保障體系的完善要在公平正義的基礎之上逐步實現，只有基於公平正義理念基礎之上的基本醫療保障制度，才能更好地保障人民群眾的醫療權益，才會有助於社會主義和諧社會的構建。同時，制度設計及實施安排是實現醫療保障制度公平正義的關鍵環節，要通過制度設計為最終實現公平提供平臺。

首先，醫療保障制度的設計要與當地的經濟發展水準相適應，尤其是在籌資方面，應考慮居民的收入狀況與消費水準。醫療保障制度旨在使每一位公民都能公平享有醫療權益，目前不同地區、不同經濟發展水準、不同險種的籌資水準和醫療保障水準參差不齊，因此要求制度的設計、制定以及實施過程要基於現實經濟發展狀況，同時應遵循醫學和醫保所具有的科學規律要求有序開展，醫療服務的提供不僅涵蓋大病的技術性治療，也包括小病的可治療性。

另外，制度設計過程中應避免以下兩種現象：一是強調個人主義而忽視國家干預的作用，即「新自由主義」傾向。新自由主義有以下特點：①認為社會主義與自由是相互對立的，限制自由的社會主義的發展會引發集權主義；

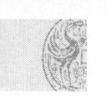

②認為以集體化為特徵的公有制不利於經濟的持續發展；③忽視國家干預的作用，認為經濟應隨市場變化而發展，國家干預只會加重經濟損失。由此可見，推崇自由的新自由主義過分關注個人權利而忽視政府的主導作用，容易導致絕對的平均主義。二是「高福利」陷阱，即該制度帶來的社會福利的邊際效益不斷降低。「高福利」陷阱意味著社會保障功能的喪失，國家財政對社會保障的投入與得到的社會效益不成正比，相反的，甚至不利於社會經濟的發展。中國在計劃經濟時期實行高福利的公費醫療與勞保醫療，保障水準高，福利待遇好，但給國家財政帶來沉重負擔，同時造成醫療保險基金與醫療資源的浪費，隨著經濟體制的轉變及改革開放的不斷深入，中國醫療保障制度在變遷過程中不斷完善制度設計，在籌資方面由國家和個人共同負擔，一方面減輕了國家財政負擔，另一方面提高了社會效益。

## 二、建立穩定持久的籌資機制，提高醫保統籌層次

建立公平穩定的籌資機制對於醫療保障制度的發展至關重要，構建全民醫保的目標是使城鄉居民公平穩定長久的享有醫療保障權益。為了實現此目標，必須要建立穩定持久的籌資機制，包括籌資渠道和籌資方式，以穩定醫保基金來源，從而確保醫療保障制度的持續穩定運行。

首先是完善籌資方式，國民健康狀況及生活水準與國家經濟生產及經濟增長速度密切相關，政府想要提高經濟發展水準必須改善國民健康狀況，故而提高醫療保障水準，加大對醫療衛生事業的財政投入力度，應充分利用財政增量，盡快形成固有的財政撥款增長機制（如嘉興建立動態籌資增長機制），進一步穩定醫保基金。其次是拓寬籌資渠道，如泰國政府通過立法的方式建立「健康基金」，規定將菸酒銷售稅中的所得收入抽出固定比例的資金作為健康基金的籌資來源。總之，政府應該在拓寬籌資渠道和完善籌資方式的基礎上建立較為完善的籌資機制，實現醫保基金的穩定增長。

另外，應以政策條文的形式規定各級政府的籌資，以明確地方政府責任。政府籌資主要通過預算撥款，沒有具體數額的限定，但要隨時調整以符合當地的經濟發展水準，在保證醫療保障基金穩定性的同時兼顧財政負擔。由於

醫保基金由政府和個人籌資，應建立科學合理的補償機制對居民個人籌資部分進行適度補償，目的是保障居民醫療權益的同時提高居民生活水準。

除此之外，與中國經濟發展水準不斷提升相適應，國民生活水準顯著提高，收入增加、醫療服務需求也隨之提高，故醫保的統籌層次水準也需相應提升，應實現從縣級向市級及以上層級的逐步過渡，因為隨著資金統籌層次的提升，政府進行餘缺調劑等轉移支付的空間就越大，不僅可以平衡不同收入群體的醫療權益，也有利於醫保基金的穩定性和持續性。與此同時要不斷增加籌資金額，提高籌資水準，以此來提高預付程度並逐步減少自付比例，特別是針對籌資能力較差的人群，在此基礎上縮小籌資差距。2017年中央和地方預算執行情況顯示城鄉居民基本醫保財政補助標準為人均450元，比2016年增加了30元，並提出2018年補助標準要提高至每人每年490元。當然，在補助標準穩定提升的同時也應考慮國家財政負擔，避免國家陷入支付危機。

### 三、加強基本醫療保險立法，奠定基本醫療保險的基本權利

2010年，全國人大常委會頒布《中華人民共和國社會保險法》，該法案中涉及基本醫療保險的條款僅十多條，大多是宣誓性規範及概括性經驗總結，是中國醫療保障制度改革的法律依據。由於其主要是一些原則、規範及經驗總結等理論性條文，缺乏實踐可操作性，應有更具體的實施細則來指導實踐。綜上，中國醫療保障制度存在立法缺陷，主要表現為有關醫保的法律制度欠缺、缺乏整體統籌規劃、立法主體混亂和層級無序等。因此，應加快醫保立法進程，積極推進基本醫療保險制度的完善。

首先，建立公開透明的監督機制，與各主體相關且應遵守的原則和主要法規政策應以法律形式加以明確，包括醫保管理、實施等相關規定，加強統籌規劃；其次，相關規定以法律形式明確的同時，進一步規範醫療保障的制度設計並加強保障力度，確保民眾的醫療權益。通過法律制度的明確規定，醫療保險主體對於自身的權利與義務要有清晰認知，減少由於法律界定不清晰引起的衝突事件，為醫療保障制度提供良好的運行環境，提高制度運行效率。

### 四、有效整合地區、城鄉醫療資源，實現資源合理配置

目前，中國醫療資源的分佈呈現地區、城鄉分佈不均的特徵，對此，國家應該在政策頒布及財政撥款方面加大對中西部地區、貧困地區及農村地區的醫療保障支持力度。

首先，政府應對醫療資源薄弱地區進行政策支持。頒布相關條例法規加強醫療設施建設，保證對各地區基本醫療服務的提供，鼓勵當地政府持續加大對醫療衛生保障的財政支持力度，使當地的醫療保障水準不掉隊；另外，對醫療資源薄弱的貧困地區及農村地區實行政策傾斜，在醫保基金的籌資比例方面進行適當調整，加大政府財政的支付比例，相應縮減企業及居民個人的支付比例，減輕民眾經濟負擔，保障其醫療權益。

其次，加強中西部地區、貧困地區的醫療資源引進力度：①從國外及中國東部等醫療資源豐富地區引進先進的醫療設施及技術設備，配以專業醫師及技術人才，帶動中西部及農村地區提高醫療水準；②促進醫療資源的有效流動，尤其是優質資源的有效流動，對於醫療資源薄弱的中部地區、農村地區要加快促進資源的流進和流動，例如，交流崗位制度，促進醫療技術在該地區的有效普及。

最後，實行科學合理的轉移支付。中國由於醫療資源地區、城鄉分配不均，部分地方醫保基金短缺，靠地方政府自身難以支付醫療保障開支，需要依靠上級轉移支付來維持基本醫療保障水準，因此構建科學的轉移支付制度尤為重要。合理的轉移支付提高了下級政府的財政自由度，使地方政府可以相對自由的支配財政，有利於地方政府進行自主性地安排本地區所需要的適宜醫療服務內容，保證當地居民享有的醫療保障水準。轉移支付在中國的實施情況為：財政專項轉移支付比例過大，參與中央轉移支付資金分配的部門較多，一方面難以進行統一管理，另一方面由於參與部門較多致使每一部門分配資金較少，因此，需要進一步調整完善轉移支付制度。專項轉移支付不宜太過分散，要有針對性。基於中國醫療衛生事業的發展狀況及醫療資源的分配狀況，轉移支付資金的使用地區應該更傾向於醫療資源薄弱的中西部地區及農村地區，如縣級轄區、貧困縣，以達到醫療保障的公平性目標，避免制度路徑依賴驅使下的「錦上添花」的資源配置方式擠占更多的醫療資源，實現基本醫療保險制度區域均衡發展。

# 第五章
## 藥物制度變遷

# 第一節　藥物制度

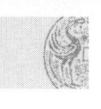

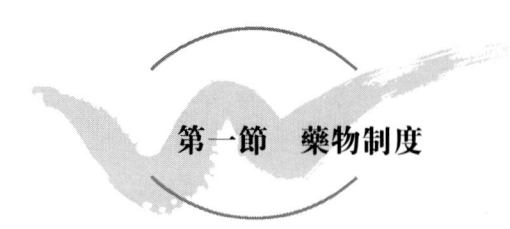

## 一、藥物制度領域相關概念

（一）藥品與藥物

根據《中華人民共和國藥品管理法》2001年修訂本給出的含義解釋，藥品是指用於預防、治療、診斷人的疾病，有目的地調節人的生理機能並規定有適應症或者功能主治、用法和用量的物質，包括中藥材、中藥飲片、中成藥、化學原料藥及其制劑、抗生素、生化藥品、放射性藥品、血清、疫苗、血液製品和診斷藥品等。在2019年的修訂中，該法對藥品所涵蓋範圍已修改為中藥、化學藥和生物製品等。藥物與藥品之間略有區別，藥物泛指防治疾病、病蟲害的物質，但尚無明確的法律解釋[①]。國內專業文獻中研討宏觀政策時多用藥物這一概念，如藥物政策、藥物制度，涉及具體政策和管理時多用藥品這一概念[②]。

（二）藥事管理

藥事是指在藥品的研發、生產、流通、定價、使用、監督等過程當中所發生的所有活動事項。藥事管理是指運用管理學、法學、社會學、經濟學的原理和方法對藥事活動進行研究並指導藥事工作[③]。

藥事管理分為宏觀與微觀兩部分。宏觀層面的藥事管理是國家政府的行政機關，依據法律法規，為了實現健康和醫療服務體系的目標，有效地進行國家藥事管理活動，涉及政策與法規制定、體制與機構建立，對藥品研發、生產、流通、保存、使用等環節進行監督和管理；微觀層面的藥事管理是藥

---

[①] 侯曉寧．修訂「藥品」定義時必須重視的幾個關鍵性問題 [J]．中國藥房，2009，20（25）：1921-1923．
[②] 梁萬年．衛生事業管理學（供預防醫學衛生管理類專業用）[M]．北京：人民衛生出版社，2012．
[③] 楊世民．藥事管理學 [M]．北京：人民衛生出版社，2016：2．

事相關單位內部的管理①。宏觀層面的藥事管理又叫藥政管理、藥品監督管理、藥事公共行政②、藥品管理制度,是本章所要討論的主要範圍。

(三) 國家藥物政策

1975年,第28屆世界衛生大會通過 WHA 28.66號決議案,要求世界衛生組織幫助各會員國形成並實施本國的國家藥物政策 (National Drug Policy, NDP)。該政策屬於藥物領域的基本政策,用文件的方式來表達和設定政府在整個藥物部門的中長期目標以及行動策略,服務於醫療服務系統目標和功能的實現。國家藥物政策的核心目標有:①保證藥品的可獲得性 (Accessibility) ——所有人都能以平等的機會獲得並負擔得起基本藥物;②藥品質量 (Quality) ——確保所有藥品安全有效;③合理使用 (Rational Use) ——促進醫療服務提供方和消費者在用藥時以療效和成本效果為依據。其他具體目標將根據國情設定,如提高製藥行業產能等③。

世界衛生組織提出國家藥物政策主要構成部分有:基本藥物遴選,藥品價格與籌資,藥物供應環節系統,藥物監管與質量保障,合理用藥,研發,人力資源,監測和評價。不同構成部門對三個核心目標的貢獻不同,多個構成部門共同推動三大核心目標的實現④。

由於國家藥物政策的核心是保障基本藥物的供給,國內有關學者也把國家藥物政策翻譯為國家基本藥物政策。基本藥物 (Essential Medicines) 的定義幾經修訂,目前廣泛使用的是「能滿足人群優先衛生保健需要的藥品」,其選擇標準包括患病率和公共衛生相關性、臨床有效性和安全性證據以及相對成本和成本效果⑤。中國的國家基本藥物制度的主要內容包括基本藥物目錄的

---

① 楊悅. 藥事管理學 [M]. 北京:人民衛生出版社,2018:2.
② 楊世民. 藥事管理學 [M]. 北京:人民衛生出版社,2016:2.
③ WORLD HEALTH ORGANIZATION. How to develop and implement a national drug policy [M]. World Health Organization, 2001: 4-5.
④ WORLD HEALTH ORGANIZATION. How to develop and implement a national drug policy [M]. World Health Organization, 2001: 7.
⑤ WORLD HEALTH ORGANIZATION. Essential medicines. https://www.who.int/medicines/services/essmedicines_def/en/.

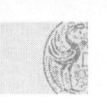

遴選調整、生產供應保障、集中招標採購和統一配送、零差率銷售、全部配備使用、醫保報銷、財政補償、質量安全監管以及績效評估等相關政策辦法。

在基本概念和上述分析的基礎上，本章從系統科學的視角出發對藥物制度的內涵進行界定。中國的藥物制度體系由若干個相互關聯的實體系統和概念系統共同構成。實體系統主要包括藥品生產系統和藥品流通系統；概念系統則主要包括藥品市場准入管理、藥品流通管理、藥品價格管理以及國家基本藥物制度。結合藥品從生產到使用的全生命週期過程，以及中國政府發布的藥物政策對藥品生產、流通、使用過程中各個階段政策目標和功能的集中度，本章將藥物制度體系劃分為生產研發、採購定價、藥品流通、合理使用四個方面。

## 二、藥物制度與藥物制度變遷的相關研究

隨著社會經濟和政治環境的變化，中國藥物制度也在不斷地發生變遷。從新中國成立初期的藥品生產經營到改革開放後的醫藥行業管理，再到新醫改前加強藥品市場監管，最後到初步建立基本藥物供應保障體系，總的來說中國藥物制度逐步趨於完善且未來將走向科學化管理。中國藥物制度之所以不斷變遷，主要是由於社會轉型和經濟發展促使新的機制發生。以往有關藥物制度變遷的研究以梳理單個子系統政策文獻為主，集中於藥品註冊審批、藥品價格、藥品集中採購、基本藥物、藥品安全等五個方面，少數研究引入制度變遷理論分析框架。

有研究梳理了改革開放後三十年藥品監管體系發展，涵蓋了從藥品研製到使用各環節的監管以及價格管制等方面，認為制度建設和改革在建立健全法律法規體系、完善組織體系、全過程監督等方面取得了成績[1]。另有研究從公共管制理論基礎上，總結了管制機構和管制職能的變化，認為制度的變遷

---

[1] 胡敏，陳文，蔣虹麗，等. 中國藥品監管體系發展和改革歷程 [J]. 中國衛生經濟，2009，28（8）：71-74.

第五章 藥物制度變遷

是順應經濟體制轉型、管制目標變化而發生的，建議在改革中繼續堅持頂層設計的理念[1]。有研究根據管理模式和定位的不同，將1949年至2014年的藥品管理體制總結為四個發展階段，呈現出從福利、發展、安全到民生的發展特點[2]。

在藥品註冊審批制度變遷方面，有研究按照時間順序對中國1963年至2015年間的藥品註冊審批制度進行了較為系統的政策梳理，報告了中國藥品審批政策管理體制法規的名稱、頒發部門、發布時間等信息[3]。在藥品價格管理制度方面，有研究採用SSP（狀態-結構-績效）範式來闡述藥品加成制度變遷、藥品價格的形成機制及模式、藥品價格控制主體之間的相互依賴性[4]。在藥品集中採購制度方面，有研究梳理了1993年到2013年藥品集中採購制度的發展，根據央地兩級政策出台時間以及政策目標變化分為四個階段[5]。

在基本藥物政策變遷方面，有研究梳理了截至2011年的政策文獻，將基本藥物制度的發展按照政策變化的關鍵時點分為雛形期、快速發展期、健康穩步發展期三個階段[6]。有研究利用制度分析理論以及交易費用理論建立分析框架歸納，總結了中國基本藥物供應保障體系在自主分散採購、地區集中採購和省級集中採購三階段分別存在的難點問題[7]。

藥品安全制度變遷方面，有研究採用新制度經濟學的理論框架，分析了中國藥品安全有效社會性規制變遷的特徵，得出了中國藥品安全有效規制變遷的總體模式[8]。有研究使用管控模型理論和政策工具理論總結了中國1949

---

[1] 王衛民. 中國藥品管制體制變遷研究［D］. 上海：復旦大學，2011.
[2] 胡穎廉. 從福利到民生談新中國藥品安全管理體制變遷［J］. 中國藥事，2014，28（9）：925-933.
[3] 張穎，朱虹，韓月. 中國藥品註冊審批管理制度變遷［J］. 黑龍江醫藥，2017，30（6）：1221-1223.
[4] 陳永成. 藥品加成制度變遷及其績效［J］. 南京中醫藥大學學報（社會科學版），2015，16（1）：46-52.
[5] 施祖東. 中國藥品集中採購制度的變遷［J］. 中國醫療管理科學，2014，4（1）：25-27.
[6] 張新平，王洪濤，唐玉清，等. 國家基本藥物制度政策回顧研究［J］. 醫學與社會，2012，25（9）：28-31.
[7] 左根永. 中國基本藥物供應保障體系的交易費用及制度變遷［J］. 中國衛生政策研究，2013，6（3）：16-21.
[8] 李光德. 中國藥品安全有效社會性規制變遷的新制度經濟學分析［J］. 改革與戰略，2006（9）：17-20.

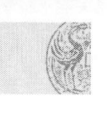

年至 2005 年間藥品安全監管制度的變遷和現實挑戰[1]。還有研究基於利益相關理論，識別出藥品安全規制制度變革過程中的主要利益集團，指出作為既得利益者的監管部門和製藥企業會阻礙制度變革，而制度變遷的動力應來自國家，推動制度變遷以調整社會利益衝突[2]。

## 三、研究框架和研究方法

（一）研究框架和思路

本章主要研究藥物管理領域的正式制度，其主要目標是保證藥品及相關醫療產品的可獲得性、合理使用和質量，其主要構成部分是政策制定和執行機構及其作用對象，以及通過一系列政策文本確立的行動準則和運行機制。本章整合藥品供應保障體系框架和國家藥物政策的主要內容，將藥物制度進一步分為研發和生產、採購定價、藥品流通、合理用藥四個子系統，以便對藥物制度的核心部分的變遷階段和特徵深入討論。

本章以藥物制度系統中正式的規章制度為研究對象，主要包括法律法規、政策文件，以及組織結構和政府監督管理等強制的手段等內容。採用政策文本分析、歷史比較分析等方法，梳理制度變遷的階段和特點；在制度經濟學、博弈論、系統論、風險社會等相關理論的基礎上，探討藥品和醫療器械制度變遷的特點和動因；結合二手數據進行分析，描述藥物制度變遷帶來的變化；最後根據制度變遷的規律探討制度未來發展的趨勢。本章主要研究內容包括：①我國藥物制度總體及主要子系統的變遷階段和特點；②中國藥物制度變遷的動因；③中國藥物制度發生的變化；④根據藥物制度變遷規律討論中國藥物制度的未來趨勢。

---

[1] 胡穎廉. 中國藥品安全監管：制度變遷和現實挑戰（1949—2005）[J]. 中國衛生政策研究, 2009, 2 (6): 45-51.
[2] 孫敏. 利益集團與中國藥品安全規制制度變遷 [J]. 吉林工商學院學報, 2010, 26 (2): 11-15.

（二）研究方法

1. 政策文本分析

將 1949 年 1 月至 2017 年 12 月公開發布的政策文件作為研究樣本進行搜集和分析。文本採集和整理時間主要為 2018 年 1 月至 4 月，在國務院辦公廳、國家衛生和計劃生育委員會、國家食品藥品監督管理總局、工業和信息化部以及國家發展和改革委員會的政務公開網頁中進行檢索。檢索的政策文本類型包括各項法規、部門規章及其他規範性文件，在政策文本檢索過程中對標題或內容涉及「醫療」「藥品」「藥物」等關鍵詞的政策文件進行模糊查找，排除了以「任命」和「編制」為主以及通報日常工作的公告文件，並按照發文時間的順序進行下載。政務公開網頁中 1949 年至 2000 年的政策文本存在缺失現象，可能與機構調整或網站更新有關。因此，於 2019 年通過文獻和專業網站（蒲標網、法幫網、藥智網等）補充早期文件，並從新建的國家衛生健康委員會網站補充部分最新的政策資料，以提高研究的時效性和相關性。

對上述政策文件的標題、發布時間、發文單位、政策文件種類、文本關鍵詞等主要項目進行整理，再結合本章對藥物制度的內涵的定義，從研發生產、採購定價、藥品流通及合理使用四大模塊對政策文件進行編碼。具體通過文章標題和內容信息進一步整理歸納，將包含「研發」「生產」「新藥」等關鍵詞的政策文件納入研發和生產模塊；將包含「藥品價格」「兩票制」「採購」等關鍵詞的政策文件納入採購與定價模塊；將包含「藥品流通」「藥品批發」「藥品零售」等關鍵詞的政策文件納入藥品流通模塊；將包含「抗生素合理使用」「藥品使用安全性」等關鍵詞的政策文件納入合理用藥模塊。通過分類分析，細緻描述中國藥物制度的演變，分析政府政策行為變化過程，探索發展動因和發展趨勢。

2. 二手數據分析

本章採用二手數據分析，通過政府公開數據、商業機構公開數據及其他文獻的二手資料進行分析，探討中國藥物政策變遷所產生的效果和帶來的變化。政府公開數據包括國家統計局公布的《中國統計年鑒》《中國衛生與計劃

生育統計年鑒》《中國高技術產業統計年鑒》，以及《中國醫藥統計年報》（醫藥企業協會）、《食品藥品監管統計年報》（藥品監督部門）、《藥品流通行業運行統計分析報告》（商務部）等。

## 第二節　藥物制度的變遷

### 一、藥物制度總體變遷

在對新中國成立以來相關政策文本和機構改革文件搜集和整理的基礎上，本節首先對藥物制度總體上政策和組織機構的變化趨勢分別進行梳理，然後總結和比較每個發展階段的變遷特點，並進一步討論主要子系統的變遷階段和特徵。

（一）中國藥物政策的變遷

通過對藥物制度領域的法律法規發文時間進行統計（見圖5.1），發現1949—1977年間，中國藥物政策發文集中度較低，可能反應了此間藥物制度建設較慢或變遷較少的情況。1979年，藥物政策出台達到第一個小高峰（年發文量達5件）。1992年達到新的發文高峰（年發文量達10件）。1998年開始，發文量進入了歷史高位階段，1999—2001年平均發文量超過每年30件。在2008年的短暫回落以後，發文量在2009—2012年達到小高峰。在2013年的調整以後開啓新的增長期，在2016年以後進入新的歷史高位階段。藥物政策的發文密度基本與醫療體制的推進和健康中國戰略的實施等重要行動時間一致。根據政策內容所體現出的管理模式和定位以及政策發布的數量變化，

## 第五章　藥物制度變遷

認為政策轉向的重要節點為 1978 年、1998 年、2008 年。參考以往研究[①]，將中國藥物制度劃分為四個階段，分別是計劃經濟時期（1949—1978 年）、行業調控時期（1978—1998 年）、強化監管時期（1998—2008 年）、社會治理時期（2008 年至今）。各時期的制度特點將在本節第二部分討論。

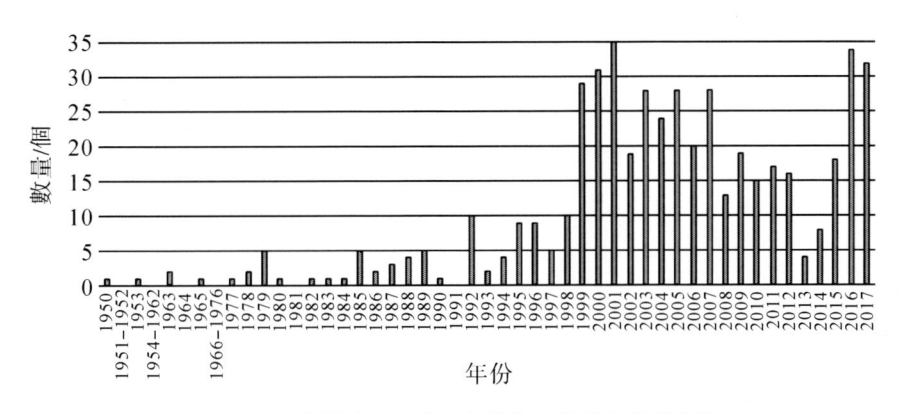

圖 5.1　新中國成立以來歷年藥物政策發布數量分佈

（二）中國藥政機構的變遷

新中國成立以來，中國藥品管理機構改革和職能調整經歷了七個階段（見圖 5.2）。

第一個階段，從 1949 年至 1952 年，中央政府在衛生部系統建立了一系列的藥政管理機構，與化工部形成了對藥政藥企「雙頭共管」的模式。在衛生部下設藥政處負責藥品行政、藥品監督、藥品生產經營活動等事務管理，藥品檢驗所負責藥品檢驗工作。1950 年成立的中國醫藥公司和 1955 年成立的中國藥材公司負責全國的藥品生產和經營，主導藥品的統購統銷，在此基礎上全國實行高度集中的三級批發和計劃調撥藥品供給模式。為促進藥品的規範使用，中國在 1950 年成立了藥典委員會，進行全國藥典的統一編纂。

第二個階段，從 1953 年至 1977 年，在第一階段衛生部與化工部共同管理的基礎上加入了商業部。在各級衛生部門下設立藥政機構或專職藥政人員，

---

① 胡穎廉. 從福利到民生談新中國藥品安全管理體制變遷 [J]. 中國藥事，2014，28（9）：925-933.

# 中國衛生健康制度變遷

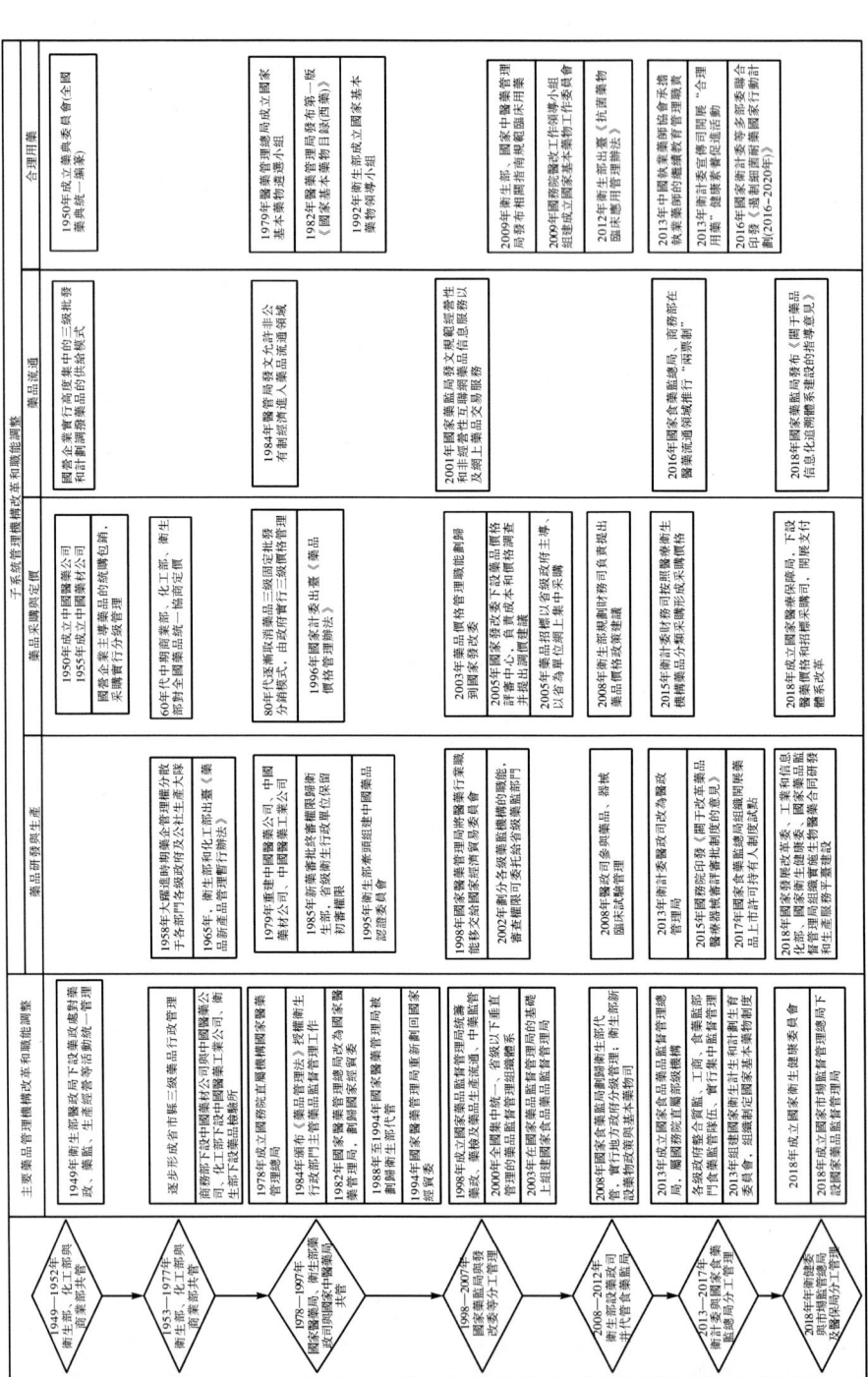

## 圖 5.2 中國中央政府層面藥品管理機構改革和職能變遷

### 時期劃分

- 1949–1952年 衛生部與化工部、商業部共管
- 1953–1977年 衛生部、化工部與商業部共管
- 1978–1997年 國家醫藥局、政府相關部門與中國醫藥公司共管
- 1998–2007年 國家藥監局、藥監局及等分工管理
- 2008–2012年 衛生部與地方政府分級管理、併代管食藥監局
- 2013–2017年 各級政府實行食品藥品監管隊伍，實行集中統一監督管理體制
- 2018年 衛生健康委與市場監督管理局及醫保局分工管理

### 主要藥品管理機構改革和職能調整

- 1949年衛生部聯合化工部和商業部對藥政、藥品、生產、經營等活動統一管理
- 逐步形成衛生部領導下的藥品三級管理行政管理
- 1978年國務院直屬機構國家醫藥管理總局
- 1984年頒布《藥品管理法》，終結衛生行政部門主管藥品監督管理工作
- 1982年衛生部撤銷醫藥管理工業局，創辦國家醫藥管理局
- 1988年至1994年國家醫藥管理局被劃歸回國家經貿委
- 1998年成立國家藥品監督管理局，統籌藥政、藥監及新劃入的國家中藥管理局的職能
- 2000年全國縣市以下中，省級以上重建藥品監督管理組織機構
- 2003年在國家藥品監督管理局基礎上組建國家食品藥品監督管理局
- 2008年國家食品藥品監督管理局代管，實行地方政府分級管理，設衛生政策和藥物司；衛生部門設政策和藥物政策司
- 2013年組建國家食品藥品監督管理總局，屬國務院直屬機構
- 2013年組織修訂《國家基本藥物目錄》，實行集中採購和基本藥物制度
- 2018年成立國家衛生健康委員會
- 2018年成立國家藥品監督管理局，下設稽查協調局及醫保監督局

### 藥品研發與生產

- 1958年大躍進時期藥品企業管理權分散予各部門，各省政府所屬化工公司主管，化工部和衛生部下設藥品檢驗所
- 1965年，衛生部、化工部聯合發佈《藥品審批管理暫行辦法》
- 1979年重建中國醫藥公司，中國藥材公司、中國醫藥工業公司
- 1984年撤銷中國醫藥公司、中國醫藥工業公司，成立醫藥總局，下設省衛生廳藥政局
- 1995年衛生部準備組建中國藥品認證管理委員會
- 1998年國家藥品監督管理局將藥品行政職能及分級藥品監管機構的職能，轉移到新成立的省藥監部門
- 2002年部分各級藥品監督管理機構的審查權限可委託省級藥監部門
- 2008年增設藥政司與藥品、器械臨床試驗管理
- 2013年國務院批准了《關於藥品醫療器械審批審批制度的意見》，推進改革藥品管理
- 2017年國家藥品監督管理局代藥品上市許可持有人制度試點
- 2018年組建國家藥品監督管理局，工業和信息化部、國家衛生健康委、國家藥品監督管理局組織實施，實行生物製品生育委員會，組織制定國家基本藥物

### 藥品採購與定價（子系統管理機構改革和職能調整）

- 1950年成立中國醫藥公司
- 1955年成立中國藥材公司
- 國營企業主導藥品的統購包銷、採購實行分級管理
- 60年代中期推行藥品定點生產、化工部、衛生部下設藥品統一臨床定價
- 80年代衛生部消除藥品三級固定批發分銷模式，由省政府實行三級價格管理
- 1996年國家計委出台《藥品價格管理辦法》
- 1998年藥品價格改革下放藥品價格到國家發改委
- 2005年國家發改委下放藥品價格評審中心，負責成本和價格調查並提出調價建議
- 2005年藥品招標以省政府為主導，以省為單位集中採購
- 2008年衛生部明確財政對藥品價格改革政策建議
- 2015年發改委會同採購相關標準實施司，機構藥品分級採購標準化模式形成改革
- 2018年成立國家醫療保障局，醫保價格招採標準實施，開展支付體系改革

### 藥品流通

- 國營企業實行高度集中的三級批發和計劃調節藥品的供應模式
- 1984年醫藥文化會文允許非公有制經濟進入藥品流通領域
- 2001年國家藥監局利用經濟性互聯網藥品信息服務以及網上藥品交易服務
- 2016年國家食藥監總局、商務部醫保局提出落實城市行"兩票制"
- 2018年化國家藥監總局發佈《關於藥品信息過網銷售監督管理的指導意見》

### 合理用藥

- 1950年成立衛生部委員會（全國藥典統一編纂）
- 1979年國家藥監管理總局成立國家基本藥物管理委員會基本藥物遴選小組
- 1982年基本藥物目錄發佈第一版《國家基本藥物目錄（西藥）》
- 1992年衛生部成立國家基本藥物領導小組
- 2009年衛生部，國家中醫藥管理局發布相關指南和規範臨床用藥
- 2009年國務院醫改辦組建國家基本藥物工作領導小組
- 2012年衛生部出台《抗菌藥物臨床應用管理辦法》
- 2013年中國執業藥師協會承擔執業藥師的繼續教育管理職責
- 2013年衛生委、商務部聯合印發《健康促進發展活動》
- 2016年國家衛生委等多部委員會聯合印發《遏制細菌耐藥國家行動計劃(2016–2020年)》

290

## 第五章 藥物制度變遷

成立藥品檢驗所形成藥品專職管理機構，逐步形成省、市、縣三級藥品行政管理。在此期間，藥品工商業的管理部門多次發生變動，1952 年，製藥工業的管理權被劃歸到輕工業部，同時中國醫藥公司更名為中國醫藥總公司，歸口權從衛生部轉移到商業部。中國醫藥總公司的成立表示全國性的國營醫藥商業系統形成。1956 年，製藥工業的管理又被劃歸到化學工業部。1958 年「大躍進」時期藥企管理分散於各部門各級政府以及公社生產大隊。直到 1964 年，化工部成立中國醫藥工業公司，實施對全國醫藥工業企業的生產統一領導和專業化管理。在 20 世紀 60 年代中期商業部、化工部和衛生部對全國藥品實行統一協商定價。「文化大革命」期間，藥政管理工作受到嚴重破壞，醫藥部門職能被削弱。

第三個階段，1978 年至 1997 年，國家醫藥局、衛生部藥政司與國家中醫藥局對藥品實行共同管理。1978 年，衛生部下屬的國家醫藥管理總局成立，接管商業部下屬的中國藥材公司、中國醫藥公司，化工部下屬中國醫藥工業公司以及衛生部領導的中國醫藥器械工業。隨後陸續恢復了「文化大革命」期間受到衝擊的藥政管理司、藥典委員會和藥檢機構等。1982 年國家醫藥管理總局改名為國家醫藥管理局，劃歸國家經貿委領導，在機構設置上分為局機關和直屬單位，其中主要的直屬單位包括中國醫藥工業公司、中國藥材公司、中國醫藥公司、中國醫療器械工業公司和中國醫藥對外經濟技術合作總公司等。1984 年國家頒布《藥品管理法》，授權國務院衛生行政部門主管全國藥品監督管理工作。藥政管理司為衛生部下轄的藥品管制部門，包括內設於各級衛生行政部門的藥政機構和隸屬衛生部門的藥品檢驗所等技術機構，對藥品註冊、生產、流通環節依法進行管理。同年，國家醫藥管理總局發文允許非公有制經濟進入藥品流通領域。1985 年新藥審批終審權限收歸衛生部，省級衛生行政單位只保留初審權限。1988 年到 1994 年，國家醫藥管理局曾經被重新劃歸為衛生部代理的直屬職能局，1994 年以後又重新劃歸到國家經貿委，逐漸與衛生部門脫離關係。在 20 世紀 80 年代中國逐漸取消藥品三級固定批發分銷模式，由政府實行三級價格管理，由國家計劃委員會制定藥價政

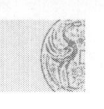

策。為推進基本藥物制度的形成，1979年國家醫藥管理總局成立了國家基本藥物遴選小組，1992年由衛生部牽頭，會同財政部、國家醫藥管理局、國家中醫藥管理局、總後勤部衛生部成立國家基本藥物領導小組。

第四個階段，1998年至2007年，為藥監部門與經濟管理部門分工管理的階段。改革開放後中國醫藥產業發展迅速，原先的醫藥管理體制已不適應市場經濟的發展。在1998年的機構改革中，成立了直接隸屬於國務院的國家藥品監督管理局①（簡稱藥監局），將國家經貿委下屬的國家醫藥管理局職能、衛生部的藥政、藥監職能、中醫藥管理局的中藥監督管理職能合併，並且將衛生部下屬的中國藥品生物製品檢驗所、藥店委員會等技術機構劃歸到藥監局，統籌藥政、藥檢以及藥品生產流通、中藥監管等職能。醫藥系統的行業管理職能移交給國家經濟貿易委員會。2000年形成了全國集中統一，省級以下垂直管理的藥品監督管理組織體系，2002年劃分了各級藥監機構的職能，藥品審查權限可以委託給省級藥監部門。2003年，在藥監局基礎上組建了國家食品藥品監督管理局（簡稱食藥監局），負責對食品、藥品、保健品、化妝品安全管理的綜合監督和組織協調，藥品價格管理職能則被劃歸到國家發改委。2005年國家發改委下設藥品價格評審中心，負責藥品成本和價格調查並且提出調價建議，藥品招標以省級政府主導並以省為單位進行網上集中採購。

第五個階段，2008年至2012年，重新調整了衛生部與藥監部門之間的關係。在2008年機構改革中，衛生部開始管理國家食品藥品監督管理局，並恢復藥品法典職責，承擔起管理國家基本藥物制度的職責，新設藥物政策與基本藥物司②。衛生部承擔食品安全綜合協調、組織查處食品安全重大事故；國家食品藥品監督管理局負責食品餐飲消費環節的安全監管和保健品、化妝品質量監管。衛生部醫政司參與藥品、器械和臨床試驗管理。藥價管理職能依

---

① 國務院辦公廳. 國務院辦公廳關於印發國家藥品監督管理局職能配置內設機構和人員編制規定的通知. 國辦發〔1998〕35號〔Z〕. 1998-06-11.
② 國務院辦公廳. 國務院辦公廳關於印發衛生部主要職責內設機構和人員編制規定的通知. 國辦發〔2008〕81號〔Z〕. 2008-07-10.

## 第五章 藥物制度變遷

然屬於國家發改委，衛生部財務司可以對藥品價格政策提出建議。地方政府的機構改革工作在反覆博弈中進行，最終省級以下垂直管理體制變為了地方政府分級管理模式，各地方的藥品管理機構獨立設置的情況不同。在臨床用藥方面，國家中醫藥管理局和衛生部分別管理中藥和西藥的臨床合理用藥。2009年國務院醫改工作領導小組成立國家基本藥物工作委員會，推進基藥制度的實施。

第六個階段，2013年至2017年，國家衛生和計劃生育委員會（簡稱衛計委）、國家食品藥品監督管理總局（簡稱食藥監總局）對藥品實行分工管理，醫療行政部門不再管理藥監部門。2013年成立國務院直屬部級機構國家食品藥品監督管理總局，下設藥品化妝品監管司、中藥民族藥監管司、醫療器械監管司、醫療器械註冊管理司，負責對各項事物的監督管理，設立辦公廳成立應急管理辦公室以積極應對藥品安全事故的發生，設立科技和標準司負責新藥研發以及醫藥相關標準的制定。各級政府整合質量監督檢驗檢疫、工商行政管理、食藥監部門的食藥監管隊伍，實行集中監督管理。2013年衛計委原有藥品法典的職責劃歸食藥監總局，整合了國務院深化醫藥衛生體制改革領導小組辦公室的職責，財務司擬定藥品採購相關規範並建議藥價政策。涉及藥品生產質量安全生產管理相關的機構還有國家質量監督檢驗檢疫總局、國家安全生產監督管理總局。食藥監總局和商務部共同在醫療流通領域推行改革。衛計委與其他部門聯合推進合理用藥。總體上，該階段的藥物管理呈現出多部門交叉共治狀態，目的是加強藥品生產、銷售等環節的監管，但管理機制仍存在諸多問題，由此國家開展了進一步機構改革。

第七個階段，2018年國務院機構改革，形成國家衛生健康委員會、國家市場監督管理總局以及國家醫療保障局分工管理的局面。國務院直屬部門國家衛生健康委員會成立，在大健康理念下將相關的職責歸口到衛生部門統一領導，將藥物政策制定與監督分離。其中設立藥物政策與基本藥物制度司，並且負責管理國家中醫藥管理局。同時，組建國家市場監督管理總局，將國家工商行政管理總局的職責、國家質量監督檢驗檢疫總局的職責、國家食品

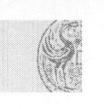

藥品監督管理總局的職責、國家發展和改革委員會的價格監督檢查與反壟斷執法的職責、商務部的經營者集中反壟斷執法以及國務院反壟斷委員會辦公室等職責整合，下設國家藥品監督管理局，負責藥品監督管理的具體事務。組建國家醫療保障局作為國務院直屬副部級部門，將國家衛生和計劃生育委員會、人力資源與社會保障部社會保險管理職能、國家發展和改革委員會的藥品和醫療服務價格管理職能歸口領導，下設醫藥價格和招標採購司，開展支付體系改革。在機構設置上，藥品監督管理局設置到省級，省級以下藥品監督管理職責由地方市場監督管理部門聯合辦公執法。醫療保障局設置到區縣一級，區縣級別的醫療保障局為事業單位劃歸地方衛生健康委員會管理。2018年，由國家發展和改革委員會、工業和信息化部、國家衛生健康委員會、國家藥品監督管理局組織實施生物醫藥合同研發和生產服務平臺建設。

2018年機構改革是推進國家治理體系和治理能力現代化的重要改革，是轉變政府職能的重要舉措。對比改革前後的組織機構設置，此次改革注重縱橫合併同類項，同類職責劃歸同一部門便於具體工作的開展，避免「九龍治水」的局面。將專項職能具體化，從而避免相互推諉或者相互掣肘，實現責任明晰。重在集中整合，減少漏洞，重在完善體制機制，更好地服務社會。本次部門改革更傾向於職能的整合，將事權集中統一，職能具化，有利於責任明細和責任的落實。一類事項原則上由一個部門統籌，一件事原則上由一個部門負責，加強相關機構的配合聯動，避免政出多門、責任不明、推諉扯皮。

2017年、2018年中國藥品管理組織架構見圖5.3、圖5.4。

第五章　藥物制度變遷

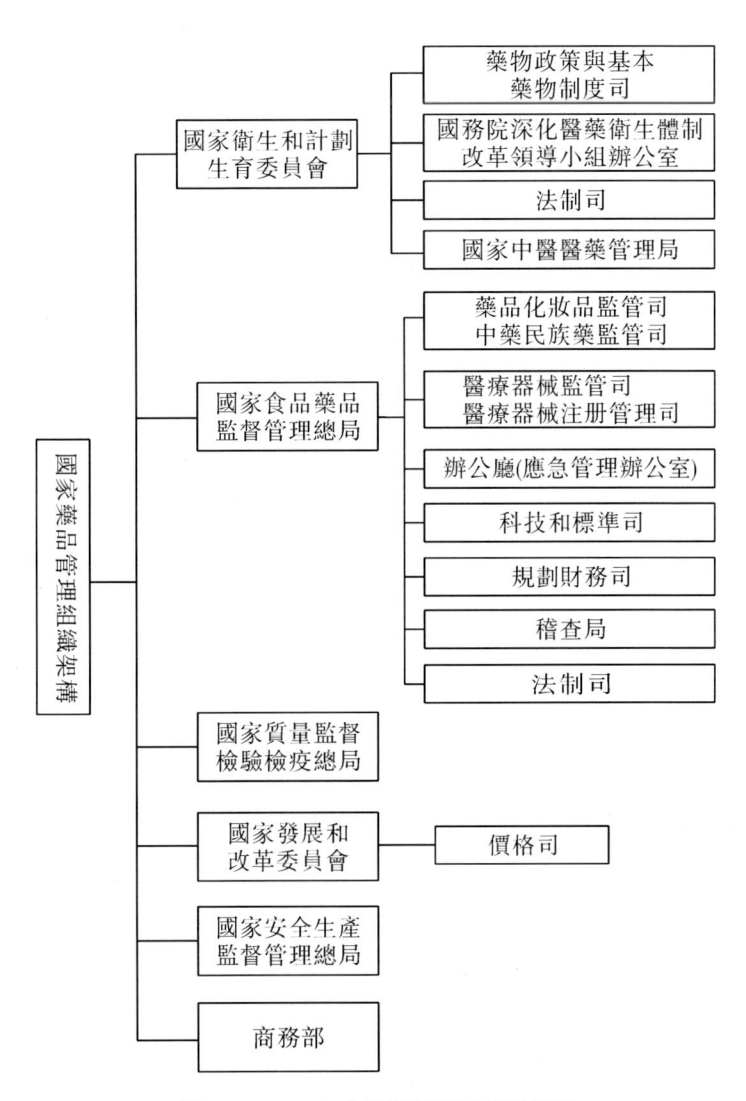

```
國家藥品管理組織架構
├── 國家衛生和計劃生育委員會
│   ├── 藥物政策與基本藥物制度司
│   ├── 國務院深化醫藥衛生體制改革領導小組辦公室
│   ├── 法制司
│   └── 國家中醫藥管理局
├── 國家食品藥品監督管理總局
│   ├── 藥品化妝品監管司　中藥民族藥監管司
│   ├── 醫療器械監管司　醫療器械注冊管理司
│   ├── 辦公廳(應急管理辦公室)
│   ├── 科技和標準司
│   ├── 規劃財務司
│   ├── 稽查局
│   └── 法制司
├── 國家質量監督檢驗檢疫總局
├── 國家發展和改革委員會
│   └── 價格司
├── 國家安全生產監督管理總局
└── 商務部
```

圖 5.3　2017 年中國藥品管理組織架構

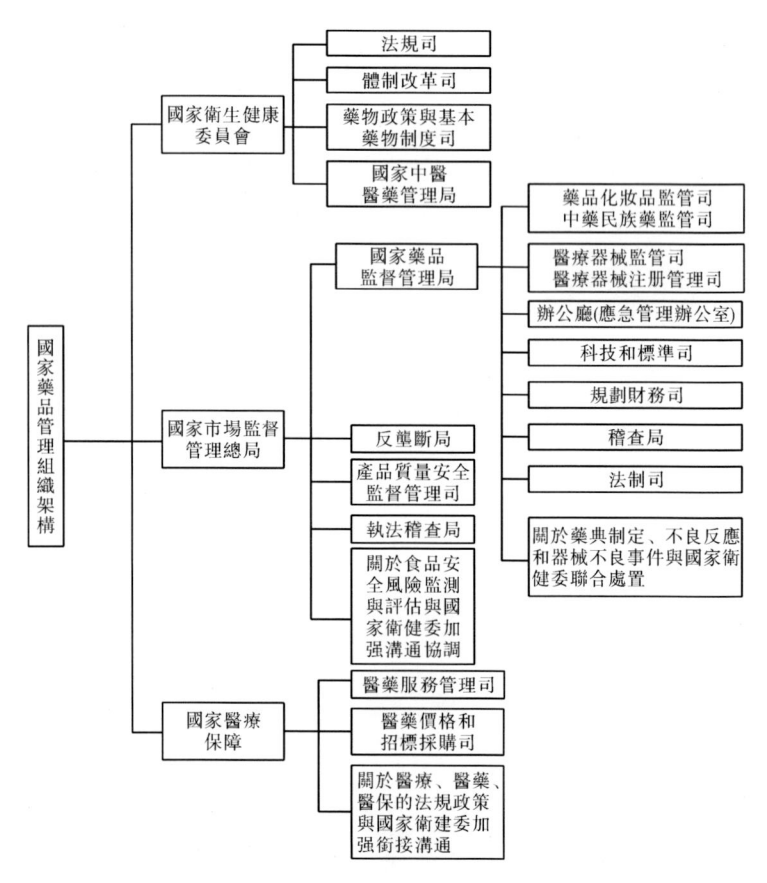

图 5.4　2018 年中國藥品管理組織架構

## 二、藥物制度總體變遷階段和特點

本章將中國藥物制度總體變遷劃分為計劃經濟時期（1949—1978 年）、行業調控時期（1978—1998 年）、加強監管時期（1998—2008 年）、社會治理時期（2008 年至今）四個階段。在此基礎上分析藥物制度變遷不同階段的制度環境、制度演化的博弈模式、制度變遷的特徵。分析藥物制度涉及的藥物管理、醫藥產業、醫療機構、醫療保障以及患者五個不同制度主體在制度變遷各個階段的角色定位。從藥物生產研發、採購定價、流通和合理用藥四個方面，探討在中國藥物制度變遷的各個階段不同內容的變遷及其特點。

## 第五章 藥物制度變遷

(一) 新中國成立初期到改革開放前的計劃經濟時期 (1949—1978 年)

新中國成立初期,百業待興,缺醫少藥,藥品行政管理和生產經營由政府主導,藥品供應的數量得到了基本保障,但存在產量低、質量和安全堪憂的問題。在計劃經濟體制下,政府將醫藥企業生產經營納入直接管控之下,醫藥產業更具有福利事業的性質。法律體系不完善、規範性較弱,政府管理部門設置不健全,市場機制未得到承認,導致各方博弈缺失。藥物制度變遷特點以自上而下的強制性為主。

該時期,中國藥品管理部門分工初步形成,藥物管理由政府全面直接干預供給,以保障人民群眾對藥物的需求。從 1950 年原衛生部醫政局設立藥政處,由化工部、商業部與原衛生部分管藥品生產、流通和監管,到 1978 年成立由國務院直屬管理的國家醫藥管理局,負責中西藥品、醫療器械生產、供應、使用的統一管理,藥品生產企業按計劃生產銷售並且分配,不具有競爭性、盈利動機弱。公立醫院用藥由衛生行政部門統一採購調配,執行政府定價;在提供藥品時可加價 15% 作為維持營運的定向補貼,在當時只是醫院收入的補充渠道。在公費醫療與勞保醫療覆蓋人群的藥品費用由政府財政兜底,缺乏有效的控費機制,享有該部分社會福利的人群在此階段的藥物制度下對藥品的需求可以得到滿足,但大部分未被覆蓋到的人群醫療服務和藥物服務可及性較差。

在「政企一體」的社會環境,製藥行業出現多頭管理的情況,監管效率較為低下,企業缺乏提升工藝、提高效率的動機,造成供應緊張、產品質量欠佳的局面[1]。生產流通方面,形成了國有專營的生產流通體系,醫藥行業實行計劃產量、統購統銷,全國統一控制價格並實行分級管理,全面控製藥價。藥品價格受到國家全面控制,由物價部門按生產流通鏈條逐級審定,分別制定出廠價、批發價、零售價,實行統購統銷,利潤低下。在該時期中國頒布了第一部藥典,作為用藥指南,並且對血液製品以及特殊藥物進行管制。

---

[1] 胡穎廉. 從福利到民生談新中國藥品安全管理體制變遷 [J]. 中國藥事, 2014, 28 (9): 925-933.

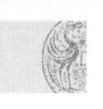

(二)改革開放到 20 世紀末的醫藥行業管理時期（1978—1998 年）

改革開放後，中國的經濟制度逐漸向計劃下的商品經濟再到社會主義市場經濟轉型，市場機制逐漸得到認可。社會福利供給向政府和市場共同提供的混合型過渡。藥品管理的經濟發展功能被強化，調控以行業結構和規模為重點。衛生事業管理以市場化手段為主，引入基本藥物政策沒有全面實施，藥品質量和安全監管滯後。從藥物制度博弈結構來看，中央政府與地方政府、政府和企業之間缺乏有效的博弈仲介，博弈機制複雜、成本高。同時在這個時期各地經濟迅速發展，自上而下的政策往往不能滿足製藥行業的迅速發展，特別是在沿海地區，所以該時期制度變遷呈現出強制性變遷與誘致型變遷交替進行的特徵。

這個時期政府對藥品生產銷售環節的直接干預減少，注重產業發展，但各地方政府的地方保護主義嚴重。1978 年成立國家藥品監管總局，直屬國務院，由衛生部代管；1982 年國家藥品監管總局改名為國家醫藥管理局，劃歸國家經濟委員會管理，原衛生部藥政局只保留監管職能。但在這一社會轉型經濟轉軌時期，政府職能轉變滯後於醫藥產業的發展。醫藥管理部門通過對藥企進行戰略規劃，控制其投資增長，以保持國有企業的市場份額，同時通過吸引社會資本和國外投資發展醫藥產業以促進經濟快速提升[1]。由於藥品市場逐步放開，醫藥產業恢復活力，為把握地方經濟發展時機，形成了多個區域性醫藥產業佈局，但是一些地方政府借質量監管之名對非本地產合格藥品增設檢驗和審批環節，提高市場壁壘。

在藥品生產研發方面，從 1980 年開始整頓醫藥企業，不斷淘汰落後產能，調整產業佈局，但多頭管理情況出現反覆，同時審批制度不合理，監管效率低下。在藥品生產流通方面，政府進行了大刀闊斧的改革，同時涉及藥品營銷、藥品價格以及公立醫院藥品採購領域。藥品流通由三級批發站轉型為各地國營醫藥公司，取消統購統銷、按級調撥等規定，實行多渠道少環節的流通管理模式，流通領域形成多元格局。1985 年到 1986 年國家醫藥局連續

---

[1] 宋瑞霖. 中國製藥企業在激烈市場競爭中的戰略分析 [J]. 中國藥房，2004（11）：10-13.

## 第五章　藥物制度變遷

發布價格管理通知與價格管理目錄，縮小政府定價藥品範圍，擴大企業自主定價權限。同時在 1985 年啓動的醫療體制改革鼓勵醫院自主經營，激勵醫療機構提高藥品加成進行創收，藥品加成作為主要的收入渠道，「以藥養醫」格局全面形成。藥品流通市場競爭無序加劇，醫院把控藥品購銷主導權，使得「回扣」「紅包」現象泛濫。

1985 年，中國首部《藥品管理法》頒布實施，為藥物法律制度建設奠定了基石。1988 年頒布《藥品生產質量管理規範》，探索藥品管理體制改革新方向。為解決藥品生產經營秩序混亂，藥品購銷中行賄、索賄、回扣等不正之風，從 1994 年起，國務院連續發布多個文件，從多方面探索醫藥價格和醫院經濟管理治理辦法。1996 年，國家計委發布《藥品價格管理暫行辦法》，探索藥品政府定價和政府指導價格、藥品購銷順加制度，完善法律以加強藥品質量監管。同時，為保障臨床合理用藥以及藥品使用安全，頒布了基本藥物目錄，並且開始進行藥品不良反應（ARD）監測試點。

（三）20 世紀末期到新醫改前加強藥物市場監管時期（1998—2008 年）

20 世紀末，中國社會主義市場經濟初步建立，但是社會保障機制不成熟，「看病難、看病貴」現象愈演愈烈，因病致貧現象引起關注。為了在資源有限的條件下應對社會經濟風險，補缺型福利制度開始建設，包括社會醫療保險和醫療救助。該時期中國醫療衛生制度改革正處在不斷探索和激烈討論中，藥物制度變遷以強制性變遷為主，制度演化的博弈機制緩慢形成，各項制度在從中央到地方的過程中強制力變弱，實施效果甚微。

1998 年國務院機構改革，將原國家醫藥管理局的監管職能、衛生部的藥政和藥檢職能、國家中醫藥管理局的中藥監管職能合併，組建直屬國務院的國家藥品監督管理局，對藥品研發、生產、流通、使用進行全程行政監督和技術監督；將原國家醫藥管理局的醫藥行業規劃、調控等職能交給國家經濟貿易委員會[1]。根據黨的十五大《中共中央、國務院關於地方政府機構改革的

---

[1] 國務院辦公廳. 國務院辦公廳關於印發國家藥品監督管理局職能配置內設機構和人員編制規定的通知 [Z]. 國辦發〔1998〕35 號, 2003.

意見》，國務院於 2000 年同意並批轉國家藥品監督管理局《藥品監督管理體制改革方案》，實行藥監系統的省級以下垂直管理體制，以打破地方保護、建立統一市場。2001 年全面修訂《藥品管理法》，確定藥監局主管全國藥品監督管理工作的地位，並賦予藥監局配合國務院經濟綜合主管部門，執行國家制定的藥品行業發展規劃和產業政策的多重角色。2003 年國務院機構改革，在藥監局的基礎上組建了國家食品藥品監督管理局，進一步擴大原機構職能至食品、保健品、化妝品的安全管理[①]。

在這個階段，醫藥行業作為競爭性產業的觀點已得到普遍認同，國家也逐漸認識到中國衛生事業和醫藥產業發展受到體制機制的制約。在建立社會主義市場經濟體制的導向下，藥品的商品屬性被強化，藥品質量和安全以及醫藥產業發展成為核心政策目標，這導致政府在這一階段不僅扮演著監管者角色還擔當著產業促進者。從「十一五」開始，國務院發布諸多有關改革發展的指導性意見，提出要形成醫療保險制度、醫療體制、藥品流通體制協調持續發展機制，推動醫藥產業與服務共同發展。這一時期中國醫藥產業迅速發展，但產業結構不合理，一些國有企業在改制的過程中存在著貪污腐化的問題，企業之間惡性競爭加劇。藥品管理的主要任務是保證藥品安全、有效、質量可控，以及如何引導各類市場主體進行規範有序競爭。由此藥品監管部門將保證用藥安全，提升醫藥產業創新能力和競爭能力作為主要政策目標和工作方針。

藥品監管機制隨著國家不同階段的主要政策目標不斷調整。在國有企業改革和現代企業制度建設背景下，國家藥監部門推進 GMP 與 GSP 認證，對藥品生產銷售進行規範。但各地對《藥品經營質量管理規範》的執行標準不一，同時一定程度上存在地方保護主義，使得一些不合格企業也通過認證。並且由於藥品註冊審批環節存在權力尋租問題，大量同類低質量競爭藥品湧入市場，醫藥購銷中商業賄賂問題嚴重。為了克服藥品地方標準水準不一，同名

---

[①] 國務院辦公廳. 國務院辦公廳關於印發國家食品藥品監督管理局主要職責內設機構和人員編制規定的通知 [Z]. 國辦發〔2003〕31 號, 2003.

異方、同方異名、處方不合理、療效不確切等問題，2001年12月新修訂的《藥品管理法》正式實施，取消了藥品地方標準，將藥品生產標準由地方標準改為國家統一標準。

藥品集中採購政策全國推廣，實行藥品最高零售價和藥品加成政策。在2000年國務院辦公室下發的《關於城鎮醫藥衛生體制改革的指導意見》中，明確提出規範醫療機構購藥行為，開展藥品集中招標採購工作試點。2001年印發《醫療機構藥品集中招標採購工作規範》等規範性文件推動縣級以上非營利性醫療機構的藥品集中招標採購工作，同時國家計委發布《關於集中招標採購藥品有關價格政策問題的通知》與《國務院辦公廳關於確定集中招標採購藥品價格分配比例問題的通知》，確定招標採購藥品降價後的差價，先扣除醫療機構零售環節應得的合理差價，然後以讓利患者的原則定價。直至2006年，國家發改委發布《關於進一步整頓藥品和醫療服務市場價格秩序的意見》規定，縣及縣以上醫療機構銷售藥品，以實際購進價為基礎，順加不超過15%的加價率作價，在加價率基礎上的加成收入為藥品加成。在這種政策環境下，藥品價格有所下降，但部分藥品「降價死」現象隨之出現。國家為加強對藥品流通領域的監管層層設置，導致藥品流通鏈條冗長，市場分散，效率低下，增加了權力尋租機會。

為規範藥品的使用，國家開始以政策法規強制規範，出台基本醫療保險目錄限製藥品的濫用，控製藥品費用的不合理增長，成立國家藥品不良反應監測中心，關注人民群眾用藥安全。

（四）社會治理時期中國初步建立基本藥物供應保障體系（2008年至今）

這一階段中國社會主義市場經濟蓬勃發展，發展導向從追求速度轉為追求質量和創新，重視民生問題，在適度普惠的思路下推進社會保障建設，提出實施「健康中國」戰略。該階段社會治理模式初步形成，新醫改逐步推進，博弈機制逐步成熟，博弈效率不斷提高。中央政府大刀闊斧的改革以及地方政府不斷創新性的試點，制度變遷呈現出強制性變遷和誘致性變遷並行的特徵。

2008年國務院機構改革，規定國家食品藥品監督管理局為衛生部管理的

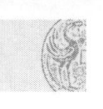

國家局，將「藥品、醫療器械等技術審評工作交給事業單位」[1]；由衛生部推動國家藥品法規的制定，推進國家基本藥物制度，處理重大藥品安全事故。應一些地方提出需要進一步理順地方食品藥品安全監管體制的呼聲，將垂直管理改為由地方政府分級管理，業務接受上級主管部門和同級衛生部門的組織指導和監督[2]。各省在調整藥監體制中的進度和方式不一，某些操作方式甚至可能削弱監管力度[3]。2013年，在簡政放權的指導思想下監管重心下移，《國務院機構改革方案》將國家食品藥品監督管理局更名為國家食品藥品監督管理總局，取消、下放和整合了多項審批職責，加強採用社會治理手段，加大服務和懲罰力度[4]。根據2018年《國務院機構改革方案》，取消國家食藥監總局，其職責並入組建的國家市場監督管理總局，同時考慮到藥品監管的特殊性，單獨組建國家藥品監督管理局，由國家市場監督管理總局管理，以提高服務和監管效率。

　　藥物供應保障體系是「健康中國」國家戰略重點任務之一，黨的十七大報告提出：「強化政府責任和投入，完善國民健康政策，鼓勵社會參與，建設覆蓋城鄉居民的公共衛生服務體系、醫療服務體系、醫療保障體系、藥品供應保障體系，為群眾提供安全、有效、方便、價廉的醫療衛生服務」。2009年4月6日《中共中央國務院關於深化醫藥衛生體制改革的意見》指出：「建立健全藥品供應保障體系。加快建立以國家基本藥物制度為基礎的藥品供應保障體系，保障人民群眾安全用藥。」新醫改以來，中央和地方積極建立以國家基本藥物制度為基礎的藥品供應保障體系，規範藥品生產流通，嚴格市場准入和藥品審批，促進藥品生產、流通企業的整合。建立藥品供應網，完善藥

---

[1] 國務院辦公廳.國務院辦公廳關於印發國家食品藥品監督管理局主要職責內設機構和人員編制規定的通知［Z］.國辦發〔2008〕100號，2008.

[2] 國務院辦公廳.國務院辦公廳關於調整省級以下食品藥品監督管理體制有關問題的通知［Z］.國辦發〔2008〕123號，2008.

[3] 胡穎廉.從福利到民生談新中國藥品安全管理體制變遷［J］.中國藥事，2014，28（9）：925-933.

[4] 國務院辦公廳.國務院辦公廳關於印發國家食品藥品監督管理總局主要職責內設機構和人員編制規定的通知［Z］.國辦發〔2013〕24號，2013

品儲備制度，實施藥品集中採購，規範藥品流通秩序，降低藥品費用，減輕患者用藥負擔[1]。由此可見，建立基本藥物的供應保障體系是新醫改的重要戰略目標。

在 2016 年中共中央、國務院印發的《「健康中國 2030」規劃綱要》中，將完善藥品供應保障體系上升到國家戰略的高度，提出要深化藥品、醫療器械流通體制改革，完善國家藥物政策，並且強化藥品安全監管，形成全品種、全過程的監管鏈條。黨的十九大報告指出，要實施健康中國戰略，「全面取消以藥養醫，健全藥品供應保障制度」，建立規範有序的藥品供應保障制度，具體要在實施藥品生產、流通、使用全流程改革，主要內容包括以下五部分：一是深化藥品供應領域改革；二是深化藥品流通體制改革；三是完善藥品和高值醫用耗材集中採購制度；四是鞏固完善基本藥物制度；五是完善國家藥物政策體系。

中國從宏觀層面上對國家藥物政策進行頂層設計，以基本藥物制度為基礎，建立中國藥物供應保障體系。新醫改啟動之初，就在原衛生部設置了藥物政策和基本藥物制度司，為藥物政策體系和基本藥物制度建設工作進行整體規劃設計。2013 年，國家食品藥品監督管理局改為國家食品藥品監督管理總局，成為國務院直屬機構，不再隸屬衛生部。對藥品、保健品、餐飲食品、化妝品、醫療器械的生產流通全流程監管。2018 年 3 月，國務院機構設置進行重大改革，成立國家市場監督管理總局，整合原食藥監局、國家發改委和商務部與市場相關的監督和執法職責，不再保留國家食品藥品監督管理總局、國家工商行政管理總局、國家質量監督檢驗檢疫總局。考慮到藥品監管的特殊性，單獨組建國家藥品監督管理局，由國家市場監督管理總局管理。這種設計既保留了藥品監管的特殊性和專業性，更突出了各部門監管的協調力和綜合性，現代治理能力提升。在此環境下，醫藥企業合規化經營，產業轉型升級以適應人民群眾多層次、多樣化的健康需求。在公立醫院改革的背景下，逐漸取消藥品加成，改變以藥養醫的狀況。醫療保險藥品費用的控費措施增

---

[1] 史錄文. 完善藥品供應保障制度 [J]. 中國黨政幹部論壇，2018（10）：17-20.

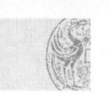

加，醫保議價能力增強。

藥品生產研發方面，2015 年國務院發布了四項「核心文件」鼓勵醫藥行業技術創新，並且推動多個省市開展藥品上市許可持有人制度試點，在 2016 年 6 月經國務院批准 CFDA 加入國際人用藥品註冊技術協調會（ICH）。藥物質量安全方面則形成日常檢查、抽檢、飛檢等組合監管措施。2017 年國務院印發《「十三五」深化醫藥衛生體制改革規劃》，提出要進行藥品生產、流通、使用的全流程改革，調整利益驅動機制，破除以藥補醫，推動各級各類醫療機構全面配備、優先使用基本藥物，建設符合國情的國家藥物政策體系，理順藥品價格，促進醫藥產業結構調整和轉型升級，保障藥品安全有效、價格合理、供應充分。中國醫改新階段的改革目的是通過市場倒逼和醫藥產業政策的引導，推動企業提高創新和研發能力，促進中國從醫藥製造大國向醫藥強國轉變。

黨的十八大提出要加強公共安全體系建設，食品藥品安全是體制改革的重要任務之一，習近平總書記提出要加強食品藥品安全監管，用最嚴謹的標準、最嚴格的監管、最嚴厲的處罰、最嚴肅的問責，加快建立科學完善的食品藥品安全治理體系，堅持產管並重，嚴把從農田到餐桌、從實驗室到醫院的每一道防線。由此，中國開始圍繞「創新、質量、效率、體系、能力」主題，全面貫徹落實習近平總書記有關藥品安全「四個最嚴」要求，推動監管理念制度機制創新，加快推進中國從製藥大國向製藥強國邁進。

隨著 2009 年醫療體制的改革，基本藥物制度體系不斷健全。中國於 2009 年 8 月頒布《關於建立國家基本藥物制度的實施意見》，啓動基本藥物制度改革。2009—2011 年，中國實施基本藥物制度僅兩年時間，政策初步的影響已非常巨大，藥品的平均價格下降了 25% 左右，藥品的公益性大幅度提升。2010 年年底，國務院辦公廳相繼頒布了《建立和規範政府辦基層醫療衛生機構基本藥物採購機制的指導意見》和《基層醫療衛生機構補償政策》，逐漸形成了政府宏觀調控為主、市場機制為輔的制度安排，以保障群眾基本用藥、

減輕醫藥費用負擔①。國務院、工信部、商務部、財政部、國家發改委等多個部門出台醫藥產業規劃。政府將生物醫藥產業列為支柱產業，大力發展健康服務業，為各類醫藥產品的研發生產和銷售提供新的機遇。2018年9月國務院辦公廳印發《關於完善國家基本藥物制度的意見》，指出國家基本藥物制度的建立和實施，對健全藥品供應保障體系、保障群眾基本用藥、減輕患者用藥負擔發揮了重要作用。該意見從基本藥物的遴選、生產、流通、使用、支付、監測等環節，明確了五個方面的政策措施。從基層醫療衛生機構全覆蓋到新版基本藥物目錄不斷修訂完善，制定並推廣基本藥物應用指南以促進藥物的合理使用。2018年10月，國家醫療保障局發布《關於將7種抗癌藥納入國家基本醫療保險、工傷保險和生育保險藥品目錄乙類範圍的通知》，抗癌藥物順利進入醫保目錄。2018年11月1日，中國《國家基本藥物目錄（2018年版）》正式實施，新版目錄增加了品種數量並優化了結構，進一步規範劑型和規格。

疫苗安全事故頻發，2018年長春長生疫苗造假事件更是引起了全社會的廣泛關注，國家藥監局加強疫苗生產企業監管力度，促進疫苗行業整頓和規範。2019年6月29日，十三屆全國人大常委會第十一次會議表決通過了《中華人民共和國疫苗管理法》。該法是中國對疫苗管理進行的專門立法，將對疫苗實行最嚴格的管理制度，堅持安全第一、風險管理、全程管控、科學監管、社會共治。在該制度的設計中體現了習近平總書記關於食品藥品領域「四個最嚴」的要求。《中華人民共和國疫苗管理法》為疫苗管理的全鏈條、各環節、各主體都設定了嚴格的責任，進行了制度上的創新與升級。

藥品價格政策與公立醫院改革推進藥品供應體系保障不斷健全。2011年至2013年，在公立醫院改革中取消試點醫院藥品加成，並進行多次化學藥價格調整，2014年建立短缺藥品儲備機制，加強信息化管理監督以保障低價藥供應，放開部分處方藥由市場自主定價。然而，新醫改以基本藥物制度為核心的藥物政策未能解決非基本藥物價格過高以及部分藥品價格過低導致的短缺問題。在2015年取消絕大多數藥品的最高零售價，探索建立以集中採購和

---

① 左根永. 孟慶躍. 孫強. 中國基本藥物制度的運行機制和政策含義 [J]. 中國衛生經濟，2012，31(4)：56-58.

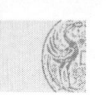

醫保支付標準為主要方法的市場化藥品價格形成機制。2017年和2018年，人社部和醫保局通過談判方式在醫保藥品目錄中分別納入了36個和17個藥品，其中包括32個抗癌藥物，對提高藥品可負擔性起到了重要作用。2018年開始啓動的「4+7」帶量採購試點，降價效果明顯，中選品種平均價格下降52%，部分下降高達96%。

自2015年起藥品生產流通領域開始新一輪的改革，推動流通企業轉型升級，精簡流通鏈條，全流程管理。推進信息化建設，形成藥品出廠價格信息可追溯機制，促進價格信息透明。2017年2月國務院辦公廳印發《關於進一步改革完善藥品生產流通使用政策的若干意見》，國家衛計委於2018年1月發布藥品流通領域「兩票制」的實施方案，率先在各醫改試點省（區、市）及公立醫院改革試點城市啓動，2018年在全國全面推開。

在藥品合理使用上重點規範醫療和用藥行為，調整利益驅動機制，三醫聯動加強。衛健委繼續要求公立醫院優先使用國家基本藥物，建立健全醫院基本藥物配備、使用和評估制度，強化藥物使用監管，促進合理用藥，於2018年12月發布《關於做好輔助用藥臨床應用管理有關工作的通知》，明確要制訂全國輔助用藥目錄。強化醫保規範行為和控制費用的作用，大力推進醫保支付方式改革，醫保目錄動態化，促使醫療機構主動規範醫療行為，規範藥店處方審核流程，積極發揮藥師在合理用藥方面的作用；總結帶量採購的試點經驗，進一步探索聯動機制，在提高藥品保證水準的同時，促進企業生產效率和醫藥市場良性競爭。

中國不同時期藥物制度變遷特點見表5.1。

表5.1 中國不同時期藥物制度變遷特點

| 變遷特點 | 計劃經濟時期<br>（1949—1978年） | 行業調控時期<br>（1978—1998年） | 加強監管時期<br>（1998—2008年） | 社會治理時期<br>（2008年至今） |
| --- | --- | --- | --- | --- |
| 制度環境 | 所有制關聯型福利，計劃經濟，法律體系規範性弱 | 改革開放下的混合型福利，向社會主義市場經濟轉型 | 補缺型福利，社會主義市場經濟初步建立 | 民生建設下的適度普惠福利，社會主義市場經濟創新發展 |
| 制度演化的博弈模式 | 權責不清導致各方博弈缺失 | 博弈機制複雜，成本高 | 博弈機制法定形成階段 | 博弈機制成熟提效階段 |

第五章　藥物制度變遷

表5.1(續)

| 變遷特點 | | 計劃經濟時期(1949—1978年) | 行業調控時期(1978—1998年) | 加強監管時期(1998—2008年) | 社會治理時期(2008年至今) |
|---|---|---|---|---|---|
| 制度變遷的特徵 | | 強制性變遷為主 | 強制性變遷與誘致性變遷交替 | 強制性變遷為主，實施不力 | 強制性變遷和誘致性變遷並行 |
| 制度主體的角色定位 | 藥物管理 | 全面直接干預供給，重物資保障 | 直接干預供給減少，重產業發展，地方保護主義，基藥政策未深入推行 | 市場監管者，兼顧藥品質量安全和產業發展 | 推進以基藥政策為基礎的藥品供應保障體系建設，運用現代治理手段 |
| | 醫藥產業 | 按計劃生產銷售並分配，盈利動機不強 | 體制改革，產業恢復活力，逐利化嚴重 | 政企分離，產業快速擴展但結構不合理，惡性競爭，監管難度加大 | 合規化經營，兼併重組，產業轉型升級，走向製藥強國 |
| | 醫療機構 | 公立醫院在提供藥品時可加價15% | 藥品加成是主要收入渠道 | 補償機制試點，弱化以藥養醫 | 公立醫院改革，逐漸取消以藥養醫 |
| | 醫療保障 | 財政兜底，缺乏有效控費機制 | 限制公費醫療和勞保醫療自費藥品範圍 | 社會醫療保障體系逐漸建立，醫保基本覆蓋，設定用藥目錄 | 控費措施增加，議價能力增強 |
| | 患者 | 福利享有者 | 看病難、看病貴問題突出 | 看病難、看病貴問題得到緩解 | 重視藥品質量、安全、價格 |
| 制度內容 | 研發生產 | 政企一體，計劃生產，多頭管理 | 多頭分散管理反覆，審批制度不合理，監管效率低下 | 初步建立藥品審批管理體系 | 健全藥品審評審批制度，提高審評審批效率與質量 |
| | 採購定價 | 全國統一控制，分級管理 | 前期實行嚴格三級價格管理，中期價格放開，後期恢復價格干預 | 醫療機構藥品招標採購日趨規範化，價格管制逐漸嚴格 | 市場定價與談判定價結合，對基本藥物價格進行嚴格控制 |
| | 流通 | 統購統銷，低利潤 | 銷售與生產分離，多渠道少環節，高利潤，整頓流通市場 | 流通鏈條冗長，市場分散，加強管控 | 精簡流通鏈條，全流程管理，推進信息化建設 |
| | 合理用藥 | 頒布藥典作為用藥指南，對特殊藥物進行管制 | 藥物使用指導為主，頒布基本藥物目錄，藥品不良反應（ARD）監測試點 | 以政策法規強制規範，出台醫保目錄，成立國家藥品不良反應監測中心 | 規範醫生臨床用藥行為，建立健全醫院基本藥物配備、使用和評估制度，醫保目錄動態化，加強不良反應中心監測 |

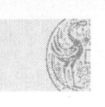

### 三、藥物管理制度中主要子系統的變遷

1. 藥品研發和生產制度的變遷

根據中國藥品研發和生產領域的政策發布時間和政府組織機構變遷，該子系統也呈現出四個時期段。根據醫療服務體系的需要和經濟發展的階段，不同時期在新藥研發、生產准入、行業發展、質量監管等方面的制度建設各有側重。

在第一個發展階段，即新中國成立至 1978 年，中國藥品生產和研發基礎薄弱，與藥物相關的藥政管理和醫藥管理制度逐漸建立。新中國成立初期為做好醫藥衛生保健工作，由衛生部歸口領導藥政、藥監和藥品生產、經營（包括中藥材經營）、使用、研發、藥品檢驗、藥學教育。隨著計劃經濟體制的需要，1950 年和 1955 年分別成立中國醫藥公司和中國藥材公司，以實現醫藥產、供、銷的平衡。對醫藥產業管理逐步細化，藥品管理職能主要由衛生部、化工部、商業部共同領導。1953 年頒布了新中國第一部《中華人民共和國藥典》，計劃每五年修訂一次，為藥政管理提供法定依據。1963 年，三部門聯合頒布《關於藥政管理的若干規定（草案）》，是新中國第一部藥品管理綜合性法規。1965 年，衛生部和化工部配套出台《藥品新產品管理暫行辦法（草案）》，兩份文件對新藥定義、臨床試驗、生產審批進行說明，規定藥品審定委員會設置和衛生部審批範圍，但未得到實施[1][2]。藥品的研發和生產同時在藥廠、科研機構和醫院展開。

在製藥方面，早期積極根據社會需要研發藥物，引進蘇聯的醫藥技術與設備，興建了以華北製藥廠為代表的一批國企，醫藥生產得到有效恢復。1958 年以後的「大躍進」時期，醫藥產業一度出現藥廠准入和生產混亂的現象，藥企管理權分散於各部門及各級政府甚至公社生產大隊。為應對這一局面，中央政府在 1964 年成立中國醫藥工業公司，實行嚴格的全國性計劃管

---

[1] 王軒，劉巨波，朱文濤. 中國新藥中化學藥品生產批准上市申請審批制度歷史演變與現狀分析 [J]. 中國藥師，2018, 21 (2)：314-317.

[2] 中國臨床腫瘤學會. 中國新藥管理與 GCP 發展概況. http://www.csco.org.cn/gcp/class/zhn005.htm.

第五章　藥物制度變遷

理，有效促進了醫藥行業發展。但是由於藥政管理工作在「文化大革命」中受到破壞，醫藥行業缺乏有效監管，又出現擅建藥廠和藥品質量下降的情況。直到 1978 年恢復藥政監管①。

在第二個階段，即 1978 年至 1998 年，改革開放後對醫藥產業恢復發展，是藥品管理領域法規框架的形成時期，通過頒布新制度和政策，規範市場准入和產品生產，藥物管理制度化建設加強。

醫藥產業成為國民經濟中的重要部分。1978 年成立國家醫藥管理總局，該局於 1979 年恢復成立中國醫藥公司、中國藥材公司、中國醫藥工業公司和中國醫療器械工業公司，對醫藥領域的各個方面實行統規統管。隨著改革推進，政府通過行業發展規劃調控產業增長，在保持國有份額的基礎上引導社會和外國資本投入，1980 年成立第一家中外合資製藥企業中國大冢製藥有限公司（中日合資）。國有醫藥企業則隨著 1984 年的《中共中央關於經濟體制改革的決定》，經歷了政企分開、產權制度改革階段，並從 1993 年哈爾濱醫藥股份有限公司上市以後，逐步擴大上市融資規模。在技術和設備引進方面加大對外交流，引入國際合作項目，提高了管理和研發水準，擴大出口規模。

1978 年國務院頒發的《藥政管理條例》和 1979 年衛生部頒布的《新藥管理辦法（試行）》規定，「凡屬中國創新的重大品種及國內未生產過的放射性藥品、麻醉藥品、中藥人工合成品、避孕藥品由衛生局審核後轉衛生部審批。其他新藥由省、市、自治區衛生局審批」②。省級藥政管理部門仍有最終審批權限，再加上對技術標準制定不夠具體，造成審批和註冊執行出現差異③。1985 年，衛生部根據《藥品管理法》規定「生產新藥，必須經國務院衛生行政部門批准，並發給批准文號。但是，生產中藥飲片除外」，制定了《新藥審批辦法》《新生物製品審批辦法》，將新藥審批終審權限收歸衛生部，省級衛生行政單位保留初審權限，對藥品實行分類審批，審評機構需設立藥

---

① 中國醫藥企業管理協會組織. 中國醫藥產業發展報告 [M]. 北京：化學工業出版社，2009：2-5.
② 衛生部. 新藥管理辦法（試行）.1979-2-20. https://code.fabao365.com/law_235847_1.html.
③ 王軒，劉巨波，朱文濤. 中國新藥中化學藥品生產批准上市申請審批制度歷史演變與現狀分析 [J]. 中國藥師，2018，21（2）：314-317.

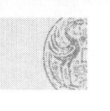

品評審委員會。在此基礎上，衛生部陸續發布《仿製藥品審批辦法》《進口藥品管理辦法》《新藥保護和技術轉讓的規定》進行補充，在《關於新藥審批管理若干補充規定》《關於藥品審批管理若干問題的通知》等文件中對中藥部分進行了補充。

1981 年，國務院發布《關於加強醫藥管理的決定》，進一步加強對生產企業的監管工作。經過幾年修訂和實踐，1984 年，國家醫藥管理局頒布《藥品生產管理規範》，作為醫藥行業生產質量管理規範（GMP）執行。根據《藥品管理法》規定，1988 年衛生部制定《藥品生產質量管理規範》成為中國第一部正式 GMP，並於 1992 年第一次修訂。1995 年，衛生部牽頭組建中國藥品認證委員會，開始受理 GMP 認證，標誌著藥品 GMP 認證正式開始①。1996 年頒布第一張藥品 GMP 認證證書②。由於藥廠准入審批一度下放至省級，且 GMP 實施緩慢，出現辦廠高潮和地方保護主義。

在第三個階段，1998 年至 2008 年，面對社會主義市場經濟初期醫藥行業出現的各種問題和發展需要，應加快國企改革，建立規範化市場准入制度，以促進醫藥產業健康發展。1998 年成立的國家藥品監督管理局，職責以監管為主，兼顧幫和促，在此基礎上 2003 年成立國家食品藥品監督管理局，在醫藥產業深化體制改革，使藥政部門與產業部門的職責和關聯進一步分離。

在新藥審批方面，1999 年藥監局出台新的《新藥審批辦法》，規定新藥為「中國未生產過的藥品。已生產的藥品改變劑型、改變給藥途徑、增加新的適應症或制成新的復方制劑，亦按新藥管理」，擴寬了新藥的定義；並提出對有特殊或重要價值的藥品應進行加快評審；將審批分為臨床研究和上市生產兩個階段，規定「各類新藥視類別不同進行 I、II、III、IV 期臨床試驗。某些類別的新藥可僅進行生物等效性試驗」。同年，修訂與新藥審批相關的其他四項法規。同年，《藥品臨床試驗管理規範（GCP）》終於生效施行，修訂版《藥品生產質量管理規範（GMP）》出台，藥監局審批權的強制性加強。

---

① 陳文玲，易利華. 2011 年中國醫藥衛生體制改革報告 [M]. 中國協和醫科大學出版社，2011：129.
② 中國醫藥企業管理協會組織. 中國醫藥產業發展報告（1949~2009）[M]. 化學工業出版社，2009：13.

# 第五章　藥物制度變遷

2001年中國全面修訂《藥品管理法》，明確藥監局是全國主管藥品監管的機構，集中評審制度進一步確定。2002年頒布《藥品管理法實施條例》，進一步劃分了各級藥監機構的職能，規定藥監局可以將審查權限委託給省級藥監部門；並貫徹取消藥品地方標準的規定，嚴格遵循「安全有效，處方合理，質量可控」的原則，組織並完成了醫學和藥學再評價，將一部分化學藥品地方標準升為國家標準。2002年藥監局發布《藥品註冊管理辦法》，引入藥品註冊這一概念。此外，2003年至2005年發布的規定涉及中藥材生產、中醫藥生產、藥物研究機構、生產監督、醫療機構制劑配製、進口藥材、藥品不良反應報告和監測等領域。到2004年，食藥監局完成GMP認證和藥品生產許可證的整頓和換發，並要求未達標企業強制停產，提高了對製藥行業的准入要求。2005年，食藥監局修訂了《藥品註冊管理辦法》，規定「除靶向制劑、緩釋、控釋制劑等特殊劑型外的其他簡單改變劑型」的品種不再發新藥證書，修訂《藥品生產質量管理規範認證管理辦法》並發布《國家食品藥品監督管理局藥品特別審批程序》。2006年，食藥監局發布《關於進一步規範藥品名稱管理的通知》和《藥品說明書和標籤管理規定》，藥品監管工作的制度建設逐步細化。

2006年，中國連續出現「齊二藥」「魚腥草」「欣弗」「甲氨蝶呤」等重大藥品質量安全事件，暴露出藥品生產質量管理無序，醫藥市場混亂的問題。同年，食藥監局腐敗窩案調查取得進展，郝和平、曹文莊、鄭筱萸受賄情節惡劣，引起了社會各界關注。針對當時暴露出來的問題，藥政部門及時反思吸取教訓，2006年7月30日，國務院辦公廳下發《關於印發全國整頓和規範藥品市場秩序專項行動方案的通知》，嚴厲打擊藥品註冊過程中的弄虛作假行為；2006年9月，食藥監局開展對藥品批文的普查登記工作，並於2007年1月啟動藥品再註冊和淘汰工作。2007年國務院辦公廳下發《關於進一步加強藥品安全監管工作的通知》，食藥監局修訂《藥品註冊管理辦法》嚴格新藥定義，發布《藥品召回管理辦法》規範生產企業對存在安全隱患藥品的召回義務，修訂《藥品GMP認證檢查評定標準》，提高生產技術要求。國務院辦公廳印發《國家食品藥品安全「十一五」規劃》，對食藥監管工作加強規劃

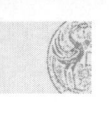

和目標管理。

在第四階段，2008 年至今，一方面隨著新醫改的推進，為了完善藥品供應保障體，要求藥監部門加強藥品生產管理，另一方面在經濟結構轉型的戰略下，推進醫藥行業的發展成了大健康時代的必然，政府重視創新驅動和綠色發展模式，對醫藥研發和生產提出增加新藥研發投入，引導藥企兼併重組。

2009 年公布的《中共中央國務院關於深化醫藥衛生體制改革的意見》提出「建立嚴格有效的醫藥衛生監管體制」，並且要「加強藥品監管。強化政府監管責任，完善監管體系建設，嚴格藥品研究、生產、流通、使用、價格和廣告的監管。落實藥品生產質量管理規範，加強對高風險品種生產的監管。為了建設基本藥物制度，《國務院關於印發醫藥衛生體制改革近期重點實施方案（2009—2011 年）的通知》提出要充分發揮市場機制作用，推動醫藥生產企業兼併重組，多部委聯合發布的《關於建立國家基本藥物制度的實施意見》提出，「加強基本藥物質量安全監管。完善基本藥物生產、配送質量規範，對基本藥物定期進行質量抽檢，並向社會及時公布抽檢結果」。為推進建設，國家食品藥品監督管理局發布《關於印發加強基本藥物質量監督管理規定的通知》《關於基本藥物進行全品種電子監管工作的通知》《關於進一步加強基本藥物生產監管工作的意見》。

在推進基本藥物制度建設的同時，藥物制度建設在不斷修訂原有藥品管理法規和標準的基礎上，根據發展需要完善監管體系。2009 年發布《國務院關於同意建立打擊生產銷售假藥部際協調聯席會議制度的批覆》。2011 年，國務院辦公廳轉發國家發改委等部門編制的《疫苗供應體系建設規劃》，以完善全流程監督管理，保障國家基本藥物與疫苗的生產與供應。2012 年《國務院關於印發國家藥品安全「十二五」規劃的通知》發布，提出大幅提高藥品標準和藥品質量的目標，包括通過嚴格執行質量一致性評價來提高仿製藥質量，健全以《藥典》為核心的國家藥品標準管理體系，並要求「國家基本藥物目錄、臨床常用的仿製藥在 2015 年前完成」。雖然食藥監局 2013 年就發布了《仿製藥質量一致性評價工作方案》，但實際推進工作較慢，直到 2015 年國務院再次強化食藥安全工作，2015 年 4 月全國人民代表大會通過《藥品管理法

## 第五章　藥物制度變遷

修正案》，7月食藥監總局發布《關於開展藥物臨床試驗數據自查核查工作的公告》，嚴格數據核查要求。2015年8月國務院印發《關於改革藥品醫療器械審評審批制度的意見》，明確了藥品醫療器械審評審批改革的12項任務，包括解決註冊積壓、推進仿製藥一致性評價、藥品上市許可持有人制度試點、臨床急需藥品加快審批等內容，為藥品研發創新具體政策的制定與實施做整體規劃。2016年，國務院辦公廳發布《關於開展仿製藥質量和療效一致性評價的意見》，明確規定對在規定時間內無法完成一致性評價的藥品不予再註冊。

　　2010年開始，醫藥產業面臨巨大變化，穩步推進從製藥大國向製藥強國的轉變。「十二五」規劃提出轉變經濟發展方式，堅持把科技進步和創新作為加快轉變經濟發展方式的重要支撐，堅持把建設資源節約型、環境友好型社會作為加快轉變經濟發展方式的重要著力點，對醫藥產業提出了更高的產業轉型、技術創新和環保要求。國務院發布的《國家中長期科學和技術發展規劃綱要（2006—2020年）》《關於加快培育和發展戰略性新興產業的決定》《促進生物產業加快發展的若干政策》將生物產業尤其是醫藥產業列為第三大重點培訓和發展方向，「十三五」規劃也將生物醫藥列入推動技術創新的核心領域，配套相關政策，通過國家科技重大專項等方式，加大對醫藥研發的投入。2016年國務院發布的《關於促進醫藥產業健康發展的指導意見》提出了到2020年醫藥產業發展的目標和任務；《「健康中國2030」規劃綱要》提出，到2030年實現醫藥工業中高速發展和向中高端邁進，跨入世界製藥強國行列。為了落實產業轉型和健康中國戰略，鼓勵創新，2017年中共中央辦公廳、國務院辦公廳印發《關於深化審評審批制度改革鼓勵藥品醫療器械創新的意見》，從新藥研發、臨床試驗、全生命週期管理、保護專利權及上市審批等方向出發，引導建立完整的研發上市路徑，鼓勵新藥創制與國際發展，中國醫藥創新領域邁入一個新的開端。2018年1月，食藥監總局和科技部聯合發布了《關於加強和促進食品藥品科技創新工作的指導意見》，對產業發展進行系統部署。為加快藥品在中國上市的進程，更好滿足患者的用藥需求，2018年7月，發布《接受藥品境外臨床試驗數據的技術指導原則》，為中國進行藥品

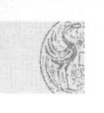

註冊申請提供可參考的技術規範,以鼓勵藥品的境內外同步研發。2018 年 10 月《藥品管理法(修正草案)》開始審議,並於 2019 年 8 月 26 日經人大表決通過,規範了本階段落實藥品全生命週期的主體責任的同時激發市場創新活力、提高行政審批效率、加強全生命週期監管,規定全面實施藥品上市許可持有人制度;臨床試驗、藥品上市審批加速,GMP 和 GSP 標準的執行並入生產行政許可;建立健全藥品追溯制度;加大違法處罰力度。

近年來傳統中藥制劑生產技術不斷規範,國家出台多項指導原則 。2018 年 2 月,國家食品藥品監督管理總局發布《關於對醫療機構應用傳統工藝配製中藥制劑實施備案管理的公告》,2018 年 11 月,更新《關於發布證候類中藥新藥臨床研究技術指導原則的通告》,組織制定了《證候類中藥新藥臨床研究技術指導原則》,進一步完善了符合中藥特點的技術評價體系。

2. 藥品採購與定價制度的變遷

新中國成立以來,在藥品採購與定價方面根據經濟體制的變化和藥物供應保障的需要,從行政管制下逐漸走向政府調控結合市場調節的定價機制,經過最近十幾年的不斷改革和試點,形成醫療、醫保與醫藥三醫聯動的藥品價格管理模式。

新中國成立之初至 20 世紀 80 年代中期,在計劃經濟體制下,國營企業主導藥品的統購包銷,採購實行分級管理,價格全國統一控制。三級醫藥批發時期,中國醫藥公司和中國藥材公司由政府部門管理,下設中央級一級藥品採購供應站、省級二級採購供應站、市縣級醫藥公司,逐級下達指標,醫院根據用藥需要申請調撥,和本地醫藥公司進行結算。20 世紀 60 年代中期開始,藥品價格由商業部、化工部和衛生部共同協商決定,定價的依據是成本再加低水準利潤。此外,從 20 世紀 50 年代開始,允許公立醫院在提供藥品時在藥品進購價的基礎上加價 15% 作為定向補助,以解決財政投入不足的問題,這種「以藥補醫」的機制是日後「以藥養醫」局面的基礎。

20 世紀 80 年代中期,隨著經濟體制改革的深入,醫藥商業的管理也逐漸走向市場化,三級固定批發和分銷的商業模式被打破,醫院可以從一、二級批發站甚至藥廠直接採購。政府允許醫院節餘留用,並採用多種形式的服務

## 第五章 藥物制度變遷

獲得收入，藥品加價幅度的增加逐漸成為其中重要一項收入渠道。但是在藥品定價上，直到20世紀80年代末，政府對藥品價格仍然實行管制，絕大部分藥品實行嚴格的三級價格管理。1992年至1996年，隨著全國物價改革的推進，大部分藥品價格管制曾經放開，隨之出現的藥價飛漲又讓政府恢復了價格管制。

1996年，為了加強藥品價格管理，減輕公費醫療、勞保和群眾負擔，國家衛計委出台《藥品價格管理暫行辦法》，規範藥品價格的管制對象、範圍和管理機構（各級政府價格管理部門），只有部分藥品品種定價受管制，國家已明確放開價格的藥品由藥品經營者自主定價。1998年，國家計委發布《關於完善藥品價格政策改進藥品價格管理的通知》，提出適當放寬部分藥品銷售利潤、部分普通藥品實行優質優價、控製藥品銷售費用在銷售價格中的比重等政策。1999年，20世紀90年代各地的藥品集中採購試點經驗得到了衛生部和國務院體改辦的肯定。

從2000年到2015年5月，政府對藥價管制日趨嚴格化和系統化，同時對醫療機構藥品招標採購工作進行全過程的規範。在定價方面，2000年7月國家計委發布《關於改革藥品價格管理的意見》，11月發布《定價目錄》和《藥品政府定價辦法》，對藥品分類實行政府定價（對醫保目錄甲類藥和少數特殊藥）、政府指導價（醫保目錄乙類藥）和市場調節價。此外，定價辦法還規定一些優質藥和原研藥可申請政府單獨定價，這種單獨定價政策加上藥監局對新藥審批的寬鬆，造成了當時一批高價藥現象[1]。根據《中華人民共和國招投標法》，2000年發布了《衛生部關於加強醫療機構藥品集中招標採購試點管理工作的通知》《醫療機構藥品集中招標採購試點工作若干規定》，2001年衛生部等六部委印發了《醫療機構藥品集中招標採購工作規範（試行）》，全國正式推廣藥品集中招標採購，實行範圍包括所有公立醫院，逐步形成了以地（市）為單位、委託仲介機構實施的工作模式[2]。這種模式下出現了組

---

[1] 朱恒鵬. 醫療體制弊端與藥品定價扭曲 [J]. 中國社會科學, 2007 (4): 89-103, 206.
[2] 國務院發展研究中心社會部課題組. 藥品政策：中國問題與國際經驗 [M]. 北京：中國發展出版社, 2016: 61.

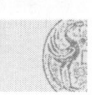

織層級低、仲介操作不規範等問題。2003年國務院機構改革,將國家發展計劃委員會改組為國家發展和改革委員會(簡稱國家發改委),職責包括制定實施價格政策。2004年政府發布了《關於進一步規範醫療機構藥品集中招標採購的若干規定》《集中招標採購藥品價格及收費管理暫行規定》等文件,對藥品招標代理機構資格認定以及醫療機構藥品集中招標採購工作進行了規範。

2005年以後,藥品招標工作模式開始推廣四川省的集中採購模式,即以省級政府主導、以省為單位網上集中採購,各省市在此框架下開始探索各種採購模式。在定價方面,國家發改委2004年發布《集中招標採購藥品價格及收費管理暫行規定》,實行以中標價為基礎順加規定流通價差率的定價方式,具體價差率由省級價格主管部門制定。2005年國家發改委發布《藥品差比價規則》,從平均生產成本、生產技術水準、臨床應用效果、使用方便程度以及治療費用等方面確定藥品差比價關係。《國家發改委定價藥品目錄》對處方藥和非處方藥進行了區分,規定:特殊藥品的出廠價和處方藥的最高零售價由國家發改委制定,非處方藥、雙跨藥和地方醫保目錄調劑藥的指導價由省級物價部門制定。同年,國家發改委下設藥品價格評審中心,負責成本和價格調查,提出調價建議等。政府定價藥品達2,400種,佔藥品種類的20%,市場份額的60%[1],銷售總額的80%[2]。然而市場上藥價的實際形成機制由於20世紀90年代以後藥品回扣泛濫偏離了政策設計,實際的藥價構成大致是:藥品零售價格=研發成本+生產成本+銷售費用+藥企利潤+批發商按比率加價+醫生及其他相關人員回扣+醫療機構回扣+醫療機構進銷加價[3]。2006年發改委等八部委發布《印發關於進一步整頓藥品和醫療服務市場價格秩序的意見的通知》,提出要進一步降低藥品價格,制止變相漲價,強調「縣及縣以上醫療機構銷售藥品,要嚴格執行以實際購進價為基礎,順加不超過15%的加價率作價的規定,中藥飲片加價率可適當放寬,但原則上應控制在25%以內」。

---

[1] 陳文玲,易利華. 2011年中國醫藥衛生體制改革報告 [M]. 北京:中國協和醫科大學出版社,2011:113.
[2] 王錦霞. 對藥品招標、降價政策的思考與建議 [N]. 經濟參考報,2004-05-21.
[3] 朱恒鵬. 醫療體制弊端與藥品定價扭曲 [J]. 中國社會科學,2007(4):89-103,206.

## 第五章　藥物制度變遷

　　新醫改啓動後，一方面對藥品集中採購工作進一步規範，另一方面加強基本藥物的價格控制。2009年初，衛生部等六部門聯合發布《關於進一步規範醫療機構藥品集中採購工作的意見》，同年年底，國家發改委等三部門發布《改革藥品和醫療服務價格形成機制的意見》，決定「全面實行政府主導、以省（自治區、直轄市）為單位的網上藥品集中採購工作」，要「建立健全政府調控與市場調節相結合，符合醫藥衛生事業發展規律的醫藥價格形成機制」；國家發改委發布《關於公布國家基本藥物零售價指導價格的通知》，對基本藥物價格進行嚴格的控制。同年8月，衛生部等八部委發布《關於建立國家基本藥物制度的實施意見》，重申實行省級集中網上公開招標採購，並規定「在政府舉辦的基層醫療衛生機構配備使用的基本藥物實行零差率銷售」。2010年國家發改委發布《藥品流通環節價格管理暫行辦法》，從流通環節對藥品價格進行管理，發布《醫療機構藥品集中採購工作規範》《藥品集中採購監督管理辦法》，並且取消藥品招標代理機構資格認定，以解決醫療機構藥品採購過程中產生的腐敗問題，並且開始對基本藥物進行全品種的電子監管。2010年11月，國務院頒布《建立和規範政府辦基層醫療衛生機構基本藥物採購機制的指導意見》，開始實行以省為單位集中招標採購，以解決供需之間出現的不均衡，安徽省基本藥物招標採用的「雙信封制」受到推崇。該制度要求標書同時編制經濟技術標書和商務標書，只有經濟技術標書通過評審的企業才能進入商務標書評審（主要根據價格）。2011年國家發改委發布《藥品出廠價格調查辦法（試行）》，試圖從出廠價開始控制藥品價格，修訂《藥品差比價規則》制定藥比價的決定因素，對醫藥企業變換劑型規格、變相漲價等行為進行約束。2014年國家衛計委等八部委發布《關於做好常用低價藥品供應保障工作的意見》，遴選確定低價藥品清單，並實行動態調整，取消針對每一個具體品種的最高零售限價。此間，政府不斷出台文件調整定價機制，還不定期進行強制降價。

　　2015年，藥品價格管理進入市場定價、分類管理階段。2015年2月發布的《國務院辦公廳關於完善公立醫院藥品集中採購工作的指導意見》，堅持省級網上採購，分類採購：對臨床用量大、採購金額高、多家企業生產的基本

藥物和非專利藥品實行省級雙信封制公開招標採購，醫院作為採購主體帶量採購；對部分專利藥品、獨家生產藥品，建立公開透明、多方參與的價格談判機制；對婦兒專科非專利藥品、急（搶）救藥品、基礎輸液、臨床用量小的藥品和常用低價藥品，實行集中掛網；對臨床必需、用量小、市場供應短缺的藥品，由國家招標定點生產、議價採購；對麻醉藥品、精神藥品、防治傳染病和寄生蟲病的免費用藥、國家免疫規劃疫苗、計劃生育藥品及中藥飲片，按國家現行規定採購；醫院使用的所有藥品（不含中藥飲片）均應通過省級藥品集中採購平臺採購。2015年5月，國家發改委等六部委發布《關於印發推進藥品價格改革意見的通知》，通知要求自當年6月1日起，取消絕大部分藥品的政府定價（麻醉藥品和第一類精神藥品除外），建立起以市場為主導的藥品價格形成機制，最大限度減少政府對藥品價格的直接干預，醫保藥品支付標準由醫保部門會同有關部門制定，採購價由衛計委按照醫療衛生機構藥品分類採購形式形成。之後，國家發改委發布《關於加強藥品市場價格行為監管的通知》《關於貫徹落實推進醫療服務價格改革意見的通知》，在全國開展藥品價格專項檢查，督促各地價格管理部門出台改革方案，推進藥品價格改革。2015年加快落實破除以藥補醫機制，4月國務院印發《關於全面推開縣級公立醫院綜合改革的實施意見》，取消藥品加成（中藥飲片除外），5月印發《關於城市公立醫院綜合改革試點的指導意見》，提出「力爭到2017年試點城市公立醫院藥占比（不含中藥飲片）總體降到30%左右」。從醫療保障、醫療服務與醫藥供應三方面形成聯動機制推進藥品價格改革的局面形成。

2018年5月，國家醫療保障局（簡稱國家醫保局）掛牌成立，成立醫藥價格和招標採購司，統籌議價能力加強，積極推進國家帶量採購試點，開展支付體系改革試點、落實抗癌藥談判、制定重點監控目錄、調整醫保目錄、建設醫保標準化和信息化等。9月，國務院辦公廳發布《關於完善國家基本藥物制度的意見》，提出要進一步完善採購配送機制，充分考慮藥品的特殊商品屬性，發揮政府和市場兩方面作用，堅持集中採購方向，落實藥品分類採購，引導形成合理價格。11月，國家醫保局同意並正式發布《4+7城市藥品

集中採購文件》，全國 4 個直轄市和 7 個大城市共 11 個城市組成聯合採購辦公室，對 31 個藥品進行帶量採購，這是國家醫保局組建後第一次發揮其整合後的採購職能，標誌國家組織藥品集中採購試點啓動。12 月，國家醫保局發布《關於申報按疾病診斷相關分組付費國家試點的通知》，落實《國務院辦公廳關於進一步深化基本醫療保險支付方式改革的指導意見》（國辦發〔2017〕55 號）要求，加快推進按疾病診斷相關分組（DRGs）付費國家試點。2019 年，國家醫保局《關於做好現階段藥品價格管理工作的通知》開始徵求相關部門意見，將發布關於定價、差比價、藥價和成本監控和調整等措施，探索醫保支付標準，探索建立常態化監管機制。

3. 藥品流通制度的變遷

新中國成立至 20 世紀 80 年代中期，在計劃經濟體制下實行的藥品流通體制主要是高度集中的三級批發和計劃調撥藥品的供給模式，流通領域企業數量較少。隨著改革開放的深入和市場經濟的發展，在過渡時期行政級別化的三級批發模式被打破，進入了自主採購時期，藥品流通領域快速發展。1984 年，國家醫藥管理局等四部門發布《關於城鄉集體和個體開業經營醫藥商品的意見》，允許非公有制經濟進入藥品流通領域。藥品流通企業數量快速增加，藥品流通行業急遽發展，但是以從原有三級批發系統分離出的國有和國有控股公司為主，存在著企業與地方政府利益關聯、中間環節過多、市場集中度不高等種種問題。

進入 21 世紀以來，涉及藥品流通領域的制度不斷健全，以加強市場集中度，規範流通市場。一方面，集中採購制度的確立規範了流通企業行為，另一方面，隨著中國加入世界貿易組織和互聯網的快速發展，市場的開放性和多元性也帶來了產業管理和市場監管的挑戰。2000 年，藥監局發布《藥品經營質量管理規範》（簡稱 GSP），對藥品經營企業在購進、養護、儲運、銷售環節進行規範，要求批發企業和零售企業設置藥品質量管理機構，實行全過程質量管理，實行藥品 GSP 認證制度。GSP 於 2012 年、2015 年、2016 年修訂，加強了對藥品追溯制度、疫苗經營配送企業、合併行政審批等方面的規範。2007 年是藥品流通領域政策發布的高峰年份，除了食藥監局發布《藥品

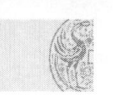

流通監督管理辦法》等繼續規範藥品流通流程、確保藥品生產質量外，還出台了包括《藥品廣告審查發布標準》《國務院辦公廳關於進一步加強藥品安全監管工作的通知》《藥品廣告審查辦法》在內的一系列藥品廣告規範辦法，對藥品市場的廣告進行集中整頓。2016 年《國務院關於印發「十三五」深化醫藥衛生體制改革規劃的通知》指出，要深化藥品流通體制改革，加大藥品、耗材流通行業結構調整力度、形成現代流通新體系；整合藥品經營企業倉儲資源和運輸資源，鼓勵區域藥品配送城鄉一體化；推動流通企業向智慧型醫藥服務商轉型，建設和完善供應鏈集成系統等具體目標和設想。2017 年發布《關於改革完善短缺藥品供應保障機制的實施意見》等。2018 年 9 月，國務院辦公廳《關於完善國家基本藥物制度的意見》強調完善採購配送機制，加強應對藥品短缺預警。2019 年 8 月修訂通過的《藥品管理法》，擬在網購和海外購日益增加的市場行為下強化藥品經營過程管理。

為了減少藥品採購中間環節，鼓勵公立醫療機構與藥品生產企業直接結算，從而避免在流通過程中多次加價，地方和中央政府開始採用「兩票制」。2006 年，廣東省最先提出「兩票制」概念，而福建三明最早施行「兩票制」[1]；福建省從 2012 年起在全省實施更為嚴格的「兩票制」[2]。2013 年年底，「三明醫改」經驗開始引起國務院關注[3]。2016 年 4 月，國務院辦公廳發布《深化醫藥衛生體制改革 2016 年重點工作任務》，提出全面推進公立醫院藥品集中採購，要求綜合醫改試點省份要在全省內推行「兩票制」，鼓勵試點城市推行「兩票制」，並將其界定為生產企業到流通企業開一次發票，流通企業到醫療機構開一次發票。2016 年 6 月，國家衛計委等九部門聯合印發《2016 年糾正醫藥購銷和醫療服務中不正之風專項治理工作要點》，提出要實行醫藥購銷全過程規範管理；深化改革，包括在綜合醫改試點省和城市公立醫院綜合

---

[1] 胡善聯. 藥品購銷「兩票制」政策的理論和實踐 [J]. 衛生經濟研究，2017 (4)：8-10.
[2] 黃河，孫靜，劉遠立.「兩票制」藥品流通領域改革探討 [J]. 中國藥房，2017, 28 (18)：2456-2459.
[3] 王春曉.「三明醫改」評估：衛生治理框架的分析 [J]. 甘肅行政學院學報，2018 (1)：33-46, 126.

## 第五章 藥物制度變遷

改革試點地區的藥品、耗材採購中實行「兩票制」；加大執紀力度，對商業賄賂等不正當競爭行為加大查處。隨著 2016 年 12 月國務院醫改辦等八部門印發《關於在公立醫療機構藥品採購中推行「兩票制」的實施意見（試行）通知》和 2017 年國務院辦公廳《關於進一步改革完善藥品生產流通使用政策的若干意見》，「兩票制」在全國推行範圍逐漸擴大。

在對外開放方面，根據在加入世界貿易組織（WTO）談判時的承諾，中國在 2003 年開放藥品的零售業務，外商可在中國從事採購、倉儲、運輸、零售及售後服務。2003 年中瑞合資的永裕新興組建成立，標誌著外資開始實質性地進入中國藥品流通領域[①]。2003 年出台了《藥品進口管理辦法》，2005 年出台《進口藥材管理辦法（試行）》。2006 年，政策關注制劑、激素類產品的進出口問題。與此同時，食品藥品監督管理局還出台了《藥品說明書和標籤管理規定》，對藥品說明書、標籤、名稱、註冊商標使用等銷售過程中遇到的問題進行詳細規定。

對網上藥品交易的管理幾經變化，在推動醫藥電商發展的同時嚴格監管。2001 年藥監局出台《互聯網藥品信息服務管理暫行規定》，規範經營性和非經營性互聯網藥品信息服務，規定對擬提供網上藥品交易服務的 應按照有關規定另行向藥監局申請。2004 年《互聯網藥品信息服務管理辦法》及其 2017 修訂版禁止藥品信息服務商撮合網上藥品交易。2005 年發布《互聯網藥品交易服務審批暫行規定》，規定符合具備相應資質的企業可以提供互聯網藥品交易服務，但只能銷售非處方藥。2013 年《關於加強互聯網銷售管理通知》規定零售單體藥店不能網上銷售藥品，零售連鎖企業網上只能銷售非處方藥。2015 年《國務院關於大力發展電子商務加快培育經濟新動力的意見》制定完善互聯網食品藥品經營監督管理辦法，規範食品、保健食品、藥品、化妝品、醫療器械網絡經營行為，加強互聯網食品藥品監督市場監測監管體系建設，推動醫藥電子商務發展。2016 年食藥監總局停止開展了兩年左右的

---

① 東方網. 外資涉足藥品分銷中國藥企靜觀其變［EB/OL］.（2003-06-03）.［2019-07-08］. http://enjoy.eastday.com/epublish/gb/paper94/20030603/class009400004/hwz1145380.htm.

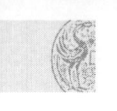

互聯網第三方平臺藥品網上零售試點工作。2016 年《全國藥品流通行業發展規劃（2016—2020 年）》推動互聯網、物聯網等信息技術在藥品流通領域廣泛應用，鼓勵企業開展基於互聯網的服務創新等。2017 年《國務院關於第三批取消中央指定地方實施行政許可事項的決定》取消醫藥電商 B、C 證審核，保留 A 證審核①。2017 年出台《醫療器械網絡銷售監督管理辦法》。2018 年 2 月食藥監總局關於公開徵求《藥品網絡銷售監督管理辦法（徵求意見稿）》，擬禁止網上銷售處方藥。2019 年 8 月修訂通過的《藥品管理法》解禁了網售處方藥，規定線上線下管理標準相同。

2004 年起疫苗流通領域多次出現質量安全事件，迫使疫苗流通監管制度不斷修訂。2004 年江蘇宿遷假疫苗案，宿遷市藥監局暗訪查出醫療機構從不具備藥品經營資格的來源購進疫苗的違法行為。2005 年 3 月 24 日，國務院頒布《疫苗流通和預防接種管理條例》，明確規定，實施群體性預防接種應當根據傳染病監測和預警信息，必須經過衛生行政部門批准，任何單位和個人不得擅自進行群體性預防接種。然而，2005 年 6 月 16 至 17 日發生了安徽泗縣違規接種事件。對於疫苗這類預防性生物製品的管理仍然任重道遠。2017 年 2 月國務院辦公廳《關於進一步改革完善藥品生產流通和預防接種管理工作的若干意見》，從規範疫苗集中採購、加強疫苗冷鏈配送管理、加強疫苗全程追溯管理、加強疫苗監管能力建設來強化疫苗流通全過程管理。2017 年 10 月，在國家藥品專項抽檢中，經中國食品藥品檢定研究院檢驗，長春長生生物科技有限公司被發現一個批次百白破疫苗效價指標不符合規定，可能影響免疫保護效果，被立案調查。此次調查後地方政府相繼出台藥品流通整治方案，嚴厲打擊非法藥品購銷，並在 2018 年 7 月 18 日落款下發《吉林省食品藥品監督管理局行政處罰決定書》。2018 年 7 月 15 日，國家藥監局通告指出，長春長生生物科技有限公司凍干人用狂犬病疫苗生產存在記錄造假等行為。

---

① A 證：持該證企業是第三方交易服務平臺（為藥品生產企業、藥品經營企業和醫療機構之間的互聯網藥品交易提供的服務）；B 證：持該證的企業可以與其他企業進行藥品交易（藥品生產企業、藥品批發企業通過自身網站與本企業成員之外的其他企業進行的互聯網藥品交易）；C 證：持該證的企業或藥店可以向個人消費者提供藥品，只能銷售自營非處方藥品。

第五章　藥物制度變遷

短期內兩起質量事件加上網絡媒體的參與，引發了全國對疫苗安全的大討論。習近平總書記對吉林長春長生生物疫苗案件作出重要指示，強調要一查到底嚴肅問責，以猛藥去疴、刮骨療毒的決心，完善中國疫苗管理體制；李克強總理作出批示要求，國務院立刻派出調查組[1]。10月，長春長生疫苗案再獲重大進展，行政罰沒款達91億元。2018年11月國家藥監局發布《關於藥品信息化追溯體系建設的指導意見》，提出疫苗、麻醉藥品、精神藥品、藥品類易制毒化學品、血液製品等重點產品應率先建立藥品信息化追溯體系。同月，《疫苗管理法（徵求意見稿）》公開，旨在將分散在多部法律法規中的疫苗研製、生產、流通、預防接種、異常反應監測、保障措施、監督管理、法律責任等規定進行全鏈條統籌整合，並於2019年6月29日人大會表決通過。

4. 合理用藥制度的變遷

合理用藥是指患者使用的藥品符合其臨床需要，用藥、用量恰當，對個人和社會來說花費最小[2]。不合理用藥行為可分為兩類，一種是由於醫務人員專業能力等不足造成的不當使用，另一種是由於不恰當激勵造成的過失醫療行為[3]。針對醫藥生產和流通市場不規範，與採購定價相關的措施前文已有討論，這裡側重討論其他與藥物使用相關的制度安排。

基本藥物是國家藥物政策的基礎和核心，也是合理用藥的基礎和核心。中國的基本藥物制度的發展經歷了三個階段[4]：1979年開始經歷了起步階段，中國政府積極參與WHO的基本藥物行動計劃，1982年發布第一版《國家基本藥物目錄（西藥）》，但並未有力推行基本藥物的使用；1991年進入調整階段，當年中國被認定為國際基本藥物行動委員會西太區代表，次年成立國

---

[1] 新華網. 習近平對吉林長春長生生物疫苗案件作出重要指示 [EB/OL]. (2018-07-23) [2019-07-08]. http://www.xinhuanet.com/politics/2018-07/23/c_1123166080.htm.
[2] WORLD HEALTH ORGANIZATION. How to develop and implement a national drug policy [M]. World Health Organization, 2001: 9.
[3] 國務院發展研究中心社會部課題組. 藥品政策：中國問題與國際經驗 [M]. 北京：中國發展出版社, 2016: 109.
[4] 陳文玲, 易利華. 2011年中國醫藥衛生體制改革報告 [M]. 北京：中國協和醫科大學出版社, 2011: 108-109.

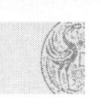

家基本藥物領導小組，1996年出台了第二版《國家基本藥物（中西藥全部品種目錄）》，目錄修訂穩定化，一般每兩年修訂一次，入選藥品的生產和供應由國家保障；2009年步入全面實施階段，政策實施除了涉及藥物目錄遴選、生產、採購和流通配送、定價、籌資、質量監督等方面，也包括基本藥物使用。基本藥物目錄的制定和實施是規範醫療機構配置和使用藥品的依據，是促進臨床藥物使用安全、經濟、有效合理藥物的重要手段。根據2009年《中共中央國務院關於深化醫藥衛生體制改革的意見》，規定基本藥物的遴選原則是「防治必需、安全有效、價格合理、使用方便、中西藥並重」；要加強藥品不良反應監測，建立藥品安全預警和應急處置機制。《國務院關於印發醫藥衛生體制改革近期重點實施方案（2009—2011年）的通知》要求首先建立國家基本藥物目錄遴選調整管理機制，建立基本藥物優先選擇和合理使用制度。

基本藥物制度中促進合理用藥的措施主要有以下幾個：

第一，在配備和使用上要求「所有零售藥店和醫療機構均應配備和銷售國家基本藥物，從2009年起，政府舉辦的基層醫療衛生機構全部配備和使用基本藥物，其他各類醫療機構也都必須按規定使用基本藥物」。

第二，要求「衛生行政部門制訂臨床基本藥物應用指南和基本藥物處方集，加強用藥指導和監管。允許患者憑處方到零售藥店購買藥物」，2009年年底為了規範臨床用藥行為，衛生部、國家中醫藥管理局即發布了《國家基本藥物臨床應用指南（基層部分）》和《國家基本藥物處方集（基層部分）》。

第三，加強醫療機構用藥管理，2002年衛生部、國家中醫藥管理局共同下發了《醫療機構藥事管理暫行規定》，並於2011年修訂為《醫療機構藥事管理規定》，明確醫療機構藥事管理的組織機構的設置，在應用管理中遵循安全、有效、經濟的合理用藥原則，遵循臨床診療指南等依據，審核對醫師處方、用藥醫囑的適宜性、配備臨床藥師、建立臨床用藥監測制度和藥品不良反應事件報告制度、開展臨床藥學和藥學研究工作。

第四，規定還要求加強對醫務人員和患者開展合理用藥方面的教育。值得一提的是，除了加強臨床情境下的繼續教育與培訓活動，對病人的用藥教育和指導，也採用更具有社會影響的健康教育和宣傳方式進行干預。2013年，

## 第五章　藥物制度變遷

為了提高合理用藥方面的全民健康素養，衛計委等部門發布合理用藥十大核心信息，包括：優先使用基本藥物；處方藥要嚴格遵醫囑，切勿擅自使用，特別是抗菌藥物和激素類藥物；任何藥物都有不良反應；哺乳期婦女用藥要注意禁忌，兒童、老人和有肝臟、腎臟等方面疾病的患者用藥應當謹慎，從事駕駛、高空作業等特殊職業者要注意藥物對工作的影響；接種疫苗是預防一些傳染病最有效、最經濟的措施，國家免費提供一類疫苗；保健食品不能替代藥品；「能不用就不用，能少用不多用；能口服不肌註，能肌註不輸液」等[①]。

第五，加強合理用藥監測與監督。2010 年，衛生部、總後勤部衛生部、國家中醫藥管理局發布《關於加強全國合理用藥監測工作的通知》，確定將 2005 年開始的合理用藥監測試點擴展到全國各省，全國合理用藥監測系統由藥物臨床應用監測子系統、處方檢監測子系統、用藥（械）相關醫療損害事件監測子系統、重點單病種監測子系統四部分組成。2011 年食藥監局印發《醫療機構藥品監督管理辦法（試行）》。2016 年印發的《國務院深化醫療衛生體制改革領導小組關於進一步推廣深化醫療衛生體制改革經驗的若干意見》提出，要利用信息化手段對所有醫療機構門診、住院診療行為和費用開展監控和審核，以規範診療行為。基於在四川省等地的試點，2018 年國務院發布《關於改革完善醫療行業綜合監管制度的指導意見》，提出運用信息化等手段創新監管方式，加強全要素、全流程監管，提升執法效能。

2018 年 4 月國務院辦公廳印發《關於改革完善仿製藥供應保障及使用政策的意見》，提出促進仿製藥研發，制定鼓勵仿製的藥品目錄，提升仿製藥質量療效，嚴格審評審批標準，仿製藥按與原研藥質量和療效一致的原則受理和審評審批，以提高藥品質量安全水準。同年 9 月，《國務院辦公廳關於完善國家基本藥物制度的意見》提出，以滿足疾病防治基本用藥需求為導向，動態調整優化目錄，對新審批上市、療效較已上市藥品有顯著改善且價格合理的藥品，可適時啟動調入程序；提出對基藥全面配備優先使用，對醫師、藥

---

① 金振婭. 合理用藥十大核心信息發布［N］. 光明日報，2013-12-11（01）.

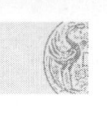

師和管理人員加大基本藥物制度和基本藥物臨床應用指南、處方集培訓力度，提高基本藥物合理使用和管理水準，實施臨床使用監測。同年12月國家衛健委發布《關於做好輔助用藥臨床應用管理有關工作的通知》，對加強輔助用藥管理，提高合理用藥水準做出明確規定。

在處方藥管理方面，2004年衛生部發布《處方管理辦法（試行）》，給出了處方和處方藥的定義，擬從處方開具、調劑、使用、保存等環節加強處方藥規範化管理，提高處方質量，促進合理用藥。2005年《麻醉藥品和精神藥品管理條例》頒布，旨在加強麻醉藥品和精神藥品的管理，保證麻醉藥品和精神藥品的合法、安全、合理使用，防止流入非法渠道，保證了一些特殊藥品的安全合理使用。2007年出台的《處方管理辦法》是根據《執業醫師法》《藥品管理法》《醫療機構管理條例》《麻醉藥品和精神藥品管理條例》等有關法律法規制定，進一步規範處方管理。2007年頒布的《藥品流通監督管理辦法》規定，藥品零售企業應憑處方銷售處方藥，執業藥師或者其他依法經資格認定的藥學技術人員不在職時，應當掛牌告知，並停止銷售處方藥和甲類非處方藥。2016年，食藥監總局出台了《關於進一步加強藥品零售企業處方藥銷售監督管理工作的通知》，將處方藥分為了「必須憑處方銷售的處方藥」和「可登記購買的處方藥」分類管理。2018年衛健委印發的《互聯網診療管理辦法（試行）》規定互聯網診療活動應當嚴格遵守《處方管理辦法》等處方管理規定，但不得對首診患者開展互聯網診療活動。處方藥銷售專項整治工作不定期在各地展開，以加強執法。

在控制抗生素濫用方面，世界衛生組織推出了6項政策一攬子計劃，中國衛生部也把抗生素藥品的使用作為考核醫院政績和工作的重要指標，並將組織全國性的督導行為，對於違紀違規的醫院、醫生採取嚴厲措施。2011年4月衛生部先後發布了以規範抗菌藥物臨床應用、限制不合理使用、制止藥物濫用的《關於做好全國抗菌藥物臨床應用專項整治活動的通知》《抗菌藥物臨床應用管理辦法（徵求意見稿）》《抗菌藥物臨床應用分級管理目錄（徵求意見稿）》。這些意見稿出台的目的是為了進一步規範醫療機構臨床合理用藥管理，鞏固近年來抗菌藥物、注射用輔助治療藥品使用專項整治活動成果，優

化醫療機構臨床藥物應用結構，提高醫療機構臨床用藥合理應用水準，切實減輕群眾看病就醫負擔等。《2011 年全國抗菌藥物臨床應用專項整治活動方案》的發布，開啓了為期 3 年的全國專項治理。2012 年《抗菌藥物臨床應用管理辦法》出台，嚴格規範了醫生不當開抗生素處方的行為。2016 年國家衛計委等 14 個部委聯合印發《遏制細菌耐藥國家行動計劃（2016—2020 年）》，強調要重點整治抗菌藥濫用。近年來，雖無全國性政策規定，各醫院和各地限制門診患者靜脈輸註抗菌藥物的範圍在逐步擴大。

在藥品不良反應監測方面，中國的制度建設也在不斷改進。20 世紀 50 年代，中國在部分地區建立青黴素不良反應報告制度，衛生部組織專家在 1983 年起草了《藥品不良反應監測報告制度》[1]。1988 年在北京、上海兩地的 10 所醫院進行藥品不良反應（（Adverse Drug Reaction，ADR）監測工作的試點。1989 年衛生部成立藥品不良反應監察中心[2]。此後至 1999 年期間，北京、上海、天津、河北、湖北、湖南、遼寧、浙江、福建、甘肅等 10 個地區成立了藥品不良反應監測中心[3]。1999 年 1 月，成立國家藥品監督管理局藥品評價中心成立；同年 9 月「衛生部藥品不良反應監察中心」更名為「國家藥品不良反應監測中心」，並入國家藥品監督管理局藥品評價中心，保持一個機構，兩塊牌子。同年 11 月，國家藥品監督管理局、衛生部發布《藥品不良反應監測管理辦法（試行）》，對監測工作的報告單位、報告範圍、報告程序、報告時限等內容均進行了詳細的規定，提供了必要的實施法規基礎，推動了監測工作開展[4]。2001 年新修訂的《藥品管理法》明確「國家實行藥品不良反應報告制度」。2002 年年底全部省級監測中心均已成立，並逐步建設下級監測機構[5]。國家食品藥品監督管理局和衛生部於 2004 年 3 月發布了《藥品不良反

---

[1] 管玫. 藥物安全與藥品不良反應監測 [J]. 華西醫學，2011，26（11）：1601-1603.
[2] 同[1].
[3] 田春華，曹麗亞，陳易新. 中國藥品不良反應監測的發展現狀及尚需解決的問題 [J]. 中國藥房，2004（3）：4-6.
[4] 同[3].
[5] 同[3].

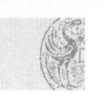

應報告和監測管理辦法》，進一步推動了制度化建設。該文件在 2011 年被衛生部頒發的《藥品不良反應報告和監測管理辦法》替代。2011 年國家食品藥品監管局印發《關於加強藥品不良反應監測體系建設的指導意見》並同時開始運行「國家藥品不良反應監測系統」。截至 2016 年，已經形成了 1 個國家中心、34 個省級中心、300 餘個地市級中心構成的檢測技術體系，基層註冊用戶達 31 萬餘個。2018 年 9 月，國家藥品監督管理局發布《關於藥品上市許可持有人直接報告不良反應事宜的公告》，推動了落實藥品上市許可持有人（包括持有藥品批准文號的藥品生產企業）的不良反應報告主體責任，進一步完善了藥品不良反應監測制度。

## 第三節　藥物制度變遷的動因

通過分析新中國成立以來藥物制度變遷的過程，結合經濟社會發展的背景，探討影響中國藥品制度變遷的動因。

### 一、藥物制度供給與藥品供應保障需求之間的不平衡

基於新古典經濟學中的經濟人行為假設和成本收益分析方法，一種常用的制度經濟學分析框架認為獲取潛在利潤是制度變遷的原因，認為當制度在新狀態下的收益超過了在舊狀態下的收益和轉換成本的總和時，制度創新就會發生[①]。出現一個新的贏利機會，即現有制度安排的社會淨效益小於另一種可供選擇的制度安排的社會淨效益時，就會產生新的制度需求，使得潛在制度需求大於制度的供給，形成制度的非均衡。

---

① 楊瑞龍. 論制度供給 [J]. 經濟研究, 1993 (8): 45-52.

第五章 藥物制度變遷

　　結合中國藥物制度變遷過程中幾個階段制度安排的轉變，旨在消除制度供給和需求之間的非均衡狀態，在不斷升級的對健康和藥品的需求下，努力接近藥品供應、安全、可及性等目標。新中國成立初期，在傳統的計劃經濟體制下，中國未形成科學系統的藥物制度，生產經營按計劃進行，質量安全標準體系薄弱，市場機制尚未得到認可，在這種情況下可以讓人民群眾以較低價格獲得基本藥品和藥事服務，但是藥品質量安全保障水準不高，醫藥產業的管理和生產力水準也不高。此時整個社會對藥物制度潛在的需求大於制度的供給，處於一種非均衡的制度安排。在這種狀態下，產生了對制度變革的意願。在制度選擇過程中，當時決策者對市場機制能有效降低交易成本的強烈預期，從經濟管理領域延伸到了社會管理領域，在實施《藥品管理法》以保障藥品質量和安全的同時，市場化的改革思路也在改革開放初期主導了藥物制度。在改革開放的過程中，通過政府部門不斷調整藥品管理機構的設置、完善相關法律法規，形成完整的藥物制度框架，並逐漸精細化、法制化，以適應醫藥產業和醫療事業的發展趨勢。

## 二、博弈機制變化促使中國藥品和醫療器械制度發生變遷

　　在研究制度演化的過程中，20世紀80年代以來，博弈理論家們提出制度並非由人簡單設計而產生的，而是由大量有限理性的人在彼此博弈的基礎上形成的一種適應環境要素變化的均衡態，這些制度不斷被人們採用，又不斷地向前演化。從博弈論的角度，「當行為當事人處於一個重複的博弈狀態，一個群體的所有成員行為的一種規律性，當且僅當它是真實的並且是共同知識的時候，就是制度」[1]。由於博弈行為是無限期不斷發生的，從而形成制度演化的路徑。

　　在藥物制度系統中，由於其複雜性存在不同的有著明確利益目標的利益

---

[1] 秦海. 制度範式與制度主義 [J]. 社會學研究, 1999 (5): 38-67.

集團，例如行政職能不同的政府部門，所有權益不同的類型的生產企業，對藥品需求層次不同的消費者，營利性與非營利性的醫療服務機構，等等，在中國藥物制度變遷的過程中常常可以看到不同參與者之間的博弈過程。以基本藥物制度的提出和建立為例，為了讓作為人民群眾的需求方獲得價格合理、劑型適宜的藥品，在新的博弈機制下供給方需要作出調整。醫療服務機構作為藥事服務主要的提供方，在取消藥品加成的要求下必然會影響既有利益，為了順利推行，政府設置了補貼機制；藥廠和藥商以追求利潤最大化為目的，集中招標採購等政策將迫使企業進一步降低生產和銷售成本；醫療保險機構作為支付方，在基藥制度和新醫改推行過程中代理政府和民眾進行議價，監管醫療行為的功能逐步加強。

2009年中國深化醫療衛生體制改革啟動，提出建立基本藥物制度，在逐步頒布各項政策的過程中，可以看到不同利益集團的多次博弈。例如在2010年國務院第56號文中提出要求基本藥物在招標採購環節「鼓勵各地採用『雙信封』的招標制度」，然而由於中國製藥企業的質量和成本不在同一水準，經濟技術指標形同虛設，藥品採購主體含糊不清，導致基藥市場出現「劣幣驅逐良幣」的現象。2015年，國務院、衛計委、國家發改委等多個部門相繼發布《關於完善公立醫院藥品集中採購工作的指導意見》《關於落實完善公立醫院藥品集中採購工作指導意見的通知》以及《推進藥品價格改革的意見》三個重要文件，實行掛網招標採購，進而取消政府制定的藥品價格，擬由醫保部門制定醫保目錄內藥品價格，但直至2018年還是由省級招標採購部門承擔藥品定價職能，各地衍生出不同的採購模式，如京津冀聯合採購、集團採購組織（GPO）等。2018年8月國家醫療保障局出台三定方案，成立醫藥價格和招標採購司，對藥品價格政策具有制定權，推進「招採合一」，避免招標方和採購方權責不一致，同時積極推進抗癌藥與創新藥品的省級集中招標採購工作。在藥品價格政策的不斷演變過程中，有不同利益集團之間的相互妥協，也有權利與責任的移交。隨著社會疾病譜的變化導致用藥需求的變化，藥物經濟學評

價的發展對基本藥物遴選標準的改進，醫療機構服務職能變化、藥品產業發展等因素的影響，不同利益方還將進行多次博弈，形成中國藥物制度演化的路徑。

### 三、以反貪污賄賂制度為代表的內部反饋機制推動中國藥物制度改革

中國的藥品審批和監管制度框架自新中國成立以來取得了顯著成績。在發展過程中，反貪部門在2005—2006年對鄭筱萸等系列「藥監局腐敗窩案」的偵查和審理，暴露了當時藥監制度設計中的尋租空間和權力黑洞，也反應出藥品監管問責制度中存在的問題，極大地推動了藥品監管問責制改革，成了藥品規制改革的催化劑。

「齊二藥事件」「欣弗事件」和「鉻超標膠囊事件」的問責處理過程，反應出中國藥品監管行政問責存在問責對象模糊不清、政治色彩濃重、以追責代替回應以及公開度與透明度不足等問題[①]。2016年以前中國行政問責以《行政機關公務員處分條例》和《關於實行黨政領導幹部問責的暫行規定》為依據，但均未明確界定問責的對象範圍，《藥品管理法》則採用「直接負責的主管人員和其他直接責任人員」來規定監管人員的行政責任，然而在實踐中對於「直接負責的主管人員」解釋多有差異，「其他責任人員」範圍就更難確定。同時由於職務級別越高往往被認為與責任事故越間接，情節越輕，相反職務級別越低，責任越直接，情節越嚴重，或者使用「高管問責」的方式以表肅貪反腐、懲治慵懶瀆職的決心。實際上行政級別並不必然與責任嚴重程度相關，以官員級別來確定責任承擔的政治化追責違背了行政問責制度化、規範化的要求。2016年6月，中央政治局會議審議通過《中國共產黨問責條例》，規定了問責主體和對象，問責情形、問責方式等具體內容，不僅推進了黨風黨紀的治理，也為藥品監管責任制度提供了依據。

2007年2月8日，分管藥監工作的吳儀副總理在全國加強食品藥品整治

---

① 梁晨. 從藥害事件的處理看中國藥品監管問責制改革 [J]. 中國衛生法制，2015, 23（3）：3-7.

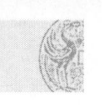

和監管工作電視電話會議上發表講話，對案件暴露的問題進行了總結：第一是藥品監管法規制度和公共權力監管制度不健全、不完善；第二是監管工作思想有偏差，對政府部門工作定位不正確，沒有處理好政府職能部門與企業的關係、監管與服務的關係、商業利益與公眾利益的關係，單純強調「幫企業辦事，促經濟發展」，沒有把保障公眾用藥安全這一中心任務落實好；第三是行政許可項目的監督管理有缺陷，審批權力配置不科學、制約不合理、運行不公開、監督不到位；第四是黨風廉政建設工作薄弱，幹部隊伍管理鬆懈，機關作風建設不得力；第五是重大決策不民主、不科學[1]。此後，藥監體系的改革以「科學監管理念」為導向，進一步剝離藥政部門與醫藥產業之間直接利益聯結，避免出現監管漏洞，謹慎處理監管與發展之間的關係。

## 四、社會風險環境的變化迫使藥品規製作出相應變化

隨著工業生產的擴展，出現藥品安全和醫療器械安全事件的可能性增加。這些風險隨著公眾安全意識的提升、互聯網新媒體的崛起，風險容易迅速擴大，形成社會事件。對社會風險的認知和討論既可能動搖制度的信任基礎，也可能成為廣泛的監督和治理參與機制。

藥品安全事件，不僅每每成為媒體報導的熱點，而且引發了民眾對藥品安全的關注，在互聯網各大平臺上形成輿論壓力，公眾對市場和監管部門的意見和憤怒或經由媒體而被放大或經自媒體推動被激化。由此，此類事件不僅引起監督管理局等直接管制機構的重視，也引起了國家領導人和最高行政機關的重視。公眾在藥品安全事件和藥監腐敗事件發生時表達出的不同訴求，形成了對制度改革的強大壓力，迫使政府在議程設定和政策制定上及時調整。以多次出現的問題疫苗事件為例，每次事件都得到了傳統和新媒體的大量關注，迅速升級成為全民討論，國家領導第一時間發表嚴查嚴懲的講話，政府

---

[1] 吳儀在全國加強食品藥品整治監管工作會議上的講話. 2007 年 2 月 8 日. http://www.gov.cn/wszb/zhibo9/content_521888.htm.

及時開展調查和整頓行動。除了短期措施,針對在疫苗管理上暴露出的突出問題,多部門共同起草《疫苗管理法(徵求意見稿)》並於 2018 年 11 月公布,已於 2019 年 6 月通過人大審議,整合併改進了這一特殊領域的制度框架,加大了處罰力度,回應了民眾的期待。

社會治理的手段越來越多地被引入到藥物制度中,以應對不同階段的風險。首先,在政策制定中,2005 年發布的《食品藥品監管系統全面推進依法行政實施意見》提出,要建立專家諮詢制度,實行公眾參與、專家論證和政府部門決定相結合的行政決策機制,「對於社會涉及面廣、影響較大、與人民群眾利益密切相關的決策事項,應當向社會公布,公開組織聽證會、論證會,廣泛聽取各方意見」[①]。在監督中,2003 年食藥監局、財政部印發《舉報制售假劣藥品有功人員獎勵辦法》,2013 年更新為《食品藥品違法行為舉報獎勵辦法》,鼓勵社會公眾積極舉報食品藥品違法行為,推動食品藥品安全社會共治。在檢查中,2006 年食藥監局發布《藥品 GMP 飛行檢查暫行規定》,引入了飛行檢查制度(Unannounced Inspection),即主要針對涉嫌違反藥品 GMP 或有不良行為記錄(如被舉報)的藥品生產經營企業的不預先告知的監督檢查。此後,飛行檢查的範圍逐漸擴大,2015 年開始實行的《藥品醫療器械飛行檢查辦法》針對藥品和醫療器械研製、生產、經營、使用等環節,圍繞安全風險防控開展,遵守「雙隨機一公開」的原則和「三不知、一公開」的規則,以避免檢查中的形式主義。2018 年的「長春長生疫苗事件」即是在根據舉報線索開展的飛行檢查中發現的違法違規生產事件。在溝通方面,要兼具從 2007 年 7 月起開始實行定期行為發布會制度,並採用專題發布會等多種形式進行信息溝通,並加強網站建設,公布政策和檢查動態。

---

① 食品藥品監管局出台相關意見 全面推進依法行政. 2006 年 1 月 30 日. http://www.gov.cn/gzdt/2006-01/30/content_175647.htm.

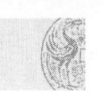

## 五、國際藥物制度的日新月異與中國醫藥產業參與全球化的程度

隨著中國醫藥產業全球化的參與程度逐漸加深，藥物制度的發展在全球化背景下也受到來自國外藥監部門、跨國公司代表、國際輿論等的壓力和影響。

中國藥品召回制度的建立，就是在國際社會對中國產品質量和食品安全的質疑中開始推進的。近十年來，各大「藥害」事件時有發生，引起了國際社會的極大關注，國務院領導也高度重視，在 2007 年下半年的國家食藥監局政策議程上，特別提出要建立召回制度，並且將其作為優先考慮，最終在三四個月內完成了藥品召回制度的起草、徵求意見到頒布的全過程[①]。

加入國際藥品組織也推動了中國藥品管理制度的完善與發展。2017 年，中國正式加入國際人用藥品註冊技術要求國際協調會議（International Conference on Harmonisation of Technical Requirements for Registration of Pharmaceuticals for Human Use，ICH）。2018 年，國家藥品監管局成為 ICH 管理委員會成員，這意味著中國政府的藥物監管水準被國際接受，同時中國的醫藥行業也面臨著與國際接軌帶來的挑戰，這使得中國政府不得不加快藥品和醫療器械研發創新相關政策的發布。2017 年，中共中央辦公廳、國務院辦公廳印發了《關於深化審評審批制度改革鼓勵藥品醫療器械創新的意見》，從新藥研發、臨床試驗、所有者權益及上市審批等方面，引導建立完整的研發上市路徑，提升上市產品質量，縮短與國際先進水準的差距，將中國醫藥領域引入一個新的開端。

---

[①] 宋華琳. 政府規制改革的成因與動力：以晚近中國藥品安全規制為中心的觀察 [J]. 管理世界，2008（8）：40-51.

## 第四節 藥物制度發生的變化

中國的藥品管理制度從計劃經濟階段、行業管理階段、市場監督階段，到初步建立基本藥物供應保障體系階段，在長期的實踐探索過程中不斷調整藥物政策，目前初步建立起了國家藥物制度體系，制度體系內部的各個子系統也逐漸完善。製藥工業持續發展，大量支持新藥研發的政策出台，藥品流通領域逐漸規範，藥品安全監管加強，合理的藥品價格體系正在形成，人民群眾用藥基本得到保障，中國正從醫藥製造大國向醫藥創新強國轉變。本章將從中國藥品生產研發、採購定價、藥品流通以及合理使用等方面來討論藥品管理制度發生的變化。

### 一、藥品生產研發方面發生的變化

隨著國家藥物制度體系的建立，經濟發展模式的轉變，醫藥產業外部環境發生了深刻變革。近年來在中國醫藥政策紅利下，藥品審評審批制度不斷完善，使國內藥品研發生產擁有良好的政策環境和社會環境，醫藥製造產業始終保持著增長趨勢，生物製藥業成為行業新增長點，在國際競爭中取得優勢。

（一）製藥企業總數趨於穩定

根據國家藥品監督管理局年度藥品監管統計年報，十餘年來全國原料藥和制劑生產企業數量在4,176家至5,065家之間。2016年數量下降是因為一些未通過 GMP 認證的企業被暫緩換發生產許可證。由於對生產條件和環保要求的升級，近幾年來中小企業的數量受到影響，市場集中度可能提升。見圖5.5。

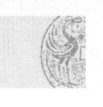

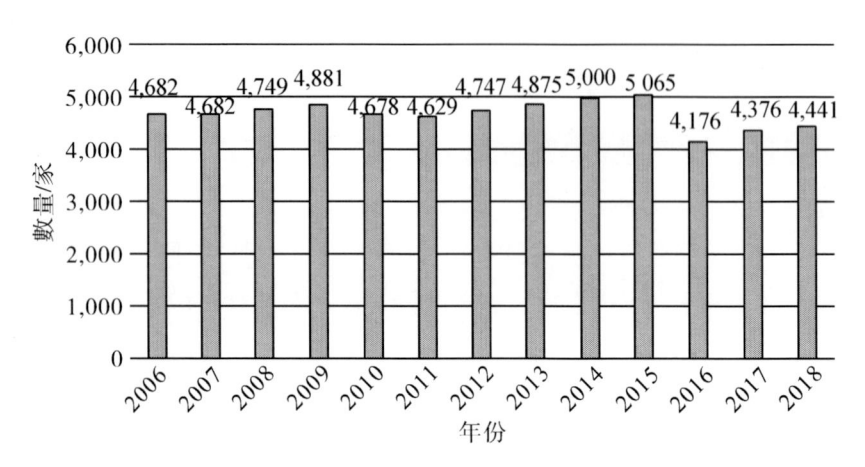

圖 5.5　全國原料藥和制劑生產企業數量

(二) 製藥業生產保持增長

中國製藥業主營業務收入、工業總產值、利潤、利稅等總體保持增長，部分指標增速放緩。從製藥企業主營業務收入數據來看，總的來說 1995 年至 2016 年製藥企業主營業務收入增長了近 30 倍，其中中成藥製造企業和生物、生化製藥企業近十年來發展迅速，2016 年與 2005 年相比，分別增長 7 倍和 10 倍左右。見圖 5.6。

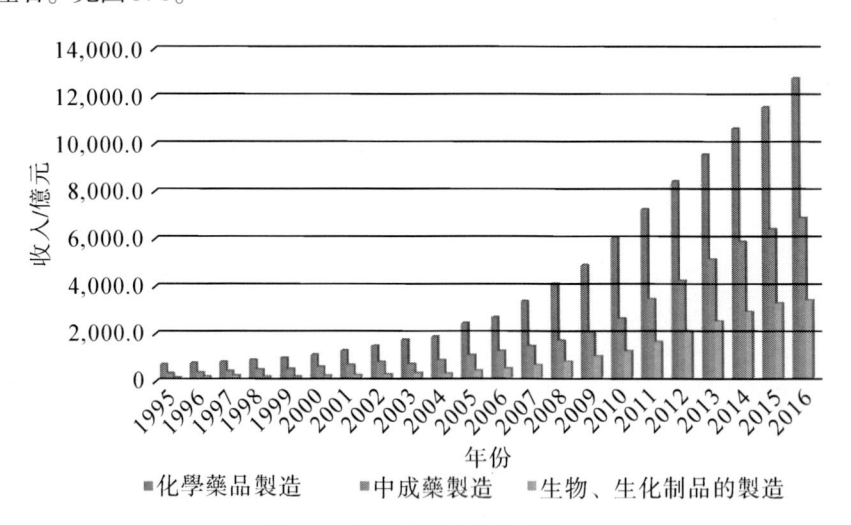

圖 5.6　製藥企業主營業務收入

資料來源：中國高技術產業統計年鑒（生產經營情況部分）。

## （三）製藥企業的創新投入增加

從 2017 年開始，食品藥品監督總局連續發布四項關於鼓勵醫藥創新的政策，提出要更加注重藥品專利鏈的建立，保護藥品實驗數據、規範學術推廣行為，改革藥品臨床試驗樣品檢驗制度，建立基於專利強制許可的優先審評審批制度，支持罕見病治療藥物的研發以及新藥的臨床應用，支持中藥傳承和創新。根據對中國大中型醫藥企業中的研發相關數據進行統計，發現近 10 年研發人員的數量增長了近兩倍，新產品研發經費增長 3.4 倍，研發機構的數量也逐年增加，2016 年全國化學藥品製造、中成藥製造和生物、生化製品製造三類藥企共有 1,245 家科技機構。見圖 5.7、圖 5.8。

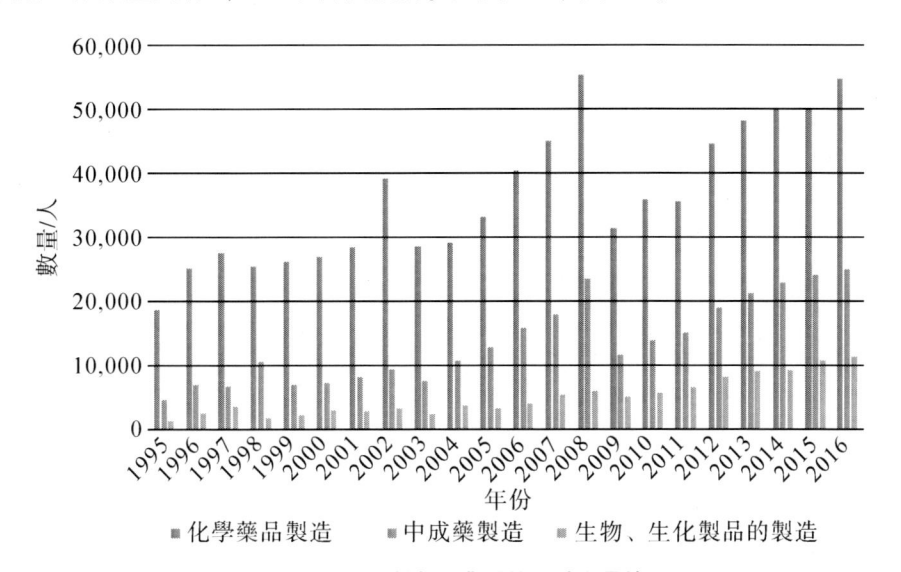

**圖 5.7　大中型製藥企業科技活動人員情況**

資料來源：中國高技術產業統計年鑒（大中型醫藥製造產業科技活動情況）。

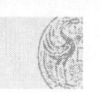

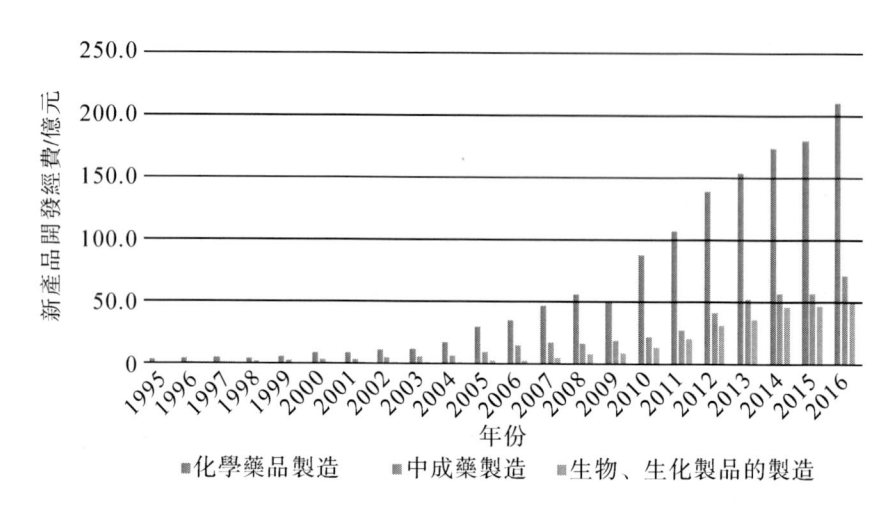

圖 5.8　大中型製藥企業新產品開發經費情況

資料來源：中國高技術產業統計年鑒（中型醫藥製造產業科技活動情況）。

（四）藥品審評審批制度走向規範

根據藥品監管統計年報關於新藥審批的數據可見，藥品審批審評方式隨著制度設計的變化不斷調整，日趨細緻和嚴格。鄭筱萸任期內不規範審批現象之嚴重給藥物制度造成了嚴重影響。據報導，1999 到 2002 年期間僅有 1,000 餘家藥企獲得 GMP 認證，而 2003 年有近 5,000 家企業獲得認證；2004 年有 10,009 件新藥審批通過，2005 年則有 11,086 件，其中 80% 為仿製藥[①]。此後審批逐漸嚴格，並開始撤銷不合規企業認證。2016 年以來審批數量減少，與藥監局的年度藥品審評報告藥品註冊申請情況一致。這與 2015 年國務院提出要嚴格藥品審評審批標準以及藥監局的大面積現場檢查和嚴格執法相關，不再以一味追求創新審評審批速度為導向。見表 5.2。

---

① 醫藥行業發展 40 年大反思！http://mini.eastday.com/mobile/180918000126711.html.

## 第五章　藥物制度變遷

表 5.2　歷年新藥註冊審批情況　　　　　　　　　　單位：件

| 年份 | | 臨床申請 | 證書申請 | 生產申請 | 證書及生產 | 證書及批准文號 | 批准文號 | 補充申請 | 按新藥管 |
|---|---|---|---|---|---|---|---|---|---|
| 2006 | 新藥 | 1,426 | | 1,803 | | | | 728 | |
| 2007 | 新藥 | 758 | | 176 | | | | 432 | |
| 2008 | 新藥 | 581 | 236 | 270 | | | | 355 | |
| | 按新藥管理 | | | | | | | | 1,190 |
| 2009 | 新藥 | 298 | 3 | 32 | 164 | | | 38 | |
| | 按新藥管理 | 288 | 3 | 938 | 38 | | | | |
| 2010 | 新藥 | 243 | 2 | 27 | 58 | | | 12 | |
| | 按新藥管理 | 141 | 1 | 131 | 12 | | | | |
| 2011 | 新藥 | — | — | — | — | — | — | — | — |
| | 按新藥管理 | — | — | — | — | — | — | — | — |
| 2012 | 新藥 | 250 | 13 | 82 | 23 | | | 34 | |
| | 按新藥管理 | 72 | 2 | 9 | 34 | | | | |
| 2013 | 新藥 | 148 | 4 | 6 | | 45 | 66 | 32 | |
| | 按新藥管理 | 120 | 0 | 6 | 32 | | | | |
| 2014 | 新藥 | 344 | 1 | | | 77 | 72 | | |
| | 按新藥管理 | 7 | 14 | 16 | | | | | |
| 2015 | 新藥 | 606 | 2 | | | 37 | 48 | | |
| | 按新藥管理 | 14 | 24 | 37 | | | | | |
| 2016 | 新藥 | 4,011 | | | | 5 | 13 | | |
| | 按新藥管理 | 328 | | | | | | | |
| 2017 | 新藥 | 734 | | | | 20 | 9 | | |
| | 按新藥管理 | 42 | | | | | | | |
| 2018 | 新藥 | 312 | | | | 25 | 10 | | |
| | 按新藥管理 | 8 | | | | | | | |

註：2011 年藥品監管統計年報未報告藥品註冊情況。

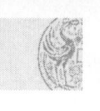

根據國家政策鼓勵發展仿製藥的政策，藥品監督部門從 2008 年開始對仿製藥的生產進行審批。生產申請到 2015 年低至 143 件，近三年來逐漸增加至 464 件。見表 5.3。

表 5.3  歷年仿製藥審批情況                    單位：件

| 年份 | 仿製藥臨床申請 | 仿製藥生產申請 | 仿製藥補充申請 |
| --- | --- | --- | --- |
| 2008 |  | 1,826 | 1,953 |
| 2009 | 196 | 1,623 |  |
| 2010 | 153 | 657 |  |
| 2011 | — | — |  |
| 2012 | 85 | 296 |  |
| 2013 | 92 | 176 |  |
| 2014 | 81 | 279 |  |
| 2015 | 404 | 143 |  |
| 2016 | 2,949 | 207 |  |
| 2017 | 251 | 224 |  |
| 2018 | 58 | 464 |  |

註：2011 年藥品監管統計年報未報告藥品註冊情況。

## 二、藥品採購模式和價格的變化

（一）藥品採購模式多樣化

藥品集中採購政策體現出招標原則、組織形式、組織機構、採購週期的多樣化，藥品採購談判參與角色之間的博弈模式也在形成之中。這主要體現在新醫改以來各省結合實際情況，推出多種藥品集中採購方案，出台多項藥品採購管理辦法，進行了大規模的省級層面上的創新探索。藥品集採模式的五種變化：第一種是地市級採集模式（2000—2006 年），以地市級為單元，以社會化的仲介為服務機構作為藥品的集中採購；第二種是省級採購模式

(2007—2014年），主要體現為省級召辦直接掛網集中採購、第三方交易所採購、通過託管藥房進行議價和醫保採購四種主要方式；第三種是區域聯合採購模式（2014年之後），從最開始的地市聯盟採購到京津冀聯合採購再到西部13省的聯合採購；第四種是分類採購模式（2015年之後），堅持以省（區、市）為單位的網上藥品集中採購方向，實行一個平臺、上下聯動、公開透明、分類採購；第五種是11省市集中採購模式（2018年），國家醫保部門對採購模式進行設計。

（二）藥品價格監測與藥品價格指數

國家計委於2000年印發《藥品價格監測辦法》，選取經營規模較大，信譽良好的藥品經營單位（批發企業、零售商店、醫療機構），對藥品經營單位實際購進、銷售價格及招標採購藥品的實際中標價格進行監測。此外，國家計委在全國主要城市重要商品和服務項目價格監測中加入了藥品消費內容。國家統計局發布的居民消費價格指數（Consumer Price Index，簡稱CPI）中有一項醫療保健居民消費價格指數（醫療保健CPI），其兩項構成子項與藥品價格相關，即西藥居民消費價格指數（西藥CPI）和中藥材及中成藥居民消費價格指數（中藥CPI），綜合反應居民購買藥品的價格變動情況。以圖5.9為例，國家統計局和萬得網的月度環比數據顯示，自2012年1月以來，西藥CPI和中藥CPI的月度環比數據幾乎都在100以上，說明價格指數逐月上漲（除西藥CPI在2013和2014年的個別月份外）。2015年6月前後，西藥CPI和中藥CPI變化趨勢不同：前半段中藥價格增長速度高於西藥價格，但中藥CPI增速放緩；後半段西藥價格增長速度與中藥持平水準，中西藥價格均上漲，直到2018年下半年增速有所回落。

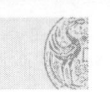

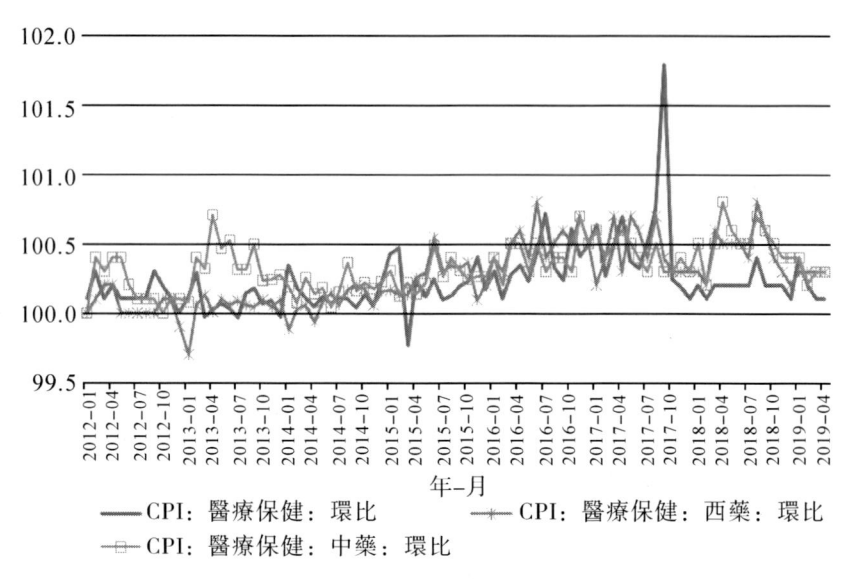

图 5.9 藥品類居民消費價格指數歷月變化情況

數據來源：國家統計局和萬得網，上月 CPI＝100。

（三）藥品價格干預方式變化

一直以來，由於藥品生產、流通、使用的市場行為和博弈機制複雜，對藥品價格的調控政策的設計和評價都有挑戰性。1996 年到 2007 年，藥品價格經歷了 30 多次降價或單獨定價等政策調整。有研究採用來自中經網統計數據庫及《中國經濟統計快報》的醫藥品零售價格指數等宏觀數據，分析這一階段藥品降價政策效果，分析發現降價政策只能在短期內小幅度降低藥品價格，可能對減輕居民醫療負擔的貢獻有限，還可能降低企業平均盈利狀況，並刺激高價藥品進口[1]。2015 年 6 月開始取消絕大部分藥品的政府定價，根據國家食品藥品監督管理總局的統計數據，醫藥工業銷售收入以及利潤總額增速從 2015 年的 9% 和 12% 上升到了 2016 年的 10% 和 16%[2]。而根據圖 5.9 西藥

---

[1] 吳斌珍，張瓊，喬雪．對藥品市場降價政策的評估：來自中國 1997—2008 年的證據 [J]．金融研究，2011（6）：168-180．
[2] 陶李豔，倪天一，肖鑫茹，等．政府放開藥價管制對於藥品定價和監管的影響研究 [J]．江蘇商論，2018（1）：89-90，95．

CPI 和中藥 CPI 的變化情況，取消政府定價以後藥價恢復上升。2018 年 Y 藥品類 CPI 增長放緩，與帶量採購等政策預期一致①，反應出衛健委、醫保、藥監機構改革以後，藥價干預進入新階段。

### 三、藥品流通體系進一步完善

（一）藥品流通模式多樣化

近年來，隨著藥品流通的快速發展，湧現出醫藥物流和醫藥電商等新的流通主體。中國已經建立了種類多樣的藥品流通模式，藥品流通業處於快速發展時期。目前，中國的藥品流通業正在由傳統的調撥型轉向終端銷售型，逐步形成了以下四種典型的藥品流通模式：第一種是以批發企業為主導的藥品流通模式；第二種是以醫藥產業集團自營物流為基礎的藥品流通；第三種是以社會化物流為基礎的「第三方」物流模式；第四種是以醫藥電商為基礎的藥品流通②。2017 年以來國家著力推進醫藥行業提質增效、轉型升級，藥品流通行業積極順應政策導向，配合落實「兩票制」等醫改政策要求，打造智慧供應鏈體系，完善現代流通網絡，創新發展 DTP（Direct to Patient）藥店等特色專業藥房，探索三方信息共享服務模式，藥品流通行業呈現銷售平穩增長、結構優化、質量升級的發展態勢。

（二）藥品批發與零售企業變化

中國藥品批發企業銷售增長放緩。據商務部統計，「十二五」期間，中國藥品流通行業銷售總額年均增長 16.6%，藥品批發企業銷售總額比「十一五」末增長 85%（銷售趨勢見圖 5.10）。商務部市場秩序司的《藥品流通行業運行統計分析報告》顯示，全國藥品流通市場銷售規模穩步增長，但增速放緩。藥品流通行業競爭進一步加大。各地「兩票制」的實施使得末端分銷企業短期內直接向藥品生產企業採購；醫保控費、藥占比限制等藥品終端政策在影響著流通市場，迫使其調整結構合併重組。

---

① 黃素芹，田侃，張樂君，等. 帶量採購政策對中國藥品價格影響研究 [J]. 價格理論與實踐，2019（5）：35-38.
② 趙建軍，孫靜，劉遠立. 中國藥品流通領域存在的問題及對策研究 [J]. 中國藥房，2017，28（18）：2459-2463.

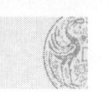

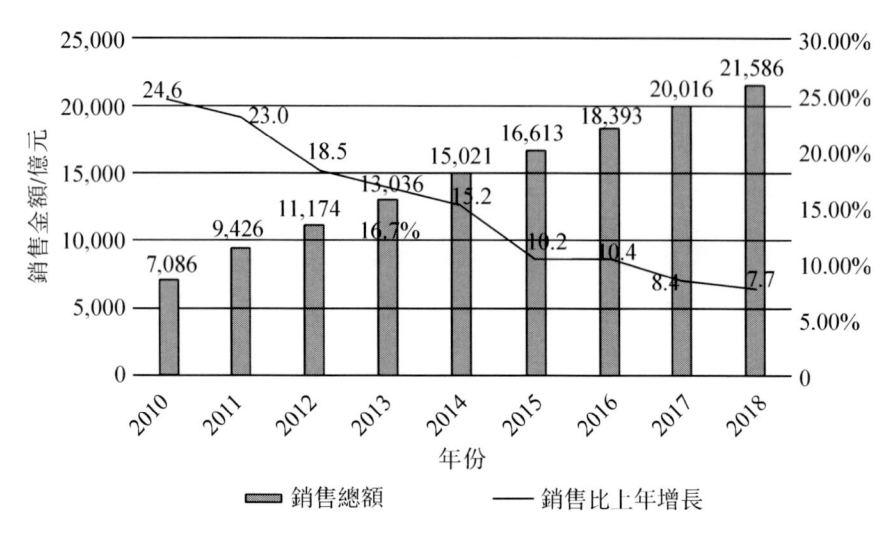

图 5.10 2010—2018 年中国药品流通行业销售趋势

数据来源：2018 年药品流通行业运行统计分析报告。

中国药品零售企业连锁率进一步提高。根据原国家食品药品监督管理总局年度药品监管统计年报数据，药品零售连锁企业及其下属门店数量逐年增加，批发和零售单体药店数量在波动之下趋于稳定（见表5.4）。这种情况与近年来各项与药价相关的医改政策实施有关。《2017年药品流通行业运行统计分析报告》指出，在医疗机构处方外配，门诊特病、慢病定点药店医保结算试点下，患者向零售药店流动增加。此背景下大型零售连锁企业尤其是国有控股类，积极借助资本力量加速行业兼并重组，扩大自身市场网络。同时，随着政府监管加强和市场竞争加剧，促使零售药店的优胜劣汰，提高了连锁率。

表 5.4　药品经营许可情况　　　　　　　　　　　　单位：万家

| 年份 | 「药品经营许可证」持证企业 | 其中批发企业 | 零售连锁企业 | 零售连锁企业门店 | 零售单体药店 |
|---|---|---|---|---|---|
| 2006 | 33.4 | 1.3 | 1,826 | 12.2 | 19.8 |
| 2007 | 36.0 | 1.3 | 1,853 | 12.1 | 22.4 |
| 2008 | 38.1 | 1.3 | 1,985 | 12.9 | 23.6 |

表5.4(續)

| 年份 | 「藥品經營許可證」持證企業 | 其中批發企業 | 零售連鎖企業 | 零售連鎖企業門店 | 零售單體藥店 |
|---|---|---|---|---|---|
| 2009 | 40.4 | 1.4 | 2,149 | 13.6 | 25.3 |
| 2010 | 41.5 | 1.3 | 2,310 | 13.7 | 26.2 |
| 2011 | 44.0 | 1.4 | 2,607 | 14.7 | 27.7 |
| 2012 | 44.3 | 1.6 | 3,107 | 15.3 | 27.1 |
| 2013 | 45.1 | 1.5 | 3,570 | 15.8 | 27.4 |
| 2014 | 45.2 | 1.3 | 4,266 | 17.1 | 26.3 |
| 2015 | 46.7 | 1.4 | 4,981 | 20.5 | 24.3 |
| 2016 | 46.6 | 1.3 | 5,609 | 22.1 | 22.6 |
| 2017 | 47.2 | 1.3 | 5,409 | 22.9 | 22.5 |
| 2018 | 50.8 | 1.4 | 5,671 | 25.5 | 23.4 |

（三）醫藥電商發展迅速

《中國醫藥物流發展報告（2017）》的數據表明，2014年以來中國三類醫藥電商企業數量均在增加，在2015年進入快速發展期，其中向個人消費者提供藥品的醫藥電商企業數到2017年增長超過了2.5倍；與其他企業提供藥品類和第三方服務平臺的醫藥電商增長都超過了3倍。見圖5.11。

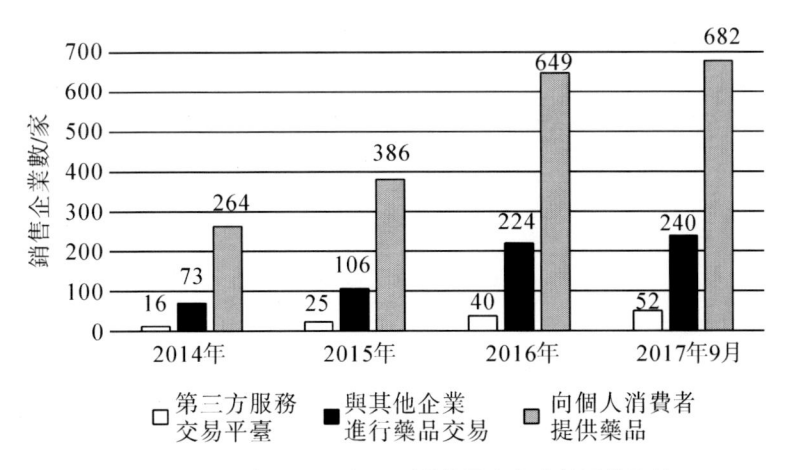

圖5.11　2014年—2017年9月醫藥電商企業數量變化情況

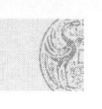

據不完全統計，2017 年醫藥電商直報企業銷售總額達 736 億元（不含 A 證），占同期全國醫藥市場總規模的 3.7%。其中，B2B 業務銷售額 693 億元，占醫藥電商銷售總額的 94.1%；B2C 業務銷售額 44 億元，占醫藥電商銷售總額的 5.90%。B2B 與 B2C 銷售結構差異較為明顯，B2B 業務主要集中在西藥類，而 B2C 業務中主要是西藥類、醫療器材類和中成藥類。

## 四、藥品合理使用有所提高

### （一）藥品費用占比降低

藥品費用是醫療費用的主要構成部分，對其進行合理的管理控制對促進臨床合理用藥、提高可負擔性具有重要意義。多數醫療機構都以藥占比作為衡量臨床合理用藥、控製藥品費用的重要指標。藥占比是指藥品費用占全部醫藥費用的比例。中國從 1990 年開始在衛生總費用的測算工作中納入對藥占比的測算，旨在控制醫療費用總量的基礎上，同時控制醫療服務收入和藥品費用兩個指標的增長速度指標，要求藥費增長指標明顯低於服務收入增長指標，最終實現醫療費用總量合理增長，同時優化費用結構。

根據中國衛生統計年鑒的數據，2000 年以來中國藥品費用及占衛生總費用的比重在波動中下降，下降趨勢比較明顯的年份是 2007、2011 年以及 2015 年以後，其中 2017 年達到 34.4%，高於 OECD 國家的 16.3%（見表 5.5）。這反應了醫改政策在控製藥價以及抑製藥品醫療收入方面的積極效果，也說明藥占比仍有下降空間。

表 5.5  中國藥品費用及占衛生總費用的比重

| 年份 | 藥品費用（億元） | 占衛生總費用比重（%） |
| --- | --- | --- |
| 2000 | 2,211.17 | 45.40 |
| 2001 | 2,302.96 | 43.83 |
| 2002 | 2,676.68 | 46.01 |
| 2003 | 2,903.88 | 44.80 |

表5.5(續)

| 年份 | 藥品費用（億元） | 占衛生總費用比重（％） |
|---|---|---|
| 2004 | 3,621.28 | 45.55 |
| 2005 | 4,142.10 | 45.00 |
| 2006 | 4,486.07 | 43.51 |
| 2007 | 4,903.16 | 40.74 |
| 2008 | 6,202.40 | 41.56 |
| 2009 | 7,543.81 | 40.63 |
| 2010 | 8,835.85 | 41.55 |
| 2011 | 9,826.23 | 38.43 |
| 2012 | 11,860.45 | 40.37 |
| 2013 | 13,113.17 | 39.36 |
| 2014 | 13,925.00 | 39.36 |
| 2015 | 15,168.00 | 37.70 |
| 2016 | 17,345.90 | 35.80 |
| 2017 | 18,203.00 | 34.40 |

數據來源：歷年藥品監管統計年鑒。

（二）抗菌藥物使用逐漸規範

2005年8月，原衛生部、國家中醫藥管理局和總後衛生部聯合印發《關於建立抗菌藥物臨床應用和細菌耐藥監測網的通知》，建立了全國「抗菌藥物臨床應用監測網」和「細菌耐藥監測網」（以下簡稱「兩網」）。2011年發布的《衛生部辦公廳關於做好全國抗菌藥物臨床應用專項整治活動的通知》要求，抗菌藥物使用率和使用強度控制在合理範圍內，其中住院患者抗菌藥物使用率不超過60%，門診患者抗菌藥物處方比例不超過20%；加強臨床微生物標本監測和細菌耐藥監測，二級以上醫院住院患者微生物一般送檢率不低於30%。此後控制要求逐漸嚴格。中國的醫院感染日常監測工作從1986年開始。1999年開始，全國醫院感染監測網的工作逐步規範化，從2001年開始組織入網醫院及部分志願參加的醫院開展「全國醫院感染現患率與橫斷面抗

菌藥物使用率調查」重複橫斷面調查①，並從 2016 年開始為中國抗菌藥物管理和細耐藥現狀報告提供數據。中國醫院感染監測網的數據表明（見表 5.6），在 2011 年以後，住院和門診患者抗菌藥物使用率都呈下降趨勢，用藥患者送標本做細菌培養的平均送檢率逐漸提高。中國抗生素頂層設計和管理機制已初步建立，在取得一定控制效果的同時，部分地區在抗菌藥物管理方面仍然存在管理和技術方面的欠缺，「兩網」監測範圍將繼續擴大。

表 5.6　中國醫院住院患者與門診患者抗菌藥物使用情況

| 年份 | 入網及自願單位[a] | | 中心成員單位住院患者[b] | | | 門診患者[b] | |
|---|---|---|---|---|---|---|---|
| | 住院患者抗菌藥物日使用率 | 住院患者用藥平均送檢率 | 非手術組 | 手術組 | 合計 | 中心成員單位 | 全部入網單位 |
| 2001 | 56.93 | | | | | | |
| 2003 | 54.86 | 23.93 | | | | | |
| 2005 | 48.42 | 24.55 | | | | | |
| 2008 | 47.69 | 30.83 | | | | | |
| 2010 | 49.63 | 29.21 | | | | | |
| 2011 | | | 41.5 | 86.3 | 59.4 | 16.2 | 17.2 |
| 2012 | 38.39 | 40.16 | 26.7 | 72.3 | 44.2 | 14.1 | 15.6 |
| 2013 | | | 28.9 | 69.9 | 43.8 | 11.3 | 13.9 |
| 2014 | 35.01 | 45.89 | 26.3 | 65.7 | 40.3 | 9.5 | 12.5 |
| 2015 | | | 25.6 | 64.0 | 39.1 | 9.4 | 11.2 |
| 2016 | | | 24.8 | 61.8 | 37.5 | 8.7 | 10.3 |
| 2017 | | | 22.7 | 62.4 | 36.9 | 7.7 | 9.1 |

數據來源：a. 李春輝，吳安華，文細毛，等. 2001—2010 年全國醫院感染監控網醫院抗菌藥物日使用變化趨勢 [J]. 中華醫院感染學雜誌，2012，22（21）：4859-4861；吳安華，文細毛，李春輝，等. 2012 年全國醫院感染現患率與橫斷面抗菌藥物使用率調查報告 [J]. 中國感染控制雜誌，2014，13（1）：8-15；任南，文細毛，吳安華. 2014 年全國醫院感染橫斷面調查報告 [J]. 中國感染控制雜誌，2016，15（2）：83-87. b. 中國抗菌藥物管理和細耐藥現狀報告（2018）。

---

① 李春輝，吳安華，文細毛，等. 2001—2010 年全國醫院感染監控網醫院抗菌藥物日使用變化趨勢 [J]. 中華醫院感染學雜誌，2012，22（21）：4859-4861.

(三) 藥品不良反應監測數量和質量提高

中國藥品不良反應監測工作自20世紀80年代末以來已經走過了近30年的發展歷程，通過開展藥品不良反應監測工作，在及時發現藥品安全性信息、促進臨床合理用藥、有效控製藥品風險、為上市後藥品再評價提供數據支持等方面發揮了重要作用[1]。1989年至1999年，國家監測中心僅收到4,000餘件藥品不良反應報告，而2000年以後收到的報告數快速持續增長[2]。為了提升報告質量，國家監測中心製定了《藥品不良反應病例報告規範分級標準》（2003年）、《常見嚴重藥品不良反應技術規範及評價標準》（2010年）等技術規範。

對年度監測報告的分析表明，監測數據質量、可利用性、覆蓋範圍等都在提高[3]。《國家藥品不良反應監測年度報告（2017年）》顯示，自1999年首次發布報告以來，監測系統每年收到的《藥品不良反應/事件報告表》保持上升趨勢，2017年收到《藥品不良反應/事件報告表》142.9萬份，比2016年降低了0.1%，已進入了高位平臺期。其中，每年收到新的和嚴重藥品不良反應/事件報告報告比例和嚴重藥品不良反應/事件報告比例也在增加，2017年分別為30.3%和8.8%，而兩者在2004年都不足5%。報告事件總數和嚴重事件比例的增加在現階段無法指示準確的藥品不良反應發生率，其上升更具說明的是監測系統數據搜集能力的提高，尤其是在2011年至2012年期間，隨著監測網絡的擴大和新的在線報告系統的啟用，藥品不良反應上報率明顯上升。但近幾年，來自非醫療機構的報告比例不升反降，尤其是來自藥品生產企業的報告，未體現藥品生產企業在不良反應監測中的報告責任。這一問題已引起了國務院和藥監部門的重視，連續出台相關政策，旨在落實生產者對藥品安全的主體責任，加強安全監管。

---

[1] 何卉，朱民田. 中國藥品不良反應監測工作進展 [J]. 遼寧中醫藥大學學報，2018，20（6）：142-145.
[2] 田春華，曹麗亞，陳易新. 中國藥品不良反應監測的發展現狀及尚需解決的問題 [J]. 中國藥房，2004（3）：4-6.
[3] 王丹，程剛. 藥品不良反應監測數據年度趨勢分析 [J]. 藥物流行病學雜誌，2013，22（5）：238-241.

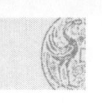

## 第五節　藥物管理制度的未來趨勢

### 一、在「大健康」的理念下，藥物制度管理的範圍將擴大

藥監部門的管理範圍已經逐漸擴大至醫療器械、化妝品、保健品等。未來藥品市場治理的進程中，應當融入「大健康」的概念。將藥品、醫療器械、特殊食品、化妝品等各類高風險品納入「大健康」管理的範疇進行統一監管。在發展專門的監督隊伍和監測平臺的基礎上，逐步整合碎片化的監管子系統，融合各領域治理手段，以適應市場的迅速變化，滿足人民群眾不斷增長的對健康類消費品種類和安全的要求。

### 二、通過深化醫療、醫保、醫藥三醫聯動，保證人民合理使用基本藥品

國家藥物政策最基本的目標主要包括保證基本藥物的可獲得性，保證向公眾提供安全、有效、質量合格的藥品、合理用藥。近幾年來，中國在藥品定價、報銷、支付、使用等方面不斷加大改革力度，從組織機構改革到政策導向調整都體現出改革的決心，也取得了一定的成效。但是藥物制度涉及的博弈機制複雜，制度設計難度大、要求高，三醫聯動一直以來都是醫改難點，需要堅持不懈的努力。可以預見，藥物經濟學評價、衛生技術評估、監測大數據分析等先進技術將被更多引入改革研究和試點工作中，推動藥品管理科學化；政策試點和經驗分享將被持續鼓勵，意見徵求和政策評估將被更多採用，以達成醫療、醫保、醫藥體系之間的有效聯動，並保證藥物制度與整個衛生健康體系政策的一致性、協調性、有效性。

### 三、鼓勵藥品創新研發，持續完善全生命週期的質量管理

健康中國戰略已確定將以醫藥產業為主的健康產業發展成為支柱性產業的目標，且要實現向製藥強國的轉變。科研投入不足、科技成果轉化慢、高級人才引進和培養難是藥品創新不足的根本原因，新藥審批程序流程過多、獲準上市時間較慢是造成研發投資回報率較低從而抑制創新的重要原因。藥品進入市場後還將面臨定價、納入醫保報銷目錄、不良反應報告等挑戰。因此，在研發經費的使用、研發人力資源的建設、審批程序的優化、臨床試驗的可靠性、上市後跟蹤和監管等方面的政策將繼續加強，提高中國藥品在國際市場的競爭力。

### 四、持續完善全生命週期的質量管理制度

將藥品的研發、生產、流通、使用的各個環節都視為質量安全監管的重點，以全生命週期的視角對藥品進行監管也是未來發展的必然趨勢。對新藥生產而言，對上市前臨床試驗、非臨床試驗、藥物療效、質量評價等都會嚴格監管；對於進口藥而言，在加快上市進度後，上市後的跟蹤監管將會成為重點；在藥品的使用過程中，對使用規範性的監管會更加細緻，對不良反應發生報告的要求也將越來越高；基於全程監管信息將被深入分析和整合，應對藥品相關的風險進行早期預警和合理控制。

### 五、治理方式更加多元化，根據環境和目標變化及時調整

中國藥物制度經過 70 年的建設，國家藥物政策目標得到確立，基本制度框架已建設完成，將會隨著社會經濟的發展持續調整。改革開放初期，藥物制度建設主要以強制性政策工具為主，出台並修訂了《藥品管理法》及其實施和管理條例，建立了相應的組織機構體系。這些強制性的手段適合於市場轉型初期階段。在政府社會治理能力逐漸提高，社會經濟發展形勢越來越複

雜的情況下，混合性、自願性這類政策干預方式可能會被更多地採用，包括談判、競價採購、群眾舉報、健康教育宣傳等活動，以提高藥物治理的效果和效率，實現制度的及時、有效變遷。

# 第六章
## 衛生人力資源管理制度變遷

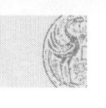

## 第一節　衛生人力資源管理制度

### 一、衛生人力資源管理制度的相關概念和研究背景

(一) 衛生人力資源管理制度的相關概念

1. 衛生人力資源的概念

人力資源是一個國家或地區經濟與社會發展需要的核心資源。在衛生領域，衛生人力資源無疑是最具有決定性的資源。衛生人力資源是醫療保障的先決條件，醫療干預需要醫生、護士或其他類型人員的服務。國外學者 Arrow 從經濟學的視角探討了醫生的特點，「醫生作為病人的代理人也是利潤最大化行為者，醫生的期望行為是正確地轉達信息而不是取悅顧客」[1]。也有學者認為，衛生人力資源是指負責公共衛生和個人衛生的工作人員，該資源對組織的貢獻大小取決於人員的知識、技能和動機[2]。中國學者提出，衛生人力資源是指在一定時間內存在於衛生行業內部的具有一定專業技能的各種衛生工作者數量和質量的總和，與衛生物力資源、衛生財力資源共稱衛生資源[3]。衛生人力資源可分為衛生技術人員、其他技術人員、管理人員和工勤技術人員[4]。其中，衛生技術人員包括職業（助理）醫師和護士等專業人才，作為衛生人員的重要組成部分和醫療衛生服務的主要承擔者，對衛生資源的合理配置起著重要作用。本書將借鑑中國學者對衛生人力資源的內涵和外延界定，重點

---

[1] ARROW K J. Uncertainty and the welfare economics of medical care [J]. The American economic review, 1963, 53 (5): 941-973.
[2] KABENE S M, ORCHARD C, HOWARD J M, et al. The importance of human resources management in health care: a global context [J]. Human resources for health, 2006, 4 (1): 20.
[3] 李豫凱, 莊瑋. 新疆高等醫學教育與衛生人力資源供求現狀及預測分析 [J]. 新疆社會科學, 2012 (4): 122-128, 144.
[4] 董文勇. 衛生人力資源失當配置的福利危機及其法制因應 [J]. 中南大學學報（社會科學版）, 2016, 22 (1): 27-35.

第六章　衛生人力資源管理制度變遷

關注衛生技術人員、管理人員和工勤技術人員。

2. 衛生人力資源管理制度的概念

人力資源管理這一概念最早源於1958年懷特·巴克《人力資源功能》一書，該書首次將人力資源管理作為管理的普通職能來加以討論。美國著名的人力資源管理專家雷蒙德·A.諾伊等提出，人力資源管理是採用一系列管理活動來保證對人力資源進行有效的管理，其目的是實現個人、社會和企業的利益。彭劍鋒在綜合國內外學者觀點的基礎上提出，人力資源管理是根據組織和個人發展的需要，對組織中的人力這一特殊的戰略性資源進行有效開發、合理利用與科學管理的機制、制度、流程、技術和方法的總和[1]。綜合比較國內外關於人力資源管理的概念，學者們對人力資源的定義不完全一致，但都認為人力資源管理是對人力這一特殊的資源進行開發和利用的管理過程。而衛生人力資源管理是將人力資源管理工具應用於衛生行業的人員管理，有助於維護和加強專業精神，發揮人員的積極性[2]。衛生人力資源管理包括人員配置、工作設計和招募人員、人員的培訓和發展（培訓員工、職業生涯規劃和薪酬福利激勵）及員工關係管理（工會和保障）等內容[3]。

人力資源管理制度源於人事制度。人事制度自古就存在，在中外歷史上，統治階級按照自己的需要選拔任用人才，例如古代的科舉制和現代的公務員制度。因此人事制度可以看成國家政治制度的重要組成部分，屬於上層建築範疇，為經濟基礎服務。在計劃經濟時期，中國事業單位大多採用傳統的人事制度，即對人事進行管理的規則或制度。但隨著時間的不斷推移，人事管理以「事」為中心、對人實行控制的管理方式造成的弊端日益突出，從而使事業單位人事制度逐步向以「人」為中心的人力資源管理制度發展。

衛生人力資源管理制度是關於衛生人力資源的行動準則、辦事規程和管

---

[1] 彭劍鋒. 人力資源管理概論［M］. 上海：復旦大學出版社，2011：5-6.
[2] MATHAUER I, IMHOFF I. Health worker motivation in Africa: the role of non-financial incentives and human resource management tools［J］. Human resources for health, 2006, 4（1）: 24.
[3] NILES N J. Basic concepts of health care human resource management［M］. New Hampshire: Jones & Bartlett Publishers, 2013: 2-3.

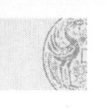

理體制的總和。衛生人力資源管理制度既包括國家對所有衛生健康服務機構進行宏觀管理的制度，也包括衛生健康、機構內部的人力資源管理制度，具體有衛生人力資源管理活動中的機構設置、培訓和開發制度、准入制度、配置與使用制度、績效考核和薪酬分配激勵制度、流動制度等。機構設置是指國家和衛生健康服務機構為實現健康目標而設置的由專人負責的各種互相聯繫的機構，是國家衛生管理人員、衛生機構領導及管理人員開展各項活動、處理各種事務的一種組織形式；培訓和開發制度是國家和衛生服務機構對於願意進入衛生行業工作的人員提供院校教育培訓和對不同從業者進行的繼續教育培訓；准入制度是國家對於準備從事醫療健康服務的人員建立的准入門檻規則；配置與使用制度是國家和衛生服務機構對所需人員的選拔、任用制度，並根據從業人員的素質、能力、工齡、績效等表現在職務職稱的基礎上予以提升的制度；績效考核和薪酬分配激勵制度是國家和衛生服務機構按照所屬人員的勞動付出制定的考核和酬勞分配方式；流動制度是指國家和衛生服務機構鼓勵不同機構、不同地域、不同類型人才流動的制度。

(二) 衛生人力資源在衛生健康制度中的作用

從系統論的角度來看，人力資源是衛生健康制度系統的重要組成部分。2007 年，世界衛生組織將衛生健康系統分為六個子系統，包括服務提供、衛生健康人力資源、信息、醫療產品、疫苗與技術、財政及領導與治理。基於可獲得的資源和環境（如足夠的人員、公平的分配），運行良好的衛生人力資源系統是能夠快速、公平、有效地實現最好的健康結果的方式。實證研究結果表明，高績效的人力資源管理政策和實踐與標準化患者死亡率之間存在顯著的負向關係，優化醫療機構的人力資源管理系統是改善患者護理的手段之一[1]。

從衛生健康制度的目標來看，目前改善醫務人員體驗已經被補充至醫療的三大目標（改善患者體驗、改善人群健康、降低人均醫療保健成本）中，

---

[1] WEST M A, GUTHRIE J P, DAWSON J F, et al. Reducing patient mortality in hospitals: the role of human resource management [J]. Journal of Organizational Behavior: The International Journal of Industrial, Occupational and Organizational Psychology and Behavior, 2006, 27 (7): 983-1002.

## 第六章　衛生人力資源管理制度變遷

形成了當今醫療的四大目標[1]。過去的研究主要從患者的角度提出衛生健康體系的目標，而忽略了服務的提供者——醫務人員。然而，醫生和其他衛生健康人力資源經常報告他們的倦怠和不滿意。倦怠與患者的低滿意度、低效的健康結果相關，而且可能會增加成本。因此，一個有效的衛生健康系統的關鍵是有參與度高和生產率高的勞動力。而勞動力參與的核心是體驗到從事衛生健康工作的愉快和意義[2]。

從目前全球的衛生勞動力供給看，全球衛生人力資源的競爭日趨激烈，許多國家都存在衛生人力資源的短缺[3]。儘管沒有一個統一的調查，一些學者認為，到2020年，美國的醫生缺口將達8.5萬名；到2025年，護士缺口會達26萬名。一些快速發展的國家，如中國、印度、巴西、南非等，需要更多的訓練有素的衛生勞動力，衛生人力資源的短缺在世界最貧窮的國家仍然普遍存在。「沒有勞動力就沒有健康」，面對衛生人力資源的短缺，衛生人力資源的培養與開發、准入、配置與使用、績效考核和薪酬分配激勵等人力資源管理制度變得至關重要。

(三) 衛生人力資源管理制度變遷的相關研究

學者們以公立醫院和民營醫院為主要研究對象，展開對中國衛生人力資源管理制度變遷的研究。有學者認為，中國公立醫院人事制度主要經歷了兩個階段：一是1963—1992年，計劃經濟時期實行的人事制度階段；二是從1993年起，事業單位的人事制度逐漸從傳統幹部人事制度中分離出來，形成了具有本行業特點的人事管理制度階段[4]。還有學者認為，公立醫院人事制度可劃分為四個階段：一是1949—1978年的計劃經濟體制時期，二是1979—

---

[1] BODENHEIMER T, SINSKY C. From triple to quadruple aim: care of the patient requires care of the provider [J]. The Annals of Family Medicine, 2014, 12 (6): 573-576.
[2] SIKKA R, MORATH J M, LEAPE L. The Quadruple Aim: care, health, cost and meaning in work [J]. Bmj Quality & Safety, 2015, 24 (10): 608-610.
[3] CRISP N, CHEN L. Global supply of health professionals [J]. New England Journal of Medicine, 2014, 370 (10): 950-957.
[4] 吳富起，謝宇，史真真.新醫改下公立醫院人事制度改革的政策分析 [J]. 中國衛生人才，2017 (12): 79-82.

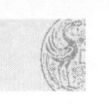

1996 年的社會主義現代化建設初期，三是 1997—2008 年的衛生改革與發展初期，四是 2009 年至今的全面深化改革時期[1]。雖然學者們對衛生人力資源制度變遷階段的劃分不一致，但是也達成了一定共識，即中國衛生人力資源管理制度變遷隨著編制制度的改革，經歷了從計劃經濟階段的簡單人事管理制度向現代人力資源管理制度發展變遷的過程。

衛生人力資源管理從簡單人事管理向現代人力資源管理發展的過程中，學者們主要關注人事制度的改革，重點研究人員聘用制度、人員評價和使用制度、收入分配制度三個方面的內容。在人員聘用制度方面，有學者總結出醫院基本上實行聘用制，按照按需設崗、按崗擇人、雙向選擇和競爭上崗原則，引入競爭機制，打破僵化的用人模式。在人員評價和使用制度方面，大多數公立醫院開展了以服務質量、服務數量和群眾滿意度為主的公立醫院績效考核，並將績效考核與收入分配掛鉤。在收入分配制度方面，一方面提高公立醫院收支結餘用於分配的比例以及人員經費占業務支出的比例，另一方面實行崗位績效工資制度。當前醫院收入分配改革還存在困境。由於難以兼顧醫療行業的特殊性和難以評價醫療行業合理薪酬水準，在現行制度框架下難以實現醫務人員勞務價值的迴歸[2]。

民營醫院的出現始於 20 世紀 80 年代，長期以來公立醫院在中國的醫療市場占據主導地位，民營醫院的發展相對緩慢。直到 2001 年 9 月，中國正式開放醫療市場，民營醫院才得到快速發展[3]。與公立醫院不同，民營醫院經營歷史較短，內部管理機制尚未完全成熟[4]。民營醫院的人力資源管理工作仍然處於傳統粗放的階段，人力資源管理制度、績效考核與反饋、薪酬管理機制

---

[1] 陳麗，馬曉靜，黃元豁.制度變遷視角下的公立醫院編制制度改革的歷史演進［J］.中國醫院管理，2016，36（12）：1-3.
[2] 馬明，王新婭，朱曉麗，等.關於公立醫院人事制度改革的幾點思考［J］.中國衛生人才，2014（9）：82-84.
[3] 李高靜.民營醫院發展對公立醫院的影響及對策研究［J］.會計師，2012（16）：64-66.
[4] 王嘉雯，黃海，張曼婕，等.中國民營醫院人力資源管理的問題及對策研究［J］.現代醫院管理，2016，14（2）：45-48.

運行等環節較為薄弱[①]，導致人才流失和人力資源浪費的現象嚴重[②]。2009年以來，隨著新一輪深化醫藥衛生體制改革的推進，國家將醫療衛生領域對民資開放，民營醫院迎來了發展的機遇。民營醫院的崛起打破了公立醫院的壟斷格局，有利於推動公立醫院內部改革不斷深化，促進衛生人力資源的優化配置和有效利用[③]。

綜觀現有研究，我們認為有以下兩個方面的不足：一是學者們研究的重點內容是當前醫院人事制度改革進展和存在的問題，對於衛生人力資源制度變遷的研究較少；二是研究方法以定性描述為主，缺乏定量的方法，研究結論容易受主觀經驗的影響。

## 二、研究內容與研究方法

（一）研究內容

圍繞衛生人力資源管理制度變遷，本章共分為五個部分，第一部分主要闡述衛生人力資源管理制度相關概念及研究現狀，並說明本章研究框架與方法；第二部分闡述中國衛生人力資源管理制度的總體變遷階段和特徵以及各個子系統的變遷；第三部分解釋衛生人力資源管理制度變遷的影響因素；第四部分分析衛生人力資源管理制度變遷的效應；第五部分預測未來衛生人力資源管理制度的變遷趨勢。

（二）研究方法

1. 政策文本量化分析法

以衛生人力資源管理相關政策為研究對象，通過對中央人民政府國務院辦公廳、國家衛生健康委員會、財政部、人力資源和社會保障部、國家統計

---

[①] 鄭萬紅.民營綜合醫院人力資源管理現狀及對策研究［J］.現代交際，2018（20）：246，245.
[②] 彭月月，連斌.民營醫院人力資源管理研究述評［J］.國外醫學衛生經濟分冊，2017，34（2）：81-84.
[③] 劉強，牟蔚平.非公立醫療機構發展趨勢探析［J］.陝西發展和改革，2013（6）：6-8.

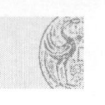

局等網站進行搜索，查找與人員培訓和開發制度、人員准入制度、人員配置和使用制度、績效考核和薪酬激勵制度、人員流動制度有關的法律法規、部門規章以及政治政策等文件。通過對政策文獻的「量化」分析，找出能夠反應政策意圖、政策過程、政策演變的一定本質方面又易於計數的特徵，從而對政府政策行為的認識更加深刻和準確。通過對衛生人力資源管理相關政策進行量化分析，總結衛生人力資源管理制度變遷的階段及其特徵。

2. 二手數據分析法

利用已有的統計資料和調查數據，包括中國統計年鑒、中國衛生統計年鑒和《中國衛生人力資源發展報告》，分析衛生人力資源管理制度的變遷效應，包括總量變化、結構變化、地區分佈變化、人員使用和教育變化、人員配置變化等等，並且預測衛生人力資源管理制度的變遷趨勢。

## 第二節　衛生人力資源管理制度變遷及其發展特徵

### 一、衛生人力資源管理制度總體變遷趨勢

圖 6.1 顯示的是 1949—2019 年中國衛生人力資源管理制度相關文件發布數量的趨勢圖，系通過對近幾十年來相關制度進行梳理所得。通過本圖可以清晰明確地看出新中國成立 70 年來，衛生人力資源的培訓與開發制度、准入制度、人力資源配置與使用制度、績效考核與薪酬激勵制度、人力資源流動制度等衛生人力資源管理政策發布的時間走勢和特點。

第六章　衛生人力資源管理制度變遷

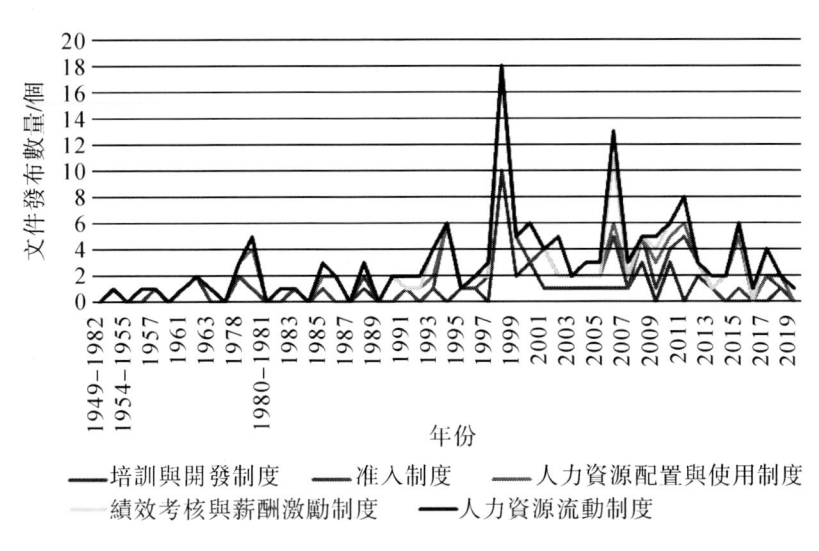

**圖 6.1　1949—2019 年衛生人力資源管理制度相關文件發布數量趨勢**

資料來源：根據相關文件政策整理而得。

從圖 6.1 我們可以看出，1949—1977 年，相關的衛生政策發布數量極少；1978—1992 年，數量稍有增加，數量在 1~3 個；1949—1992 年，基本沒有准入制度和人力資源流動制度相關的政策發布，而績效考核與薪酬激勵制度、培訓制度也鮮有出現；1993—2019 年，政策發布出現增長的趨勢，特別是 2000 年，是教育制度和准入制度這兩種政策發布的高峰時期。根據圖 6.1，我們將衛生人力資源管理制度的變遷分為四個階段，並總結了每個階段的特點，如表 6.1 所示。

**表 6.1　中國不同時期衛生人力資源管理制度變遷階段及其特點**

| 變遷階段 | 傳統人事管理制度初建階段（1949—1977 年） | 人事管理制度改革階段（1978—1992 年） | 具有行業特徵的人事管理制度階段（1993—2006 年） | 人事制度向人力資源管理制度轉變階段（2007—2019 年） |
|---|---|---|---|---|
| 培訓與開發制度 | 重構醫學院校體系，首次提出培訓及考核制度 | 初建醫學教育的學位、招生和分配制度，開始探索醫師培養和管理模式 | 深化改革，推進醫專業設置及審批的流程化、規範化，逐步建立醫學教育培訓網絡 | 優化監督管理機制，規範培訓模式 |

361

表6.1(續)

| 變遷階段 | 傳統人事管理制度初建階段（1949—1977年） | 人事管理制度改革階段（1978—1992年） | 具有行業特徵的人事管理制度階段（1993—2006年） | 人事制度向人力資源管理制度轉變階段（2007—2019年） |
|---|---|---|---|---|
| 准入制度 | 制度稀缺，無法可依 | 初步出台執業考核、註冊制度 | 首建鄉村醫生、護士准入制度，完善醫師准入制度的相關配套政策 | 完善考核、監督制度 |
| 人力資源配置與使用制度 | 使用「定員定額」的編制制度 | 相對獨立的人事制度體系 | 大力推行聘用制，實行雙軌制的職稱制度 | 編制制度方面建立動態調整機制；進一步規範聘用程序；崗位管理制度方面，實現由身分管理向崗位管理的轉變 |
| 績效考核與薪酬激勵制度 | 建立工資等級制度和津貼制度 | 實行結構工資制度，增加了護齡津貼 | 實行專業技術職務等級工資制 | 加強績效考核，實行績效工資制；衛生津補貼制度方面，建立動態調整機制 |
| 人力資源流動制度 | 通過人員調動、對口支援、兼職等方式來鼓勵流動 | 從工資待遇、職稱晉升等方面提升流動 | 從職稱晉升、招聘與配置等方面促進流動 | 推動醫師的多點執業，鼓勵醫師的縱向和橫向交流 |

## 二、衛生人力資源管理制度總體變遷的特徵

### （一）傳統人事管理制度初建階段（1949—1977年）

在傳統的計劃經濟時期，人事管理的主要職能是制度的執行。在這一階段，國家出台的政策和規定較少。1963年7月，《國務院關於編制管理的暫行辦法》規定，凡為國家創造或改善生產條件、促進社會福利，滿足人民文化、衛生等需要，經費由國家事業費內開支的單位均為事業編制。在實行傳統人事管理制度階段，中國公立醫院人事制度受機關人事管理制度影響巨大，醫務人員具有幹部和編制的雙重身分，醫院缺乏用人的自主權。傳統的人事管理制度對醫療衛生體系人力資源管理影響深遠。

該階段處在醫學教育制度的貧瘠期，醫學院校教育制度存在缺失，院校

# 第六章　衛生人力資源管理制度變遷

的數量也較匱乏，醫學教育主要由衛生部直屬獨立辦學，但隨著經濟的增長，醫學教育也在不斷發展完善。衛生人力資源培訓制度處於初步發展階段，少量選拔、培養相關的制度相繼頒布，1962 年衛生部頒布了《衛生部直屬醫學院校附屬醫院、教學醫院試行助理住院醫師選拔、培養制度（草案）》和《高等醫學院校附屬醫院住院醫師培養考核試行辦法》；農村醫療培訓制度缺失，處於「半農半醫」的狀態。該階段缺少績效考核方面的規定，主要依據職務等級來決定薪酬分配，實行職務等級工資制度。關於人力資源流動的制度國家出台的政策較少，主要是鼓勵畢業生到邊遠農村基層地區服務和鼓勵人才支援幫扶。

（二）人事管理制度改革階段（1978—1992 年）

這一時期為改變過去醫療衛生領域既缺乏人才又缺少制度的局面，國家出台了一系列規範醫療衛生事業單位人事管理的相關政策。1978 年以來，國家對醫學教育進行了全面的整頓和改革，先後於 1978 年下發了《全國重點高等學校暫行工作條例（試行草案）》、1980 年修訂了《關於高等醫藥院校專業設置和專業調整意見（草稿）》和《全國高等醫學教育事業發展規劃（草稿）》等一系列政策和規章制度，來開展教學改革並規範教育教學規律。1984 年，國家首次進行了醫院管理人員准入制度的改革，實行院長負責制和幹部聘任制、任期制，由點到面逐步開展醫院管理體制的改革，逐步告別過去的「終身制」「鐵飯碗」。

針對中國衛生行業的人事編制制度與現有制度和實際情況不相適應的問題，該階段下發了一系列重要文件。衛生部等有關部委 1978 年發布了《綜合醫院組織編制原則（試行草案）》，1979 年，衛生部下發了《衛生技術人員職稱及晉升條例（試行）》，1982 年衛生部出台了《全國醫院工作條例》。這些重要的文件為編制管理奠定了基礎，使公立醫院編制制度的管理模式更加精細化，賦予醫院一定的用人自主權。1990 年，人事部出台了《企事業單位評聘專業技術職務若干問題暫行規定》，使職稱評聘工作轉入經常化軌道。對國家機關和事業單位工作人員的工資制度進行改革，初步建立起能夠較好體現按勞分配原則的制度。該時期國家積極引導人才向邊遠基層地區流動，從

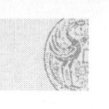

工資待遇、職稱晉升等方面給予政策支持。

這一階段國家逐漸開始探索衛生醫療行業的人才培養和管理模式。1984年，衛生管理教育試行了五長（即縣衛生局長、縣醫院院長、縣衛生防疫站站長、縣婦幼保健站站長、藥檢所所長）考試並取得成效，逐步加強醫院管理人才的培養。1988年，衛生部草擬了《臨床住院醫師培訓試行條例》，廣泛徵求了醫學教育專家及各省、自治區、部分醫學院校的意見。1989年，首次組建了「中國鄉村醫生培訓中心」，1992年，衛生部下發鄉村醫生教育的指導性教學計劃、教學大綱，逐步推進鄉村醫生培訓的系統化、正規化。

（三）具有行業特徵的人事管理制度階段（1993—2006年）

醫療衛生機構的人事管理制度雖然受事業單位體制的影響，但由於公立醫院具有經營性和公益性的雙重特點，使其人事制度有別於其他事業單位。自1993年起，事業單位人事制度逐漸脫離傳統的幹部人事制度，醫療衛生行業也開始形成具有本行業特點的人事管理制度。1997年，醫療衛生機構開始改革其運行機制，國家發布的《關於衛生改革與發展的決定》提出了「繼續深化人事制度與分配制度改革，運用正確的政策導向、思想教育和經濟手段，打破平均主義，調動廣大衛生人員的積極性」的意見。

該階段國家對醫護人員的培訓制度做出了更詳細的規定，編寫培訓大綱，由點到面地逐步建立醫學教育培訓網絡。1998年，國家教委印發了《制訂7年制高等醫學教育專業教學計劃的原則和基本要求》，2000年頒布了《全科醫學臨床培訓基地基本要求》，2006年頒發《全科醫師崗位培訓大綱》《社區護士崗位培訓大綱》，培訓工作逐步規範化。

人力資源配置與使用制度的改革步伐也逐漸加快。1997年，中共中央、國務院出台了《中共中央、國務院關於衛生改革與發展的決定》；2000年，中共中央組織部發布了《關於加快推進事業單位人事制度改革的意見》。中共中央組織部、人事部、衛生部印發了《關於深化衛生事業單位人事制度改革的實施意見》，強調要改革衛生事業單位的用人制度，大力推行聘用制。這一時期編制制度的發展起到了積極作用，人員的靈活性和激勵機制取得了較大進展。2000年，《關於加強衛生專業技術職務評聘工作的通知》等一系列文

件的下發，建立了以考代評、評聘分開的用人機制，衛生專業初中級技術資格和高級職稱的評審標準和流程逐漸成熟。

該階段確立了未來醫療衛生機構的人事制度的發展方向，擺脫了過去傳統的幹部身分管理思維，提高人員工作的積極性和主動性。2002年，衛生部制定發布了《關於衛生事業單位內部分配制度改革的指導意見（試行）》《醫療事業單位年薪制試行辦法》《衛生事業單位工作人員考核暫行辦法》等配套文件，從改革人員考核、幹部選拔、內部分配和後勤服務社會化等方面構建了符合醫療衛生行業特點的人事制度。在績效考核與薪酬激勵制度方面，中國進行了第三次工資制度改革。這次工資制度改革，機關與事業單位在工資制度上相互分離，實行了不同的工資制度。為鼓勵衛生健康人才向邊遠基層地區流動，通過人員招聘與配置將更多的畢業生安排到邊遠地區工作。

（四）人事制度向人力資源管理制度轉變階段（2007—2019年）

中國衛生人力資源制度改革的目標，就是要有效激勵衛生機構不同類別人員的積極性和創造性。要實現這一目標就需要實現從傳統的人事制度過渡到人力資源管理階段。為了進一步從聘用合同考核和培訓、獎勵和處分、崗位設置等方面規範事業單位的人事管理制度，2011年8月，國務院辦公廳下發了《國務院辦公廳關於印發分類推進事業單位改革配套文件的通知》，指出對公立醫院進行分類改革，在人事制度改革的方向應突出公共服務的性質。2014年，國務院發布的《事業單位人事管理條例》頒布了改革收入分配管理制度，實行以崗位工資和績效工資為主要內容的收入分配辦法，做到多勞多得、優績優酬。衛生健康機構實現由人事管理向人力資源管理模式的轉變，在人才評價和使用、聘用和崗位管理、醫務人員收入科學分配上的改革效果顯著。

為建立起符合衛生健康行業特點的人才評價和使用機制，2008年《住院醫師規範化培訓的指導意見》及《住院醫師規範化培訓實施方案》等文件相繼起草，對醫護人員的考核機構、考核方式及管理、執業註冊與考核程序、考核結果、監督管理等做出了詳細的規定。為加強考核監督機制，2007年衛生部出台了《醫師定期考核管理辦法》，2008年國務院頒布實施《護士條

例》，意味著醫護人員准入制度的改革逐漸走向深水區。該階段也強調繼續深化編制制度改革，合理核定公立醫院編制總量，創新公立醫院機構編制管理方式，逐步實行編制備案制，建立動態調整機制。在人力資源流動制度方面，通過推動醫師的多點執業，鼓勵醫師的縱向和橫向交流，達到衛生人力資源在醫院間流動增加的目的。

## 三、衛生人力資源管理主要子系統的變遷及其發展特徵

（一）衛生人力資源的培養與開發制度變遷及其發展特徵

衛生健康人力資源的培養與開發制度既包括從業前的醫學院校教育制度，也包括從業後的人力資源管理的培訓制度。醫學院校教育制度對於高質量醫務人員的供給至關重要，主要由中等醫學教育、高等醫學教育、研究生醫學教育等部分組成。培訓制度有利於醫務人員從業後的專業能力提升，包括臨床醫生培訓、全科醫師培訓、管理人員培訓、鄉村醫生培訓和社區衛生人員培訓等制度。

1. 醫學教育培訓制度供給不足（1949—1977年）

該階段中國醫學教育制度存在缺失，醫學院校的數量也較匱乏，但隨著經濟的增長，醫學教育在不斷發展完善。1949年，醫學院校主要由解放區的醫學院校和民國時期各地建立的公私立醫學院校和教會學校形成，但這些醫學院校普遍存在規模小以及辦學條件差、佈局不合理等狀況。1952年，為改善這樣的情況，國家對全國高等教育院系進行了調整，採取了將綜合性大學醫學院/系獨立出來，並將規模較小的醫學院校進行合併的舉措。在研究生教育方面，初步制定了研究生教育發展的方針。1951年，中國第一個研究生招生辦法頒布，1953年高等教育部出台了《高等學校培養研究生暫行辦法（草案）》，要求研究生具備本專業科研與教學的能力，明確招收研究生的目的是培養高等學校師資和科學研究人才。1951年至1954年，研究生招生以個人申請、學校推薦為主，招生學校和專業十分有限。國家先後出台了若干規範研究生教育發展的文件，如1957年高等教育部制定的《關於今年招收 4 年制研

## 第六章　衛生人力資源管理制度變遷

究生的幾點意見》等。其中，1961年的草案對研究生培養目標、招生對象、錄取方式、學習年限和培養方法等都做了具體規定，這是新中國的研究生教育走向規範化、制度化的有益嘗試①。

這一階段在臨床醫生培訓方面有了初步發展，但在政策法規、規則制度方面較為不健全。1921年，協和醫院在國內首建了總住院醫師負責制度和24小時住院醫師負責制度。1962年，衛生部頒布了《衛生部直屬醫學院校附屬醫院、教學醫院試行助理住院醫師選拔、培養制度（草案）》和《高等醫學院校附屬醫院住院醫師培養考核試行辦法》，首次提出了培訓制度，但之後由於國內動盪不安的社會環境使得醫師培養進一步制度化受阻。在鄉村醫生培訓方面，正在由「赤腳醫生」向鄉村醫生轉變。20世紀50年代，中國農村醫療隊伍處於「半農半醫」的狀態，應廣大農村醫療服務的需要，出現了「赤腳醫生」，其被認為是鄉村醫生的興起。20世紀60年代，農村建立了鄉村三級預防保健網作為組織基礎，開始培養鄉村醫生隊伍作為農村衛生的基本力量。培訓方式主要為就地培訓，先集訓、再復訓和分期輪訓，培訓的師資隊伍主要是公社、縣醫院醫師以及城市巡迴醫療隊成員。培訓的重點放在農村常見病、多發病、傳染病和地方病的預防和治療上②。

2. 初建醫學教育制度，探索醫師培養和管理模式（1978—1997年）

該階段初步建立醫學教育的學位、招生和分配制度，健全了管理機制，逐步改善了專業不足、培養模式單一等問題。在中等醫學教育方面，確立護理專業培養目標和招生分配要求。1979年，衛生部出台了《關於加強護理教育工作的意見》，明確了培養目標和入學要求，規定中國的護士學校（專業）現均為全日制教育。1986年，衛生部中醫司頒發了中等中醫學校多個專業的教學計劃和教學大綱。1990年，在改革招生分配制度方面，採取定向招生、定向培養、定向分配等措施，基本疏通了中醫中等專業人才通向農村的渠道。1996年，進行了四年制護理專業教學計劃的制訂。在高等醫學教育方面，針

---

① 洪煜，鐘秉林，趙應生，等.中國研究生教育制度的歷史沿革、現存問題與改革方向［J］.中國高教研究，2012（7）：41-46.
② 左銀鳳.農村赤腳醫生研究綜述［J］.高校社科動態，2012，14（4）：17-20.

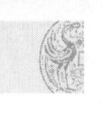

對醫學專業短缺、管理制度不健全等問題開始進行高等醫學教育的改革。1987年，全國高等中醫院校大力發展短缺專業，如中醫骨傷、推拿、外科中醫護理（大專）和中藥製藥專業等。1987年，全國高等中醫院校進行招生與分配制度改革。醫學院校有計劃地擴大定向招生，畢業生按照供需進行分配。1991年，國家教育委員會頒發了《七年制中醫學專業基本規範》，對專業培養目標、培養要求、授予學位及主要分配去向做了明確的規定；實行導師制，開展通專才相結合，建立起培養臨床應用型人才的新模式。1995年，多所學校實行了招生「並軌」改革，逐漸轉換高等教育人才的培養機制。在研究生醫學院校教育方面，初步建立了研究生醫學教育的學位與招生制度。1983年12月，衛生部及教育部發布了《關於培養臨床醫學碩士、博士學位研究生試行辦法》規定，招收臨床醫學碩士、博士學位研究生的學科、專業僅限於國務院批准的各臨床學科和專業，並明確規定臨床醫學博士、碩士學位研究生的培養年限。1985年6月，成立了臨床醫學研究生及其學位制度改革研究小組，起草了中醫、西醫《臨床醫學研究生教育及其學位制度改革的試行辦法》，將博士分為以培養科學研究能力為主的「醫學科學博士」和以培養臨床實際工作能力為主的「醫學博士」，並縮短了培養週期。1995年，衛生部科教司和國務院學位委員會辦公室聯合下發了《關於授予具有臨床醫學研究生畢業同等學力的在職人員碩士、博士學位工作的試行辦法》，為從事臨床醫療工作的優秀在職人員獲得碩士、博士學位開闢了一條渠道。

在醫務人員培訓制度方面，中國逐步探索醫師培養和管理的模式，完善相應的培訓配套設施，建立多個住院醫師培訓試點。在臨床醫生培訓方面，1988年，衛生部草擬了《臨床住院醫師培訓試行條例》。1993年，下發《臨床住院醫師規範化培訓試行辦法》，並開展試點，在試點地區進行對合格住院醫師的發證工作。1996年，為實施《臨床住院醫師培訓制度》，衛生部下發了臨床住院醫師培訓大綱；1998年，頒布了《住院醫師規範化培訓合格證書頒發管理辦法》《藥學人員畢業後規範化培訓大綱》《護理人員畢業後規範化培訓大綱》，並規定了具體培訓對象。在全科醫師規範化培訓方面，1997年，醫學教育工作會議提出當前全科醫生培養可採取以在職人員培訓為主的方法。

1984年，衛生管理教育試行了五長（即縣衛生局局長、縣醫院院長、縣衛生防疫站站長、縣婦幼保健站站長、藥檢所所長）考試並取得成效。1993年，衛生管理幹部規範化崗位培訓，下發10類衛生管理十部崗位培訓規範。在鄉村醫生培訓方面，逐步建立培訓中心、基地，逐漸形成培訓網絡，並下發了配套的培訓大綱、教材。1989年，首次組建了「中國鄉村醫生培訓中心」，其主要任務是：在全國範圍內，招收在職的鄉村醫生。1992年，衛生部下發鄉村醫生教育的指導性教學計劃、教學大綱，陸續出版和修訂了鄉村醫生教材20種，進一步推進鄉村醫生培訓的系統化、正規化。

3. 推進醫學教育規範化，逐步建立醫學教育培訓網絡（1998—2007年）

該階段繼續深化醫學教育制度的改革，推進醫學專業設置、審批的流程化、規範化，還增加了專業的多樣性。在高等醫學教育方面，進行高等醫學教育學制改革和學校試點，規範各種類型的高等醫學教育。1998年，國家教委印發了《制訂7年制高等醫學教育專業教學計劃的原則和基本要求》。2002年8月2日，教育部與衛生部聯合下發了《關於舉辦高等醫學教育的若干意見》，對高等醫學教育的專業設置、審批程序，辦學形式和准入條件等進行了明確的規定。在研究生醫學院校教育方面，確定臨床醫學博士和碩士專業學位試點單位。1998年，國務院學位委員會相繼頒發了《關於調整醫學學位類型和設置醫學專業學位的幾點意見》《臨床醫學專業學位試行辦法》《七年制高等醫學教育基本培養要求及授予臨床醫學碩士專業學位試行辦法》。經過嚴格評審，確定了多個臨床醫學博士及碩士專業學位試點單位。

該階段頒發教材為培訓工作提供支持，並逐步建立醫學教育培訓網絡，不斷推動醫師培訓制度的規範化、系統化。1999年，衛生部頒布實施了《全科醫師規範化培訓試行辦法》，實施全科醫師規範化培訓制度，是建立全科醫學教育體系的核心。2000年，衛生部印發了《關於發展全科醫學教育的意見》明確提出要提高對發展全科醫學教育重要性的認識，確立了中國全科醫學教育的發展目標、基本原則和要求；同年，頒布實施了《衛生部全科醫學教育培訓中心管理辦法》，對培訓中心應具有的條件、應承擔的主要任務以及中心申報、審批、管理等做出了明確規定，並在首都醫科大學建立首家衛生

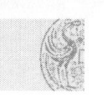

部全科醫學培訓中心，這標誌著中國全科醫學教育培訓網絡正在逐步建立。2006年，《全科醫師崗位培訓大綱》《全科醫師骨幹培訓大綱》《社區護士崗位培訓大綱》相繼頒布。《全科醫學基礎》《全科醫療》等6種教材的出版為培訓工作提供了規範和支持。在管理人員培訓方面，衛生管理人員培訓制度逐步規範化。2003年，為不斷加強對基層衛生管理人員的培訓，衛生部舉辦了合作醫療管理幹部和經辦人員培訓班，對有關政策及方案的制定、基金管理、服務監管等進行了培訓。

在鄉村醫生培訓方面，明確規定了鄉村醫生的培訓要求。1999年，要求各地要根據《1991—2000年全國鄉村醫生教育規劃》目標完成的程度和經濟發展等情況，對鄉村醫生教育進行分類指導。2000年後，鄉村醫生教育將從普訓轉為在職在職繼續培訓，鄉村醫生教育的重點由數量規模型向質量效益型轉變。2004年，衛生部辦公廳印發《鄉村醫生在職培訓基本要求》，要求各地要根據防病治病工作的實際需求，制訂鄉村醫生年度培訓計劃，對培訓情況實行登記制度。2007年，《「十一五」期間農村衛生人員培訓規劃》制定了鄉鎮衛生院呼吸內科、檢驗、放射等專業及鄉村醫生合理用藥知識培訓項目，在社區醫生培訓方面，規定社區醫生培訓的要求，加強中西部地區的社區衛生人員培訓。2002年，《關於加快發展城市社區衛生服務的意見》就如何提高社區衛生人員的水準、嚴格服務的監督管理以及加強組織領導等問題，提出了相應要求。2006年，《2006—2010年中西部地區城市社區衛生能力建設項目規劃》提出社區衛生人員崗位培訓的目標、培訓內容和項目實施計劃。

4. 優化醫學教育監督管理機制，規範培訓模式（2008—2019年）

為不斷提高醫學教育質量，該階段國家對醫學教育進行了全方位的管理監督機制優化，並嚴把醫學研究生招生的「入口關」。2008年，衛生部及教育部共同研究制定了有關基層衛生人才培養、醫學教育臨床實踐管理等相關政策，探索共建高校工作機制。2011年，衛生部監督局針對當前衛生監督領域人才隊伍現狀與履行職責的要求嚴重不相適應的問題，提出了要逐步增加衛生監督人才、優化衛生監督人才結構、提升衛生監督人才能力、有效激發衛生監督人才活力四個方面以加強人才培養。2012年，衛生部印發的《關於

實施臨床醫學教育綜合改革的若干意見》提出進一步深化綜合性大學醫學教育管理體制改革，加強臨床醫學教育質量評價制度建設。在研究生醫學院校教育方面，研究生教育招生規模迅速擴張，與此同時，帶來了質量下降等相應問題。為了解決這些問題，2010 年國務院常務會議審議並通過了《國家中長期教育改革和發展規劃綱要（2010—2020 年）》，提出放緩增長速度、穩定規模的方針。2013 年，教育部、國家發展改革委、財政部三部委聯合下發了《關於深化研究生教育改革的意見》，預計到 2020 年要建成整體質量不斷上升、培養模式具有特殊、優秀人才不斷湧現的研究生教育體系。

醫師培訓制度在本階段主要是規範模式，完善住院醫師培訓考核的制度建設。在臨床醫生培訓方面，進一步規範培訓過程。2008 年，《住院醫師規範化培訓的指導意見》及《住院醫師規範化培訓實施方案》等文件出台，以加強住院醫師規範化培訓的制度建設。《衛生部關於開展住院醫師培訓試點工作指導意見》頒布，擬訂專科醫師培訓考核方案、考核辦法和培訓質量評估方法，推進培訓標準的實施和培訓登記手冊的應用。2010 年，《關於建立住院醫師規範化培訓制度的指導意見》《住院醫師規範化培訓管理辦法》等文件相繼頒布，完善了培訓體系，為在全國範圍內實施住院醫師規範化培訓奠定基礎。2011 年，國務院配合衛生部醫改辦制定出台《關於建立全科醫生制度的指導意見》，起草制定《全科醫生規範化培養標準》，與國務院學位辦共同起草制訂《臨床醫學（全科）碩士專業學位試行辦法》，並擬訂住院醫師規範化培訓與臨床醫學專業學位制度銜接的可行性方案，提出將全科醫師培養逐漸規範為「5+3」模式，即先接受 5 年的臨床醫學（含中醫藥）本科教育，再接受 3 年的全科醫生規範化培訓。在社區衛生人員培訓方面，鼓勵非全科醫師通過培訓轉為全科醫師。2010 年，衛生部印發《關於加強衛生人才隊伍建設的意見》，實施以全科醫生為重點的基層醫療衛生隊伍建設規劃。鼓勵非全科醫學專業的主治醫師、副主任醫師經過全科醫師培訓轉為社區全科醫師。2018 年，國務院辦公廳印發《關於改革完善全科醫生培養與使用激勵機制的意見》，以問題和需求為導向，創新全科醫生使用激勵機制，進一步建立健全適應行業特點的全科醫生培養制度。

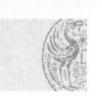

(二) 衛生人力資源准入制度的變遷及其發展特徵

根據人員類型的劃分，衛生健康人力資源准入制度涉及醫師、護理、藥師、鄉村醫生和管理人員。按照中國衛生健康人員准入相關政策的發佈時間、內容，將其劃分為四個階段。

1. 制度稀缺，無法可依（1949—1977 年）

新中國成立初期，全國衛生形勢非常嚴峻：疫病叢生，缺醫少藥，醫療衛生條件非常落後。為改善這樣的狀況，《醫師暫行條例》《中醫師暫行條例實施細則》以及《醫師、中醫師、牙醫師、藥師考試暫行辦法》相繼頒布，規定只有得到中醫學校畢業證書者、經衛生部考試及格者、經省和直轄市以上人民政府衛生主管機關發給中醫師證書或考試及格文件者，才能經大行政區衛生部審核並轉呈中央衛生部核發中醫師證書。但由於歷史原因，20 世紀 50 年代中期停止執行了以上三個法規，並在 1956 年廢除了中外醫學界沿襲已久的醫師資格考試制度。這導致醫師執業的管理實際上無法可依，醫師隊伍的質量難以保證[①]。1951 年衛生部頒發《農村基層組織工作具體實施辦法（草案）》，對農村醫務從業人員做出了從業的初步規定，並根據農村衛生工作的需要，將基層衛生人員進行了分類，即分為衛生員、婦幼保健員（助產助理員）、護士助理員三種。對於選拔不同類別的衛生員做出了具體要求，其中衛生員可以男女不限，但應有一定的科學文化知識；而婦幼保健員、護士助理員則必須由女性來擔任，並對這些衛生人員進行短期訓練，以不脫離生產為原則。

2. 初步出台執業考核和註冊制度（1978—1999 年）

在醫師的准入方面，嚴格把控執業醫師的入口關。1999 年 5 月起施行《中華人民共和國執業醫師法》（以下簡稱《執業醫師法》）、《醫師資格考試暫行辦法》和《醫師執業註冊暫行辦法》，規定了凡中國執業醫師都要通過全國統一的醫師資格考試，必須進行執業註冊、培訓考核和接受衛生行政部門的監督管理。為了貫徹實施《執業醫師法》，原衛生部醫政司起草了《現有醫師

---

① 李洪河. 毛澤東關於發展中醫藥的思想和實踐 [J]. 黨的文獻，2008（5）：49-53.

資格認定及執業註冊實施辦法》《醫師資格考試辦法》等配套文件。1999年，衛生部制定並下發了《執業醫師法》配套文件和一系列考試考務管理文件。

在護士准入方面，初步建立了護士准入制度。1994年，衛生部頒布實施《中華人民共和國護士管理辦法》，建立護士准入制度。1994年，《中華人民共和國護士註冊申請表》頒布，為實施《中華人民共和國護士管理辦法》中有關護士註冊的規定，並通過註冊建立護士信息數據庫，為各級衛生行政部門加強護理管理提供依據。

在藥師准入制度方面，制定了執業藥師考核、註冊登記等規定。1994年，國家醫藥管理局與人事部聯合下發了《執業中藥師資格制度暫行規定》等文件，在全國中藥行業生產流通領域建立執業中藥師資格制度。1997年，國家中醫藥管理局先後下發了《執業中藥師註冊登記管理辦法》等文件，對全國通過認定及資格考試獲得執業資格的人員開始註冊登記工作。1999年，制定執業藥師（含執業中藥師）資格認定制度，指導執業藥師（含執業中藥師）資格考試和註冊工作。

在鄉村醫生准入方面，這一階段採用較為寬鬆的政策，使鄉村醫生隊伍既保證提供基本醫療衛生服務，同時又平穩地過渡到制度的規範化。1985年，衛生部決定不再使用「赤腳醫生」這一名稱，今後凡經過考核達到相當於醫士水準的，改稱「鄉村醫生」；達不到醫士水準的，改稱「衛生員」。1999年，衛生部頒發了《關於進一步加快「九五」階段後兩年鄉村醫生教育工作的意見》，指出新上崗鄉村醫生必須經過正規化教育，取得中專或以上學歷證書；在國家有關鄉村醫生管理辦法頒發之前已按規定和要求取得省級衛生行政部門認可的學歷證書、中專水準證書或逐項培訓合格證書的在職鄉村醫生，可免於執業資格註冊考試。2017年，國家衛生計生委發布了《中醫醫術確有專長人員醫師資格考核註冊管理暫行辦法》，允許中醫醫術確有專長人員取得醫師資格並註冊後即可在註冊的執業範圍內，以個人開業的方式或者在醫療機構內從事中醫醫療活動。

在管理人員准入方面，為了推進中國醫院領導體制的發展，引入公平競爭機制，選拔更優秀的管理人才，逐漸採用院長負責制、幹部聘任制等。

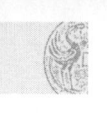

1984年，中國首次實施了醫院管理人員准入制度的改革，實行了院長負責制，幹部實行聘任制、任期制、崗位責任制，醫院對各類人員實行定崗、定責、定考核標準，作為工資浮動和獎金分配的基礎，來體現按勞分配原則。1987年，實行了醫院管理體制的改革。半數以上的衛生單位實行了院（站、所）長負責制及目標管理，確立了院長任期目標管理。

3. 首建鄉村醫生和護士准入制度，完善醫師准入制度（2000—2005年）

在醫師准入方面，進一步完善《執業醫師法》的相關配套政策。2001年，根據國務院整頓和規範市場經濟秩序的統一部署以及衛生部清理整頓醫療服務市場的整體安排，衛生部制定下發了《關於醫師資格考試報名資格暫行規定》等關於考試報名的制度。2002年，繼續完善醫療行業准入制度，修訂了《醫療機構管理條例》，完善醫療機構准入制度；對醫師資格考試報名、收費、考試大綱等方面的規定進行了修改和補充。2005年，衛生部起草了《醫療技術臨床應用管理辦法》，根據風險程度、對倫理的影響等因素對醫療技術進行分類，實施不同等級（國家、省、醫療機構）的准入管理。

在護士准入方面，進一步加強護士准入管理。2002年，《護士管理條例》起草，加強護士准入管理。2003年起，護士職業考試與護理專業初級（護士）資格考試並軌，考試合格者在取得護士職稱的同時獲得職業資格。

在鄉村醫生准入方面，完善鄉村醫生准入與從業管理制度。2003年，國務院公布《鄉村醫生從業管理條例》。2004年，國家中醫藥管理局印發了《關於進一步做好〈鄉村醫生從業管理條例〉施行工作有關問題的通知》，對各地實施《鄉村醫生從業管理條例》提出了具體要求。2004年起，實行《鄉村醫生執業註冊制度》。

4. 完善考核監督機制（2006—2019年）

這一階段，加強對醫師的考核和監督。2006年，衛生部出台了《醫師定期考核管理辦法》，對醫師的考核機構、考核方式及管理等做了詳細的規定，建立醫師執業行為記錄和電子執業記錄制度，加強醫師自律。2008年，《關於修訂〈醫師資格考試暫行辦法〉第三十四條的通知》頒布，進一步界定醫師資格考試違規的情形，設定處罰條款。2009年，完善了醫師資格考試報名資

格審查、證書編碼管理、實踐技能考試方案及基地評估等方面的管理規定,進一步明確了關於考試作弊的具體情形。2017 年,國家衛生和計劃生育委員會發布了《醫師執業註冊管理辦法》,通過建立完善醫師管理信息系統,加強其對個人信息的自動識別功能,精簡辦理註冊所提交的材料。

同時,這一階段逐步完善護士執業資格管理的配套制度。2008 年 1 月,國務院頒布實施《護士條例》。同年 5 月,衛生部頒布《護士執業註冊管理辦法》,規定護士經執業註冊取得護士執業證書後,方可按照註冊的執業地點從事護理工作,未取得證書者不得從事診療技術規範規定的護理活動。2010 年 7 月 1 日起,施行《護士執業資格考試辦法》。

為明確考核機構、考核內容等方面的內容,2006 年,衛生部制定印發了《鄉村醫生考核辦法》。2008 年,衛生部印發了《關於做好鄉村醫生執業證書有效期滿再註冊有關工作的通知》,指導各地開展鄉村醫生執業再註冊工作。2009 年 9 月,衛生部辦公廳印發了《關於做好鄉村醫生執業證書有效期滿再註冊有關工作的通知》,要求省級、縣級衛生行政部門各司其職,分別負責制訂行政區域內執業再註冊的工作方案、具體實施辦法。2011 年,國務院印發了《關於進一步加強鄉村醫生隊伍建設的指導意見》,規定鄉村醫生必須具有鄉村醫生執業證書或執業(助理)醫師證書,並在衛生行政部門註冊並獲得相關執業許可。2015 年,國務院辦公廳發布了《進一步加強鄉村醫生隊伍建設的實施意見》,在村衛生室執業的醫護人員必須具備相應的資格並按規定進行註冊。

(三)衛生人力資源配置與使用制度的變遷及其發展特徵

衛生健康人力資源配置與使用制度包括編制管理制度、聘用制度、崗位管理制度、職稱制度等。按照中國衛生健康人員配置與使用相關政策發布時間、內容,將其劃分為四個階段。

1. 初創階段:相對保守的編制制度(1949—1978 年)

組織中人員數量的定額、組織機構的設置和職務的分配即為編制。事業單位編制管理是一項包含了職能管理、人員管理、機構管理等內容的中國特色制度安排。20 世紀 50 年代初,編制制度開始被使用在中國的事業單位中。

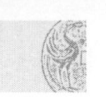

1950 年規定公立醫院的人事安排和組織編制應採用「定員定額」的原則。1956 年國務院編制工作委員會與衛生部聯合頒發《醫院、門診部組織編制原則》，各地區政府對區域內各級醫院的實際情況進行調查研究，提出組織編制調整方案。這一時期，國家經濟較為落後，各方面的制度、法規均不完善，採用編制制度可有效地規避新中國成立初期市場不確定性風險和避免盲目性發展。

2. 創立發展階段：趨於精細化的發展（1979—1997 年）

在編制制度方面，給予醫院一定的用人自主權，使編制制度更加精細。在這一時期期初，衛生行業的人事編制制度面臨著與實際情況和現有制度不匹配的情況，因此開始了新一輪的改革。1978 年，重新修訂了 1956 年頒布的《醫院、門診部組織編制原則》，解決了編制不足、人員缺乏和靠關係安插人員的情況。為給編制制度奠定基礎，1982 年起衛生部出台了一系列文件，包括《全國醫院工作條例》《關於衛生工作改革若干政策問題的報告》《關於擴大醫療衛生服務有關問題的意見》等。這一階段，合理優化編制結構，賦予醫院對員工的獎懲、辭退等一定的自主權，公立醫院編制制度更趨於精細化。

在聘用制度方面，初步形成了相對獨立的事業單位人事制度體系。1993 年《國家公務員暫行條例》指出，機關、事業單位工資制度改革同時實施。事業單位、機關打破過去同一工資制度，初步形成了獨立的事業單位人事制度。1996 年，《中央機構編制委員會關於事業單位改革若干問題的意見》明確提出事業單位改革的目標和指導思想，對於科研、教育、文化、衛生、新聞出版等各類事業單位的機構設置、人員編制事宜，均按照分級管理的原則和權限，由各級機構編制部門統一審批。

在職稱制度方面，初步確定了不同類型、不同業務水準從業者的職稱評聘要求。1979 年，衛生部下發了《衛生技術人員職稱及晉升條例（試行）》，規定衛生技術人員根據業務性質可分成醫療防疫人員、護理人員、藥劑人員和其他技術人員四類，分別為高級、中級、初級、員級。《衛生技術人員技術考核標準》明確上述各類別各專業各級別職稱所要具備的條件。1986—1997 年，各單位各級職稱人員數量有嚴格的指標控制，衛生職稱採取的是在指標

和崗位空缺的情況下，才能評定相應級別和數量的職稱，評上職稱基本上就擔任相應的專業技術職務，兌現工資待遇，即為評聘結合的單軌制。

3. 改革階段，提高用人制度靈活性（1997—2008年）

在這一階段，編制制度改革的步伐逐漸加快。《關於加快推進事業單位人事制度改革的意見》《事業單位崗位設置管理試行辦法》《關於衛生事業單位崗位設置管理的指導意見》等一系列重要文件的出台，對這一時期的編制制度發展起到了積極作用，促進了激勵機制和人員靈活性的進展。

在聘用制度方面，衛生系統積極穩妥地推進衛生事業單位人事制度改革，大力推行聘用制。2000年，《關於深化衛生事業單位人事制度改革的實施意見》在合理劃分政府和事業單位職責權限的基礎上，進一步擴大事業單位的人事管理自主權，建立健全事業單位用人上的自我約束機制；事業單位全面建立和推行聘用制度，把聘用制度作為事業單位的一項基本用人制度。具體而言，規定對衛生事業單位用人制度進行改革。按照公開招聘、協商一致、平等自願、擇優聘用的原則，逐級聘用並簽訂合同，明確雙方的責、權、利來保證彼此的合法權益。2006年起，醫療衛生機構專業技術人員、工勤人員和管理人員等實行公開招聘。公開招聘堅持政府宏觀管理與用人單位自治相結合的原則，實行考試考核的方式[①]。

在職位管理制度方面，明確聘用期限、任職條件、崗位職責，實行由身分管理向崗位管理的轉變。2006年，人事部頒布了《事業單位崗位設置管理試行辦法》，規定事業單位分為管理崗位、專業技術崗位和工勤技能崗位三種崗位類別。專業技術崗位分為高級崗位、中級崗位和初級崗位三種，13個等級。高級崗位共7個等級，由一至七級；中級崗位共3個等級，由八至十級；初級崗位共3個等級，由十一至十三級。

在職稱制度方面，這一階段衛生職稱採取評聘分開的雙軌制。2000年，《關於深化衛生事業單位人事制度改革的實施意見》明確提出「要按照強化聘

---

① 衛生部人事司，衛生部統計信息中心. 中國衛生人力報告 [M]. 北京：中國協和醫科大學出版社，2018，116-119.

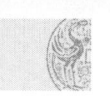

任、評聘分開的原則，實行專業技術職務聘任制。」衛生部、人事部聯合下發了《關於加強衛生專業技術職務評聘工作的通知》，要求完善衛生專業技術職務評聘工作，逐步建立專業技術職務能上能下、人員能進能出、待遇能高能低、人員合理流動、充滿活力的用人機制。此後，衛生系統按照評聘分開模式不斷推進職稱改革。

4. 全面深化改革階段：釋放衛生健康人力資源的活力（2009—2019年）

2009年《中共中央國務院關於深化醫藥衛生體制改革的意見》的出台標誌著新醫改拉開了帷幕。在編制制度方面，逐步實行編制備案制，並進行動態調整，甚至取消編制，有利於逐步打破編制壁壘，釋放衛生健康人力資源的活力。2012年，國務院下發了《關於縣公立醫院綜合改革試點意見》，提出創新編制和崗位管理，人員編制可根據縣級醫院工作量、功能和現有編制使用情況等因素進行科學合理的制定，建立動態調整機制。2015年，國務院辦公廳印發了《國務院辦公廳關於城市公立醫院綜合改革試點的指導意見》和《國務院辦公廳關於全面推開縣級公立醫院綜合改革的實施意見》，強調繼續深化編制人事制度改革，合理核定公立醫院編制總量，創新公立醫院機構編制管理方式，逐步實行編制備案制，建立動態調整機制[1]。

在聘用制度方面，進一步規範聘用程序。2009年，中共中央辦公廳印發《2010—2020年深化幹部人事制度改革規劃綱要》，要求以健全聘用制度和崗位管理制度為重點，形成權責清晰、分類科學、機制靈活、監管有力，符合事業單位特點的人事制度。2014年，國務院頒布的《事業單位人事管理條例》規定事業單位新聘人員要向社會公開招聘，並對公開招聘程序提出要求，包括公開信息、招聘環節、簽訂聘用合同、處理聘用手續等環節。2015年，國務院辦公廳頒布了《關於城市公立醫院綜合改革試點的指導意見》和《關於全面推開縣級公立醫院綜合改革的實施意見》，賦予公立醫院用人自主權，對於醫院高層次人才、緊缺人員可按照醫院自己的考查方式決定是否聘用，

---

[1] 陳麗，馬曉靜，黃元韜. 制度變遷視角下的公立醫院編制制度改革的歷史演進［J］. 中國醫院管理，2016，36（12）：1-3.

## 第六章　衛生人力資源管理制度變遷

結果公開。2018 年 12 月 20 日，國家衛生健康委、國家發展改革委、財政部、國家人社部、國家醫保局、國家中醫藥局六部門聯合發布《關於開展建立健全現代醫院管理制度試點的通知》（以下簡稱《通知》），點名 148 家公立醫院作為建立健全現代醫院管理制度的試點醫院，並明確了 14 項重點任務和具體要求。《通知》提出依法全面推行聘用制度和崗位管理制度，實行合同管理，逐步實現同工同酬同待遇。其中，編制改革是現代醫院管理制度改革的重頭戲。2017 年下發的《國務院辦公廳關於建立現代醫院管理制度的指導意見》提到，在地方現有編制總量內，確定公立醫院編制總量，逐步實行備案制。

在職位管理制度方面，實現由身分管理向崗位管理的轉變。2014 年，國務院下發《事業單位人事管理條例》，提出要建立事業單位崗位管理制度，明確崗位等級和類別。事業單位應按照國家有關規定，根據工作需要和職責任務設置崗位。2015 年，國務院辦公廳下發了《關於城市公立醫院綜合改革試點的指導意見》和《關於全面推開縣級公立醫院綜合改革的實施意見》，強調公立醫院深化編制人事制度改革，合理制定聘用制度和崗位管理制度，人員由身分管理轉向崗位管理，定編定崗不固定人員，形成可進可出、可上可下的靈活用人機制。

（四）衛生人力資源的績效考核與薪酬激勵制度的變遷及其發展特徵

衛生健康人力資源的績效考核和薪酬激勵制度具體包括績效考核制度、工資制度、津補貼制度。根據國家頒布的各類政策、規定，我們將衛生健康人力資源的績效考核和薪酬激勵制度的變遷分為四個階段。

1. 初建階段：實行職務等級工資制（1949—1984 年）

該階段對於衛生健康人力資源缺少績效考核方面的規定，主要依據職務等級來決定薪酬分配，實行職務等級工資制度。醫療衛生機構工作人員作為國家機關事業單位的職工，其工資實行職務等級工資制，按照多等級、中低等級、小極差的形式劃分等級，經常升級是等級制的特點。

這一時期，國家初步建立了醫療衛生津貼和衛生防疫津貼制度。1979 年，《醫療衛生津貼試行辦法》出台。國家對醫療衛生工作單位專職從事或直接接觸有毒、有害、有傳染危險的人員試行醫療衛生津貼，凡從事影響身體健康

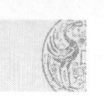

工作的職工，均應根據工作量大小、時間長短、條件好壞、防護難易以及危害身體健康程度等情況，分別享受一、二、三、四類醫療衛生津貼。一類為每人每月 13 元至 15 元。二類為每人每月 10 元至 12 元。三類為每人每月 7 元至 9 元。四類為每人每月 4 元至 6 元。

2. 發展階段：改革體現按勞分配原則（1985—1992 年）

1985 年，《關於實施國家機關和事業單位工作人員工資制度改革方案若干問題的規定》指出，對國家機關和事業單位工作人員的工資制度進行改革，消除工資制度中的平均主義和其他不合理因素，初步建立起能夠較好體現按勞分配原則的制度，為今後進一步理順工資關係打下基礎。

在工資制度方面，實行結構工資制度。針對職務等級工資職級不符以及長期不加工資的弊端，將工資制度改革為結構工資制度，將工資分為基礎工資、職務工資、工齡工資和獎勵工資四個部分。並且建立了正常的晉級增資制度，每年根據國民經濟計劃的完成情況，適當安排國家機關、事業單位工作職員的工資增長指標。這次改革使醫療衛生機構職工的平均工資增長了 20%，改善了腦體倒掛的問題。

在醫療衛生津補貼方面，增加了護齡津貼。1985 年，國家對各級衛生部門所屬的醫療衛生機構中直接護理病人、從事護理技術操作和營養配製的護士（含公共衛生護士）、助產士、護師、主管護師、正副護士長、正副助產士長、護理部正副主任或正副總護士長，除按規定發放給工齡津貼外，另外發給護士工齡津貼：從事護理工作滿 5 年不滿 10 年的，每月 3 元；滿 10 年不滿 15 年的，每月 5 元；滿 15 年不滿 20 年的，每月 7 元；滿 20 年以上的，每月 10 元。從事護理工作滿 20 年，因工作需要調離護理工作崗位、仍在醫療衛生事業單位從事其他工作的，也可以實行護士工齡津貼。時至今日仍執行此標準。

3. 完善階段：實行專業技術職務等級工資制（1993—2006 年）

在總結前兩次工資制度改革經驗的基礎上，1993 年中國進行了第三次工資制度改革。本次制度的改革，對機關與事業單位進行了分離，實行了不同的工資制度。部分衛生健康機構屬於事業單位，在工資制度方面，實行專業技術職務等級工資制。該工資制度下將職工分為專業技術人員、管理人員和

工人。不同人員的工資分為專業技術職務工資（固定的部分）和津貼（靈活的部分）兩部分。專業技術職務工資主要體現工作人員水準的高低及貢獻的大小，是按照專業技術職務序列設置的，每一職務分別設立若干工資檔次。津貼的部分主要體現工作人員工作質的高低和量的多少，多勞多得，少勞少得，不勞不得。2002年頒布的《關於衛生事業單位內部分配制度改革的指導意見》規定，衛生事業單位可將國家規定工資構成中活的部分，與單位收入中按國家規定可用於分配的部分合併，適當拉開不同崗位間的分配標準。

在醫療衛生津補貼制度方面，適當調整和完善已有的政策。2004年，衛生防疫津貼標準進行了適當的調整和補充。其發放的標準調整為：一類每人每工作日9元，二類每人每工作日7元，三類每人每工作日5元，四類每人每工作日3元。衛生防疫津貼由按月發放改為按工作日發放。2004年起，對醫療衛生津貼標準國家不再統一調整，各級醫療衛生單位可通過深化內部收入分配改革，對專職從事或接觸有毒、有害、有傳染危險的人員制定適當的傾斜政策。

4. 全面深化改革階段：實行崗位工資和績效工資（2006—2019年）

自2006年起，國家出台一系列關於改革收入分配、實行績效薪酬的政策。文件《關於發展城市社區衛生服務的指導意見》《醫藥衛生體制改革近期重點實施方案》等文件都指出，衛生醫療機構要改革人事管理制度，實施績效考核的辦法。要建立以服務質量和服務數量為核心、以崗位責任與績效為基礎的考核和激勵制度，對工作績效優異的人員予以獎勵。要改革收入分配管理制度，實行以崗位工資和績效工資為主要內容的收入分配辦法，做到多勞多得、優績優酬。

在工資制度方面，實行崗位績效工資制度。崗位績效工資由崗位工資、薪級工資、績效工資和國家規定的津貼補貼四部分組成，其中崗位工資和薪級工資為基本工資，執行國家統一的工資政策和標準。2009年出台的《公共衛生與基層醫療衛生事業單位實施績效工資的指導意見》規定，對按國家規定執行事業單位崗位績效工資制度的公共衛生與基層醫療衛生事業單位正式工作人員，從2009年10月1日起實施績效工資。對於保障和改善衛生人員工

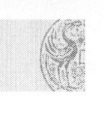

資待遇，促進公共衛生與基層醫療衛生事業發展，具有十分重要的意義。

在績效考核方面，加強基層醫療衛生機構、公共衛生機構和公立醫院的績效考核，調動廣大醫護人員的積極性，提高醫療衛生服務質量。2009年，《關於印發公共衛生與基層醫療衛生事業單位實施績效工資的指導意見》提出，要建立以服務質量為核心、以崗位責任與績效為基礎的考核和激勵制度。為配合公共衛生與基層醫療衛生機構實施績效工資政策，2010年衛生部制定《關於衛生事業單位實施績效考核的指導意見》，要求各地區、各層次的公共衛生與基層衛生事業單位結合自身的實際情況，相繼出台對醫護人員的績效考核內容、績效考核方法及程序、績效考核等次及結果的應用等內容的詳細規定。2017年，《關於開展公立醫院薪酬制度改革試點工作的指導意見》和《關於擴大公立醫院薪酬制度改革試點的通知》等規定出台，強調公立醫院要健全以公益為導向的考核評價機制，考核結果與醫院薪酬總量掛鈎、與醫務人員薪酬掛鈎。2018年，《關於開展建立健全現代醫院管理制度試點的通知》要求，建立健全績效考核指標體系，圍繞辦院方向、社會效益、醫療服務、經濟管理、人才培養培訓、可持續發展等方面，突出崗位職責履行、工作量、服務質量、行為規範、醫療質量安全、醫療費用控制、醫德醫風和患者滿意度等指標。2019年，《國務院辦公廳關於加強三級公立醫院績效考核工作的意見》提出三級公立醫院指標體系由醫療質量、營運效率、持續發展、滿意度評價等四個方面構成，其中人才隊伍的建設和醫務人員滿意度是重要的考核指標。

在衛生津補貼制度方面，建立動態調整機制，並加強對一線工作人員的補助。2015年，國務院辦公廳《關於加強傳染病防治人員安全防護的意見》規定，對從事傳染病預防、醫療、科研、教學及現場處理疫情的人員，以及在生產、工作中接觸傳染病病原體的其他人員給予適當津貼，並建立動態調整機制。

(五) 衛生人力資源流動制度的變遷及其發展特徵

衛生健康人力資源的流動是促進人力資源合理配置的重要方式，國家引導衛生人才合理流動和優化配置的方式主要有鼓勵衛生人才向邊遠基層地區

流動、鼓勵衛生人才縱向橫向交流、促進國際衛生健康人力資源流動等方面。根據國家頒布的各類政策、規定，我們將衛生健康人力資源的流動制度的變遷分為四個階段。

1. 引導人才向邊遠基層地區流動的探索階段（1949—1992年）

在這一階段，國家出台的政策較少，主要是鼓勵畢業生到邊遠農村基層地區服務和鼓勵人才支援幫扶。1991年，《關於改革和加強農村醫療衛生工作的請示》提出，各醫學院校要教育學生樹立「與工農相結合，為工農服務」，特別是為農民服務的思想。要把學生到農村實習參加醫療預防工作實踐作為對畢業生考核的一項重要內容。此外，國家鼓勵人才支援幫扶邊遠基層地區，通過人員調動、對口支援、兼職等方式，鼓勵衛生專業技術人員到基層機構服務。1992年，《關於深化衛生改革的幾點意見》提出，鼓勵公平競爭，實行雙向選擇，優化組合，促進衛生人才的合理流動。支持城市衛生技術人員以調動、辭職、兼職等方式，到農村及基層醫療衛生機構從事技術服務或管理工作，或創辦高新技術產業，工資待遇及各項補貼由雙方商定。

2. 引導人才向邊遠基層地區流動的完善階段（1993—2001年）

首先，從工資待遇、職稱晉升等方面給予政策支持，鼓勵畢業生到邊遠地區工作。1997年，《中共中央國務院關於衛生改革與發展的決定》提出，制定優惠政策，鼓勵大專以上畢業生到縣、鄉衛生機構工作。

其次，將農村基層工作作為職稱晉升的必要條件。1997年，《中共中央國務院關於衛生改革與發展的決定》提出，建立城市衛生機構對口支援農村的制度，衛生技術人員在晉升主治醫師和主任醫師之前，必須分別到縣、鄉衛生機構工作半年至一年。

3. 引導人員向邊遠基層和社區流動階段（2002—2008年）

首先，通過政策支持鼓勵衛生健康人才向邊遠基層地區流動。2002年，《關於加強農村衛生人才培養和隊伍建設的意見》制定了一系列鼓勵、促進衛生人才向農村流動的政策，如志願到艱苦、邊遠地區以及鄉（含鄉）以下衛生機構工作的各類大、中專學校畢業生，可以提前定級，定級工資標準可高於同類人員1至2檔；對長期在鄉以下工作的衛生技術人員，各省、自治區、

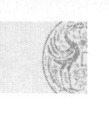

直轄市應根據農林一線科技工作人員的工資待遇情況給予政策傾斜；對長期在農村基層工作的衛生技術人員職稱晉升，要給予適當傾斜；鼓勵高等醫學院校畢業生到農村和邊遠地區、貧困地區服務等。

其次，通過人員招聘與配置，將更多的畢業生安排到邊遠地區工作。2006年2月，為貫徹落實《中共中央辦公廳國務院辦公廳關於引導和鼓勵高校畢業生面向基層就業的意見》，衛生部、人事部等八部門印發了《關於組織開展高校畢業生到農村基層從事支教、支農、支醫和扶貧工作的通知》，從2006年開始連續5年，每年招募2萬名高校畢業生，主要安排到鄉鎮從事支教、支農、支醫和扶貧工作。

再次，通過政策選拔人才支援農村醫療衛生工作。2005年，衛生部、財政部、國家中醫藥管理局印發了《關於實施「萬名醫生支援農村衛生工程」的通知》，決定組織實施「萬名醫生支援農村衛生工程」。該工程計劃在3年內選派城市萬餘名醫師到縣醫院和鄉鎮衛生院開展醫療衛生服務和技術培訓工作，3年後形成一項制度。逐步加強農村衛生人才培訓，提高基層醫院管理水準，努力做到派出一支隊伍、帶好一所醫院、服務一方群眾、培訓一批人才。

最後，通過職稱晉升、培訓、工資待遇等方面的政策傾斜，引導衛生人才流向社區衛生服務機構，鼓勵社會力量參與發展社區衛生服務。2006年，《關於加強城市社區衛生人才隊伍建設的指導意見》提出，凡到社區衛生服務機構工作的醫師和護師，可提前一年參加全國衛生專業技術中級資格考試，各地也可根據實際情況對在社區工作的衛生技術人員職稱晉升給予適當傾斜。在社區衛生服務機構工作滿5年的衛生專業技術人員，可優先參加相應的培訓或業務進修。2007年，《國務院批轉衛生事業發展「十一五」規劃綱要的通知》規定，研究醫療機構人員合理流動有關政策，加大公立醫院支援社區衛生服務工作力度，為當地居民和農民工提供公共衛生和基本醫療服務。鼓勵社會力量參與發展社區衛生服務。

4. 鼓勵醫師縱向橫向和跨國流動階段（2009—2019年）

這一階段，國家主要通過推動醫師的多點執業，鼓勵醫師的縱向和橫向

交流。2009 年頒布的《中共中央 國務院關於深化醫藥衛生體制改革的意見》提出，穩步推動醫務人員的合理流動，促進不同醫療機構之間人才的縱向和橫向交流，研究探索註冊醫師的多點執業。國家開始探索醫師多點執業問題，並在部分省份推行試點。2011 年，醫師多點執業試點地區擴展至全國，符合條件的醫師可以申請增加 2 個執業地點，並將申請多點執業醫師的資格由副高降為中級以上。2014 年頒布的《關於推進和規範醫師多點執業的若干意見》提出，加快轉變政府職能，放寬條件、簡化程序，優化醫師多點執業政策環境。發揮政策導向作用，鼓勵醫師到基層、邊遠地區、醫療資源稀缺地區和其他有需求的醫療機構多點執業。2016 年 3 月，中共中央出台的《關於深化人才發展體制機制改革的意見》提出，要深化人才發展體制機制改革，提高人才的橫向和縱向流動性，促進人才的規模、結構與社會發展相適應，不斷實現區域人才一體化。2018 年，國務院辦公廳印發的《關於改革完善全科醫生培養與使用激勵機制的意見》提出，鼓勵二級以上醫院、三級醫院其他專科醫生加入全科醫學專業執業範圍，鼓勵實施全科醫生特崗計劃，引導和激勵優秀人才到基層工作。

隨著全球化進程的加快，衛生人力資源在全世界範圍內流動性越來越強。衛生人力資源國際流動主要有外籍醫護人員來華就業和醫護人員出國勞務兩種方式。其中，外籍醫護人員來華執業日漸增多，外籍醫護人員在華的執業活動也隨著交流的深入日趨融合。同時，隨著中國人力資源政策的不斷完善，衛生人力資源在醫院間的流動增加。一些私立或者合資醫療機構以較高的薪酬和福利待遇及較好的崗位任職為條件，吸引國內公立醫院中的年輕人員。

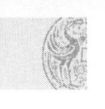

## 第三節　衛生人力資源管理制度變遷的影響因素

### 一、衛生人力資源管理制度系統環境的變化

（一）國家政治經濟環境變化的影響

從中國衛生健康人力資源管理制度變遷的歷史發展脈絡來看，衛生健康人力資源管理制度與當時的政治經濟環境有著千絲萬縷的聯繫。

從1949年新中國成立到1978年改革開放之前，中國實行的是計劃經濟體制，並逐步建立了與當時計劃經濟相適應的衛生健康醫療服務管理體系以及高度集中的人事管理制度。這一階段，政府直接興辦醫院，統一管理。醫療服務管理體制按照行政區劃和隸屬關係建立垂直一體化和條塊分割相結合的體制。各級政府均設立了相應的衛生行政機構，負責醫療衛生資源規劃與佈局、各級各類醫療機構的設置與監督及義務人員職業管理等工作。醫院的管理人員由醫療衛生管理部門任命。醫務人員的工資按照行政級別和統一標準進行核定。在經濟落後的現實情況下，制度沒有賦予人力資源過多的重視，而是採取相對簡單的管理方式。

改革開放之後，中國進入了經濟社會的轉軌時期，衛生健康領域的深刻變革也隨之拉開序幕，這一時期，政府對醫療服務的管制採取了許多新舉措：如逐步放鬆直接經濟性管制，初步放開醫療服務體系，將個體開業行醫納入政府管理體系；減少對醫療服務機構內部的微觀管理，允許有條件的單位和醫療衛生從業人員從事有償的業餘服務。在市場經濟時期，政治環境也較為開放，一些人事權力下放到醫院，並且增加了醫院用人、醫生擇業的自由度。

隨著政治經濟環境的進一步演化，市場機制的逐漸完善、管理理念的不斷進步，傳統意義上的人事管理制度已經難以適應實際環境，人事管理制度已經向著現代人力資源管理的方向發展。

從以上分析可以發現，衛生健康人力資源管理制度取決於當時所處的政

治經濟環境，只有制定符合當下政治經濟環境的人力資源管理制度，才有可能實現制度績效的最大化，從而達到制度目標。

(二) 受蘇聯人事管理體制的影響產生路徑依賴

歷史制度主義的核心是制度的制定會對未來產生持續性的影響，並認為歷史是非常重要的，因為現在和未來通過制度連續性與過去緊密相連[①]。諾斯在制度變遷的路徑依賴理論中提到「人們過去做出的選擇決定了他們現在可能的選擇」。用路徑依賴理論分析中國衛生健康人力資源管理制度變遷，可以發現中國在新中國成立初期形成的傳統的人事管理制度，受到蘇聯人事管理體制的影響，成為中國衛生健康人力資源管理制度變遷和發展的初始條件，正是這種制度導致了中國後來衛生健康人力資源管理制度變遷對其形成了路徑依賴。

在蘇聯，針對醫療衛生機構的財政預算被稱為社會消費基金，地方政府自主性受到嚴格的限制，醫療衛生機構等非生產部門被稱為「預算單位」，不要求收支相抵[②]。中央根據編制提供預算，有利於管理和控制醫療衛生機構。但從20世紀80年代開始，醫療衛生機構出現了效率低、官僚作風嚴重等問題，醫務工作者對薪酬的抱怨增加，工作積極性明顯降低。鑒於此，政府開始從編制制度改革入手對傳統的人事管理制度進行改革，如規定可以根據衛生部批准的編制定額，結合當地具體條件，調整當地醫療衛生機構的人員編制。與此同時，還改革了醫務工作者的薪酬分配制度，根據工作成果提供適當的獎勵等。至此，傳統的以編制制度為基礎的人事管理制度開始逐漸發生改變，然而，並沒有從根本上改變醫療衛生機構屬於政府預算單位的性質。中國的衛生健康人力資源管理制度受到蘇聯的影響，經歷了從傳統的高度集中的人事管理制度到逐漸向醫療衛生機構下放人事管理權的轉變，一些管理方式仍然受到初始制度的影響。

---

① MCCARTHY T J. The Transformation of Ireland 1958-93: the role of ideas in punctuating institutional path dependency at critical junctures [D]. Ireland: National University of Ireland, 2011.
② 馮磊. 公立醫院「取消編制」的政策建構：淵源、經驗與展望 [J]. 中國衛生政策研究, 2017, 10 (1): 8-13.

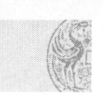

(三) 事業單位人事制度改革的影響

在中國，事業單位包括科技、教育、文化、衛生等機構。這些單位形成的制度是一套相互關聯的規則，旨在構成特定情況下的行為框架，包含了一定程度的連貫性。如果沒有這樣的連貫性，就不能有效地實現目標[1]。

改革開放以來，事業單位改革在積極穩妥地推進，這些改革措施直接影響了衛生健康領域的人力資源管理制度變遷。

改革開放以來，隨著中國經濟體制改革和行政管理體制改革的不斷推進，事業單位人事制度改革也在積極推進。具體而言，在改革初期的探索階段（1978—1992年），隨著國家工作重心轉移到經濟建設上來，事業單位在這期間的改革重點是試圖改變事業單位原有的一些制度弊端，以服務經濟建設。如恢復職稱評審工作，開始推行專業技術職務聘用制，適當下放事業單位的人事管理權限，初步激活事業單位的人事制度。在衛生健康領域，與事業單位人事制度的改革保持一致，國家對醫療衛生機構適當下放了勞動人事管理權，使得醫療衛生機構具有一定的用人自主權。在職稱制度方面，初步確定了不同類型不同業務水準從業者的職稱評聘要求，將衛生技術人員分為四類，即醫療防疫人員、藥劑人員、護理人員以及其他技術人員，根據業務水準分為高級（主任、副主任級）、中級（主治或主管級，當時未設主管護師）、初級（師、士級）、員級（衛生防疫員、藥劑員、護理員、見習員）。

隨著黨的十四大提出中國經濟體制改革的方向是建立社會主義市場經濟體制，事業單位改革進入建立與社會主義市場經濟體制相配套的管理體制的新階段，事業單位的獨立法人地位得到明確，部分事業單位開始走向市場，有條件的單位實現了所有權和經營權的分離等。隨著社會主義市場經濟體制改革的深入和發展，事業單位在裁減冗員、大規模推行聘用制度、建立崗位管理制度、完善分配制度、健全人事監督制度等方面進行了改革，很大程度上激發了自身的活力。特別是1998年，國務院頒布《事業單位登記管理暫行

---

[1] KEIZER P. The Concept of Institution in Economics and Sociology, a Methodological Exposition [J]. Utrecht School of Economics, 2007, 11 (7): 1–21.

條例》，在全國範圍內全面啟動事業單位登記管理制度，開啟了事業單位人事制度改革加速發展的進程。雖然醫療衛生機構的人事管理制度受事業單位體制的影響，但是由於公立醫院具有經營性和公益性的雙重特點，使其人事制度有別於其他事業單位。自 1993 年起，事業單位人事制度逐漸脫離傳統的幹部人事制度，醫療衛生行業也開始形成具有本行業特點的人事管理制度。如改革衛生事業單位的用人制度，大力推行聘用制；建立了以考代評、評聘分開的用人機制，衛生專業初中級技術資格和高級職稱的評審標準和流程逐漸成熟；從改革人員考核、幹部選拔、內部分配和後勤服務社會化等方面構建了符合醫療衛生行業特點的人事制度。

2011 年開始，中共中央、國務院出台了系列文件和政策，繼續深化中國事業單位改革。2011 年，中共中央辦公廳、國務院辦公廳發布《關於進一步深化事業單位人事制度改革的意見》，同時，中共中央、國務院出台《關於分類推進事業單位改革的指導意見》，國務院辦公廳也發布《關於印發分類推進事業單位改革配套文件的通知》等系列文件。尤其對事業單位分類改革提出指導意見，「對公益一類事業單位，繼續實行機構編制審批制度，在審批編制內設崗；對公益二類事業單位在制定和完善相關標準的前提下，逐步實行機構編制備案制度，在備案編制內設崗」。根據此指導意見，公立醫院按照公益二類進行分類改革，其人事制度改革的方向突出公共服務的性質。2014 年，國務院發布的《事業單位人事管理條例》，進一步從崗位設置、公開招聘和競聘上崗、聘用合同考核和培訓、獎勵和處分、工資福利和社會保險等方面規範了事業單位的人事管理制度。在這些政策文件的指導下，衛生健康機構從實行傳統的人事制度過渡到人力資源管理階段，在人員聘用和崗位管理、人才評價和使用、醫務人員收入分配的科學性上的改革效果顯著。

## 二、衛生人力資源管理制度系統內在動力和機制

（一）衛生人力資源制度供需的非均衡是制度變遷的動力源

新制度經濟學利用標準的經濟學中經濟人假設和成本收益的分析方法，

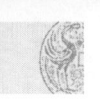

分析制度變遷的動因。當現有制度的社會淨效應低於另一種可供選擇的制度的社會淨效益時，就會產生新的潛在制度需求，並造成潛在的制度需求大於實際的制度供給，形成制度的非均衡。一旦出現非均衡，各種制度主體為了捕捉新的贏利機會，就會試圖改變現有的制度結構，選擇一種更為有效的制度安排[1][2]。新古典主義經濟學認為，制度的形成是基於經濟學公理——在稀缺的資源、理性和獨立的社會約束下達到效用最大化，試圖論證制度是實現效率最大化的有效方法[3]。同時，制度不能簡單地保持一成不變，因為「一種規則對激勵和行為的影響不獨立於其他規則」[4]。

衛生健康人力資源制度供需非均衡是制度變遷的動力源。中國經濟體制轉型期長，加劇了制度的非均衡。新中國成立後，憲法規定了中國基本的政治、經濟制度，約束了具體制度的選擇空間。長期以來，由於囿於對社會主義本質的認識和對蘇聯模式過度模仿，中國實行高度集中的計劃經濟體制。新中國成立後的20多年時間裡，中國政府將醫療衛生業作為社會福利事業，先後制定了一系列法律、法規和政策。在人事制度方面，醫務人員按照國家幹部的標準統一培訓、統一分配，醫務人員的工資由人事部門按行政級別和統一標準核定，國家用行政手段直接控制醫務人員的准入。

隨著向市場經濟體制逐漸轉軌，原有的生產資料公有化程度過高的所有制結構、生產資料調撥制度、生活資料配給制度等凸顯出過時、過剩的特點，需要盡快廢除。為爭取最大多數人支持改革，中國選擇了漸進式的改革路徑。如通過引入價格雙軌制，既發揮了價格對生產的激勵功能，又暫時保護了既得利益集團的利益。與此同時，與市場經濟相適應的市場價格制度、勞動力統一市場制度、社會保障制度等供給卻沒有及時跟上。舊制度依然在起作用，

---

[1] COASE R H. The problem of social cost [J]. The Journal of Law and Economics, 1960 (3): 1-44.
[2] NORTH D C. Institutions, institutional change, and economic performance [J]. Cambridge University Press, 1990, 80 (1): 151-155.
[3] SAMUELS W J. The present state of institutional economics [J]. Cambridge Journal of Economics, 1995, 19 (4): 569-590.
[4] OSTROM. Governing the commons. The evolution of institutions for collective action [M]. Cambridge: Cambridge University Press, 1991: 1-32.

## 第六章　衛生人力資源管理制度變遷

新制度從調研、設計、試點到推廣等環節，又需要相當長時間。而且由於信息不足與經濟實踐的快速變化，往往新制度頒布執行之際，就已經不合時宜。經濟體制轉型對制度的非均衡影響，也突出反應在衛生健康服務領域。在這一改革的背景下，醫療衛生領域的最大特點就是引入了經濟領域的改革方式，包括放權讓利、成本核算、承包制等經濟激勵機制，經營權的下放和市場進入的放鬆極大地提高了醫療生產效率[①]。在人事管理制度方面，進一步擴大了醫療衛生單位的自主權，包括勞動人事安排權、業務建設決策權、經營開發管理權和工資獎金分配權，以打破平均主義分配方式。

由於政府衛生投入減少，醫療衛生機構逐利行為日益嚴重，導致了「看病難、看病貴」等一系列問題的出現。過去的制度供給無法滿足人民日益增長的制度需求，國家開始進行新一輪的醫療衛生制度改革。2003年以來，新的醫療體制改革以「政府主導」「公益性」為方向，進入了新時代。醫療衛生體制的改革在人力資源管理領域主要體現在加大政府投入、調整醫療服務人員的數量和結構等方面。

（二）衛生人力資源的相對價值誘導制度的變遷

諾斯曾指出，相對價格的變化是制度變遷的源泉。在新中國成立初期，醫療衛生行業處於百廢待興的狀態，中國的醫學知識技術相對落後，醫務工作者的執業門檻較低，且接受培訓的時間短，複雜程度也遠遠低於現階段。然而，新中國成立初期，由於經濟落後、外交受限等因素的影響，醫療器械和藥品成為醫療衛生行業更為稀缺的要素[②]。因此，醫務工作者的相對價值較低，導致在公立醫院人事管理制度中將衛生人力資源視為簡單的勞動力，以傳統的行政管理方式對醫務工作者進行僵化的管理和約束。然而，近年來隨著中國經濟、政治和科技水準的迅速發展，醫療器械和藥品等物質要素已經較為豐富。相反，隨著世界範圍內醫療技術水準的快速提高，對醫務工作者的知識、技能和素質要求空前嚴格，一名醫生從院校教育到在職培訓需要耗

---

① 夏冕. 利益集團博弈與中國醫療衛生制度變遷研究 [D]. 武漢：華中科技大學，2010.
② 陳麗，馬曉靜，黃元韜. 制度變遷視角下的公立醫院編制制度改革的歷史演進 [J]. 中國醫院管理，2016，36（12）：1-3.

費近10年的時間，且花費不菲。同時，隨著人們對衛生健康的需求日益增加，對醫務工作者的服務水準和服務質量也不斷提高，全球範圍內出現了衛生健康人力資源的短缺。因此，現階段衛生健康人力資源較為稀缺，其相對價值得到了明顯的提高，衛生健康人力資源已不再是簡單的勞動力，而成了衛生健康機構的寶貴資源和核心競爭力。原有的人事管理制度無法適應衛生健康人力資源相對價值的變化，因而傳統的人事管理制度向著更加靈活和精細化的現代人力資源管理方向變革，其目的在於提高衛生健康人力的利用效率和衛生健康人力資源的工作滿意度。

(三) 衛生人力資源對制度的回應促使制度的變遷

新制度經濟學認為，制度和組織的交互作用決定了制度變遷的方向。制度決定了存在一個社會中的機會，人類對機會集合變化的感知和反應所組成的回饋過程決定了制度變遷路徑。衛生健康人力資源管理制度的主要目的是提高衛生健康人力資源的利用效率，而衛生健康機構的主要宗旨是提供高效率和高質量的衛生健康服務，衛生健康人員本身是追求自身效用最大化的理性經濟人。傳統的人事管理制度與其所制約的組織和個人之間的目標不一致，也沒有達到衛生健康機構和衛生健康人力資源相互激勵的作用。衛生健康人員是衛生健康服務的提供者，直接影響服務的質量和效率。衛生健康人員會根據不同的人力資源管理制度，做出不同的回應來提高自身的效用。在計劃經濟時代，高度集中的人事管理制度使得醫務人員出現工作積極性低、消極怠工等問題，降低了醫療服務的效率；在打破醫療服務機構傳統的「大鍋飯」和「終身制」，賦予醫療衛生機構一定的用人自主權時，醫療服務機構內部的待遇差異較大也產生了一定的社會問題。此後，傳統的人事制度向現代人力資源管理制度轉變的過程中，探索建立起符合衛生健康行業特點的聘用制度和崗位管理制度、人才選拔和使用制度、績效考核和薪酬激勵制度等，不斷提高衛生健康人員的工作積極性，提升其服務效率和質量。總體而言，衛生健康人力資源管理制度正在向著衛生健康人員個人福利激勵相容的方向發展。當前旨在提高衛生健康服務效率和質量的人力資源管理制度是衛生健康人員能夠實現自身福利最優的自主選擇。

## 第四節　衛生人力資源管理制度變遷的效應

### 一、衛生人力資源的總量和結構變化

（一）衛生人力資源的總量變化

衛生人力資源的總量變化包括衛生人員數量的總體變化、衛生技術人員數量的總體變化以及鄉村醫生和衛生員數量的總體變化。

衛生人員是指在醫療服務、公共衛生、醫學科研和在職教育等醫療衛生機構工作的在職職工，包括衛生技術人員、鄉村醫生和衛生員、其他技術人員、管理人員和工勤技能人員。

1949—2016 年衛生人員數量的變化如圖 6.2 所示。其總體變化大致可以分為四個階段：第一階段（1949—1970 年）衛生人員數量增長幅度較小；第二階段（1971—1984 年）衛生人員數量有所下降；第三階段（1985—2002 年）衛生人員數量有所增長但增長幅度較小；第四階段（2003—2016 年）衛生人員逐年增加且增長幅度較大。

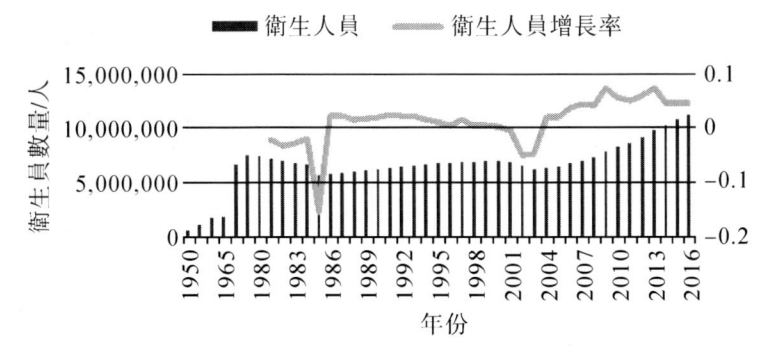

圖 6.2　1949—2016 年衛生人員數量變化

資料來源：根據 2002—2017 年中國衛生與計劃生育統計年鑒資料整理所得。

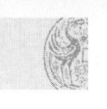

其中，2003年之後衛生人員大幅增加的原因在於：第一，醫改以來城鄉居民醫保覆蓋面的擴大及門診和住院補償比例提高等醫保制度的不斷完善，釋放了醫療服務需求，醫療服務量大幅度增加，醫院和基層醫療衛生機構增加人員以滿足日益增長的衛生服務需求；第二，2013年機構調整，增加了原人口計生部門主管的計劃生育技術服務機構。

衛生技術人員包括執業（助理）醫師、註冊護士、藥師（士）、技師（士）、其他衛生技術人員。其他衛生技術人員包括衛生監督員、見習醫（藥、護、技）師（士）等衛生專業人員。見習醫（藥、護、技）師（士）指醫療衛生機構中畢業於高中等院校醫學專業且尚未取得醫師執業證書、護士註冊證書、衛生類技術職稱的人員。衛生技術人員作為衛生人員的重要組成部分，我們重點分析衛生技術人員的變化情況。

從衛生技術人員的總量和增長率的角度來看，1949—2016年衛生技術人員的變化大致可以分為兩個階段，如圖6.3所示：第一階段（1949—2003年），衛生技術人員總體上增長幅度較小，增長率較低，增長較為緩慢，其中2001—2003年衛生技術人員有較大幅度的降低，這是因為20世紀末政府機構改革，國境衛生檢疫所、高中等醫學院校、藥品檢驗所陸續劃歸其他部門管理，調整統計口徑後，衛生機構不再包括前三類機構；第二階段（2003—2016年），衛生技術人員增長幅度較大，增長率較高，增長較為快速。

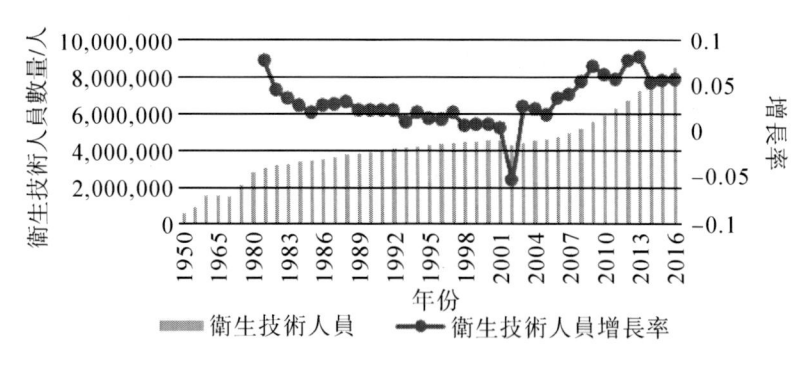

圖6.3 1949—2016年衛生技術人員數量及增長率變化

資料來源：根據2002—2017年中國衛生與計劃生育統計年鑒資料整理所得。

## 第六章　衛生人力資源管理制度變遷

《鄉村醫生從業管理條例》規定，鄉村醫生是指取得鄉村醫生執業證書且在鄉村醫療衛生機構從事預防、保健和一般醫療服務的人員。衛生員是指鄉村醫療衛生機構中未取得鄉村醫生執業證書的人員。由於受到統計數據的限制，鄉村醫生和衛生院的統計分析時間段為1980—2016年。

1980—2016年，鄉村醫生數量的變化可以劃分為三個階段：第一階段（1980—2001年）鄉村醫生的數量不斷增加；第二階段（2002—2011年）以2002年為分界點出現了一個斷崖式下跌，這與20世紀末的政府機構改革有關；第三階段進入2011年，由於實行城鄉衛生服務一體化管理，由社區衛生服務中心或鄉鎮衛生院在村級設點，鄉村衛生室增補人員以執業醫師或者執業助理醫師為主，因此2011年之後鄉村醫生的數量有所減少。

1980年以來，衛生員的數量一直處於不斷下降的趨勢，其中2002年出現了斷崖式的下跌，其原因同樣在於20世紀末的政府機構改革。

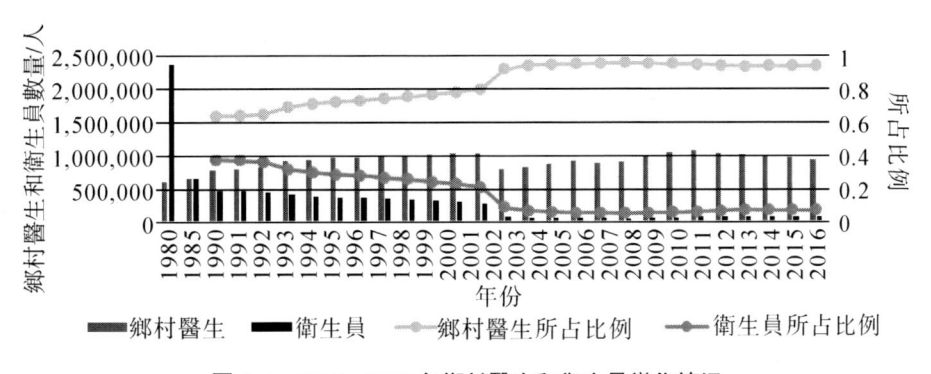

圖6.4　1980—2016年鄉村醫生和衛生員變化情況

資料來源：根據2002—2017年中國衛生與計劃生育統計年鑒資料整理所得。

（二）衛生人力資源的結構變化

關於衛生人力資源的結構變化，我們主要研究了衛生技術人員的學歷結構和專業技術結構，同時由於統計數據的限制，從而對於衛生健康人力資源的研究只能從2002年開始。

從衛生技術人員的學歷結構來看，總體上2002—2016年衛生技術人員的學歷結構分佈情況如圖6.5所示。2002年以來衛生技術人員學歷有不斷提高

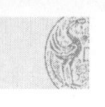

的趨勢，反應了衛生技術人員素質的提高，高中以下和中專學歷所占比重不斷降低，分別從 2002 年的 12.48% 和 46.58% 下降至 2016 年的 2.0% 和 26.5%；大專和大學本科學歷的衛生技術人員所占比重分別從 2002 年的 26.7% 和 13.15% 上升至 2016 年的 39.3% 和 27.2%。研究生學歷所占比重從 2002 年的 1.10% 上升至 2016 年的 5.00%。說明高學歷衛生技術人員增多。

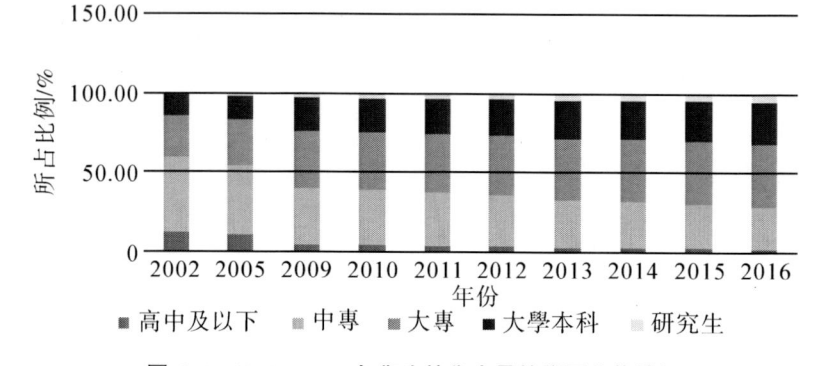

圖 6.5　2002—2016 年衛生技術人員的學歷分佈情況

資料來源：根據 2002—2017 年中國衛生與計劃生育統計年鑒資料整理所得。

具體來看，2002—2016 年各種不同類型的衛生技術人員學歷結構分佈表如表 6.2 所示，我們選取了 2002 年和 2016 年進行對比分析。

表 6.2　2002—2016 年衛生技術人員的學歷分佈表　　　　　單位：%

|  | 衛生技術人員 | | 執業(助理)醫師 | | 註冊護士 | | 藥師(士) | | 技師(士) | |
|---|---|---|---|---|---|---|---|---|---|---|
|  | 2002年 | 2016年 | 2002年 | 2016年 | 2002年 | 2016年 | 2002年 | 2016年 | 2002年 | 2016年 |
| 合計 | 100 | 100 | 100 | 100 | 100 | 100 | 100 | 100 | 100 | 100 |
| 研究生 | 1.1 | 5.0 | 2.8 | 11.2 | 0.0 | 0.1 | 0.2 | 2.9 | 0.5 | 3.0 |
| 大學本科 | 13.2 | 27.2 | 30.7 | 40.0 | 1.3 | 16.2 | 5.2 | 24.2 | 7.6 | 28.3 |
| 大專 | 26.7 | 39.3 | 31.8 | 30.0 | 24.3 | 48.7 | 19.2 | 35.5 | 28.2 | 41.9 |
| 中專 | 46.6 | 26.5 | 28.3 | 17.1 | 64.5 | 34.0 | 44.9 | 30.7 | 50.5 | 24.4 |
| 高中及以下 | 12.5 | 2.0 | 6.4 | 1.8 | 9.8 | 0.9 | 30.4 | 6.8 | 13.2 | 2.5 |

資料來源：根據 2002—2017 年中國衛生與計劃生育統計年鑒資料整理所得。

第六章　衛生人力資源管理制度變遷

對衛生技術人員四種類型的年齡結構的分析也能夠看出 2002 年以來衛生技術人員存在學歷不斷提高的趨勢，在執業（助理）醫師中，研究生學歷所占比重從 2002 年的 2.82% 上升至 2016 年的 11.20%，大學本科學歷所占比重從 2002 年的 30.67% 上升至 2016 年的 40.00%，高中及以下學歷從 2002 年的 6.44% 下降至 2016 年的 1.80%；註冊護士 2002 年以中專學歷為主，占 64.53%，2016 年註冊護士大專所占比重達到 48.7%，大學本科學歷所占比重也由 2002 年的 1.27% 上升至 2016 年的 16.20%；藥師和技師的也基本呈現出學歷水準升高的趨勢，從 2002 年以中專學歷為主到 2016 年以大專學歷為主。

中國衛生技術人員學歷水準明顯提高，主要得益於高校擴招及調整招生層次，控制醫學專業大專和中專招生。護士隊伍已經由中專學歷比例最高轉變為大專學歷比例最高，並向中專、大專、本科多層次方向發展。

從衛生技術人員的專業技術結構上來看，總體上 2002—2016 年衛生技術人員的專業技術結構分佈情況如圖 6.6 所示，正高級別所占比重有所上升，從 2002 年的 1.05% 上升至 2016 年的 1.80%，士級所占比重從 2002 年的 20.97% 上升至 2016 年的 30.70%，師級所占比重由 2002 年的 39.53% 下降至 2016 年的 29.70%。士級比例提高，主要是因為最近幾年新增護士較多，且主要為中專、大專學歷。

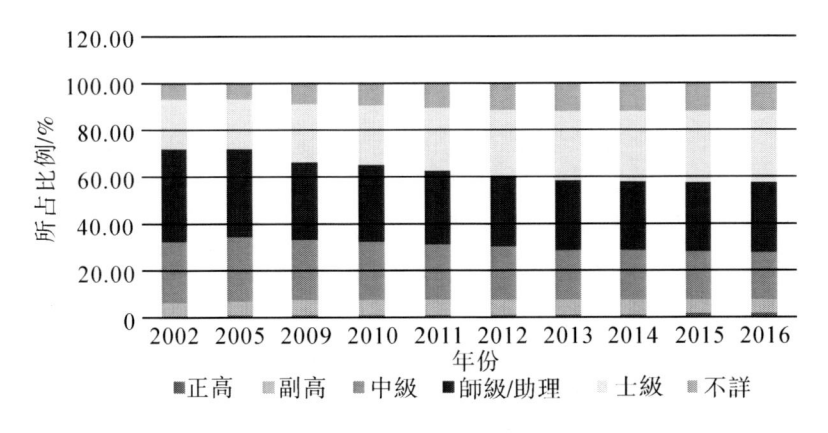

圖 6.6　2002—2016 年衛生技術人員的專業技術分佈情況

資料來源：根據 2002—2017 年中國衛生與計劃生育統計年鑒資料整理所得。

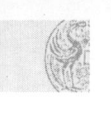

具體來看，2002—2016年各種不同類型的衛生技術人員專業技術結構分佈表如表6.3所示，執業（助理）醫師中正高職稱所佔比例逐漸提高，從2002年的2.69%上升至2016年4.60%，其中2002年以中級職稱為主，而2016年以士級職稱為主；對於註冊護士來說同樣如此，在2002年以中級職稱為主，而2016年以士級職稱為主；藥師和技師則始終都是以師級職稱為主，只是其所占比重不斷降低。

表6.3 2002—2016年衛生技術人員的專業技術分佈表　　單位:%

| | 衛生技術人員 | | 執業(助理)醫師 | | 註冊護士 | | 藥師(士) | | 技師(士) | |
|---|---|---|---|---|---|---|---|---|---|---|
| | 2002年 | 2016年 | 2002年 | 2016年 | 2002年 | 2016年 | 2002年 | 2016年 | 2002年 | 2016年 |
| 合計 | 100 | 100 | 100 | 100 | 100 | 100 | 100 | 100 | 100 | 100 |
| 正高 | 1.1 | 1.8 | 2.7 | 4.6 | 0.1 | 0.2 | 0.3 | 0.7 | 0.4 | 0.9 |
| 副高 | 5.4 | 5.9 | 13.3 | 12.8 | 0.8 | 2.2 | 2.1 | 3.3 | 2.8 | 4.8 |
| 中級 | 26.0 | 20.0 | 38.9 | 29.6 | 24.7 | 16.8 | 20.1 | 19.7 | 26.7 | 21.4 |
| 師級/助理 | 39.5 | 29.7 | 39.3 | 38.4 | 43.5 | 24.6 | 41.8 | 35.6 | 39.3 | 31.4 |
| 士級 | 21.0 | 30.7 | 3.2 | 8.1 | 28.0 | 46.5 | 27.4 | 30.8 | 21.8 | 29.8 |
| 不詳 | 7.0 | 12.0 | 2.6 | 6.4 | 3.0 | 9.7 | 8.3 | 9.9 | 9.0 | 11.7 |

資料來源：根據2002—2017年中國衛生與計劃生育統計年鑒資料整理所得。

## 二、衛生人力資源地區分佈的變化

（一）衛生人力資源的城鄉分佈

城鄉分佈主要以行政區劃為劃分依據。城市衛生人員是指包括直轄市區、地級市轄區內全部醫療衛生機構人員數（所屬象徵衛生院和村衛生室人員全部計入農村人員），農村衛生人員包括縣及縣級市內全部醫療衛生機構人員數。

由於衛生統計年鑒對於衛生人力資源的城鄉劃分是從2010年開始的，因

## 第六章　衛生人力資源管理制度變遷

此本書對於衛生健康人力資源城鄉分佈的分析也是從 2010 年開始的，2010—2016 年衛生人員的城鄉分佈如圖 6.7 所示，從總量上來說，城市和農村的衛生人員總數均有不同程度的增長，其中城市衛生人員的總數從 2010 年的 364.78 萬人增加到 2016 年的 548.73 萬人，增長幅度達到 50.43%；農村衛生人員總數從 2010 年的 454.96 萬人增加到 2016 年的 567.56 萬人，增長幅度達到 24.75%。總體上來看，城市衛生人員的增長速度快於農村。這是因為中國城鎮化進程加快，部分鄉鎮並入城市，城市人口所佔比例提高，一些鄉鎮衛生院轉為城市街道醫院或社區衛生服務中心。

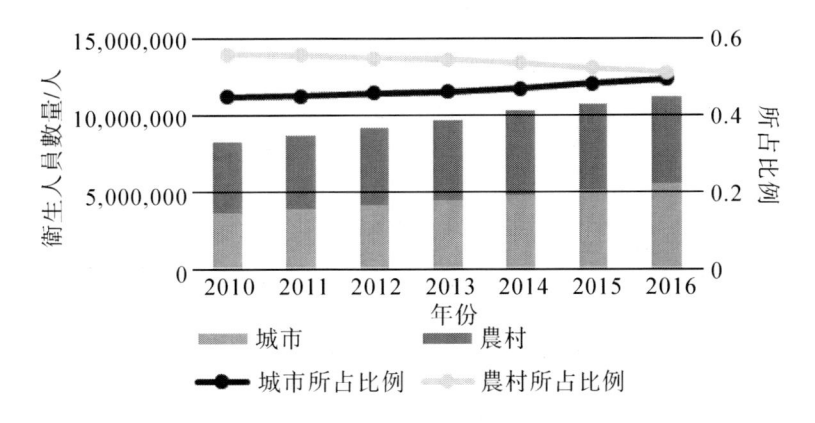

圖 6.7　2010—2016 年衛生人員的城鄉分佈情況

資料來源：根據 2002—2017 年中國衛生與計劃生育統計年鑒資料整理所得。

從城市和農村衛生人員占整個衛生人員總量的比例角度來看，城市衛生人員所佔比例有逐漸趕超農村所佔比例的趨勢。2010 年，城市和農村衛生人員所佔比例分別為 44.50% 和 55.50%，而到了 2016 年城市和農村衛生人員所佔比例為 49.16% 和 50.84%，兩者之間差距不斷縮小，且城市所佔比例不斷上升，農村所佔比例不斷下降。城鄉衛生人員比例日益嚴重失調表明衛生人力資源越來越集中於城市，尤其是大城市的大醫院。

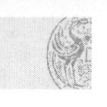

## (二) 衛生人力資源的區域分佈

1980—2016年東中西部人口[1]所占比例變化如圖6.8所示，從圖中我們可以得出，2000年以前，由於戶籍制度的管制，人口流動性較差，因此，地區之間人口所占比例的變化不大，2000年之後，由於戶籍制度的逐漸放鬆，東部地區逐漸成為人口淨流入地，從而使東部地區人口所占比逐年增加，而中西部地區人口所占比例逐年減少。

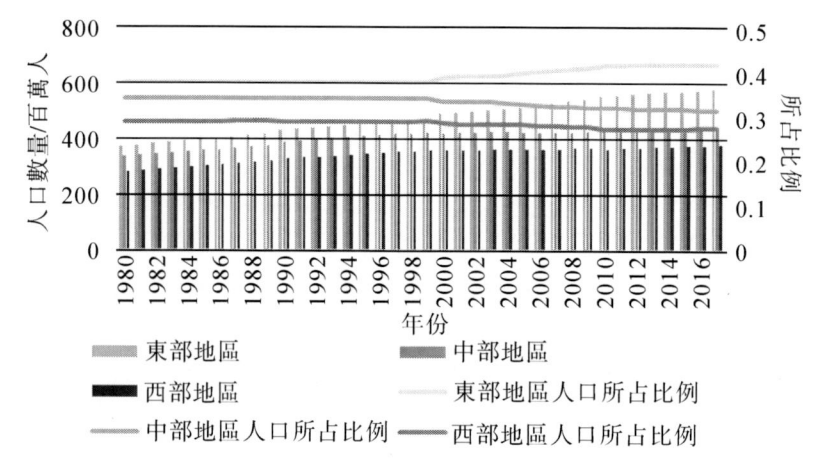

**圖 6.8　1980—2016 年東中西部人口所占比例變化**

資料來源：根據國家統計局數據整理得出。

2007—2016年衛生人員的地區分佈情況如圖6.9所示，從總量上來說，東中西部的衛生人員總數均有較大程度的增長，其中西部衛生人員數量的增長幅度最大，從2007年的144.2萬人增加到2016年的304.7萬人，增長幅度達到111.30%；東中部的衛生人員增長幅度基本一致，分別從2007年263萬人和183.5萬人上升至2016年的479.4萬人和332.3萬人，增長幅度分別為82.27%和81.05%。

---

[1] 根據國家統計局對於中國的東中西部的劃分，東部地區包括11個省、自治區、直轄市，分別是遼寧、北京、天津、河北、山東、江蘇、上海、浙江、福建、廣東、海南；中部地區包括山西、吉林、黑龍江、安徽、江西、河南、湖北、湖南等8省、自治區；西部地區指陝西、甘肅、青海、寧夏、新疆、四川、重慶、雲南、貴州、西藏、廣西、內蒙古12個省、自治區、直轄市。

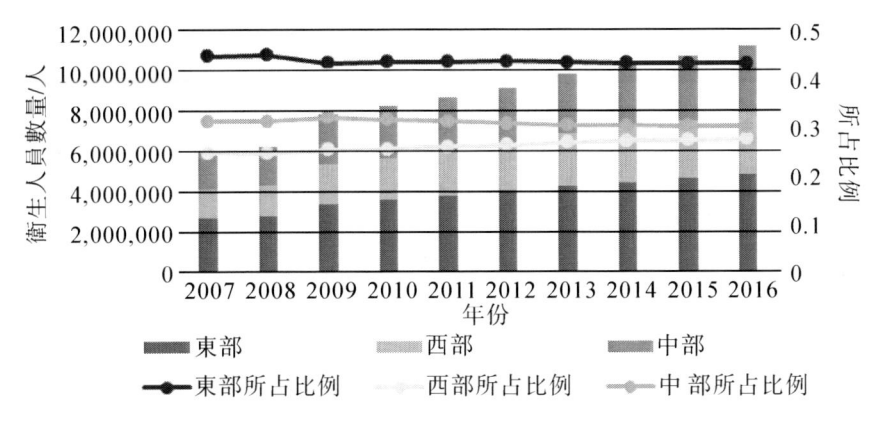

# 第六章 衛生人力資源管理制度變遷

圖 6.9 2007—2016 年衛生人員的地區分佈情況

資料來源：根據 2002—2017 年中國衛生與計劃生育統計年鑒資料整理所得。

從東中西部衛生人員占整個衛生人員總量比例的角度來看，東部地區衛生人員所占比例具有顯著性的優勢，基本保持在 40%~45%，中部地區所占比例略高於西部地區所占比例，基本維持在 25%~35%，中西部所占比例之間的差距有不斷縮小的趨勢。

通過對比東中西部地區衛生人員所占比重與人口所占比重，我們可以得出：雖然東部地區衛生人員所占比重具有絕對優勢，但這與其人口所占比重較高密切相關；同時也可以看出西部地區的衛生人員所占比重在 25% 左右，人口所占比重超過 25%，且西部地區面積廣闊，這說明西部地區的衛生人員較為缺乏；中部地區人口密集，人口所占比重略超過 30%，而衛生人員所占比重為 30%，說明中部地區衛生人員整體上是合適的。同時我們也可以看到，東中西各地區衛生人員所占比重與人口所占比重基本是吻合的。

## 三、衛生人力資源的培養和使用變化

（一）衛生人才培養變化

1. 醫學專業畢業人數情況

1981—2016 年醫學專業畢業生人數及其占全部畢業人數比重的變化如圖

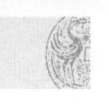

6.10所示，總體來看，2009年以前，普通高等學校醫學專業畢業生人數始終低於中等職業學校醫學專業畢業生人數，而2009年之後，普通高等學校醫學專業畢業生人數逐年增長並與中等職業學校醫學專業畢業生人數差距越來越大，最終顯著高於中等職業學校醫學專業畢業生人數。其中，從醫學專業畢業生人數上來看，普通高等學校醫學專業畢業生人數從1981年的9,512人上升至2016年的67.4萬人，年均增長率達到12.95%；中等職業學校醫學專業畢業生人數的變化可以劃分為兩個階段：第一階段（1985—2012年）醫學專業畢業生人數不斷增加，從1981年的93,548人上升至2012年的53.4萬人，年均增長率達到5.78%；第二階段（2013—2016年）醫學專業畢業人數從2013年的50.0萬人下降至2016年的44.3萬人。

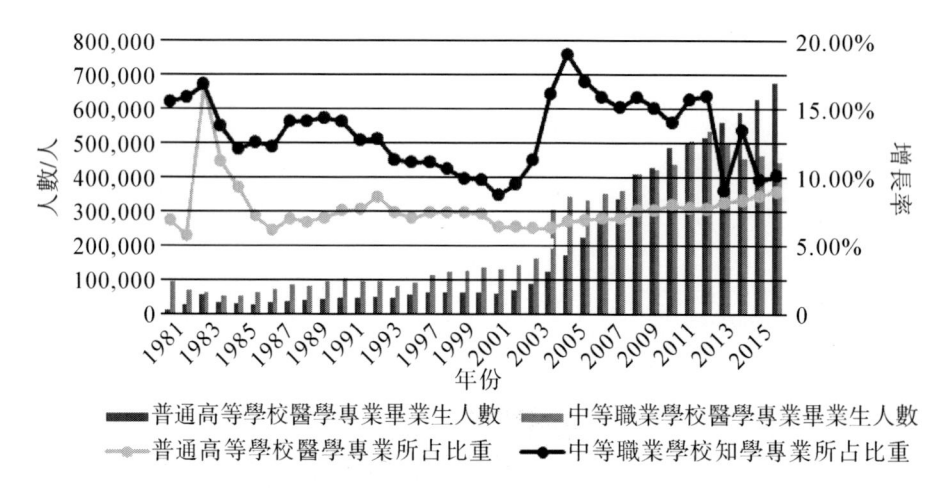

**圖6.10　1981—2016年醫學專業畢業生人數及其占全部畢業人數比重變化**

資料來源：根據2002—2017年中國衛生與計劃生育統計年鑒資料整理所得。

從醫學專業畢業學生數占總的畢業學生數比重來看，總體上，除個別年份外，中等職業學校的醫學專業畢業生比例基本高於普通高等學校醫學專業畢業生所占比例。其中，普通高等學校醫學專業畢業生所占比例的變化大概可以劃分為兩個階段：第一階段（1981—1987年）普通高等學校醫學專業畢業生所占比例波動較大，最高年份為1983年，比例為16.56%，隨後快速下降，1987年所占比例僅為6.04%；第二階段（1988—2016年）普通高等學校

醫學專業畢業生所占比例整體上較為平穩，維持在6%～8%的水準，近年其所占比例有逐年增加的趨勢。中等職業學校的醫學專業畢業生所占比例波動較大，其所占比例在2004年達到最高，為18.91%，而最低時僅為8.62%，近年來有不斷趨於平穩的趨勢。

2. 醫學專業研究生情況

1997—2016年醫學專業研究生總人數及其占全部研究生人數比重的變化如圖6.11所示，總體上來看，1997年以來醫學專業招生人數、在校學生人數以及畢業生人數均有較大程度上的增長。醫學專業招生人數從1997年的6,452人增加到2016年的79,341人，年均增長率達到14.12%；在校學生人數從1997年的17,652人增加到2016年的22.7萬人，年均增長率達到14.39%；畢業生人數從1997年的4,886人增加到2016年的65,798人，年均增長率達到14.67%。這其中，2008—2010年曾出現過醫學專業招生人數、在校學生人數以及畢業生人數的小幅下降，其後快速增長。

從醫學專業研究生總人數占全部研究生人數比重的變化方面來看，醫學專業招生人數、在校學生人數以及畢業生人數所占比例變化呈現高度一致性，其所占比例大致維持在8%～12%。1997年以來醫學專業研究生總人數占全部研究生人數比重有過三次顯著的下降，分別為2002年、2005年和2010年，隨後快速增長恢復到之前水準，近年來其所占比例有不斷趨於平穩的態勢。

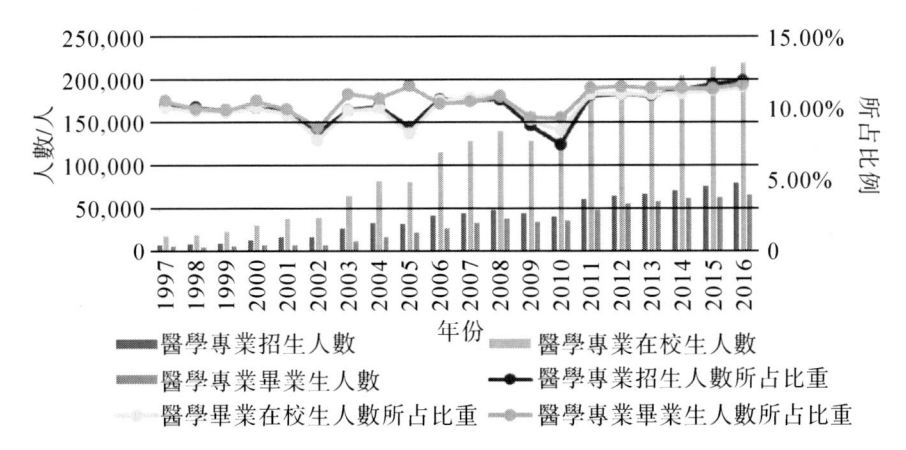

圖6.11　1997—2016年醫學專業研究生招生、畢業和在校人數及所占比例變化

資料來源：根據2002—2017年中國衛生與計劃生育統計年鑒資料整理所得。

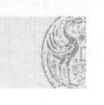

(二) 衛生人力使用變化

1. 服務效率

衛生人力資源服務效率主要採用醫師日均負擔診療人數、醫師日均負擔住院床日這兩個指標。表6.4為2010—2016年中國醫療衛生機構服務效率變化情況，從表中可以看出，2010年中國醫師日均負擔診療人數為7.5人，醫師日均負擔住院床日為1.6，病床使用率為79.0%；而2016年醫師日均負擔診療人數上升至8.3人，醫師日均負擔住院床日上升至1.9，病床使用率上升至79.5%。即2010年以來，中國醫師日均負擔診療人數、醫師日均負擔住院床日以及病床使用率均有所增加，這表明中國衛生人力資源的服務效率有所提高。

表6.4 2010—2016年中國醫療衛生機構服務效率變化表

| | 醫師日均負擔診療人數（人） | | 醫師日均負擔住院床日（日） | | 病床使用率（%） | |
|---|---|---|---|---|---|---|
| | 2010年 | 2016年 | 2010年 | 2016年 | 2010年 | 2016年 |
| 總計 | 7.5 | 8.3 | 1.6 | 1.9 | 79.0 | 79.5 |
| 醫院 | 6.4 | 7.3 | 2.2 | 2.6 | 86.7 | 85.3 |
| 三級醫院 | 7.4 | 8.1 | 2.6 | 2.7 | 102.9 | 98.8 |
| 二級醫院 | 6.1 | 6.9 | 2.2 | 2.7 | 87.3 | 84.1 |
| 一級醫院 | 6.3 | 6.1 | 1.5 | 1.9 | 56.6 | 58.0 |
| 醫院中： | | | | | | |
| 公立醫院 | 6.6 | 7.6 | 2.3 | 2.7 | 90.0 | 91.0 |
| 民營醫院 | 5.1 | 5.5 | 1.6 | 2.2 | 59.0 | 62.8 |
| 基層醫療衛生機構 | 9.3 | 10.1 | 0.8 | 0.8 | 58.3 | 59.1 |
| 社區衛生服務中心 | 13.6 | 15.9 | 0.7 | 0.6 | 56.1 | 54.6 |
| 鄉鎮衛生院 | 8.2 | 9.5 | 1.3 | 1.6 | 59.0 | 60.6 |

資料來源：根據2002—2017年中國衛生與計劃生育統計年鑒資料整理所得。

具體來看，2010年醫院醫師日均負擔診療人數為6.4人，醫師日均負擔住院床日為2.2，病床使用率為86.7%；而2016年醫院醫師日均負擔診療人數為7.3人，醫師日均負擔住院床日為2.6，病床使用率為85.3%，即與

2010年相比，醫院醫師的工作負荷所有增加、服務效率有所提高。此外，不同醫院等級的服務效率之間也存在顯著的差異，公立醫院的服務效率高於民營醫院，醫院等級越高，醫師的服務效率越高。

與醫院相比，基層醫療機構醫師日均負擔診療人數較高，但醫師日均負擔住院床日和病床使用率較低。此外，社區衛生服務中心的醫師日均負擔診療人數高於鄉鎮衛生院；但社區衛生服務中心醫師日均負擔住院床日和病床使用率均低於鄉鎮衛生院。

2. 服務利用

衛生人力資源服務利用情況主要採用醫院和基層醫療衛生機構診療人次以及入院人數來衡量。1993—2016年中國醫院診療人次以及入院人數如圖6.12所示，1993年以來醫院診療人次和入院人數均呈現逐年增加的變化趨勢，特別是進入2000年之後，醫院診療人次和入院人數增長速度較快。醫院診療人次從1993年的13.07億次增加至2016年的32.7億次，年均增長率達到4.06%；醫院入院人數由1993年的3,066萬人增加至17,528萬人，年均增長率達到7.87%，即1993年以來醫院診療人次和入院人數均取得了較大程度的增長，說明中國居民醫療衛生服務利用狀況有所提高。

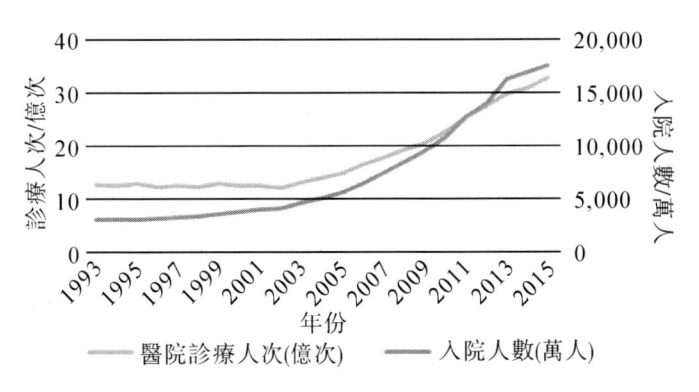

圖6.12　1993—2016年中國醫院診療人次和入院人數變化

資料來源：根據2002—2017年中國衛生與計劃生育統計年鑒資料整理所得。

從基層醫療衛生機構服務利用狀況來看，2005—2015年中國基層醫療衛生機構診療人次和入院人數變化情況如表6.5所示，2015年基層醫療機構的

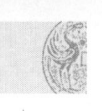

診療量達 18.6 億人次，而 2005 年僅為 8.6 億人次，年均增長率達到 8.02%；2015 年基層醫療機構的入院人數達到 4,036 萬人，2005 年入院人數為 1,675 萬人，年均增長率達 9.19%。基層醫療衛生機構的診療人次和入院人數均呈現較大幅度的增長，這說明基層醫療衛生機構的服務利用狀況有較大程度的提高。

表 6.5　2005—2015 年中國基層醫療衛生機構診療人次和入院人數變化表

|  | 2005 年診療人次(億人次) | 2015 年診療人次(億人次) | 年均增長率(%) | 2005 年入院人數(萬人) | 2015 年入院人數(萬人) | 年均增長率(%) |
| --- | --- | --- | --- | --- | --- | --- |
| 合計 | 8.6 | 18.6 | 8.02 | 1,675 | 4,036 | 9.19 |
| 社區衛生服務中心(站) | 1.2 | 7.1 | 19.18 | 27 | 322 | 28.13 |
| 社區衛生服務中心 | 0.6 | 5.6 | 25.13 | 27 | 306 | 27.48 |
| 衛生院 | 7.0 | 10.6 | 4.27 | 1,641 | 3,694 | 8.45 |
| 鄉鎮衛生院 | 6.8 | 10.5 | 4.50 | 1,622 | 3,676 | 8.53 |
| 門診部 | 0.4 | 0.9 | 8.28 | 7 | 20 | 11.07 |

註：社區衛生服務中心（站）包括社區衛生服務中心和社區衛生服務站兩種。其中，社區衛生服務中心提供預防、保健、醫療服務以及健康教育；而社區衛生服務站主要進行社區基本情況和居民健康調查等。衛生院包括街道衛生院和鄉鎮衛生院兩種。

資料來源：根據 2006 年和 2016 年中國衛生統計年鑒資料整理所得。

3. 人員編制

2010—2016 年中國醫療衛生機構人員編制情況變化如表 6.6 所示，2016 年年底，醫療衛生機構中醫院編制人數占在職職工的 70.2%，與 2010 年的 83.8% 相比下降了 13.6%，這在各個等級的醫院均呈現相似的變化。此外，醫院編制人數占在職職工的比例隨著醫院等級的增加而逐漸降低，即三級醫院的編制人數占在職職工的比例最低，一級醫院的編制人數占在職職工的比例最高。

2016 年社區衛生服務中心編制人數占在職職工的比例為 88.6%，鄉鎮衛生院編制人數占在職職工的比例為 93.4%，與 2010 年相比社區衛生服務中心編制人數占在職職工的比例增加了 3.1%，鄉鎮衛生院減少 2.5%。在不同醫

療衛生機構的對比中，鄉鎮衛生院、疾病預防控制中心以及衛生監督機構編制人員占在職職工的比例較高。

表6.6 2010—2016年中國醫療衛生機構人員編制情況變化表

|  | 2010年 |  |  | 2016年 |  |  |
|---|---|---|---|---|---|---|
|  | 編制人員（萬人） | 在職職工（萬人） | 編制所占比例(%) | 編制人員（萬人） | 在職職工（萬人） | 編制所占比例(%) |
| 醫院 | 278.9 | 332.8 | 83.8 | 346.0 | 492.6 | 70.2 |
| 三級醫院 | 108.3 | 131.6 | 82.3 | 186.2 | 289.9 | 64.2 |
| 二級醫院 | 146.0 | 173.5 | 84.1 | 153.9 | 209.8 | 73.4 |
| 一級醫院 | 8.6 | 10.0 | 86.0 | 8.7 | 10.6 | 82.1 |
| 社區衛生服務中心 | 21.2 | 24.8 | 85.5 | 29.4 | 33.2 | 88.6 |
| 鄉鎮衛生院 | 108.9 | 113.5 | 95.9 | 122.3 | 131.0 | 93.4 |
| 疾病預防控制中心 | 18.5 | 19.1 | 96.9 | 18.5 | 18.7 | 98.9 |
| 衛生監督機構 | 8.2 | 8.3 | 98.8 | 8.6 | 8.2 | 104.9 |

註：2016年衛生監督機構的編制人員超過在職職工，說明衛生監督機構存在空編現象，可能有三方面原因：第一，部分地區崗位待遇差難以吸引人才；第二，招聘條件限制，不能招進合適的人才；第三，有意留下空編，以期在現有人員可以滿足機構工作需要的情況下，達到精簡高效的目的。

資料來源：根據2011年和2017年中國衛生統計年鑒資料整理所得。

4. 職工薪酬

根據全國衛生財務年報資料，醫療衛生機構在職職工的工資水準存在差異。2016年，醫院在職職工年平均工資為9.9萬元，城市社區衛生服務中心為7.6萬元，疾病預防控制中心為7.5萬元，衛生監督機構為7.5萬元，鄉鎮衛生院為5.7萬元。

2010—2016年中國醫療衛生機構在職職工年平均工資變化如表6.7所示，與2010年相比，所有機構的工資水準均有所增加（未扣除物價因素）。醫院人均年工資增加5.2萬元，疾病預防控制中心人均年工資增加4.0萬元，城市社區衛生服務中心人均年工資增加3.8萬元，衛生監督機構人均年工資增加3.7萬元，鄉鎮衛生院人均年工資增加3.2萬元。其中，鄉鎮衛生院人均年工資上漲幅度最大，年均增長率達到14.7%。

表 6.7　2010—2016 年中國醫療衛生機構在職職工平均工資變化表

| | 2010年 | 2011年 | 2012年 | 2013年 | 2014年 | 2015年 | 2016年 | 年均增長率（％） |
|---|---|---|---|---|---|---|---|---|
| 醫院(萬元) | 4.7 | 5.6 | 6.3 | 7 | 7.8 | 8.9 | 9.9 | 13.2 |
| 城市醫院(萬元) | 5.7 | 6.6 | 7.4 | 8.3 | 9.1 | 10.2 | 11.2 | 11.9 |
| 縣級醫院(萬元) | 3.6 | 4.2 | 4.8 | 5.3 | 5.8 | 6.7 | 7.3 | 12.5 |
| 社區衛生服務中心（萬元） | 3.8 | 4.4 | 5.1 | 5.5 | 5.9 | 6.9 | 7.6 | 12.2 |
| 鄉鎮衛生院（萬元） | 2.5 | 3.2 | 3.6 | 4 | 4.4 | 5.2 | 5.7 | 14.7 |
| 疾病預防控制中心（萬元） | 3.5 | 4.3 | 4.7 | 5.2 | 5.6 | 7.1 | 7.5 | 13.5 |
| 衛生監督機構(萬元) | 3.8 | 4.5 | 4.8 | 5.2 | 5.7 | 6.8 | 7.5 | 12 |

註：①按當年價格計算；②數據來源：衛生財務年報。
資料來源：根據 2002—2017 年中國衛生與計劃生育統計年鑒資料整理所得。

## 四、衛生人力資源配置變化

（一）每千人口衛生技術人員

1. 總體變化趨勢

從總體上來看，1949—2016 年中國每千人口衛生技術人員擁有量大概可以劃分為四個階段如圖 6.13 所示。

第一階段（1949—1960 年）：由於新中國成立以後，經濟社會快速恢復，帶來衛生技術人員的快速增長，每千人口衛生技術人員由 1949 年的 0.93 人上升至 1960 年的 2.37 人；第二階段（1960—1970 年）：這一階段由於政治上的原因導致衛生技術人員有一定程度的下降，每千人口衛生技術人員到 1970 年下降至 1.76 人；第三階段（1975—2001 年）：這一階段每千人口衛生技術人員緩慢恢復逐年增加，到 2001 年增加至 3.62 人；第四階段（2003—2016 年）：進入 21 世紀以來，中國經濟快速發展帶來衛生技術人員的快速增加，

增長幅度較大，到 2016 年年底每千人口衛生技術人員達到 6.12 人。

其中，每千人口執業（助理）醫師和註冊護士擁有量的變化大概可以劃分為兩個階段：改革開放之前，每千人口執業（助理）醫師和註冊護士擁有量整體水準較低且波動性較大；改革開放之後，每千人口執業（助理）醫師和註冊護士擁有量整體水準不斷提高且增長幅度不斷擴大，特別是進入 21 世紀以來增長速度逐年加快尤其是每千人口的註冊護士擁有量，2013 年以後，每千人口註冊護士擁有量開始超過執業（助理）醫師且差距在不斷拉大。

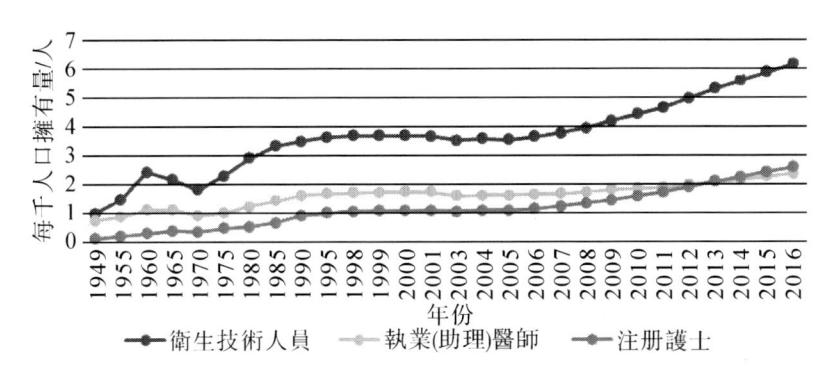

**圖 6.13　1949—2016 年中國每千人口衛生技術人員擁有量變化圖**

資料來源：根據 2002—2017 年中國衛生與計劃生育統計年鑒資料整理所得。

2. 城鄉差異

1980—2016 年，中國每千人口衛生技術人員擁有量城鄉分佈差異明顯，如表 6.8 所示。1980 年城市每千人口衛生技術人員擁有量是農村的 4.44 倍，2016 年為 2.55 倍；1980 年城市每千人口執業（助理）醫師擁有量是農村的 4.23 倍，2016 年為 2.35 倍；1980 年城市每千人口註冊護士擁有量是農村的 9.15 倍，2016 年為 3.17 倍。改革開放以來，雖然中國城鄉每千人口衛生技術人員擁有量之間的差距有所減小，但城鄉之間的差異依舊存在，在當前城鄉二元經濟結構的大環境下，調整衛生人力的城鄉分佈、縮小城鄉差異是一項長期的工作，農村衛生人才隊伍的建設將是更為艱鉅的任務。

表 6.8　1980—2016 年中國每千人口衛生技術人員城鄉差異　　單位：人

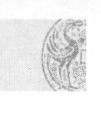

|  | 1980 年 | 1990 年 | 2000 年 | 2005 年 | 2010 年 | 2016 年 |
|---|---|---|---|---|---|---|
| 衛生技術人員 | 2.85 | 3.45 | 3.63 | 3.5 | 4.39 | 6.12 |
| 城市 | 8.03 | 6.59 | 5.17 | 5.82 | 7.62 | 10.42 |
| 農村 | 1.81 | 2.15 | 2.41 | 2.69 | 3.04 | 4.08 |
| 執業（助理）醫師 | 1.17 | 1.56 | 1.68 | 1.56 | 1.8 | 2.31 |
| 城市 | 3.22 | 2.95 | 2.31 | 2.46 | 2.97 | 3.79 |
| 農村 | 0.76 | 0.98 | 1.17 | 1.26 | 1.32 | 1.61 |
| 註冊護士 | 0.47 | 0.86 | 1.02 | 1.03 | 1.53 | 2.54 |
| 城市 | 1.83 | 1.91 | 1.64 | 2.1 | 3.09 | 4.75 |
| 農村 | 0.2 | 0.43 | 0.54 | 0.65 | 0.89 | 1.5 |

資料來源：根據 2002—2017 年中國衛生與計劃生育統計年鑒資料整理所得。

3. 東中西部地區差異

2009—2016 年中國每千人口衛生技術人員擁有量地區分佈如表 6.9 所示，各地區每千人口衛生技術人員擁有量呈逐年上升的趨勢，東部由 2009 年的 4.93 人提高到 2016 年的 6.47 人；中部由 3.79 人提高到 5.67 人；西部由 3.59 人提高到 6.10 人。此外，2009—2016 年中國各地區每千人口執業（助理）醫師擁有量、註冊護士擁有量亦呈上升趨勢。

衛生人力的地區分佈仍然存在差距，東部地區明顯高於中西部地區，西部發展快於中部地區，但是從 2009—2016 年衛生技術人員的增長趨勢來看，東中西部之間的差距在不斷縮小。

表 6.9　2009—2016 年中國每千人口衛生技術人員地區差異　　單位：人

|  | 2009 年 | 2010 年 | 2011 年 | 2012 年 | 2013 年 | 2014 年 | 2015 年 | 2016 年 |
|---|---|---|---|---|---|---|---|---|
| 衛生技術人員 | 4.15 | 4.37 | 4.58 | 4.94 | 5.27 | 5.56 | 5.83 | 6.12 |
| 東部 | 4.93 | 5.22 | 5.49 | 5.33 | 6.31 | 5.92 | 6.19 | 6.47 |
| 中部 | 3.79 | 3.93 | 4.04 | 4.65 | 4.56 | 5.17 | 5.43 | 5.67 |
| 西部 | 3.59 | 3.76 | 4.00 | 4.71 | 4.76 | 5.48 | 5.76 | 6.10 |

表6.9(續)

| | 2009年 | 2010年 | 2011年 | 2012年 | 2013年 | 2014年 | 2015年 | 2016年 |
|---|---|---|---|---|---|---|---|---|
| 執業(助理)醫師 | 1.75 | 1.79 | 1.82 | 1.94 | 2.04 | 2.12 | 2.22 | 2.31 |
| 東部 | 2.04 | 2.13 | 2.18 | 2.10 | 2.48 | 2.30 | 2.40 | 2.51 |
| 中部 | 1.59 | 1.63 | 1.61 | 1.83 | 1.79 | 2.01 | 2.11 | 2.19 |
| 西部 | 1.56 | 1.56 | 1.60 | 1.82 | 1.79 | 1.99 | 2.06 | 2.15 |
| 註冊護士 | 1.39 | 1.52 | 1.66 | 1.85 | 2.04 | 2.20 | 2.37 | 2.54 |
| 東部 | 1.72 | 1.88 | 2.03 | 2.02 | 2.48 | 2.37 | 2.52 | 2.70 |
| 中部 | 1.24 | 1.35 | 1.46 | 1.75 | 1.76 | 2.06 | 2.22 | 2.37 |
| 西部 | 1.14 | 1.26 | 1.40 | 1.71 | 1.78 | 2.12 | 2.30 | 2.50 |

資料來源：根據2002—2017年中國衛生與計劃生育統計年鑒資料整理所得。

(二) 農村基層衛生人力配置情況

農村基層衛生人力隊伍建設是深化衛生體制改革的主要任務之一。

2010—2016年中國農村基層衛生人力配置情況如表6.10所示。統計數據顯示，2010—2016年，農村基層衛生人力資源的配置得到加強，尤其是作為網底的村衛生室。每千農業人口村衛生室人員數由2010年的1.35人提高到2016年的1.49人，平均每個村衛生室人員數由2.17人提高到2.26人，每千農業人口鄉鎮衛生院人員數由1.30人提高到1.36人。

從各地情況來看，東部地區的每千農業人口鄉鎮衛生院人員數高於中部和西部，中部地區每千農業人口村衛生室和平均每個村衛生室人員數最高，西部地區的基層衛生人力配置水準最低。

表6.10　2010—2016年中國鄉鎮衛生院和村衛生室人員配置情況　單位：人

| | 合計 | | 東部 | | 中部 | | 西部 | |
|---|---|---|---|---|---|---|---|---|
| | 2010年 | 2016年 | 2010年 | 2016年 | 2010年 | 2016年 | 2010年 | 2016年 |
| 每千農業人口鄉鎮衛生院人員數 | 1.3 | 1.36 | 1.54 | 1.45 | 1.28 | 1.24 | 1.11 | 1.41 |
| 每千農業人口村衛生室人員數 | 1.35 | 1.49 | 1.68 | 1.57 | 1.48 | 1.74 | 1.23 | 1.19 |

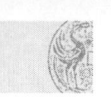

表6.10(續)

|  | 合計 | | 東部 | | 中部 | | 西部 | |
|---|---|---|---|---|---|---|---|---|
|  | 2010年 | 2016年 | 2010年 | 2016年 | 2010年 | 2016年 | 2010年 | 2016年 |
| 平均每個村衛生室人員數 | 2.17 | 2.26 | 2.05 | 2.31 | 2.46 | 2.45 | 2.01 | 1.96 |

資料來源：根據2002—2017年中國衛生與計劃生育統計年鑒資料整理所得。

(三) 醫務人員配置比例情況

醫護比、醫師與床位之比、護士與床位之比是反應衛生人力資源配置的三個重要指標。因各類醫療衛生機構的人員配置標準和服務需求存在差異，下面將主要介紹醫院、鄉鎮衛生院和社區衛生服務中心的醫務人員的實際配置比例情況。

1. 醫院人員配置情況

2010—2016年中國醫院人員配置情況如表6.11所示，醫院醫護比從2010年的1∶1.16上升至2016年的1∶1.45，醫護比狀況有所改善。公立醫院中，2016年三級醫院醫護比達1∶1.54，而2010年醫護比僅為1∶1.12。三級醫院的醫護比狀況好於二級醫院，二級醫院好於一級醫院，換言之，醫院等級越高，醫護比狀況越好。

醫師與床位之比由2010年的1∶2.69增加至2016年的1∶3.15，而護士與床位之比卻由2010年的1∶2.31下降至2016年的1∶2.18。在公立醫院中，醫院級別越低，醫師與護士負擔的床位數越多。

表6.11 2010—2016年中國醫院人員配置情況表

|  | 醫護比 | | 醫師與床位之比 | | 護士與床位之比 | |
|---|---|---|---|---|---|---|
|  | 2010年 | 2016年 | 2010年 | 2016年 | 2010年 | 2016年 |
| 醫院 | 1∶1.16 | 1∶1.45 | 1∶2.69 | 1∶3.15 | 1∶2.31 | 1∶2.18 |
| 公立醫院 | 1∶1.18 | 1∶1.47 | 1∶2.66 | 1∶2.98 | 1∶2.26 | 1∶2.04 |
| 三級醫院 | 1∶1.12 | 1∶1.54 | 1∶2.62 | 1∶2.74 | 1∶2.33 | 1∶1.77 |
| 二級醫院 | 1∶0.87 | 1∶1.42 | 1∶2.78 | 1∶3.21 | 1∶3.19 | 1∶2.25 |
| 一級醫院 | 1∶1.19 | 1∶1.01 | 1∶2.65 | 1∶3.29 | 1∶2.22 | 1∶3.27 |

資料來源：根據2002—2017年中國衛生與計劃生育統計年鑒資料整理所得。

## 2. 基層醫療衛生機構人員配置情況

2010—2016 年中國鄉鎮衛生院和社區衛生服務中心醫務人員配置比例情況如表 6.12 所示，鄉鎮衛生院醫護比由 2010 年的 1：0.52 上升至 2016 年的 1：0.70；社區衛生服務中心的醫護比由 2010 年的 1：0.73 上升至 2016 年的 1：0.86。雖然鄉鎮衛生院和社區衛生服務中心的醫護比均有所上升，但醫護比均較低。

從醫師與床位之比和護士與床位之比兩個方面來看，中國鄉鎮衛生院醫師與床位之比由 2010 年的 1：2.35 上升至 2016 年的 1：2.69，護士與床位之比由 2010 年的 1：4.57 下降至 2016 年的 1：3.84，即醫師負擔的床位數有所增加而護士負擔的床位數有所降低；社區衛生服務中心的醫師與床位之比由 2010 年的 1：1.34 下降至 2016 年的 1：1.27，護士與床位之比由 2010 年的 1：1.83 下降至 2016 年 1：1.48，即社區衛生服務中心的醫師和護士負擔的床位數均有所下降。

表 6.12　2010—2016 年中國鄉鎮衛生院和社區衛生服務中心醫務人員配置情況表

|  | 2010 年 | 2011 年 | 2012 年 | 2013 年 | 2014 年 | 2015 年 | 2016 年 |
| --- | --- | --- | --- | --- | --- | --- | --- |
| 鄉鎮衛生院 | | | | | | | |
| 醫護比 | 1：0.52 | 1：0.56 | 1：0.58 | 1：0.62 | 1：0.65 | 1：0.68 | 1：0.70 |
| 醫師與床位之比 | 1：2.35 | 1：2.51 | 1：2.60 | 1：2.62 | 1：2.70 | 1：2.71 | 1：2.69 |
| 護士與床位之比 | 1：4.57 | 1：4.46 | 1：4.44 | 1：4.21 | 1：4.14 | 1：4.00 | 1：3.84 |
| 社區衛生服務中心 | | | | | | | |
| 醫護比 | 1：0.73 | 1：0.75 | 1：0.76 | 1：0.8 | 1：0.82 | 1：0.84 | 1：0.86 |
| 醫師與床位之比 | 1：1.34 | 1：1.34 | 1：1.31 | 1：1.28 | 1：1.28 | 1：1.29 | 1：1.27 |
| 護士與床位之比 | 1：1.83 | 1：1.79 | 1：1.72 | 1：1.61 | 1：1.56 | 1：1.53 | 1：1.48 |

資料來源：根據 2002—2017 年中國衛生與計劃生育統計年鑒資料整理所得。

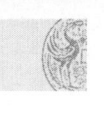

## 第五節　衛生人力資源管理制度的變遷趨勢

### 一、理念驅動衛生人力資源制度變遷

(一)「大健康」背景下衛生機構與衛生人員範圍的拓展

在未來的衛生機構的發展與衛生人員的統計中，應當融入「大健康」的概念。傳統的衛生機構是主要治療疾病的機構，而「大健康」概念不僅涉及人的衣食住行而且還涉及生老病死，關注各種影響人類健康的危險因素和誤區，提倡自我健康管理，是在對生命全過程全面呵護的理念指導下提出來的。它追求的不僅是個體身體健康，還包含精神、心理、生理、社會、環境、道德等方面的完全健康。「大健康」理念提倡的不僅有科學的健康生活，更有正確的健康消費等[1][2]。

「大健康」範疇涉及各類與健康相關的信息、產品和服務，也涉及各類組織為了滿足社會的健康需求所採取的行動。在「大健康」產業背景下，任何涉及提高人類各種健康的從業機構和從業人員都應當納入衛生健康機構和衛生健康人員的範圍之內。

(二) 非醫療性健康產業不斷發展，衛生服務人員成為衛生人員主力

從健康消費需求和服務提供模式角度出發，健康產業可分為醫療性和非醫療性健康服務兩大類，並形成四大基本產業群體，即以醫療服務機構為主體的醫療產業，以藥品、醫療器械以及其他醫療耗材產銷為主體的醫藥產業，以保健食品、健康產品產銷為主體的傳統保健品產業，以個性化健康檢測評估、諮詢服務、調理康復和保障促進等為主體的健康管理服務產業。醫療產

---

[1] RODIN J, FERRANTI D D. Universal health coverage: the third global health transition? [J]. Lancet, 2012, 380 (9845): 861-862.
[2] 董傳升, 汪毅, 鄭松波. 體育融入大健康：健康中國治理的「雙軌並行」戰略模式 [J]. 北京體育大學學報, 2018, 41 (2): 7-16.

# 第六章　衛生人力資源管理制度變遷

業、醫藥產業對於消費者而言多是被動消費，偏重於治療；健康管理服務產業則是主動消費，偏重於預防；保健品產業介於兩者之間[1]。「大健康」概念下，非醫療性健康產業發展將成為健康產業的主要發展動力，其中健康管理服務產業將成為健康產業最為重要的發展領域[2][3]。

伴隨著健康管理服務產業的興起和不斷發展，市場需求不斷增加，行業不斷規範，其准入門檻必將不斷提高，同時在健康諮詢服務行業、康復保健行業、老年護理服務等領域從業的衛生服務人員不斷增加，衛生服務人員將成為衛生人員的主力[4]。

(三) 健康消費意識和法律意識日益增強，衛生監管人員有待發展

隨著經濟社會的發展，人們對於生活質量的要求日益提高，健康消費意識逐漸深入人心，健康用品消費快速增長，健康消費已成為居民消費中的重要組成部分。健康消費涉及領域眾多，包括吃、住、用、行等居民生活的方方面面，涉及健康飲食、安全居住、醫療保健、環保出行等。從消費群體上看，中國人口老齡化程度加深，老年群體不斷擴大，醫療保健方面的健康消費需求日益突出。同時，中青年群體更關注生活質量，對飲食、家居、出行方面的健康、綠色、節能、環保要求較為嚴格，健康用品消費需求旺盛。

但是，健康消費產業在取得迅速發展的同時也出現了不少亂象，健康產品消費中大量存在誇大宣傳、以次充好、惡意競爭等亂象，產品質量參差不齊，大量充斥著虛假宣傳。同時，消費者法律維權意識不斷增強，從而引發了一系列的涉及健康消費的維權糾紛，為了從根本上解決這一問題，加強市場監管是一個重要途徑，從而衛生監管人員的發展將會不斷受到重視[5]。

---

[1] 邵剛, 徐愛軍, 肖月, 等. 國外健康產業發展的研究進展 [J]. 中國醫藥導報, 2015 (17): 147-150.
[2] 安杰爾. 製藥業的真相 [M]. 北京: 北京師範大學出版社, 2006: 59.
[3] CRONE R K. Flat medicine? Exploring trends in the globalization of health care [J]. Academic Medicine Journal of the Association of American Medical Colleges, 2008, 83 (2): 117.
[4] PATE R R. An inside view of the U. S. National Physical Activity Plan [J]. Journal of Physical Activity & Health, 2014, 11 (3): 461.
[5] 黃豔會. 健康消費理念深入人心 [N]. 中國城鄉金融報, 2018-06-27 (B04).

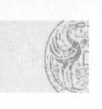

## 二、技術驅動衛生人力資源制度變遷

（一）信息技術背景下「互聯網+健康產業」將成為衛生行業新的就業增長點

移動互聯網技術的發展推動著行業跨界，同時也帶動著傳統的衛生健康行業進入重構階段[1]。雖然當前中國的衛生健康行業仍具有政府管制程度較高、行業整體生態複雜、地域衛生機構之間相互分割等眾多難題，但移動互聯網的發展將推動衛生健康行業解決行業難題，「互聯網+健康產業」將成為衛生健康行業新的就業增長點[2][3]。

「互聯網+健康產業」的在線醫療衛生服務、醫藥銷售服務以及健康諮詢服務等產業具有流程簡單、成本低、消費方式多元化等優點，伴隨著移動互聯網技術的日漸成熟和消費者觀念的逐漸轉變，將成為人們日常生活中不可或缺的一部分，因而必將吸引大量的資本湧入，成為吸納衛生健康人員就業的重要產業。

（二）生物技術背景下綜合性衛生人才的培育成為衛生人才培養的重點

近年來隨著科技水準的不斷提升，現代生物技術迅猛發展，在醫學領域的應用越來越廣泛，主要包括五大分支：基因工程、蛋白質工程、細胞工程、微生物工程和酶工程[4]，在現代醫學中的應用不僅包括解決傳統醫學無法治療的疑難雜症，而且在預防醫學、診斷醫學、藥物製造以及治療醫學中均有良好的應用效果[5]。同時在衛生監督檢驗領域，生物技術也得到了充分的運用，

---

[1] FANG P Q, XIE Q L, HU T T. The relationship between internet industry and health care service [J]. Chinese Journal of Health Policy, 2016, 9 (1)：65-68.

[2] BARBARA BELL. Marketing the Sports Organisation：Building Networks and Relationships [J]. Managing Leisure, 2011, 16 (2)：163-166.

[3] 石麗，倪斌. 大數據技術對「互聯網+體育健康」產業發展的促進作用 [J]. 中州大學學報，2018，35 (2)：66-69.

[4] 徐紹涵，徐蕾涵. 現代生物技術五大分支及其醫學應用 [J]. 生物化工，2016，2 (4)：73-77, 86.

[5] 高強. 探究生物技術在醫學中的應用 [J]. 科技風，2019 (5)：224.

包括勞動衛生、環境衛生、營養與食品衛生、商品檢驗檢疫等各個方面監督檢驗[1]。現代生物技術與醫學的廣泛結合將使得同時掌握現代生物技術與現代醫學技術的綜合性人才成為緊缺型人才，而部分僅具有醫學背景的衛生人力資源將會被替代，從而使得同時掌握生物醫學知識的綜合型人才的培育成為未來衛生人才培養的重點。

### 三、市場驅動衛生人力資源制度變遷

（一）衛生機構管理實現由人事管理向人力資源管理模式轉變

由於中國的衛生機構基本屬於事業單位，因而衛生機構人員的管理主要依靠的是傳統的人事管理觀念，新時代下衛生機構的管理將從傳統的人事管理固有觀念中解放出來，樹立現代人力資源管理理念，實現由人事管理向人力資源管理模式的轉變[2]。

實現衛生機構管理由人事管理向人力資源管理模式轉變必須做到：第一，根據衛生機構的職責範圍，將衛生機構進行合理分類，將部分衛生機構轉變為自負盈虧的企業營運模式，激發衛生機構的活力，提高衛生機構的經濟效益，從而解決自身的發展難題；第二，促進衛生機構脫離政府的行政管理，取消衛生機構的行政級別才能取消衛生人員的行政級別，從而才能實現衛生機構的自主用人以及衛生人員的自主晉升；第三，衛生健康人力進入退出機制更加靈活，晉升渠道不斷拓寬，建立起有效的激勵機制和淘汰機制，人員再流動更加普遍[3][4]。

---

[1] 石建華，李君文，晁福寰.生物芯片技術在衛生監督檢驗中的應用［J］.疾病控制雜誌，2005（3）：269-270.
[2] 岳平，鮑春雷.國外政府人力資源管理改革及其啟示［J］.中國人力資源開發，2013（15）：81-86.
[3] DUSSAULT G, DUBOIS C A. Human resources for health policies: a critical component in health policies [J]. Hum Resource Health, 2003, 1 (1): 1.
[4] 齊書花.中國事業單位人事制度改革評價與建議［J］.中國人力資源開發，2016（21）：85-89.

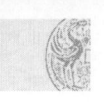

## (二) 知識產權的保護將促進醫藥知識產權人才的培育

知識產權作為一種商品經濟與科技發展相結合的產物，在社會經濟中扮演著越來越重要的角色，同時市場經濟的不斷發展也推動著知識產權的保護力度[1]。但由於醫療衛生行業的特殊性，知識產權保護相關工作者不僅需要懂法律、懂科技、懂專利，而且還要求有醫學背景，對人才的復合程度要求比較高，而目前中國這方面的人才培養機制和培養體系還不夠完善，人才缺口比較大[2]。

保護知識產權不僅是對創造者的尊重，也是對創新創造的鼓勵，而知識產權保護不力，凝聚心血和智慧而成的知識成果無法得到有力保護，不僅是對創新創造者權利的損害，而且還將扼殺他們的積極性、創造性，並在整個行業形成劣幣驅逐良幣的負面效果，阻礙醫療衛生行業的進步，最終損害包括患者在內的廣大公眾的利益。而醫藥知識產權的保護需要醫藥知識產權人才培養模式的不斷完善，從而最終推動醫藥知識產權人才的培育[3][4]。

---

[1] 滕銳，周鴻焕．工業4.0時代專利成果外生性風險的政府治理[J]．知識產權，2019（1）：77-87．
[2] 李一陵．如何為醫生的知識產權保駕護航？[J]．中國衛生人才，2018（7）：14-15．
[3] 徐興祥．藥物可及性與知識產權保護：從甲型H1N1流感防治談起[J]．電子知識產權，2009（6）：59-62．
[4] 黃輝，何健勤，潘睿，等．醫藥知識產權（專利）保護現狀、影響因素及對策[J]．科技進步與對策，2004（7）：64-66．

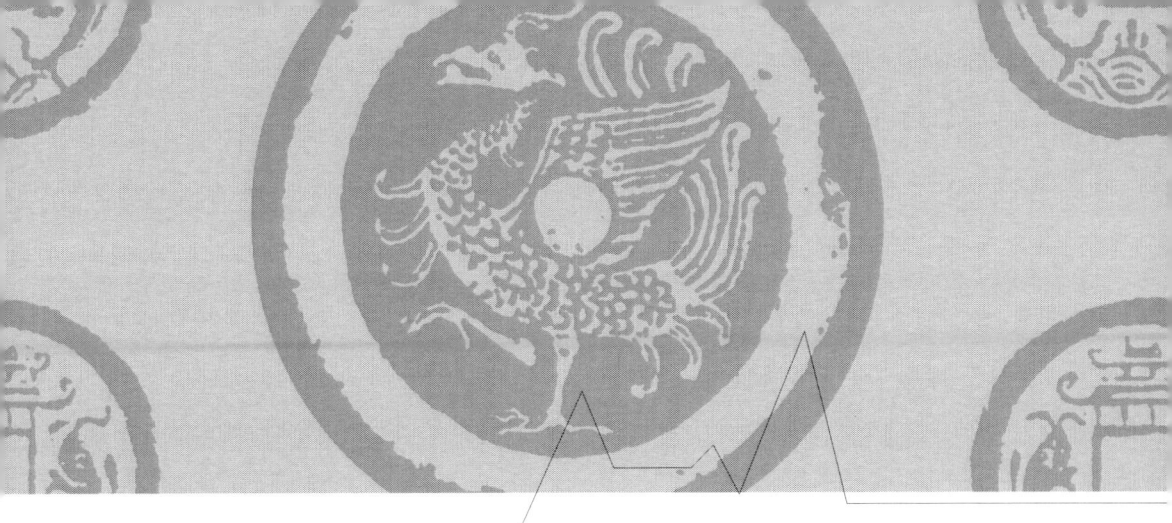

# 參考文獻

## 第一章參考文獻

「十三五」國家老齡事業發展和養老體系建設規劃解讀［EB/OL］.（2017-03-25）［2019-07-08］. http://www.gov.cn/zhengce/2017-03/15/content_5177770.htm.

陳麗,馬曉靜,黃元韜,2016. 制度變遷視角下的公立醫院編制制度改革的歷史演進［J］. 中國醫院管理,36（12）：1-3.

陳亮,陳志興,2002. 醫療市場化的實踐與研究［J］. 衛生軟科學（1）：3-6.

陳彤,張琳,鄭建中,等,2017. 基於SNA的山西省基層醫療衛生機構服務提供能力研究［J］. 中國衛生事業管理（6）：428-431.

陳文玲,2011. 2011年中國醫藥衛生體制改革報告［M］. 北京：中國協和醫科大學出版社.

陳向陽,2017. 習近平總書記的全球治理思想［J］. 前線（6）：6-9.

楚廷勇,2012. 中國醫療保障制度發展研究［D］. 大連：東北財經大學.

諾思,2016. 制度、制度變遷與經濟績效［M］. 杭行,譯. 上海：格致出版社.

董克用,張棟,2016. 中國社會辦非營利醫療機構：動力、挑戰與對策［J］. 中國衛生政策研究（9）：1-6.

杜仕林,2007. 醫改的抉擇：政府主導還是市場化：基於醫療衛生服務及其市

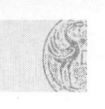

場特殊性的分析 [J]. 河北法學, 25 (2): 146-149.

杜治政, 1990. 健康定義的面面觀 [J]. 醫學與哲學 (人文社會醫學版) (7): 9, 19-21.

杜治政, 1990. 健康定義的面面觀 [J]. 醫學與哲學 (人文社會醫學版) (6): 9-11.

範如國, 2011. 制度演化及其複雜性 [M]. 北京: 科學出版社.

葛延風, 貢森, 等, 2007. 中國醫改: 問題·根源·出路 [M]. 北京: 中國發展出版社.

葛延風, 丁查寧, 貢森, 等, 2005. 對中國醫療衛生體制改革的評價與建議 (概要與重點) [J]. 中國發展評論, 7 (A1): 1-14.

顧昕, 2014. 中國公共衛生的治理變革: 國家—市場—社會的再平衡 [J]. 廣東社會科學, 170 (6): 181-193.

顧昕, 2017. 中國醫療保障體系的碎片化及其治理之道 [J]. 學海 (1): 126-133.

國家衛生和計劃生育委員會. 解讀《「健康中國 2030」規劃綱要》[EB/OL]. (2016-10-26). [2019-07-08]. http://www.xinhuanet.com/health/2016-10/26/c_1119791234.htm.

國家衛生健康委員會. 中國婦幼健康事業發展報告 (2019) [EB/OL]. (2019-05-27). [2019-07-08]. http://www.nhc.gov.cn/fys/s7901/201905/bbd8e2134a7e47958c5c9ef032e1dfa2.shtml.

賀培育, 2004. 制度學: 走向文明與理性的必然審視 [M]. 長沙: 湖南人民出版社.

黃樹則, 1986. 當代中國的衛生事業·下 [M]. 北京: 中國社會科學出版社: 481.

蔣文峰, 2017. 中國醫藥衛生體制改革中的政府職能轉變研究 [D]. 北京: 中央財經大學.

孔令大, 劉國恩, 劉明, 等, 2014. 公立醫院管理體制改革研究 [J]. 中國衛生事業管理, 31 (3): 164-168.

李紅南, 2016. 中國醫改歷程及政府在醫療衛生服務中的職能分析 [J]. 中外企業家 (8)：266-268.

李建偉, 2014. 中國人口死亡率的演變特徵及其發展趨勢估計 [J]. 發展研究 (10)：76-86.

李玲, 陳秋霖, 2012. 理性評估中國醫改三年成效 [J]. 衛生經濟研究 (5)：7-12.

李曙華, 2002. 從系統論到混沌學：信息時代的科學精神與科學教育 [M]. 桂林：廣西師範大學出版社.

李樹華, 2018. 淺論「以藥養醫」[J]. 中國衛生產業 (7)：193-194.

李通屏, 郭繼遠, 2007. 中國人口轉變與人口政策的演變 [J]. 市場與人口分析, 13 (1)：42-48.

李衛平, 2000. 中國經濟體制改革與衛生改革 [J]. 衛生經濟研究 (1)：4-7.

李玉榮, 2010. 改革開放以來中國醫療衛生體制改革的回顧與反思 [J]. 中國行政管理 (12)：41-45.

馬曙光, 2009. 博弈均衡與中國政府審計制度變遷 [M]. 北京：中國時代經濟出版社：1.

孟慶躍, 王健, 魏建, 等, 2016. 深化醫藥衛生體制改革研究 [M]. 北京：經濟科學出版社.

孟慶躍, 2015. 轉型中的中國衛生體系 [J]. 上海預防醫學, 27 (12)：64.

彭翔, 徐愛軍, 2012. 新制度經濟學視角下的中國農村衛生服務體系變遷分析 [J]. 農村經濟 (3)：89-93.

錢信忠, 1992. 中國衛生事業發展與決策 [M]. 北京：中國醫藥科技出版社：1242.

青木昌彥, 黎安, 2001. 比較制度分析 [M]. 上海：上海遠東出版社.

饒克勤, 2016. 健康中國的美麗願景 [J]. 中國衛生 (9)：22-24.

單大聖, 2014. 改革開放以來醫療保障行政管理體制的變遷 [J]. 醫學與社會, 27 (7)：30-34.

石光, 劉秀穎, 李靜, 等, 2003. 中國公立醫院社會功能相關政策的演變 [J].

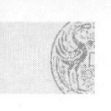

中國衛生資源，6（1）：3-5.

孫淑雲，郎杰燕，2018. 中國城鄉醫保「碎片化」建制的路徑依賴及其突破之道［J］. 中國行政管理（10）：73-77.

王虎峰，甘鐵立，2018. 新時期的衛生行業綜合監管：根由、路徑及價值考量［J］. 中國行政管理，400（10）：19-27.

王虎峰，2017. 深化醫改進一步向制度化建設邁進［J］. 中國衛生（11）：13.

王嘉雯，黃海，張曼婕，等，2016. 中國民營醫院人力資源管理的問題及對策研究［J］. 現代醫院管理，14（2）：45-48.

王琪如，譚曉東，2018.「一帶一路」背景下中國全球健康治理的角色定位［J］. 公共衛生與預防醫學，29（5）：13-16.

王秀峰，張毓輝，2014. 論發展健康服務業與深化醫藥衛生體制改革的關係［J］. 中國衛生經濟，33（6）：5-7.

沃林斯基，1992. 健康社會學［M］. 北京：社會科學文獻出版社.

吳章，2016. 中國醫療衛生事業在二十世紀的變遷［M］. 北京：商務印書館.

伍鳳蘭，2009. 農村合作醫療的制度變遷研究［M］. 杭州：浙江大學出版社.

習近平. 決勝全面建成小康社會 奪取新時代中國特色社會主義偉大勝利：在中國共產黨第十九次全國代表大會上的報告［EB/OL］.（2017-10-27）［2019-07-08］. http://www.xinhuanet.com/2017-10/27/c_1121867529.htm.

謝長勇，張鷺鷺，楊鴻洋，等，2010. 中國宏觀衛生籌資系統邏輯模型構建與分析［J］. 中國衛生經濟（2）：13-15.

辛鳴，2005. 制度論：關於制度哲學的理論建構［M］. 北京：人民出版社.

徐程，熊堯，黃崑，等，2019. 中國衛生健康領域的政府職能、部門結構關係及其演變［C］. 社會科學期刊發展研討會暨《公共行政評論》第三屆青年學者論壇.

徐程，熊堯，廖蕓平，2019. 醫藥衛生體制改革政策網絡及其演變［C］. 中英健康論壇：中國醫改十年的回顧與展望.

許平，2015. 政府角色和市場定位與醫療衛生體制關係初探［J］. 重慶醫學（5）：711-713.

於保榮, 高靜, 2008. 對衛生部門實行大部制改革的思考及建議 [J]. 中國衛生事業管理, 25 (11): 728-729.

袁國銘, 陳新利, 張樂, 等, 2014. 論中國中央衛生行政機構的變遷 [J]. 醫學與社會 (6): 13-14.

張德孝, 1985. 開展農村衛生事業發展戰略研究 為提高農村廣大群眾健康水準服務 [J]. 中國衛生事業管理 (2): 1-4.

張文娟, 魏蒙, 2016. 中國人口的死亡水準及預期壽命評估: 基於第六次人口普查數據的分析 [J]. 人口學刊, 38 (3): 20-30.

張旭昆, 2007. 制度演化分析中的實證與規範 [J]. 浙江樹人大學學報 (人文社會科學版), 7 (5): 32-34.

張毅強, 2012. 國家發展戰略與公共衛生政策變遷 [J]. 人民論壇 (14): 32-33.

張友琴, 2000. 社會學概論 [M]. 北京: 科學出版社.

中共中央國務院印發《「健康中國2030」規劃綱要》[EB/OL]. (2016-10-25). [2019-07-08]. http://www.gov.cn/zhengce/2016-10/25/content_5124174.htm.

中央機構編制網. 國家藥品監督管理局職能配置、內設機構和人員編制規定 [EB/OL]. (2018-09-10). [2019-07-08]. http://www.scopsr.gov.cn/zlzx/bbwj/201811/t20181120_326745.html.

朱敖榮, 吳雁鳴, 胡志, 1989. 中國現階段衛生工作方針和政策的研究 [J]. 中國農村衛生事業管理 (3): 15-19.

朱鳳梅, 2016. 1985—2015 年中國醫療衛生體制改革邏輯評述 [J]. 中國衛生經濟, 35 (1): 7-11.

朱恒鵬. 醫療服務體系和醫療保障制度發展四十年 [EB/OL]. (2008-04-01). [2019-07-08]. http://bijiao.caixin.com/2018/cs_95/.

左根永, 2013. 中國基本藥物供應保障體系的交易費用及制度變遷 [J]. 中國衛生政策研究 (3): 16-21.

科斯, 阿爾欽, 諾斯, 2014. 財產權利與制度變遷: 產權學派與新制度學派譯

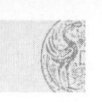

文集 [M]. 上海：三聯書店上海分店.

斯科特, 2010. 制度與組織：第3版 [M]. 姚偉, 王黎芳, 譯. 北京：中國人民大學出版社.

BETTY M N, JACQUELINE F, 2011. The Neuman systems model [M]. New York：Pearson：194-215.

BLUMENTHAL D, HSIAO W, 2015. Lessons from the East—China's rapidly evolving health care system [J]. New England Journal of Medicine, 372 (14)：1281-1285.

BOWLES S, 2004. Microeconomics：Behavior, Institutions, and Evolution [M]. Princeton：Princeton University Press.

CHEN M S, 2007. The Great Reversal：Transformation of Health Care in the People's Republic of China [M] // The Blackwell Companion to Medical Sociology. Blackwell Publishers Ltd：483-518.

FANG Y, 2017. Pharmaceutical Policy in China [M] // Pharmaceutical Policy in Countries with Developing Healthcare Systems. Springer International Publishing.

GBD 2016 Healthcare Access and Quality Collaborators (2018). Measuring performance on the Healthcare Access and Quality Index for 195 countries and territories and selected subnational locations：A systematic analysis from the Global Burden of Disease Study 2016 [J]. Lancet, 391 (10136)：2236-2271.

GENEVA, 1948. Constitution of the World Health Organization, [J]. Canadian Public Health Association, 37 (10)：425-433.

HAYEK F A, 2013. SDX Joint Publishing Company [M]. The University of Chicago：Taylor and Francis.

HSIAO W C, 2007. The political economy of Chinese health reform, Health Economics, Poicy and Law [J]. Health Economics, Policy and Law, 2 (3)：241-249.

KICKBUSCH I, GLEICHER D E, 2012. Governance for health in the 21st century [R]. WHO Regional Office for Europe.

LAWTON R B, LIU G G, et al., 2016. China's Healthcare System and Reform [M]. Cambridge: Cambridge University Press.

LIU M X, ANNE, 2002. Financing Reforms of Public Health Services in China: Lessons for Other Nations [J]. Social Science & Medicine, 54 (11): 1691-1698.

MENG Q, MILLS A, WANG L, et al., 2012. What can we learn from China's health system reform? [J]. Lancet, 379 (9818): 777.

MOSSIALOS E, GE Y, HU J, et al., 2016. Pharmaceutical policy in China: challenges and opportunities for reform [M]. World Health Organization. Regional Office for Europe.

MURRAY C J L, LAUER J, TANDON A, et al., 2000. Overall health system achievement for 191 countries [J]. Geneva: World Health Organization.

North D C, 1990. Institutions, Institutional Change and Economic Performance: Institutions [J]. Journal of Economic Behavior & Organization, 18 (1): 142-144.

NORTH D C, 1982. Structure and change in Economic History. w. w. Norton&Company [J]. The Journal of Economic History, 42 (4): 986-989.

OLSON M, 1980. The Logic of collective Action: Public Goods and the Theory of Groups [J]. American Political Science Review, 60 (1): 129-130.

OSTROM E, 1986. An Agenda for the Study of Institutions [J]. Public Choice, 48 (1): 3-25.

PARSONS T, 1979. Definitions of health and illness in light of American values and social structure [J]. Patients, physicians and illness: 120-144.

PAUL K, 2017. The measurement of health and health status (1st ed) [M]. Pittsburgh: Academic Press.

RAMESH M, WU X, He A J, 2014. Health governance and healthcare reforms in China [J]. Health Policy and Planning, 29 (6): 663-672.

SEN, 1999. Development as Freedom [J]. International Journal, 55 (1): 160.

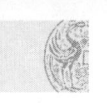

The Commission on Global Governance, 1995. Our Global Neighborhood: The Report of the Commission in Governance [M]. Oxford: Oxford University Press: 2-3.

World Bank Group, World Health Organization, Ministry of Finance, PRC, National Health and Family Planning Commission, PRC and Ministry of Human Resources and Social Security, PRC, 2016. Deepening Health Reform in China: building high-quality and value-based service delivery [R]. World Bank Group.

YIP W C M, HSIAO W C, CHEN W, et al., 2012. Early appraisal of China's huge and complex health-care reforms [J]. The Lancet, 379 (9818): 833-842.

YIP W, HSIAO W C, 2015. What Drove the Cycles of Chinese Health System Reforms? [J]. Health Systems & Reform, 1 (1): 52-61.

## 第二章參考文獻

白豐碩, 2014. 中國突發公共衛生危機預警體系的完善研究 [D]. 西安: 西北大學.

白雅敏, 劉敏, 陳波, 等, 2016. 1984—2014 年中國慢性病防控相關重要政策的回顧分析 [J]. 中國慢性病預防與控制, 24 (8): 563-567.

蔡昉, 李舟, 1994. 中國的奇跡: 發展戰略與經濟改革 [M]. 上海: 上海人民出版社: 58.

曹榮桂, 1998. 衛生部歷史考證 [G]. 北京: 人民衛生出版社.

陳春明, 何武, 富振英, 等, 2006. 中國兒童營養狀況 15 年變化分析: 中國食物營養監測系統建立 15 年 [J]. 衛生研究 (6): 762-764, 774.

陳會方, 許虹, 2014. 民族地區基本公共服務均等化問題特徵與政府治理變遷: 以廣西公共衛生服務供給為例 [J]. 學習與探索 (7): 57-60.

陳明亭, 楊功煥, 2005. 中國疾病監測的歷史與發展趨勢 [J]. 疾病監測 (3): 113-114.

陳文玲, 易利華, 2011. 2011 年中國醫藥衛生體制改革報告 [M]. 北京: 中國協和醫科大學出版社: 202.

陳竺, 2012. 全面落實婦女兒童發展綱要 努力開創婦幼衛生工作新局面 [J]. 中國婦運 (6): 24-28.

程春華, 楊久華, 2012. 未來中長期全球公共衛生安全: 發展趨勢及其國際政治影響 [J]. 社會科學 (11): 20-30.

程迪爾, 劉國恩, 2018. 基於基尼系數的省級公共衛生支出公平性分析 [J]. 統計與決策, 34 (9): 100-104.

戴志澄, 2003. 中國衛生防疫體系及預防為主方針實施 50 年: 紀念全國衛生防疫體系建立 50 週年 [J]. 中國公共衛生 (10): 1-4.

婦幼健康司, 2019. 中國婦幼健康事業發展報告 (2019) [R]. 北京: 衛生健康委員會.

傅鴻鵬, 何倩, 王競波, 2008. 北京流動人口公共衛生管理政策的背景、變遷與走向 [J]. 中國衛生政策研究, 1 (3): 47-50.

傅華, 玄澤亮, 李洋, 2006. 中國健康城市建設的進展及理論思考 [J]. 醫學與哲學 (人文社會醫學版), 27 (1): 12-15.

葛延風, 貢森, 2007. 中國醫改: 問題·根源·出路 [M]. 北京: 中國發展出版社: 81.

龔向光, 2003. 從公共衛生內涵看中國公共衛生走向 [J]. 衛生經濟研究 (9): 6-9.

郭清, 許亮文, 王小合, 等, 2009. 社會衛生服務可持續發展相關政策 [M] // 郝模. 醫藥衛生改革相關政策問題研究. 北京: 科學出版社: 247-262.

國家衛生和計劃生育委員會, 2015. 中國疾病預防控制工作進展 (2015 年) [J]. 首都公共衛生, 9 (3): 97-101.

國家衛生計生委體改司, 2017. 2016 年度醫改工作進展監測報告 [R]. 北京: 國家衛計生委體改司.

國務院深化醫藥衛生體制改革領導小組辦公室, 2009. 基本公共衛生服務項目包括哪些內容 [M] // 深化醫藥衛生體制改革問答. 北京: 人民出版社.

何暐, 2012. 論中國公共衛生服務組織體系的變遷與發展 [J]. 長春理工大學學報 (社會科學版), 25 (5): 19-21, 45.

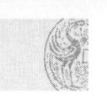

胡琳琳，2017. 將健康融入所有政策：理念、國際經驗與啟示 [J]. 行政管理改革（3）：64-67.

華實，2013. 中國政府公共衛生支出的現狀及對策 [J]. 經濟研究導刊（1）：22-23.

黃付敏，李峰，李濤，2012. 中國衛生人力資源及醫學高等教育的現狀調查與分析 [J]. 中國衛生產業，9（15）：122-123.

黃建始，2006. 公共衛生的價值和功能 [J]. 中國健康教育（1）：67-69.

黃樹則，林士笑，1986. 當代中國的衛生事業 [M]. 北京：中國社會科學出版社.

吉蕾蕾，2016. 全國已設立2656個食品安全風險監測點 [J]. 現代食品（23）：77.

姜垣，魏小帥，2005. 譜寫全球公共衛生歷史新篇章：介紹世界衛生組織《菸草控制框架公約》[J]. 中國慢性病預防與控制（3）：137-138.

闞學貴，1999. 新中國公共衛生監督體系的建立和完善 [J]. 中華預防醫學雜誌（6）：323-325.

雷海潮，黃佳瑋，侯建林，2005. 報告三：對中國公共衛生體制建設和有關改革的反思與建議 [J]. 中國發展評論，7（A1）：47-62.

雷曉康，白豐碩，2013. 中國公共衛生危機應急體系建設的回顧與思考 [J]. 中國機構改革與管理（11）：10-12.

李鴻斌，顧建明，丁燕，等，2011. 改革開放以來中國婦幼衛生政策回顧與分析 [J]. 中國衛生政策研究，4（10）：48-54.

李華，徐充，胡慕陶，2004. 中國農村公共衛生服務制度變遷的路徑選擇 [J]. 中國衛生經濟（7）：32-33.

李立明，姜慶五，2018. 中國公共衛生概述 [M]. 北京：人民衛生出版社.

李立明，姜慶五，2015. 中國公共衛生理論與實踐 [M]. 北京：人民衛生出版社：993.

李延平，2009. 試論中國衛生監督機構建設的基本模式 [J]. 中國衛生監督雜誌，16（6）：529-534.

李玉榮，2011. 改革開放前新中國公共衛生事業的發展及其基本經驗［J］. 理論學刊（3）：51-55.

劉寶，姚經建，陳文，等，2006. 基本公共衛生功能界定的國際比較［J］. 中國衛生資源（5）：233-235.

劉鵬，2010. 中國食品安全監管：基於體制變遷與績效評估的實證研究［J］. 公共管理學報，7（2）：63-78.

呂筠，李立明，2007. 現代公共衛生體系的基本職能及其內涵［J］. 中國公共衛生（8）：1022-1024.

孟慶躍，2003. 公共政策、公共財政和公共衛生：「非典」防治策略對公共衛生體系改革與發展的啟示［J］. 中國衛生經濟（7）：1-4.

彭訓文，2017-05-09. 中國人健康水準更高了（中國醫療衛生事業成就系列報導）［N］. 人民日報海外版.

秦江梅，2017. 國家基本公共衛生服務項目進展［J］. 中國公共衛生，33（9）：1289-1297.

任學鋒，2014.「健康中國2020戰略研究報告」對中國健康教育事業發展的幾點啟示［J］. 中國健康教育，30（12）：1142-1144.

孫梅，吳丹，施建華，等，2014. 中國突發公共衛生事件應急處置政策變遷：2003—2013年［J］. 中國衛生政策研究，7（7）：24-29.

譚浩，2006. 論中國公共衛生危機控制模式的制度變遷［J］. 衛生軟科學（6）：529-530.

譚曉東，彭塱，2005. 預防醫學、公共衛生學科概念探討［J］. 中國公共衛生（1）：121.

田偉，張鷺鷺，歐崇陽，等，2006. 中國公共衛生服務系統的歷史沿革和存在的問題［J］. 中國全科醫學（17）：1402-1404.

汪楠，田玲，邱五七，2010. 建國60年中國疫苗相關政策回顧［J］. 醫學研究雜誌，39（8）：21-23.

王漢松，陳文，孫梅，2009. 中國食品等公共衛生監管體系改革和發展歷程［J］. 中國衛生政策研究，2（2）：40-43.

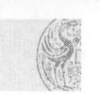

王洪興，張韜，龔幼龍，2014. 基本醫療服務與基本公共衛生服務在「保基本」中的同質性分析 [J]. 中國全科醫學，17（19）：2201-2203，2207.

王嘉藝，王學梅，吳靜，2018. 公共衛生監測系統的評價研究 [J]. 疾病監測，33（1）：72-76.

王祥，2014. 中國傳染病防治法律制度的完善 [D]. 天津：天津師範大學.

王曉潔，2009. 中國公共衛生支出均等化水準的實證分析：基於地區差別視角的量化分析 [J]. 財貿經濟（2）：46-49.

王勛，馬寧，王立英，等，2018. 2016 年全國嚴重精神障礙患者管理治療現狀分析 [J]. 中華精神科雜誌，51（1）：47-52.

王躍平，林懌昊，方良，等，2011. 迴歸公益性：推進公共衛生服務均等化的基礎 [J]. 中華疾病控制雜誌，15（12）：1078-1080.

王澤南，李宇陽，2018. 衛生監督人力資源配置研究進展 [J]. 衛生軟科學（9）：55-58.

韋光武，包麗娟，2018. 中國慢性非傳染性疾病流行與防控策略研究進展 [J]. 應用預防醫學，24（5）：82-84.

吳靜，劉遠立，2009. 中國公共衛生系統架構分析及政策建議 [J]. 中國衛生事業管理，26（5）：323-325.

吳孝槐，2009. 流通環節食品安全風險監測工作初探 [J]. 工商行政管理（23）：36-38.

吳儀，2003. 加強公共衛生建設開創中國衛生工作新局面：在全國衛生工作會議上的講話 [J]. 中國衛生質量管理（4）：5-11.

夏新斌，2009. 中國農村公共衛生體系建設的歷史沿革與現狀分析 [J]. 現代醫院管理，7（6）：3-6.

肖愛樹，2003. 1949—1959 年愛國衛生運動述論 [J]. 當代中國史研究（1）：97-102，128.

肖愛樹，2005. 20 世紀 60—90 年代愛國衛生運動初探 [J]. 當代中國史研究（3）：55-65，127.

楊忍忍，王繼偉，夏娟，等，2017. 中國及部分發達國家健康城市建設進展及現

状［J］.上海預防醫學,29(10):761-766.

張萌,王家耀,吳建,等,2010.中國農村公共衛生服務提供機制的歷史變化與問題［J］.中國衛生經濟,29(9):13-14.

張毅強,2008.大部制模式:中國行政體制改革對新公共管理運動的回應［J］.公共行政與人力資源(1):10-14.

張毅強,2012.國家發展戰略與公共衛生政策變遷［J］.人民論壇(14):32-33.

張悠然,張會,陳曉雲,等,2014.中國1990—2013年婦幼衛生政策進程系統評價［J］.中國公共衛生,30(5):674-676.

張忠彬,陳剛,張國媛,2014.中國職業病危害防治現狀、問題與對策探討［J］.中國安全生產科學技術,10(S1):51-54.

中國發展研究基金會,2017.貧困地區兒童的營養與健康［M］//中國兒童發展報告2017:反貧困與兒童早期發展.北京:中國發展出版社.

朱成華,邵月琴,張一英,等,2016.慢性病相關防控政策評價歷程及實施現狀［J］.上海預防醫學,28(1):19-23.

朱軍,2002.全國婦幼衛生監測項目管理經驗的探討［J］.中華醫學科研管理雜誌(3):17-19.

朱素蓉,戴雲,高智群,等,2013.中國職業病防治法律體系的歷史、現狀和發展［J］.環境與職業醫學,30(11):839-841,846.

朱曉俊,王丹,王鴻飛,等,2018.職業病統計報告和監測現狀及其信息化建設探討［J］.中國工業醫學雜誌,31(1):73-75.

鄒曉輝,朱聞斐,楊磊,等,2015.谷歌流感預測:大數據在公共衛生領域的嘗試［J］.中華預防醫學雜誌,49(6):581-584.

Committee for the Study of the Future of Public Health, Division of Health Care Services, U. S. Institute of Medicine, 1988. The Future of Public Health［M］. Washington, DC: National Academy of Sciences.

MILLER C A, MOORE K S, RICHARDS T B, et al., 1994. A proposed method for assessing the performance of local public health functions and practices［J］. American Journal of Public Health, 84（11）：1743-1749.

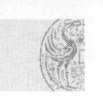

## 第三章參考文獻

陳麗, 馬曉靜, 黃元韜, 2016. 制度變遷視角下的公立醫院編制制度改革的歷史演進［J］. 中國醫院管理, 36（12）：1-3.

胡善聯, 1996. 基本醫療衛生服務的界定和研究［J］. 衛生經濟研究（2）：7-14.

孔令大, 劉國恩, 劉明, 等, 2014. 公立醫院管理體制改革研究［J］. 中國衛生事業管理（3）：164-167.

石光, 張春生, 陳寧姗, 等, 2014. 關於界定和實施基本醫療衛生服務的思考與建議［J］. 衛生經濟研究（10）：6-13.

韋瀟, 孟慶躍, 2017. 中國社會辦醫主要政策問題及其對策建議［J］. 中國衛生政策研究, 10（5）：53-58.

趙寧, 張宗久, 陶紅兵, 等, 2014. 基本醫療服務的內涵及其外延的界定探討［J］. 中華醫院管理雜誌, 30（4）：241-244.

WHO, 2004. A Glossary of Terms for Community Health Care and Services for Older Persons［R］.

World Bank, 2016Deepening health reform in China：building high-quality and value-based service delivery - policy summary［R］.

YIP W C M, HSIAO W C, CHEN W, et al., 2012. Early appraisal of China's huge and complex health-care reforms［J］. The Lancet, Elsevier Ltd, 379（9818）：833-842.

YIP W, HSIAO W C, 2015. What Drove the Cycles of Chinese Health System Reforms?［J］. Health Systems & Reform, 1（1）：52-61.

## 第四章參考文獻

陳塤吹, 姚嵐, 2011. 2005—2010 年中國醫療救助籌資與補助狀況分析［J］. 醫學與社會（5）：49-51.

程令國, 張曄, 2012.「新農合」：經濟績效還是健康績效？[J]. 經濟研究 (1)：120-133.

封進, 李珍珍, 2009. 中國農村醫療保障制度的補償模式研究 [J]. 經濟研究 (4)：103-115.

封進, 2013. 中國城鎮職工社會保險制度的參與激勵 [J]. 經濟研究 (7)：104-117.

高夢滔, 2010. 新型農村合作醫療與農戶儲蓄：基於8省微觀面板數據的經驗研究 [J]. 世界經濟 (4)：121-133.

郭有德, 王煥華, 2002. 中國醫療保險制度改革的再思考 [J]. 人口與經濟 (S1)：159-161.

何文炯, 2016. 商業健康保險的定位與發展 [J]. 中國醫療保險 (6)：10-13.

黃楓, 甘犁, 2010. 過度需求還是有效需求？——城鎮老人健康與醫療保險的實證分析 [J]. 經濟研究, 45 (6)：105-119.

劉國恩, 蔡春光, 李林, 2011. 中國老人醫療保障與醫療服務需求的實證分析 [J]. 經濟研究, 46 (3)：95-107, 110.

劉宏, 王俊, 2012. 中國居民醫療保險購買行為研究：基於商業健康保險的角度 [J]. 經濟學（季刊）, 11 (4)：1525-1548.

牛建林, 2013. 人口流動對中國城鄉居民健康差異的影響 [J]. 中國社會科學 (2)：46-63.

潘杰, 雷曉燕, 劉國恩, 2013. 醫療保險促進健康嗎？——基於中國城鎮居民基本醫療保險的實證分析 [J]. 經濟研究 (4)：130-142.

秦立建, 陳波, 2014. 醫療保險對農民工城市融入的影響分析 [J]. 管理世界 (10)：91-99.

楊菊華, 王蘇蘇, 杜聲紅, 2018. 中國長期照護保險制度的地區比較與思考 [J]. 中國衛生政策研究, 11 (4)：5-11.

楊睿, 2013. 中國大病醫療保險制度及其發展策略 [J]. 中國衛生政策研究, 6 (6)：35-38.

臧文斌, 劉國恩, 徐菲, 等, 2012. 中國城鎮居民基本醫療保險對家庭消費的影

響［J］. 經濟研究, 47（7）: 75-85.

臧文斌, 趙紹陽, 劉國恩, 2013. 城鎮基本醫療保險中逆向選擇的檢驗［J］. 經濟學: 季刊, 12（1）: 47-70.

中國會計學會, 2006. 健康保險管理辦法［J］. 陝西省人民政府公報（18）: 23-27.

周欽, 田森, 潘杰, 2016. 均等下的不公: 城鎮居民基本醫療保險受益公平性的理論與實證研究［J］. 經濟研究（6）: 172-185.

朱信凱, 彭廷軍, 2009. 新型農村合作醫療中的「逆向選擇」問題: 理論研究與實證分析［J］. 管理世界（1）: 79-88.

FUKUI T, IWAMOTO Y, 2006. Policy Options for Financing the Future Health and Long-Term Care Costs in Japan［C］.

HONG L, SONG G, RIZZO J A, 2011. The expansion of public health insurance and the demand for private health insurance in rural China［J］. China Economic Review, 22（1）: 28-41.

LI X, ZHANG W, 2013. The impacts of health insurance on health care utilization among the older people in China［J］. Social Science & Medicine (85): 59-65.

LIU H, ZHAO Z, 2014. Does health insurance matter? Evidence from China's urban resident basic medical insurance［J］. Journal of Comparative Economics, 42（4）: 1007-1020.

LIU K, 2016. Insuring against health shocks: Health insurance and household choices［J］. Journal of Health Economics (46): 16-32.

WAGSTAFF A, LINDELOW M, 2008. Can insurance increase financial risk? The curious case of health insurance in China［J］. Journal of Health Economics, 27（4）: 990-1005.

YE L, QUNHONG W, CHAOJIE L, et al., 2014. Catastrophic Health Expenditure and Rural Household Impoverishment in China: What Role Does the New Cooperative Health Insurance Scheme Play?［J］. PLoS ONE, 9（4）: e93253-.

ZHANG A, NIKOLOSKI Z, MOSSIALOS E, 2017. Does health insurance reduce out-of-pocket expenditure? Heterogeneity among China's middle-aged and elderly [J]. Social Science & Medicine (190): 11-19.

## 第五章參考文獻

陳文玲,易利華,2011. 2011 年中國醫藥衛生體制改革報告 [M]. 北京: 中國協和醫科大學出版社: 129.

陳永成, 2015. 藥品加成制度變遷及其績效 [J]. 南京中醫藥大學學報 (社會科學版), 16 (1): 46-52.

管玫, 2011. 藥物安全與藥品不良反應監測 [J]. 華西醫學, 26 (11): 1601-1603.

國務院發展研究中心社會部課題組, 2016. 藥品政策: 中國問題與國際經驗 [M]. 北京: 中國發展出版社: 109.

國務院發展研究中心社會部課題組, 2016. 藥品政策: 中國問題與國際經驗 [M]. 北京: 中國發展出版社: 61.

何卉, 朱民田, 2018. 中國藥品不良反應監測工作進展 [J]. 遼寧中醫藥大學學報, 20 (6): 142-145.

胡敏, 陳文, 蔣虹麗, 等, 2009. 中國藥品監管體系發展和改革歷程 [J]. 中國衛生經濟, 28 (8): 71-74.

胡善聯, 2017. 藥品購銷「兩票制」政策的理論和實踐 [J]. 衛生經濟研究 (4): 8-10.

胡穎廉, 2014. 從福利到民生談新中國藥品安全管理體制變遷 [J]. 中國藥事, 28 (9): 925-933.

胡穎廉, 2009. 中國藥品安全監管: 制度變遷和現實挑戰 (1949—2005) [J]. 中國衛生政策研究, 2 (6): 45-51.

黃河, 孫靜, 劉遠立, 2017. 「兩票制」藥品流通領域改革探討 [J]. 中國藥房, 28 (18): 2456-2459.

黃素芹, 田侃, 張樂君, 等, 2019. 帶量採購政策對中國藥品價格影響研究 [J]. 價格理論與實踐 (5): 35-38.

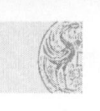

金振婭, 2013-12-11. 合理用藥十大核心信息發布 [N]. 光明日報 (01).

李春輝, 吳安華, 文細毛, 等, 2012. 2001—2010 年全國醫院感染監控網醫院抗菌藥物日使用變化趨勢 [J]. 中華醫院感染學雜誌, 22 (21): 4859-4861.

李光德, 2006. 中國藥品安全有效社會性規制變遷的新制度經濟學分析 [J]. 改革與戰略 (9): 17-20.

梁萬年, 2012. 衛生事業管理學 [M]. 北京: 人民衛生出版社.

秦海, 1999. 制度範式與制度主義 [J]. 社會學研究 (5): 38-67.

施祖東, 2014. 中國藥品集中採購制度的變遷 [J]. 中國醫療管理科學, 4 (1): 25-27.

史錄文, 2018. 完善藥品供應保障制度 [J]. 中國黨政幹部論壇 (10): 17-20.

宋華琳, 2008. 政府規制改革的成因與動力: 以晚近中國藥品安全規制為中心的觀察 [J]. 管理世界 (8): 40-51.

宋瑞霖, 2004. 中國製藥企業在激烈市場競爭中的戰略分析 [J]. 中國藥房 (11): 10-13.

孫敏, 2010. 利益集團與中國藥品安全規制制度變遷 [J]. 吉林工商學院學報, 26 (2): 11-15.

陶李豔, 倪天一, 肖鑫茹, 等, 2018. 政府放開藥價管制對於藥品定價和監管的影響研究 [J]. 江蘇商論 (1): 89-90, 95.

田春華, 曹麗亞, 陳易新, 2004. 中國藥品不良反應監測的發展現狀及尚需解決的問題 [J]. 中國藥房 (3): 4-6.

王春曉, 2018.「三明醫改」評估: 衛生治理框架的分析 [J]. 甘肅行政學院學報 (1): 33-46, 126.

王丹, 程剛, 2013. 藥品不良反應監測數據年度趨勢分析 [J]. 藥物流行病學雜誌, 22 (5): 238-241.

王錦霞, 2004-05-21. 對藥品招標、降價政策的思考與建議 [N]. 經濟參考報.

王衛民，2011. 中國藥品管制體制變遷研究［D］. 上海：復旦大學.

王軒，劉巨波，朱文濤，2018. 中國新藥中化學藥品生產批准上市申請審批制度歷史演變與現狀分析［J］. 中國藥師，21（2）：314-317.

吳斌珍，張瓊，喬雪，2011. 對藥品市場降價政策的評估：來自中國1997—2008年的證據［J］. 金融研究（6）：168-180.

楊瑞龍，1993. 論制度供給［J］. 經濟研究（8）：45-52.

楊世民，2016. 藥事管理學［M］. 北京：人民衛生出版社：2.

楊悅，2018. 藥事管理學［M］. 北京：人民衛生出版社：2.

張新平，王洪濤，唐玉清，等，2012. 國家基本藥物制度政策回顧研究［J］. 醫學與社會，25（9）：28-31.

張穎，朱虹，韓月，2017. 中國藥品註冊審批管理制度變遷［J］. 黑龍江醫藥，30（6）：1221-1223.

趙建軍，孫靜，劉遠立，2017. 中國藥品流通領域存在的問題及對策研究［J］. 中國房房，28（18）：2459-2463.

中國醫藥企業管理協會，2009. 中國醫藥產業發展報告（1949~2009）［M］. 北京：化學工業出版社：13.

中國醫藥企業管理協會組織，2009. 中國醫藥產業發展報告［M］. 北京：化學工業出版社：2-5.

朱恒鵬，2007. 醫療體制弊端與藥品定價扭曲［J］. 中國社會科學（4）：89-103，206.

左根永，孟慶躍，孫強，2012. 中國基本藥物制度的運行機制和政策含義［J］. 中國衛生經濟，31（4）：56-58.

左根永，2013. 中國基本藥物供應保障體系的交易費用及制度變遷［J］. 中國衛生政策研究，6（3）：16-21.

## 第六章參考文獻

安杰爾，2006. 製藥業的真相［M］. 北京：北京師範大學出版社：59.

曾釗，劉娟，2016. 中共中央、國務院印發《「健康中國2030」規劃綱要》

[J]．中華人民共和國國務院公報（32）：5-20．

陳麗，馬曉靜，黃元韜，2016．制度變遷視角下的公立醫院編制制度改革的歷史演進［J］．中國醫院管理，36（12）：1-3．

董傳升，汪毅，鄭松波，2018．體育融入大健康：健康中國治理的「雙軌並行」戰略模式［J］．北京體育大學學報，41（2）：7-16．

董文勇，2016．衛生人力資源失當配置的福利危機及其法制因應［J］．中南大學學報（社會科學版），22（1）：27-35．

馮磊，2017．公立醫院「取消編制」的政策建構：淵源、經驗與展望［J］．中國衛生政策研究，10（1）：8-13．

高強，2019．探究生物技術在醫學中的應用［J］．科技風（5）：224．

洪煜，鐘秉林，趙應生，等，2012．中國研究生教育制度的歷史沿革、現存問題與改革方向［J］．中國高教研究（7）：41-46．

黃輝，何健勤，潘睿，等，2004．醫藥知識產權（專利）保護現狀、影響因素及對策［J］．科技進步與對策（7）：64-66．

黃豔會，2018-06-27．健康消費理念深入人心［N］．中國城鄉金融報（B04）．

李高靜，2012．民營醫院發展對公立醫院的影響及對策研究［J］．會計師（16）：64-66．

李洪河，2008．毛澤東關於發展中醫藥的思想和實踐［J］．黨的文獻（5）：49-53．

李一陵，2018．如何為醫生的知識產權保駕護航？［J］．中國衛生人才（7）：14-15．

李豫凱，莊瑋，2012．新疆高等醫學教育與衛生人力資源供求現狀及預測分析［J］．新疆社會科學（4）：122-128，144．

劉強，牟蔚平，2013．非公立醫療機構發展趨勢探析［J］．陝西發展和改革（6）：6-8．

馬明，王新婭，朱曉麗，等，2014．關於公立醫院人事制度改革的幾點思考［J］．中國衛生人才（9）：82-84．

彭劍鋒，2011．人力資源管理概論［M］．上海：復旦大學出版社：5-6．

彭月月，連斌，2017. 民營醫院人力資源管理研究述評［J］. 國外醫學衛生經濟分冊，34（2）：81-84.

齊書花，2016. 中國事業單位人事制度改革評價與建議［J］. 中國人力資源開發（21）：85-89.

邵剛，徐愛軍，肖月，等，2015. 國外健康產業發展的研究進展［J］. 中國醫藥導報（17）：147-150.

石建華，李君文，晁福寰，2005. 生物芯片技術在衛生監督檢驗中的應用［J］. 疾病控制雜誌（3）：269-270.

石麗，倪斌，2018. 大數據技術對「互聯網+體育健康」產業發展的促進作用［J］. 中州大學學報，35（2）：66-69.

滕銳，周鴻煥，2019. 工業4.0時代專利成果外生性風險的政府治理［J］. 知識產權（1）：77-87.

王嘉雯，黃海，張曼婕，等，2016. 中國民營醫院人力資源管理的問題及對策研究［J］. 現代醫院管理，14（2）：45-48.

衛生部人事司，衛生部統計信息中心，2018. 中國衛生人力報告［M］. 北京：中國協和醫科大學出版社：116-119.

吳富起，謝宇，史真真，2017. 新醫改下公立醫院人事制度改革的政策分析［J］. 中國衛生人才（12）：79-82.

夏冕，2010. 利益集團博弈與中國醫療衛生制度變遷研究［D］. 武漢：華中科技大學.

徐紹涵，徐蕾涵，2016. 現代生物技術五大分支及其醫學應用［J］. 生物化工，2（4）：73-77，86.

徐興祥，2009. 藥物可及性與知識產權保護：從甲型H1N1流感防治談起［J］. 電子知識產權（6）：59-62.

岳平，鮑春雷，2013. 國外政府人力資源管理改革及其啟示［J］. 中國人力資源開發（15）：81-86.

鄭萬紅，2018. 民營綜合醫院人力資源管理現狀及對策研究［J］. 現代交際（20）：246，245.

左銀鳳, 2012. 農村赤腳醫生研究綜述 [J]. 高校社科動態, 14 (4): 17-20.

ARROW K J, 1963. Uncertainty and the welfare economics of medical care [J]. The American economic review, 53 (5): 941-973.

BARBARA BELL, 2011. Marketing the Sports Organisation: Building Networks and Relationships [J]. Managing Leisure, 16 (2): 163-166.

BODENHEIMER T, SINSKY C, 2014. From triple to quadruple aim: care of the patient requires care of the provider [J]. The Annals of Family Medicine, 12 (6): 573-576.

COASE R H, 1960. The problem of social cost [J]. The Journal of Law and Economics (3): 1-44.

CRISP N, CHEN L, 2014. Global supply of health professionals [J]. New England Journal of Medicine, 370 (10): 950-957.

CRONE R K, 2008. Flat medicine? Exploring trends in the globalization of health care [J]. Academic Medicine Journal of the Association of American Medical Colleges, 83 (2): 117.

DUSSAULT G, DUBOIS C A, 2003. Human resources for health policies: a critical component in health policies [J]. Hum Resource Health, 1 (1): 1.

FANG P Q, XIE Q L, HU T T, 2016. The relationship between internet industry and health care service [J]. Chinese Journal of Health Policy, 9 (1): 65-68.

KABENE S M, ORCHARD C, HOWARD J M, et al., 2006. The importance of human resources management in health care: a global context [J]. Human resources for health, 4 (1): 20.

KEIZER P, 2007. The Concept of Institution in Economics and Sociology, a Methodological Exposition [J]. Utrecht School of Economics, 11(7): 1-21.

MATHAUER I, IMHOFF I, 2006. Health worker motivation in Africa: the role of non-financial incentives and human resource management tools [J]. Human resources for health, 4 (1): 24.

MCCARTHY T J, 2011. The Transformation of Ireland 1958-93: the role of ideas in punctuating institutional path dependency at critical junctures [D]. Ireland: National University of Ireland.

NILES N J, 2013. Basic concepts of health care human resource management [M]. New Hampshire: Jones & Bartlett Publishers: 2-3.

NORTH D C, 1990. Institutions, institutional change, and economic performance [J]. Cambridge University Press, 80 (1): 151-155.

OSTROM, 1991. Governing the commons. The evolution of institutions for collective action [M]. Cambridge: Cambridge University Press: 1-32.

PATE R R, 2014. An inside view of the U. S. National Physical Activity Plan [J]. Journal of Physical Activity & Health, 11 (3): 461.

RODIN J, FERRANTI D D, 2012. Universal health coverage: the third global health transition? [J]. Lancet, 380 (9845): 861-862.

SAMUELS W J, 1995. The present state of institutional economics [J]. Cambridge Journal of Economics, 19 (4): 569-590.

SIKKA R, MORATH J M, LEAPE L, 2015. The Quadruple Aim: care, health, cost and meaning in work [J]. Bmj Quality & Safety, 24 (10): 608-610.

WEST M A, GUTHRIE J P, DAWSON J F, et al., 2006. Reducing patient mortality in hospitals: the role of human resource management [J]. Journal of Organizational Behavior: The International Journal of Industrial, Occupational and Organizational Psychology and Behavior, 27 (7): 983-1002.

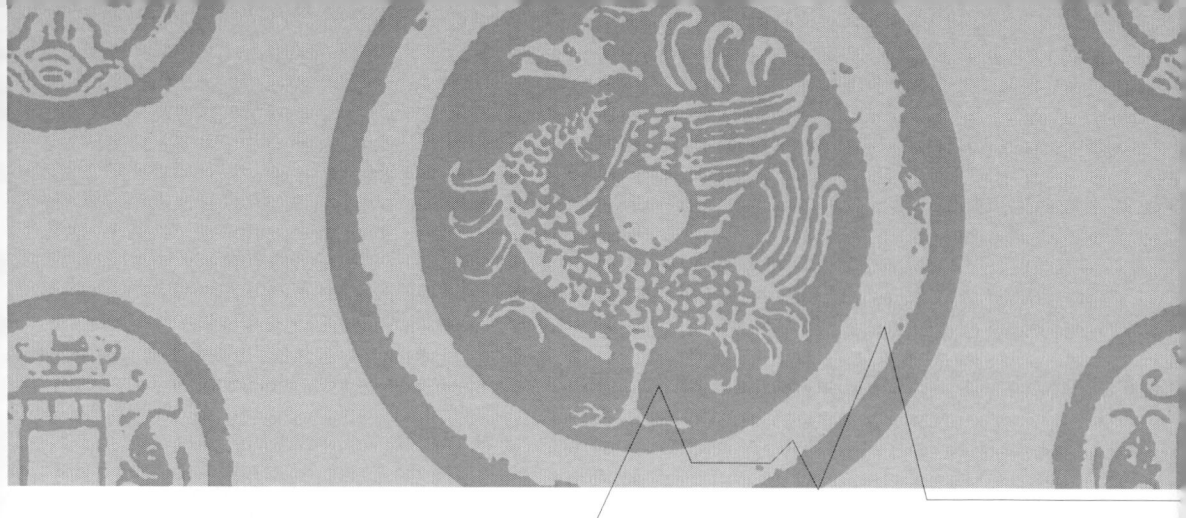

# 附錄

## 附錄 1　新中國與衛生健康相關的政府職能部門變遷圖示

**附錄2　新中國成立七十年來中共中央國務院出台的衛生健康發展政策**

**附錄3　新中國成立七十年來公共衛生服務主要相關政策**

**附錄4　新中國成立七十年來醫療衛生服務主要相關政策**

附錄 5　新中國成立七十年來醫療保障
　　　　主要相關政策

附錄 6　新中國成立七十年來藥物制度
　　　　主要相關政策

附錄 7　新中國成立七十年來衛生健康人力資源
　　　　主要相關政策

# 後記

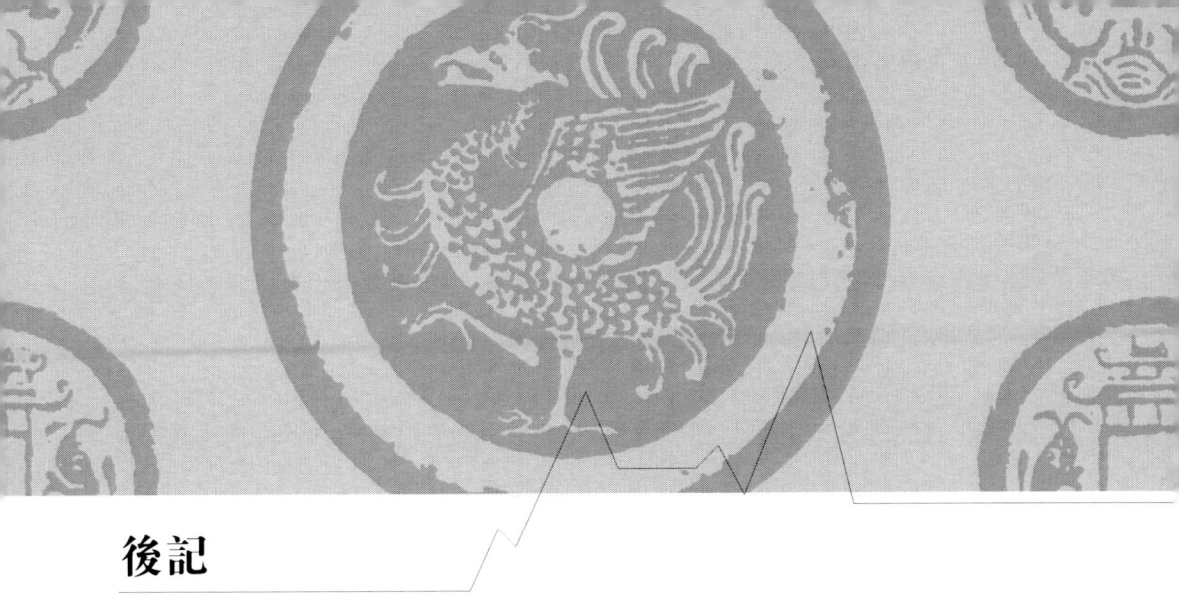

本書是西南財經大學公共管理學院「新中國衛生健康制度變遷」寫作組歷時兩年多完成的一項研究成果。

本書在寫作啟動之初擬訂的書名為《新中國醫藥衛生制度變遷》，後來經過討論，改為《新中國衛生健康制度變遷》，將「醫藥」改為「健康」，兩字之差。這一改動主要出於兩方面的考慮：一方面，這順應了中國衛生健康發展的理念已經從「以疾病治療為中心」向「以促進健康為中心」轉變的大勢，與黨的十九大報告提出的「實施健康中國戰略」相一致。「實施健康中國戰略」不僅強調深化醫藥衛生體制改革的重要性，同時更強調完善國民健康政策，為人民群眾提供全方位全週期健康服務，把人民健康放在優先發展的戰略地位上。另一方面，書稿撰寫期間也正值新一輪國家政府機構改革之際，「國家衛生健康委員會」得以組建，這種同時強調衛生與健康兩方面的提法也順應了當下的制度演化。因此，從「健康」的角度研究歷史，能夠更好地透過現象理清脈絡，真正發現規律，分析導致結果的原因。研究歷史是為今後制定政策提供借鑑，這也正是本書寫作的立意和初衷。

由於篇幅所限，本書許多量化的實證研究內容不能全部被容納，如熊堯博士生和習勇生博士生負責撰寫的《中國衛生健康政策網絡的結構特徵及其演變》以及李雨濃副教授和陳昱屹博士生負責撰寫的《衛生健康製造業發展與對外開放》等章節，在後期的修改中被忍痛割愛。這些研究內容從客觀量

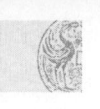

化的角度分析了衛生健康制度子系統的變遷，是本書的重要補充，好在已在其他核心刊物和學術會議討論中得到展現。

在寫作過程中，還有很多學者和同學以不同方式參與了討論和相關的研究工作。西南財經大學公共管理學院劉翔寶副教授和王一如副教授對部分章節的修改和完善做出了重要貢獻。北京交通大學唐代盛教授、沈陽藥科大學楊悅教授參與了本研究的討論。西南財經大學公共管理學院的研究生石婷、姜碩、鄒玉敏、張慧芳、李勇、苑芷莘、莘軍龍、黃運林、廖雲平、姜雪、張佳、陳志穎、錢書馨、薛明珠、周冰、許明超、王雨然、李昕懌、馬夢雨、熊堯、岑炫菲、餘樂、程鄭權等對本書各章節進行了資料整理、文字修改和校對，在此深表感謝！

本書對新中國衛生健康制度變遷的研究還只是開始。雖然我們力求客觀、深入，但其中不免存在疏漏和局限，希望得到學界、業界以及相關部門專家和學者的批評指正！更希望在今後的研究中與同仁們共同探討，砥礪前行！

「新中國衛生健康制度變遷」寫作組
2019 年 12 月

# 中國衛生健康制度變遷

| | |
|---|---|
| 作　者： | 徐程 等人 著 |
| 發 行 人： | 黃振庭 |
| 出 版 者： | 財經錢線文化事業有限公司 |
| 發 行 者： | 財經錢線文化事業有限公司 |
| E-mail： | sonbookservice@gmail.com |
| 粉 絲 頁： | https://www.facebook.com/sonbookss/ |
| 網　　址： | https://sonbook.net/ |
| 地　　址： | 台北市中正區重慶南路一段六十一號八樓 815 室 |
| | Rm. 815, 8F., No.61, Sec. 1, Chongqing S. Rd., Zhongzheng Dist., Taipei City 100, Taiwan (R.O.C) |
| 電　　話： | (02)2370-3310 |
| 傳　　真： | (02) 2388-1990 |
| 總 經 銷： | 紅螞蟻圖書有限公司 |
| 地　　址： | 台北市內湖區舊宗路二段 121 巷 19 號 |
| 電　　話： | 02-2795-3656 |
| 傳　　真： | 02-2795-4100 |
| 印　　刷： | 京峯彩色印刷有限公司（京峰數位） |

### 國家圖書館出版品預行編目資料

中國衛生健康制度變遷 / 徐程等人著 . -- 第一版 . -- 臺北市：財經錢線文化, 2020.09
　面；　公分
POD 版
ISBN 978-957-680-464-9( 平裝 )
1. 公共衛生 2. 衛生政策 3. 中國
412.12　109011872

官網

臉書

─ 版權聲明 ──────────

本書版權為西南財經大學出版社所有授權崧博出版事業有限公司獨家發行電子書及繁體書繁體字版。若有其他相關權利及授權需求請與本公司聯繫。

定　　價：750 元
發行日期：2020 年 9 月第一版
◎本書以 POD 印製